自主神经与心律失常

Autonomic Nervous System and Arrhythmias

自主神经与心律失常

Autonomic Nervous System and Arrhythmias

主　编　张树龙　吴永全

主　审　林治湖　杨延宗

北京大学医学出版社

ZIZHUSHENJING YU XINLÜSHICHANG

图书在版编目（CIP）数据

自主神经与心律失常/张树龙，吴永全主编. —北京：北京
大学医学出版社，2016.10
ISBN 978-7-5659-1459-1

Ⅰ. ①自…　Ⅱ. ①张…②吴…　Ⅲ. ①自主神经系统—关系—心律失常—诊疗
Ⅳ. ①R541.7

中国版本图书馆 CIP 数据核字（2016）第 213858 号

自主神经与心律失常

主　　编：张树龙　吴永全
出版发行：北京大学医学出版社
地　　址：(100191) 北京市海淀区学院路 38 号　北京大学医学部院内
电　　话：发行部 010-82802230；图书邮购 010-82802495
网　　址：http://www.pumpress.com.cn
E - mail：booksale@bjmu.edu.cn
印　　刷：北京佳信达欣艺术印刷有限公司
经　　销：新华书店
责任编辑：高　瑾　畅晓燕　责任校对：金彤文　责任印制：李　啸
开　　本：889mm×1194mm　1/16　印张：20.5　字数：591 千字
版　　次：2016 年 10 月第 1 版　2016 年 10 月第 1 次印刷
书　　号：ISBN 978-7-5659-1459-1
定　　价：139.00 元

张树龙简介

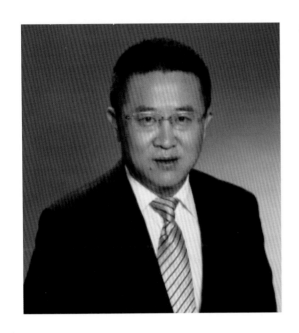

大连大学附属中山医院心脏中心主任兼心内科主任，教授，研究生导师，生理学博士。

毕业于中国医科大学，并于大连医科大学获硕士及博士学位，在 Michigan 州及 Texas 州大学做访问学者三年。发表科研论文三百余篇，参与著书三十余部，主持国家自然基金课题 2 项，作为主要完成人获得省部级科技进步奖十余项，第三届"大连市归国留学人员创业英才"。

大连市医学会心电生理和起搏专科分会候任主任委员，大连市医师协会心律学分会副主任委员，辽宁省医学会心电生理与起搏学专科分会常委，辽宁省预防医学会心血管分会常委，中国心电学会常委，中国心律学会委员兼无创工作委员会副主任委员，中国房颤工作组委员，中国室性心律失常及心脏猝死工作组委员，卫生部心律失常培训基地导师，教育部学位中心通讯评议专家，国家自然科学基金委通讯评审专家。*Chinese Medical Journal* 及《中华心律失常学》等杂志特约审稿人，《实用心电学杂志》副主编，《中国心脏起搏与心电生理杂志》《心电图杂志》《中华心脏与心律学电子杂志》编委。

吴永全简介

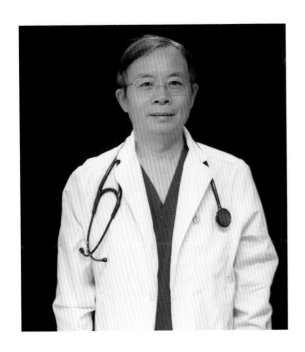

　　首都医科大学附属北京友谊医院主任医师、教授、博士生导师，心内科副主任。中国生物医学工程学会心律分会委员，中华医学会北京分会心电生理和起搏学会委员，中国心律失常联盟常委，北京市心律失常联盟副主席，中国心脏联盟晕厥分会副主委，中国医疗保健国际交流促进会心律与心电分会常委。

　　1990年毕业于同济医科大学，获学士学位。1998年获北京医科大学心血管内科博士学位。1995年开始从事心律失常介入工作，1999年开始指导全国三十余家医院开展心律失常及其他介入治疗，独立和指导他人完成各类射频消融、心脏起搏、埋藏式心脏复律除颤器（ICD）与心脏再同步治疗/除颤器（CRT/D）植入近万例。在复杂房性、室性心律失常的治疗方面有丰富经验。

　　承担并完成各种国家级、卫生计生委、教育部及北京市科学技术委员会等课题十余项，目前承担国家自然科学基金项目一项。获卫生计生委及北京市人才奖4项。发表论文八十余篇，其中SCI收录二十余篇，主编及主译著作15部。

编者名单

主　编　张树龙　吴永全
主　审　林治湖　杨延宗

编　委　（按姓名汉语拼音排序）

常　栋（大连医科大学第一附属医院）
初海鹰（大连医科大学基础医学院）
董瑞庆（杭州市第一人民医院）
董颖雪（大连医科大学第一附属医院）
高惠宽（首都医科大学附属北京友谊医院）
高连君（大连医科大学第一附属医院）
葛利军（宁夏回族自治区人民医院）
洪　丽（大连医科大学第一附属医院）
侯月梅（上海市第六人民医院）
黄　兵（武汉大学人民医院）
贾绍斌（宁夏医科大学总医院）
江　洪（武汉大学人民医院）
江　雪（大连大学附属中山医院）
金　哲（大连大学附属中山医院）
李　华（大连医科大学基础医学院）
李　健（解放军总医院）
李爱萍（大连医科大学基础医学院）
李卫萍（首都医科大学附属北京友谊医院）
林玉璧（广东省心血管病研究所）
林治湖（大连医科大学第一附属医院）
刘　利（大连大学附属中山医院）
刘　莹（大连医科大学第一附属医院）
刘金秋（大连医科大学第一附属医院）
刘少奎（大连大学附属中山医院）

栾　红（宁夏回族自治区人民医院）
彭　晖（首都医科大学附属北京友谊医院）
沙　勇（宁夏医科大学总医院）
单兆亮（解放军总医院）
沈絮华（首都医科大学附属北京友谊医院）
石　昕（大连大学附属中山医院）
孙志军（首都医科大学附属北京友谊医院）
王学忠（宁夏医科大学总医院）
王莹琦（大连医科大学第一附属医院）
王泽峰（首都医科大学附属北京友谊医院）
吴永全（首都医科大学附属北京友谊医院）
夏云龙（大连医科大学第一附属医院）
谢莲娜（大连大学附属中山医院）
许轶洲（杭州市第一人民医院）
杨延宗（大连医科大学第一附属医院）
尹晓盟（大连医科大学第一附属医院）
于　勤（大连大学附属中山医院）
余锂镭（武汉大学人民医院）
于胜波（大连医科大学第一附属医院）
张　玲（上海市第六人民医院）
张鹤萍（首都医科大学附属北京友谊医院）
张树龙（大连大学附属中山医院）
赵　灿（首都医科大学附属北京友谊医院）

学术秘书　王泽峰

序　言

　　自主神经系统与心律失常的关系一直是电生理领域的热点问题之一。自主神经功能失衡不仅在心房颤动、房性心动过速、特发性室性心动过速等心律失常中起重要作用，而且在缺血性心脏病、心力衰竭、Brugada 综合征、埋藏式心脏复律除颤器植入者以及在其他各种疾病背景下的心律失常发生中亦起重要作用。近年来自主神经与心律失常及心血管疾病的研究较为活跃，国内外多个基础研究以及临床多中心研究，对其作用机制进行了相对深入的探讨，且通过调整自主神经治疗心律失常有了长足的进步。在心律失常相关的自主神经机制及治疗研究快速发展的背景下，目前急需一本专著来介绍和探讨相关方面的知识。

　　本书从自主神经的解剖学、组织胚胎学、生理学、药理学，以及与离子通道、动作电位、碎裂电位、后除极电位的关系等基础方面共十四章，从自主神经与各种心律失常如心房颤动、缓慢心律失常、交感风暴现象、离子通道病、心脏性猝死等临床方面共十五章，对心脏自主神经及心律失常相关知识从机制到治疗，进行了系统的、深入浅出的介绍，实为一项大的工程。

　　本书内容丰富而实用，是国内外目前最为全面的介绍自主神经与心律失常的专著，相信此著作的出版，会对国内相关专业的医生及从事心律失常工作的人员有很大帮助。

　　故乐意为之作序，并推荐给同道。

Sunny S Po
2016 年夏，于 Oklahoma

前　言

自主神经与心律失常密切相关，西方医学最早认为心室颤动的发生是神经的颤动；祖国医学认为心为君主之官、主行血脉而藏神明，心病则气血逆行、神明不安、惊悸怔忡。自主神经干预治疗心律失常，早期是通过迷走神经兴奋的手段如 Valsalva 动作终止阵发性室上性心动过速，及交感神经干预手段如交感神经节切除治疗长 QT 综合征，后来的 β 受体阻滞剂作为心力衰竭的治疗基石也是基于心力衰竭的神经内分泌机制。近年自主神经干预治疗心血管疾病的研究更为活跃，如迷走神经刺激治疗心力衰竭、肾动脉神经丛消融治疗顽固性高血压、心脏神经丛消融治疗血管神经性晕厥、心脏神经丛消融治疗心房颤动等。但是国内目前尚没有一部关于自主神经与心律失常的专著，国外虽然有关于自主神经与心律失常方面的书籍，但大多数专著主要针对自主神经的一部分对心律失常的影响或自主神经对特定心律失常的影响。

本专著主要基于作者近 20 年针对自主神经与心律失常的基础研究，结合近年临床研究的进展，从基础和临床两个方面阐述自主神经与心律失常的关系。第一部分主要系统介绍与自主神经相关的基础知识及研究，如自主神经的解剖学、组织胚胎学等，以及对离子通道、碎裂电位的影响等。第二部分着重于临床相关的内容，主要探讨与临床各类常见心律失常的关系，如心房颤动、房性心动过速、缓慢心律失常、交感风暴现象等，也有与临床常见心脏疾病相关的内容，如与心力衰竭、冠心病、高血压等疾病之间的关系，探讨自主神经在上述疾病中的作用、机制，以及可能的治疗手段。

我们处于知识大爆炸时代，医学研究速度之快使我们难于及时跟进，医务工作亦相当之繁忙，如本书能够让国内相关专业的医生及从事心律失常工作的人员对自主神经与心律失常的关系有一个系统的认识，对临床及科研工作有所帮助，将不胜欣慰。

在本书即将面世之际，我们衷心感谢各位编委及其家人的支持，感谢出版社编辑的努力。由于相关的基础及临床研究发展迅速，文献更新日新月异，并限于编者的水平和经验，书中可能有欠妥甚至错误之处，竭诚欢迎读者批评指正。

张树龙　吴永全

目　录

第一部分　基础篇

第二部分　临床篇

第一部分

基础篇

第一章 总 论

自主神经系统（autonomic nervous system, ANS）对心律失常的发生、维持以及症状的产生都具有重要作用，因而越来越受到临床医生的重视。自主神经系统与心律失常密切相关的主要依据有：实验与临床研究表明虽然许多心律失常的折返机制有其解剖基础，但大多数的快速心律失常（以及一些缓慢性心律失常）发作通常是阵发性的，表明在心律失常的发生中有一个或者多个因素起着关键性或者辅助性作用，而自主神经系统可以通过影响心电生理的特性，直接或间接地引起心律失常；急性心肌梗死患者中大规模β受体阻滞剂应用的临床试验已经证实，自主神经的干预对预防心脏性猝死有确切效果；中枢及外周神经的刺激可以激发心律失常；应用兴奋交感及副交感神经的药物可以产生心律失常；各种压力负荷试验可造成心律失常；近年直接针对迷走神经丛进行消融治疗心房颤动取得了一定的疗效。

交感神经及迷走神经对心血管系统的调节较为复杂，对心脏的不同部位以及不同的电生理特性影响均不同。迷走神经主要作用于心房及传导系统，交感神经主要作用于心室。二者均能缩短心房不应期，对房室结及心室的电生理特性影响则相反。通过兴奋迷走神经而保持窦性心律频率的稳定，然后刺激交感神经，可见右房、右室及左室不应期缩短，房室结传导时间不变、延长或者缩短。如保持房室传导时间恒定，心房及心室不应期仍然缩短。白天清醒状态下与夜间睡眠心率相同时，夜间的 QT 间期延长，提示根据窦性心率及房室传导时间不能完全反映自主神经对心脏其他部位作用的强弱。

一、副交感神经对心脏电生理学的影响

副交感神经（迷走神经）系统无论在正常的或有病变的心脏，对大多数心脏部位的电生理学特性都起着重要的调节作用。由于交感神经系统对这些结构也有直接的作用，因此不能孤立地去考虑迷走神经的影响。交感与迷走神经之间的这种相互作用对心脏的电生理学以及收缩特性十分重要，一旦交感与迷走神经之间的这种平衡受到破坏，便会导致心律失常，甚至猝死。

（一）心脏副交感神经系统的解剖学

1. 传出通路

迷走神经系统包含从延髓的迷走神经背核和泌涎核发出的纤维，这些纤维支配着咽、喉、食管、胃和一些腹腔脏器的肌肉。节前心脏迷走神经纤维主要由泌涎核腹侧发出，少部分发源于迷走神经背核和核间区。

副交感神经系统包括两条神经链，神经节邻近或附着于所支配的结构上。心脏副交感神经节位于肺静脉、下腔静脉、左房下侧交界区和房室沟的脂肪垫中。犬在体选择性消融和外科切割方法证明，肺静脉脂肪垫的破坏将扰乱左、右迷走神经对窦房结的影响，而不影响迷走神经对房室结的影响。外科损伤下腔静脉及左房下部交界区脂肪垫会阻断迷走神经对房室结的影响，而不阻断对窦房结的变时性影响。这些试验对原有理论提出了挑战，原有理论认为，右侧迷走神经恒定地对窦房结频率发放及右心系统的调节起更多的作用，而左侧迷走神经对房室结及左心系统起主要作用。心脏外科手术中证实肺静脉脂肪垫含有可控制心律的神经及神经节。

通过心外膜应用苯酚或环形心内膜和心外膜切割术，对星状神经节和迷走神经刺激的有效不应期（effective refractory period，ERP）反应进行标测，以了解迷走神经在犬心室的细致分布情况。结果表明，迷走神经纤维在越过房室沟于心外膜浅层走行 1～2 cm 之后，穿入心内膜下区，在这里发出心尖支支配心肌中间层及心外膜层，因而心内膜下心室迷走神经纤维易受缺血损伤。进一步对心肌梗死后自主神经功能的研究证实，心尖部梗死后，该部位的交感和副交感神经支配功能丧失。

对犬的心脏进行研究表明：分布到窦房结的迷走神经节后神经元位于右肺静脉和左心房交接处的

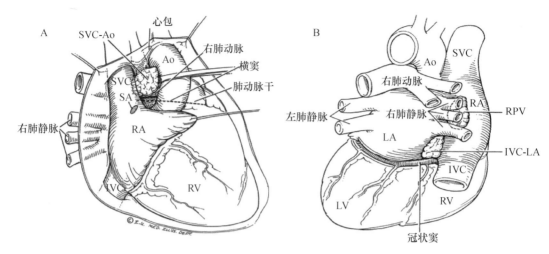

图 1-1 心外膜脂肪垫的分布。**A.** 心脏前面观，第三脂肪垫（SVC-Ao）位于上腔静脉中部与主动脉根部之间，肺动脉干上部。**B.** 心脏后面观，第一脂肪垫（RPV）位于右肺静脉与心房连接部。第二脂肪垫（IVC-LA）位于下腔静脉与低位左心房连接部。SVC：上腔静脉；IVC：下腔静脉；SA：窦房结；Ao：主动脉；RA：右心房；RV：右心室；LA：左心房；LV：左心室

心外膜脂肪垫（RPV），通常称为第一脂肪垫；分布到房室结的迷走神经节后神经元位于下腔静脉和左心房交接处的心外膜脂肪垫（IVC-LA），通常称为第二脂肪垫；大部分分布到第一及第二脂肪垫的迷走神经首先经右肺动脉上方主动脉根部和上腔静脉中部的心外膜脂肪垫（SVC-Ao），通常称为第三脂肪垫，极少部分迷走神经纤维绕过第三脂肪垫直接连接到第一或第二脂肪垫或直接分布到心房肌，因此，第三脂肪垫是迷走神经节后纤维分布到心房、窦房结和房室结的第一站。迷走神经先分布到右房后再到左房，因此，当右房去神经可以导致左房部分去神经，但反过来则不可能（图1-1）。Adell 和 Randall 的研究表明：左侧和右侧迷走神经投向窦房结和房室结的纤维分布路径不完全相同，左侧迷走神经投向窦房结和房室结的纤维分布路径较广泛，从右肺动脉至左上肺静脉之间穿入心肌，右侧迷走神经的投射纤维分布路径较窄，从右肺动脉至右上肺静脉之间穿入心肌。

2. 心血管受体和传入通路

受体遍布于心血管系统，并提供关于传出神经活动反射调整的基础信息。动脉压力感受器位于颈动脉窦和主动脉弓。颈动脉窦发出的神经与舌咽神经伴行抵达脑干，而主动脉发出的神经纤维与迷走神经伴行，一同进入脑干，动脉化学感受器是位于主动脉弓及颈动脉窦的球形小体，发出的神经纤维伴随迷走神经及舌咽神经进入脑干。痛觉感受受体分布于心血管各处，多数受交感神经支配。

实验研究已证实心脏中至少有两种迷走神经受体。有髓传入神经发自心房受体（集中于腔静脉与心房交界区）及左室受体（位于后下壁）。其他心房内和心室内受体（多位于左侧）由无髓迷走神经纤维支配。这些受体在心室肌中分布非常不均匀，例如在心外膜应用尼古丁导致的低血压及慢心率反应，以左室中后部心外膜最明显。

心脏和大血管的传入神经投射到孤束核的一个或多个特异性区域。尽管下丘脑与脑干中枢间存在联系，但传入信息于其间如何整合尚未完全明了。

3. 心血管功能的反射调节

日间发生的许多自主神经张力的波动受外部刺激的影响，并产生血流动力学变化，尤其是血压的变化。交感和副交感功能的反射性调节能减小或消除血流动力学紊乱，从而维持稳态。心脏反射调节产生的电生理变化在某些情况下对一些易感人群可增加或减小心律失常发生机会。年龄、心脏病、心脏激动剂及利尿剂的应用，一些病理条件（如糖尿病和失血），均可以干扰正常心血管功能的调整。

人体直立时，75%的血量低于心脏水平，而位于高顺应性、低压的静脉系统，大约500ml血在下肢，200ml在髂部和臀部。静脉系统的非线性顺应性变化、静脉瓣以及下肢骨骼肌肉泵的作用等可抑制这种转移。如果反射机制不产生作用，站立时将发生晕厥。颈动脉窦以及主动脉弓内的压力感受器针对血压下降反射性减少脑干传出信号，导致交感神经激活及副交感神经功能降低，心率加速、动脉

血管收缩以及心室收缩增强。心肺的受体主要对心肌收缩、心室腔大小、心室张力做出反射。在动脉压力感受器作用下，心肺受体张力信号传至脑干，从而抑制中枢交感神经活性，当血压下降时，其发放的信号减少，会有更多的交感信号传出，同时伴随迷走神经活性的降低，肾素和血管紧张素释放增加，使血压升高。

（二）副交感神经的生理学

1. 毒蕈碱受体

乙酰胆碱是中枢神经和周围神经（包括自主神经系统）的重要神经递质。交感及副交感神经的节前神经元、所有的副交感神经突触后神经元以及支配皮肤汗腺的交感神经突触后神经元，均以乙酰胆碱作为神经递质。在中枢神经系统，胆碱能神经元在自主神经调整中起重要作用，这种神经元可位于延髓腹侧、迷走神经背核、泌涎核及孤束核。

乙酰胆碱的活性由毒蕈碱受体的几种亚型相互作用所决定。毒蕈碱受体分布于多种细胞（包括心肌及血管平滑肌细胞、内分泌及外分泌腺、消化道和支气管肺平滑肌细胞、交感神经节细胞、脑组织）。毒蕈碱受体至少有三种亚型，分别亲和于胃（M_1）、心脏（心 M_2）、腺体组织（腺体 M_2）。最近应用分子克隆技术分析出四种受体亚型，其各自的功能还不完全清楚。毒蕈碱受体的数目同 β 受体上下调节相一致，激动剂的应用会导致受体数目的减少，从而伴随着对激动剂反应的降低，激动剂的清除，会使受体数目迅速回增。

磷脂酰肌醇的清除增加、腺苷酸环化酶的直接或间接抑制、离子通道的调整（主要是钾通道和钙通道）、对控制血管平滑肌张力起重要作用的 cGMP 的合成等，是由毒蕈碱受体激活介导的适量的细胞起反应的结果。

2. 对心脏离子通道的影响

（1）K^+ 通道：迷走神经对窦房结和房室结的变时性及变传导性的影响是由 K^+ 通道介导的。一种特殊钾通道（称 K_{ACh}）的激活将导致窦房结和房室结组织的过度极化，从而可观察到迷走神经激活所产生的心脏反应。M_2 受体通过百日咳毒素敏感性鸟嘌呤核甘酸结合蛋白与 K_{ACh} 连接，起信号传导功能。

（2）Ca^{2+} 通道：乙酰胆碱通过抑制 cAMP 合成来抑制电压依赖性及时间依赖性钙通道，为副交感神经对心肌收缩力的影响提供了基础。

（3）I_f 通道：在窦房结细胞中，有一种可以通过过度极化激活而对窦房结细胞产生除极化作用的内向电流，称为 I_f 电流，I_f 电流对乙酰胆碱的敏感性要高于 K_{ACh}。

3. 交感神经与迷走神经的相互作用

不能孤立地理解副交感神经系统的活性，副交感与交感系统可以表现出相互作用或同时激活。副交感神经的激活或者减弱的生理反应依赖于其与交感神经的节前、节后纤维的综合作用，二者的作用可以彼此被对方减弱或增强。

由于解剖位置极其接近，所以交感与迷走纤维间有相互作用，一个重要的节前相互作用就是通过作用区域的毒蕈碱受体产生乙酰胆碱，抑制肾上腺素能神经末梢释放去甲肾上腺素。同样，乙酰胆碱的释放可以被位于副交感神经末梢的节前 $α_1$ 受体的拮抗剂所阻断。神经肽 Y（neuropeptide Y，NPY）与去甲肾上腺素同处于交感神经末端，在交感神经被激活时同时释放。NPY 既可以减少神经末梢乙酰胆碱的释放，也可以减少去甲肾上腺素的释放。在犬模型中，经过 3 min 连续交感神经刺激的预处理，再刺激迷走神经，窦性心动周期与房室间期分别减少 52% 和 63%，迷走神经介导的心房收缩减少 31%。外源性 NPY 的应用与交感刺激后的结果相同。

肌纤维膜上受体激活产生的细胞反应，可以诱导节后交感与迷走纤维的交互作用。离子通道的作用可以产生相反的电位，使膜去极化或超极化（尤其在窦房结和房室结水平）。神经节后相互作用的一个重要机制是通过作用于肾上腺素能和胆碱能受体产生腺苷酸环化酶，而 cAMP 对于 β 受体的激活及其随后对钙、钾、钠离子通道的作用是相偶联的。交感神经与副交感神经的相互作用是复杂的，而且还依赖于一些其他的因素，如每一种神经同步激活的水平以及作用位点不同而产生的不同影响。在同步激活的过程中，迷走神经对窦房结频率的发放有明显的优势，但对房室结、传导束、心室肌的作用不明显，这与迷走神经分布密度的不同有一定关系。在一些试验中，迷走神经在外源交感神经刺激情况下表现出的作用更明显。在交感神经作用增加的情况下，迷走神经抑制的作用也相应增加的情况称为被动加强抑制作用。

4. 对心率的调节

副交感神经对窦房结除极化作用的影响与对心率的控制相对应。迷走神经对静息心率的作用占优势，尤其在正常年轻人，这可以通过应用阿托品和 β 受体阻滞剂阻断自主神经功能测定固有心率（inherent heart rate，IHR）所证实。在大多数正常人群 IHR 超过静息心率，说明副交感神经抑制作用在心率的控制中占优势。在运动、体位的变化、情感刺激时，迷走神经功能下降，心率迅速增快。

通过对交感及副交感神经的直接刺激等实验，可以理解自主神经对心率的控制。迷走神经张力决定着稳定的心率，而心率的变化依赖于迷走刺激的频率，迷走神经张力作用下的心率变化是时间依从性的，随着迷走张力下降时间的延长，其下降的速度减慢。被动加强抑制作用在控制心率方面的作用是积极的，在交感刺激减弱以及应用外源性肾上腺素激动剂情况下，迷走张力刺激的反应起着重要作用。

迷走神经传出活动有时相性，与压力感受器引起的血压波动相关。应用定时的迷走神经连续刺激发现，窦房结除极化的时间与迷走神经脉冲发放时间紧密相关，与迷走神经脉冲发放时间相关的窦房结频率发放的周期，呈典型的三相表现。在迷走神经冲动发放时的心动周期中，可以观察到明显延迟或者相对延迟的窦房结除极化的加速。迷走神经连续刺激时间与窦性心动周期密切相关，使得在心率快于或慢于窦房结本身频率时，都可以产生窦房结的除极化。在此基础上再进行交感神经刺激，迷走与交感神经的综合作用进一步增强，因为交感神经刺激本身就影响窦性心动周期，这样，连续迷走神经刺激的时间设定也随之改变，从而使时相反应曲线发生明显变化。

窦性心动周期是否改变通常被认为是反映自主神经平衡的最基本表现。然而在犬模型中增加交感神经刺激以抵抗维持稳定窦性心动周期所必需的迷走神经刺激，这时尽管心率稳定，心房和心室的不应期却缩短，房室结传导也发生改变，提示迷走与交感神经的作用并不平衡。许多临床现象（如急性下壁心肌梗死）与此实验相似。所以，以心率的变化来说明心脏自主神经的平衡这一观点并不完全正确。

5. 对房室传导的调节

迷走神经对房室结的作用部位在结区，家兔模型的电生理学、形态学以及组织化学研究（乙酰胆碱酯酶染色）显示，传导减慢区主要位于房室结的结区，在这一区域，迷走神经的刺激将导致传导减慢，动作电位显示过度极化、幅度减小以及 dv/dt 下降。在房室结的近端（房结区）或远端（结束区）进行迷走神经刺激并记录动作电位可以观察到电活动的相应变化，而 AH 间期很少甚至没有变化。

自主神经对房室结的影响很复杂，除了有交感和副交感神经相互作用以及受自主神经调节的心率影响外，还受房室结传导功能的影响。在没有自主神经的影响时，随着心率增加，房室结传导延迟的程度也增加，而最终房室传导阻滞的发生，是由房室结本身的恢复特性决定的。当心率的增加是由反射性的自主神经调整所致时（交感神经激活或副交感神经减弱），同时发生自主神经对房室结频率依赖性的调整，房室传导保证了一个较高的心率。反过来，当副交感神经激活而交感神经减弱时，由于传导延迟的增加以及伴随着迷走神经占优势所致的心率减慢，房室传导可以产生较大变化。由于交感与副交感神经对窦房结及房室结的影响不均衡，最终房室结的反应显示出与自主神经的变化相矛盾，如迷走张力增加可以产生显著的心率减慢，而对 PR 间期产生适当的或者不产生影响，甚至矛盾性的缩短。

在一些实验研究中，迷走神经对房室结和窦房结的影响不一致。①迷走神经能够控制窦房结的频率而对房室结的传导却不显示作用。②窦房结与房室结一样，在心动周期中对单纯的迷走神经刺激显示出时间依赖性。迷走神经连续刺激的时间依赖性对房室结的影响受心率及迷走神经张力的影响。在不同情况下，房室结与窦房结的时间反应曲线有相当大的差别，适当地定时刺激迷走神经，对 AA 间期和 AH 间期产生出许多混乱的影响。在家兔模型中，合适的迷走神经刺激产生了两种裂隙现象的典型传导模式，房室结的微电极记录显示阻滞发生于期前发放的脉冲正好落在房室结的结区迷走神经诱导的细胞最大过度极化阶段，脉冲落在更早或更晚阶段受迷走的影响减少。

交感神经刺激对窦性心动周期和时间依赖性传导幅度的影响，使时间依赖性房室结传导变化更趋复杂。因此，房室结对迷走神经刺激的反应依赖于心率、交感神经张力、生理状况和迷走神经传入的时间设置。

6. 对心肌电生理性质的调节

在实验模型中，迷走神经及交感神经刺激缩短心房不应期，但迷走神经和交感神经对心房收缩力的作用是相反的，迷走神经兴奋减弱心房肌收缩力，交感神经兴奋使心房肌收缩力增强。迷走神经的刺激还增加心房不应期的离散度，特别是在有其他对不应期有影响的因素存在时（如甲状腺功能减低，或者在犬的心房颤动易感模型中），其不应期离散更加明显。

胆碱能神经的非独立性作用仍存在争议，在体和离体的实验研究表明迷走神经对心室肌的主要作用是抵抗交感神经对心室肌复极的影响。直接对游离的浦肯野纤维应用乙酰胆碱，除了在极高浓度的情况下外，对动作电位的性质不产生影响。相比之下，当动作电位时限被异丙肾上腺素缩短时，乙酰胆碱可延长此动作电位，这一影响可被阿托品阻断。相似的研究结果可以在活体的动物模型及人体中观察到，迷走神经刺激延长了心内膜及心外膜的不应期。这些影响可以通过应用普萘洛尔或交感神经切除予以减弱或消除。这证实了有效不应期延长是通过抑制交感神经活性起作用的。与此相似，心室颤动（室颤）阈值在急性心肌梗死（此时交感活性增强）以及在直接交感神经刺激的情况下是降低的，迷走神经相应的刺激提高了室颤阈值，重新将其调整到正常水平，而在无交感活性增高时，迷走神经刺激对室颤阈值无影响。

人体的研究报告显示副交感神经对心室肌不应期有直接影响，在经过 β 受体阻滞剂预处理的患者身上应用阿托品后心室有效不应期缩短，颈动脉窦以及主动脉张力感受器的刺激能够反射性增加迷走神经的作用，产生有意义的心室肌有效不应期的延长。在运动或睡眠中 QT 间期的变化，也说明了迷走神经对心室肌复极的独立性影响。

另外，乙酰胆碱通过减慢舒张期除极的斜率来降低浦肯野纤维的自律性，具有浓度依赖性。迷走神经刺激或乙酰胆碱的应用可以降低室性逸搏频率，此作用可以被 β 受体阻滞剂的应用增强，而被阿托品的应用减弱。

二、交感神经对心脏电生理学的影响

（一）α 肾上腺素能受体对心脏电生理学的影响

心脏中 α 受体与复杂的信号传递机制偶联，影响许多跨膜离子通道和离子交换。正常条件下，α_1 肾上腺素能受体兴奋介导的电生理效应是自律性降低和不应期延长，理论上有抗心律失常的作用，但

是在心肌缺血时，α_1 肾上腺素能效应增强，通过许多机制包括局部儿茶酚胺的蓄积、α_1 受体密度的增加以及受体信号的增强，以及组织对 α_1 肾上腺素能受体兴奋反应的不均匀，易导致急性心肌缺血时致命性心律失常的发生。在其他病理状态下，没有足够的资料能证明 α 受体兴奋是致心律失常还是抗心律失常作用。

1. 心脏的交感神经支配

心脏的交感神经支配一部分来自肾上腺释放到循环血中的肾上腺激素，另一部分来自交感神经末梢释放的去甲肾上腺激素，二者均接受压力反射的调控。心脏的交感神经较副交感神经支配丰富，大部分交感神经传出纤维来自脊椎旁的星状神经节或颈中神经节。窦房结和右房的交感神经支配主要来自右侧星状心脏神经，房室结主要接受左侧胸背侧心交感神经的支配。右侧交感神经主要支配心脏右侧和心室前壁，左侧交感神经主要支配心脏左侧和心室后壁区域。尽管心脏神经末梢的分布是有解剖学依据的，而且具有特定的定位调节功能，但具体解剖走行和每个心脏神经的功能还不十分清楚。

窦房结的交感和副交感神经支配很丰富，在某些动物中，每个窦房结细胞至少接受一个神经末梢支配。房室结的自主神经支配也很丰富，但是神经末梢的分布不均匀，房室结的后、侧区域比中、前区域神经末梢分布多。心房中只有心耳部神经末梢分布较多；相比之下心室神经末梢的分布较少，而且主要是交感神经，心底部多于心尖部，在左心室中，交感神经在心外膜下走行，提供心外膜至心内膜的神经支配。心室内传导系统神经支配稀少，但是浦肯野纤维对神经刺激的反应性与相邻的心肌类似。

在静息状态下，副交感神经对窦房结的影响大，静息时的心率远远低于窦房结固有频率或者心脏移植时窦房结去神经时的心率。房室结中两种神经支配基本平衡。心室肌的交感神经主要表现为正性肌力作用，静息时，有交感神经支配的心室肌的收缩力比去交感神经时大 20%。交感神经不仅调节心脏的变时性和肌力，而且调节心脏的电生理特性。

2. 心脏 α 肾上腺素能受体的分布

肾上腺素和去甲肾上腺素都能同时激活 α 受体和 β 受体。一般情况下，交感神经的调节功能主要表现为 β 肾上腺素能效应，心脏内有 β_1、β_2 受体，以 β_1 受体为主，特别是在心室肌中，β_1 受体占心肌

表 1-1　α 受体激动剂和拮抗剂的分类

	α₁ 选择性	α₂ 选择性	非选择性
激动剂	去氧肾上腺素（新福林）	可乐定	肾上腺素
	甲氧明	甲基去甲肾上腺素	去甲肾上腺素
	西拉唑啉，Amidephrine		
	6-Fluoronor epinephrine		
拮抗剂	哌唑嗪	育亨宾（Yohimbine）	酚妥拉明（苄胺唑啉）
	WB4101，Indoramin，St	Rauwolscine，Idaoxan，Piperoxan	酚苄明
	Daxazoxin，BE，2254		二氢麦角胺
	Trimazosin，UK52046		
	Chlorethylclonidine		

纤维内 β 受体总数的 75% 以上。人类心脏中 β 受体的分布远远多于 α 受体。心脏与其他有交感神经支配的组织一样，也有突触前和突触后肾上腺素能受体。突触前 α 受体是 α₂ 受体，α₂ 受体兴奋后抑制神经末梢释放去甲肾上腺素，通过反馈机制减少其对突触后 α 受体和 β 受体的刺激。突触后 α 受体主要是 α₁ 受体。左室和右室的 α 受体密度基本相同。用放射自显影定量分析猫的左室全层心肌发现，心肌细胞中 α₁ 受体的分布是相邻阻力微血管的 3～4 倍，是大动脉中层平滑肌的 2 倍，左室心内膜下和心外膜下的 α₁ 受体分布没有差别。最近研究证实，心室肌中没有 α₂ 肾上腺素能效应，但是在浦肯野纤维中有 α₂ 受体。

3. α 肾上腺素能受体的药理学和分子生物学

在药理学上 α 肾上腺素能受体根据被激动或拮抗的程度进行分类。去甲肾上腺素是非选择性的 α 受体激动剂，而肾上腺素对 α₂ 受体的作用略强于 α₁ 受体（表 1-1）。α₁ 受体和 α₂ 受体还进一步分为 3 个亚型，心脏中存在 α₁ₐ 和 α₁ᵦ 两个亚型。

心脏中 α₁ₐ 和 α₁ᵦ 肾上腺素能受体的药理学特性不甚相同（表 1-2）。目前还没有发现选择性激动 α₁ 受体亚型的激动剂，α₁ 受体亚型是根据几种拮抗剂与受体结合程度来区分的，α₁ₐ 受体与 WB4101 和 5-methylurapidil 的结合能力较强，而 α₁ᵦ 受体对乙酰胆碱的反应更敏感。心脏大部分 α 受体是 α₁ᵦ 亚型，α₁ₐ：α₁ᵦ 数量比为 1：4。在人类的发育过程中心脏 α 受体的数量不断减少，成人心脏中 α 受体的数量只有新生儿的一半。研究表明小鼠心肌 α 受体密度可以下调，受体能够在心肌细胞膜和细胞质之间可逆

性循环流动。而人类心肌内是否也存在受体密度下调的现象尚存争论。

已经克隆出 3 种 α₁ 受体和 3 种 α₂ 受体亚型的基因。心肌中没有 α₁c 亚型和 α₂ 受体各亚型的表达，α₁ₐ 和 α₁ᵦ 亚型都属于 G 蛋白偶联受体，包括 7 个跨膜主单位，一个细胞外氨基末端具有一个或多个糖化位点，一个细胞内羧基末端通过蛋白激酶 A 或 C 与第三胞质环的磷酸基相连，编码该序列的基因位于一个单独的外显子上。α 受体各亚型的构成（特别是在激动剂的结合位点跨膜主单位）类似。第 7 个跨膜主单位决定了拮抗剂结合位点的特异性，第三胞质环是最疏松的区域，是通过磷酸化进行受体调控的位点。根据一系列设想的 α₂ 受体和 β₂ 受体的结构和表达，发现第三胞质环和它相邻的 7 个跨膜主单位包含了与 G 蛋白偶联的决定性部位。

表 1-2　α₁ 受体亚型的药理学特点

α₁ 受体亚型	α₁ₐ	α₁ᵦ
亲和力		
WB 4101，5-Methyl-urapidil	高	低
酚妥拉明	高	低
Azidoprazosin	低	高
氯乙基可乐定	低	高
信号传递蛋白 G		
百日咳毒素	不敏感	敏感
效应器	磷脂酶 C 活性增高	Na^+/K^+ 泵活性增高

α₁ 受体与 G 蛋白的功能性偶联使其与激动剂有高度的亲和性，而不影响其与拮抗剂的结合，当受体和 G 蛋白的复合物功能性分离后，受体与激动剂的亲和性下降。一般情况下，只有 15%～30% 的 α₁ 受体处于高度亲和状态，大多数受体结合位点没有被偶联。α₁ 受体与 G 蛋白的偶联对于与其相关的信号传递有重要意义，而且与 α₁ 受体偶联的 G 蛋白也不止一个。α₁ₐ 受体与一种百日咳毒素非敏感性的 G 蛋白偶联介导心脏的正性变时作用，而 α₁ᵦ 受体与百日咳毒素敏感性的 G 蛋白偶联可以使浦肯野纤维的自律性降低，而 α₁ᵦ 受体与 G 蛋白偶联的形成受交感神经的影响，并随着年龄的增长 α₁ 受体介导的对自律性的抑制作用逐渐增强。

α₁ᵦ 受体与 G 蛋白复合物受刺激后会激活一系列反应。研究最多的心脏 α₁ 肾上腺素能反应是激活磷脂酶 C 产生第二信使：1,4,5-三磷酸肌醇（IP₃）和 1,2-二酰甘油（DAG）。IP₃ 和其代谢产物 1,3,4,5-四磷酸肌醇（IP₄）与细胞内储存的钙的释放有关，但是磷酸肌醇对心脏功能的调节作用还不十分清楚。DAG 是内源性蛋白激酶 C（PKC）的激活剂，心脏内 PKC 调节离子通道和 Na^+/H^+ 交换，也可能与 α 受体介导的动作电位和细胞内 pH 值的调节有关。在培养的新生大鼠心室肌细胞中磷脂酶 C 可以被 α₁ₐ 受体激活，而不能被 α₁ᵦ 受体激活；而其他组织中的磷脂酶 C 则可以被 α₁ᵦ 受体激活。在犬的浦肯野纤维中，氯乙基可乐定敏感受体可能是 α₁ᵦ 受体，它与百日咳毒素敏感性的 G 蛋白偶联后使 Na^+/K^+ 泵的活性增加。

α 肾上腺素能系统和 β 肾上腺素能系统存在相互作用。一方面，通过磷酸二酯酶或腺苷酸环化酶的作用，例如刺激大鼠心室肌细胞的 α₁ 受体能降低细胞内 cAMP 的浓度，这种 α₁ 肾上腺素能效应可能是通过 PKC 介导的 cAMP 磷酸二酯酶的激活实现的；刺激无神经末梢的分离的浦肯野纤维的 α₂ 受体能抑制 β 肾上腺素能的电生理效应，是通过抑制腺苷酸环化酶的作用实现的。另一方面是突触机制，浦肯野纤维中突触后 α₂ 肾上腺素能刺激可以中和突触后 β 肾上腺素能的电生理效应，突触前 α₂ 受体可以介导抑制交感神经末梢释放去甲肾上腺素。

4. α 肾上腺素能刺激的电生理效应

（1）α 肾上腺素能刺激对心脏离子通道和离子交换的调控：α 受体对心肌细胞膜上的离子通道和

离子交换的调控作用见表 1-3。应用膜片钳技术，可以在单细胞和单通道的水平研究跨膜离子通道的活性，α 受体激动后主要是通过调控电压依赖的钾通道，使心脏动作电位延长，这时至少有 4 种钾电流发生变化。在大鼠的心室肌细胞中 α 受体激动使一过性外向钾电流 I_{to} 减少 25%～40%，而在兔的心房肌细胞中减少 60%～80%。α 受体激动剂可以降低单个通道开放的概率，因此，I_{to} 电流减少的程度与 β 受体激动剂的剂量有关。在大鼠的离体心肌中，α 受体激动通过 α₁ₐ 和 α₁ᵦ 两个受体亚型对 I_{to} 起作用，不能被 β 和 α₂ 受体的拮抗剂逆转。α 肾上腺素能效应对 I_{to} 电流的调控有重要的电生理意义，在人类心肌动作电位的平台期，I_{to} 是主要的外向电流，是影响动作电位形态的决定因素。I_{to} 电流存在于心外膜上，而心内膜上没有，对心脏空间上的复极顺序起重要作用。I_{to} 电流通道的活性具有心率依赖性，α 肾上腺素能效应对 I_{to} 电流的调控也是这样，对受体的刺激频率越慢，电流减小的幅度越大。I_{to} 电流与心脏的某些记忆现象有关，如期前收缩（早搏）或者快心率后心电图的非特异性 ST-T 改变。另外，I_{to} 电流的独特性质还表现在 α 肾上腺素能对心肌收缩力的影响，即交感神经介导的正性肌力作用。

表 1-3　α₁ 肾上腺素能效应对膜的离子通道和泵的调节作用

α₁ 肾上腺素能效应	离子通道/载体	电生理作用
钾通道		
减弱	I_{to}	APD↑，不应期↓
减弱	I_{K1}	APD↑，不应期↑，静息电位除极
增强	$I_{K,ACh}$	静息电位超级化，APD↑，不应期↑
减弱		静息电位除极
钙通道		
减弱	$I_{Ca,L}$	APD↓，房室结传导↓
增强	$I_{Ca,T}$	异常自律性↑，传导↑
超极化激活通道		
减弱	I_f	心动过缓，自律性↓
增强	Na^+/K^+ 泵	静息电位超极化，自律性↓

APD：动作电位时程

9

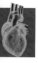

α受体对延迟整流钾电流（I_k）也有调控作用。I_k电流在动作电位的 3 相复极化和缓慢内向电流的终止中起重要作用，而且电流随着心率的增快而增加，与动作电位和心率相关的改变一致，许多抗心律失常药物作用于该电流起到抗心律失常的作用。α受体对 I_k 电流的调控作用具有种属差异，但是目前还不知道α肾上腺素能效应对 I_k 电流的调控反应是什么样的。

在兔心房和心室肌细胞以及犬的浦肯野纤维中，α受体激动会减少内向整流钾电流（I_{K1}），但在大鼠的心肌中却不是这样，在人类心肌细胞中的作用也没有确定。I_{K1} 电流的主要作用是稳定舒张期静息膜电位，使复极化主要局限在动作电位 3 相的终末期。α受体激动后会引起动作电位时限明显延长和小的舒张期除极化电位，前者能延长不应期，后者通过使钠通道失活影响心脏的兴奋性，这些反应可能是抗心律失常药物抑制某些离子通道的机制。

α_1肾上腺素能刺激能够激活荷兰猪心房肌细胞的 M 型胆碱能受体激动的钾电流（$I_{K,ACh}$），这一作用可以被哌唑嗪和 5-酯氧化酶抑制剂阻断，说明花生四烯酸的 5-酯氧化酶代谢产物参与α受体对 $I_{K,ACh}$ 通道的激活。在乙酰胆碱作用下的兔心房肌中，α_1 受体的激动能够抑制 $I_{K,ACh}$ 通道。这一α肾上腺素作用是通过百日咳毒素非敏感性 G 蛋白介导的，在信号传递过程中不涉及 PKC。$I_{K,ACh}$ 通道存在于起搏细胞和心房肌细胞中，心室肌细胞中没有，与 I_{K1} 一样，$I_{K,ACh}$ 也有显著的内向整流作用，α受体兴奋可以使电流失活，心房肌细胞和起搏细胞的不应期延长，静息膜电位产生除极电位。在人类心肌中α受体的作用可能与兔类似。

α_1肾上腺素能刺激对 L-型钙离子通道（$I_{Ca,L}$）的调控作用存在分歧。很多学者用单个心肌细胞的膜片钳技术证实，α受体激动对 $I_{Ca,L}$ 不起作用，最近一项研究表明α受体激动可以明显抑制β受体兴奋对 $I_{Ca,L}$ 的作用。这些结果说明基础条件下，α受体兴奋对心脏动作电位的影响很大程度上是通过调节钾通道来实现的，但是对钙通道的调节也不能完全除外（特别是肾上腺素水平较高时）。相反，在浦肯野纤维中不是β肾上腺素能刺激而是α肾上腺素能刺激增加了 T-型钙离子电流（$I_{Ca,T}$）。$I_{Ca,T}$ 的作用还不清楚，可能与冲动的传导和钙离子依赖的自律性异常有关。

α肾上腺素能刺激对电压依赖性钠通道（I_{Na}）的作用研究不多。有研究发现，在兔心室肌细胞中，无论是在基础条件下还是在β受体兴奋的情况下，用去氧肾上腺素和去甲肾上腺素激动α受体对 I_{Na} 都不起作用。

心脏内存在氯离子电流（I_{Cl}），是一种外向整流、时间依赖电流，可以被 cAMP 依赖的磷酸化反应激活，I_{Cl} 电流在动作电位的平台期是复极化电流，在静息电位时是内向背景电流。交感神经对 I_{Cl} 电流的调控作用主要在于β受体，β受体激动剂可以缩短心室肌动作电位时程，降低静息膜电位。α受体对 I_{Cl} 的直接作用未见报道。兔心室肌研究资料表明，虽然 I_{Cl} 电流可以被 PKC 激活，但α受体兴奋对 I_{Cl} 几乎不起作用，这样的结果说明生理情况下α受体兴奋不是总能产生足够的 PKC 来改变 I_{Cl} 电流。

在犬的浦肯野纤维中，α_1 受体发生百日咳毒素敏感性 G 蛋白介导的偶联反应后将激活 Na^+/K^+ 泵，Na^+/K^+ 泵激活后，Na^+ 被转运至细胞内，K^+ 被转运至细胞外，其比例是 3:2，结果产生一个内向电流，膜处于过度极化状态。因此，α受体激动降低浦肯野纤维的自律性。α肾上腺素能刺激对 Na^+/Ca^{2+} 交换的作用未见报道。

在兔窦房结细胞观察到α肾上腺素能刺激能够抑制超极化激活电流（I_f），这一作用可以解释α受体激动后出现心动过缓的现象，以及α受体的激动能够对抗自主神经张力较高时β肾上腺素能的作用。

α肾上腺素能刺激对心脏动作电位的影响，以及α受体兴奋调节离子通道和离子交换的作用与β受体不尽相同，对于 I_{to}、I_f、$I_{Ca,L}$ 作用二者截然相反，体内交感兴奋时α、β受体介导的心电生理效应很复杂，α受体激动延长动作电位，减慢心率，能够对抗β肾上腺素能的缩短动作电位、加快心率作用。

（2）α肾上腺素能刺激的心脏电生理效应与β受体相比，α受体对心脏电生理性质的影响研究较少。因为，测定α受体兴奋对心脏电生理性质的影响受很多因素的影响：①常用的α受体激动剂同时还可以作用于其他受体，产生相应的电生理反应，例如去氧肾上腺素也是β受体激动剂，可乐定是部分 α_2 受体激动剂，甲氧明的膜效应是非特异性的；同样，一些常用的α、β受体拮抗剂对动作电位产生的直接调节作用也难以解释。②离体灌注心肌和超

灌注心肌对 α 受体兴奋的反应不同，例如甲氧明能延长超灌注心室肌的动作电位时限，而对正常灌注的心肌却不起作用。③动作电位构成和特殊离子通道的分布情况有很大的种属差异，不同种属的心脏对 α 受体兴奋的电生理反应不同。

去氧肾上腺素增加收缩压和舒张压，通过压力反射引起明显的窦性心动过缓，其他电生理变化包括 P 波和 R 波的幅度降低，而 P 波和 QRS 波的持续时间、T 波幅度没有明显变化。犬在人工起搏的情况下，压力反射张力增加，延长 AH 和 QT 间期，这种反应可以被普萘洛尔完全阻断，犬在麻醉情况下，先用硝普钠维持血压正常，拮抗压力反射的变化，再给予去氧肾上腺素，这时心电图的 RR、PR、QRS、QT 间期及一些传导参数如房内传导时间、房室结的文氏周期、AH 和 HV 间期，以及心房、房室结和心室的有效不应期都没有明显变化。

α 受体兴奋通过抑制 I_f 电流，窦房结产生负性变时作用。微电极标测窦房结细胞发现 α 受体兴奋延长动作电位是通过对钾电流的抑制，而最大舒张期电位、除极化的斜率和超射速度都没有明显改变。最终，α 受体兴奋是减慢窦性心率还是不影响窦性心率还不能确定。

α 受体兴奋对房室结细胞作用的研究也很少。研究发现，当去氧肾上腺的作用被血管扩张剂拮抗时，AH 间期没有变化，也就是说房室传导不受 α 受体兴奋的影响，这与影响房室结传导的 I_{Ca} 电流不受 α 受体兴奋的影响一致。

α 受体兴奋对浦肯野纤维系统有影响。用微电极研究离体浦肯野纤维发现，α 受体兴奋延长浦肯野纤维的动作电位时间，不改变最大舒张期电位（MDP）、0 相最大超射速度（V_{Max}）、动作电位幅度等电生理参数，与在完整心脏中测定的不应期结果一致。在应用 β 受体阻滞剂的条件下，α 受体兴奋延长浦肯野纤维的相对不应期，迷走神经兴奋有协同作用，这种现象在心室肌中没有观察到。

除了对动作电位的影响，α 受体兴奋还能够抑制浦肯野纤维的自律性。$α_{1a}$ 和 $α_{1b}$ 亚型都参与调控浦肯野纤维的自律性，$α_{1a}$ 亚型通过 IP_3/PKC 介导的偶联机制增加自律性，$α_{1b}$ 亚型通过激活 Na^+/K^+ 泵，降低自律性。新生儿时期 $α_{1b}$ 亚型没有功能，随年龄的增长功能逐渐增强，到成人期功能比 $α_{1a}$ 亚型还强，希-浦纤维的自律性主要由 $α_{1b}$ 亚型调控。α 受体

兴奋不能改变浦肯野系统传导，房室束（希氏束）电图记录 HV 间期是正常的。

除 $α_1$ 受体外，学者们还发现浦肯野纤维的突触后膜有的受体，对浦肯野纤维电生理性质有调节作用。在应用 β 受体阻滞剂的条件下，静脉注射去氧肾上腺素或去甲肾上腺素，犬浦肯野纤维的相对不应期延长，哌唑嗪可以阻断去氧肾上腺素的作用，但是即使剂量很大也不能阻断去甲肾上腺素的作用，这可能是非特异性的非 α 肾上腺受体介导的反应。大剂量育亨宾对去甲肾上腺素有非特异性的抑制作用，但对去氧肾上腺素没有影响。$α_2$ 受体参与的电生理效应是通过百日咳毒素敏感性 G 蛋白（可能是 Gi）偶联的，因为经百日咳毒素预处理后，以前无效剂量的哌唑嗪可以完全阻断去甲肾上腺素延长动作电位的作用。$α_2$ 受体兴奋可以抑制由 β 受体兴奋引起的延迟后除极和触发激动，起抗心律失常作用。

α 受体对心房肌和心室肌动作电位的影响存在种属差异。α 受体兴奋时，兔和荷兰猪的心房、心室以及离体的大鼠心肌细胞动作电位时程均延长，而 α 受体激动剂却不能改变犬心脏的不应期，对离体人的心房肌细胞也没有明显的影响。外科手术证实 α 受体激动剂不能降低人心房肌的特殊传导纤维的自律性，在心脏移植时应用去氧肾上腺素使患者动脉血压增加到 200 mmHg 时心室的有效不应期没有变化，提示 α 受体激动对人心室肌的复极过程影响不大。

表 1-4 总结了 α 受体兴奋对心脏电生理的影响，基于目前的认识，主要表现为降低自律性细胞的自律性，延长心肌和传导系统的不应期。

表 1-4　α 受体兴奋对心肌细胞电生理性质的影响					
	MDP	APD	V_{max}	自律性	ERP	传导速度
$α_1$ 受体兴奋						
窦房结	→	↑	→	↓		
房室结						→
浦肯野纤维	→	↑	↑	?	↑	→
心房肌	→	↑或→	→		↑或→	→
心室肌	→	?	→	↑		→
$α_2$ 受体兴奋						
浦肯野纤维	→	↑	→	↓	↑	

MDP：最大舒张期电位；APD：动作电位时程；ERP：有效不应期

11

5. 正常心脏中 α 肾上腺素能刺激对心律失常产生的作用

众所周知，自主神经系统在心律失常的产生过程中起重要作用，刺激被麻醉动物的交感神经传出纤维能降低室颤阈值，增加室颤的易感性和冠状动脉阻断时自发性室性心动过速的发生率，而星状神经节切除后室性心律失常的发生率降低。应用拟交感胺研究发现，α_1 和 β 受体激动剂均有致心律失常的作用，两种受体同时兴奋增加室性早搏的发生，而且 α 受体拮抗剂能预防由于肾上腺素和去甲肾上腺素诱发的心律失常。这些发现说明 α 肾上腺素能刺激对心律失常的产生有独立的作用，与 β 受体激动无关。

α 肾上腺素能刺激引起心律失常的机制包括自律性异常、折返、触发活动三个方面。α_1 肾上腺素能刺激可以直接影响窦性心动周期或者通过压力反射调节心率。对希氏-浦肯野系统自律性的影响取决于受体的某个亚型激动，α_1 受体激动，一方面通过抑制起搏细胞的 I_f 电流和激活 Na^+/K^+ 泵抑制自律性，另一方面通过抑制 I_{K1} 和激活 T 型钙电流（$I_{Ca,T}$）引起除极从而提高自律性。因此，基于不同组织中 α 受体亚型的分布不同，α 受体激动时可以表现为自律性增高或降低。

无论是人还是其他动物种属，α 受体激动都不能改变心脏冲动的传导，主要是通过延长不应期对折返性心律失常产生影响。有效不应期延长，折返冲动的波长增加，折返性心动过速就可以减慢或者终止，特别是折返径路中的兴奋间隙很小时，形成折返环的条件更难满足。但是不应期的增加也意味传导阻滞的机会增加，容易引起折返，特别是 α 受体激动后引起不应期的空间离散时。例如，应用 α_2 受体激动剂后心室肌和浦肯野纤维不应期的变化并不一致，理论上容易形成折返，导致室性心律失常的发生。然而，目前临床上还没有证据表明室性心动过速（室速）的发生是 α_2 受体激动的结果。已经发现去氧肾上腺素对右室室速有治疗作用，但其终止室速的作用可能与迷走神经兴奋无关，因为应用阿托品后去氧肾上腺素终止室速的作用减弱，而增加剂量后仍能够终止室速，提示 α 受体兴奋后通过交感作用直接或间接终止室速反应。临床上应用 α 受体激动剂后，通过压力反射感受器增加副交感神经张力，降低交感神经张力，能够终止房室结折返性心动过速和房室折返性心动过速，而应用 β 受体

阻滞剂后这种作用明显减弱。

有关 α 受体兴奋与触发活动之间关系的研究也很多。在分离的浦肯野纤维中 α 受体激动剂能增加由铯诱发的早期后除极，α 受体拮抗剂能抑制早期后除极的发生。在应用 β 受体阻滞剂后，α_1 受体兴奋可以增加早期后除极和室速的发生，α 受体拮抗剂能抑制早期后除极和室速的发生，α_2 受体拮抗剂却不能。α_1 受体兴奋，钾电流受抑制，延长动作电位，使早期后除极容易发生，结果提示 α_1 受体拮抗剂对于先天性和获得性长 QT 综合征引起的室速有治疗价值。临床上应用 α 受体拮抗剂对这种综合征引起的室性心律失常的治疗作用有待进一步证实。

刺激心脏交感神经的传出纤维能激发用钙剂和地高辛治疗后的动物模型产生延迟后除极。α_1 受体激动剂能增加由于细胞外钙离子浓度过高引起的延迟后除极的发生，但是不能增加由 Na^+/K^+ 泵抑制引起的延迟后除极的发生。细胞外钙离子浓度过高时，α_1 受体兴奋会增加细胞内钙离子的浓度，细胞内钙超载，Na^+/Ca^{2+} 交换增加，同时 Ca^{2+} 激活钙通道引起一过性钙内流，促进延迟后除极和触发激动的发生。

浦肯野纤维 α_2 受体兴奋能抑制 β 受体兴奋促发的延迟后除极和触发激动的致心律失常的作用，β 受体和 α_2 受体同时兴奋引起的延迟后除极比单纯 β 受体兴奋引起的延迟后除极明显要小，颤动阈值增加，而且也不能激发单纯 β 受体兴奋时引起的持续性触发激动。α_2 肾上腺素能反应通过与 G 蛋白偶联抑制腺苷酸环化酶的活性，拮抗 β 受体兴奋引起的 cAMP 增加，cAMP 是引起延迟后除极的重要介质，在缺血再灌注时尤为显著。

6. 病理条件下 α 肾上腺素能刺激对心律失常产生的作用

尽管在生理条件下 β 受体介导的心脏电生理效应超过 α 受体，动物实验有力证明了 α 肾上腺素能刺激对临床相关心律失常的发生起重要作用。理论上，许多病理生理条件下，α 肾上腺素能效应对心脏是有益的，如心肌缺血时，α 受体兴奋激活 Na^+/K^+ 泵，有助于恢复静息膜电位，维持心脏冲动的传导；α_1 受体兴奋能激活 Na^+/H^+ 泵，有助于对抗缺血时的酸中毒，维持细胞内 pH 值。α_1 受体介导的动作电位和有效不应期的延长也可以中和缺血引起的动作电位缩短和恢复一些具有保护作用的电生理反应。但是，也有证据表明 α_1 受体兴奋在心肌缺血

时还能够促进致命性心律失常的发生,这可能与缺血时部分 α_1 肾上腺素能效应表现为使心脏后负荷增加和冠状动脉痉挛加重心肌缺血有关。

众所周知,心肌缺血时交感神经张力的增加与室速和室颤的发生密切相关。①循环血中儿茶酚胺浓度增加,反射性激活交感神经系统。②局部去甲肾上腺素的释放,在缺血后 10 min 作用最明显,随着缺血时间的延长,儿茶酚胺浓度可以增加到生理状态下休息时的 100~1000 倍。③心肌缺血和心肌梗死破坏了相应部位的交感神经末梢,引起一过性去神经超敏状态,在心脏的去神经区域中观察到浦肯野纤维的突触后 α 肾上腺素能刺激超敏反应,这可能是心肌缺血时不应期离散使心脏易颤性增加的原因。也有证据表明 α 受体兴奋可以增加在瘢痕愈合的梗死区域分布的浦肯野纤维细胞的自律性。缺血前耗竭心肌内储存的儿茶酚胺,能够减少缺血时室速和室颤的发生,说明神经末梢释放的去甲肾上腺素与恶性室性心律失常的发生有因果关系,在儿茶酚胺耗竭的心脏中,α_1 受体激动剂能明显增加冠状动脉阻断和再灌注时室性心律失常的发生,α_1 受体拮抗剂能减少室性心律失常的发生,而 α_2 受体拮抗剂和 β 受体拮抗剂则不能。这些实验中 α 受体激动剂的超敏感性都是在去儿茶酚胺条件下观察到的。有些实验表明在心肌缺血时室性心律失常发生与对 α 肾上腺素能刺激的反应性增加有关,在生理条件下却没有,这时 α_1 肾上腺素能刺激的电生理效应与冠状动脉血流和全身的血流动力学参数无关,当然这些因素加起来也可以增加心肌对氧的需求,加重缺血。

心肌缺血时 α_1 肾上腺素能效应增加至少有 2 个细胞学机制在起作用:①被麻醉的动物心肌缺血后 30 min,α_1 肾上腺素受体的数量增加 2 倍,在 Langedorff 液灌注的猫和大鼠的心肌也有同样的发现,说明缺血诱导 α_1 受体数目上调,是缺血引起的心脏内源性反应,而不是通过交感神经反射引起的外源性肾上腺素能冲动增加。在离体心肌细胞用缺氧模拟缺血观察对 α_1 受体密度的影响,结果缺氧不仅引起 α_1 受体的数量增加 2 倍,而且激发 α_1 受体发生反应的去甲肾上腺素剂量降低了 100 倍。缺血时 α_1 受体的数量增加是溶血磷酸甘油酯和长链酰基肉碱的蓄积结果,这些双嗜性分子能增加膜的流动性,影响离子通道和受体的功能,抑制肉碱酰基转移酶的活性,可抑制缺氧介导的长链酰基肉碱的聚集。即使在正常氧张力的情况下,外源性长链酰基肉碱增加也能引起受体密度的增加。在心肌缺血的早期,长链酰基肉碱的增加确实具有抗室性心律失常的作用。②膜除极化能调整 G 蛋白的功能,在心肌细胞中,α_1 肾上腺素能介导的磷酸肌肽水解和 PKC 激活依赖于膜的除极化,在培养的去神经的心肌细胞中,通过与百日咳敏感性 G 蛋白的解偶联也能够消除 α_1 肾上腺素能效应对自律性的抑制。在缺血过程中,膜的去极化对受体-信号传递偶联的影响在 α_1 受体介导的心律失常的产生中起重要作用。

α_1 受体密度的增加并不一定意味着产生不良的电生理结果,长期用 β 受体阻滞剂能导致 α_1 受体密度的增加,但临床资料表明长期用 β 受体阻滞剂对缺血性心脏病有好处,虽然它增加了 α_1 受体密度,但是能降低而不是增加猝死的发生。

在急性心肌缺血时,早期 10 min 室性心律失常主要是折返机制,随着缺血时间的延长,局部心肌的自律性异常和触发活动对于室性心律失常的发生起重要作用。在浦肯野纤维中,缺氧或模拟缺血可以提高 α_1 受体介导的自律性增加。在浦肯野纤维中,α_1 受体的两个亚型 α_{1a} 和 α_{1b} 与不同的信号传导通路偶联,分别引起自律性的增加和降低。在心肌缺血时,α_1 受体诱导的自律性增加可以被 α_{1a} 受体拮抗剂选择性地完全抑制,因此,可以认为此时 α_{1a} 介导的信号通路活性增加,α_{1a} 受体和 α_{1b} 受体对自律性调整的动态平衡以 α_{1a} 受体的调节占优势。但是麻醉犬冠状动脉的左前降支被阻断 24 h 后,自发性室速的发生率不受冠状动脉内注射去氧肾上腺素的影响,说明 α 肾上腺素能效应对这些心律失常不起作用。

延迟后除极和触发活动与心肌缺血和心肌梗死有关,并可以用模拟缺血条件诱发出来。心肌缺血时,在犬心肌诱发出的局灶性心律失常可以被延迟后除极抑制剂羟柔毛霉素通过抑制钠钙交换所抑制,离体心肌在缺氧时可以观察到 α_1 受体激动增加延迟后除极和触发活动的作用,促进心律失常的发生。但是,在氰化物引起的严重代谢障碍时,没观察到 α_1 受体介导的触发激动。同样,将浦肯野纤维置于溶血磷脂酰胆碱(在缺血时聚集)中能增加 α_1 受体的效应,使后除极更容易诱发,通过 IP_3 信号传输通路或激活钠钙交换引起细胞内钙超载从而增加 α_1 受体效应,细胞内钙超载间接引起 Na^+/H^+ 交换的增加,促进了缺血和再灌注时心律失常的发生。这些发现说明，特别是在轻度和中度缺血时，延迟后除极和触发机制对于局灶性和非折返性心律失常的发生起重要作用。α₁受体激动对于缺血诱导的心律失常的发生起重要作用，但是还不知道是否同时应用α受体阻滞剂和β受体阻滞剂对预防猝死更有益处。令人感兴趣的是在急性心肌缺血时α₂受体阻滞剂育亨宾对心脏是有害的，这可能是由于局部儿茶酚胺释放增加，但是α₂兴奋引起的突触后电生理效应被抑制也不能除外。

另外还有一种可以引起α₁与β肾上腺素受体比值增高的疾病是心肌病。据报道原发性扩张型心肌病患者α₁肾上腺素受体的密度增加，但是心脏中α₁肾上腺素介导的内源性反应明显降低。在叙利亚仓鼠遗传性肥厚型心肌病和慢性压力负荷过重引起的肥厚型心肌病的豚鼠心脏模型中，可以观察到α₁受体密度增加。从仓鼠心脏中分离出的心室肌细胞对α₁刺激的反应性增高，伴有细胞内钙离子浓度增加。心肌病的仓鼠随着心肌肥厚和心力衰竭的进展，心电图出现异常。扩张型心肌病和肥厚型心肌病的患者易出现猝死。在这种情况下α肾上腺素受体对心律失常发生的作用还没有详细的研究资料。

甲状腺功能低下时也伴有α₁肾上腺素能反应的改变。甲状腺功能低下的动物，α₁肾上腺素能受体或者降低或者没有改变，而在这些动物中α₁ᵦ受体的mRNA数量却增加2倍。甲状腺功能低下动物的心脏组织对α₁受体兴奋的内源性反应增加。这种甲状腺功能低下相关的α₁肾上腺素能受体信号的增加与缺血诱导的室性心律失常危险性降低有关。

（二）β肾上腺素能受体与心律失常

交感神经系统被认为在致命性心律失常的发生中起着重要的作用。来自中枢或外周的肾上腺素刺激、外源性的儿茶酚胺以及精神紧张等情况，都能激活交感神经系统，增加正常心脏和缺血心脏的易损性，发生心律失常的机会增加，而β受体阻滞剂能够阻止交感神经系统激活后的效应，起到预防心律失常发生的作用。交感神经系统激活后一些折返机制的室上性心动过速更容易诱发，而迷走神经的激活对于有房室结参与的折返性心动过速（房室折返性心动过速和房室结折返性心动过速）的发生起抑制的作用，甚至能够终止其发作。对于存在病理损害的心房肌，交感神经系统激活有促进心房颤动（房颤）发生的作用。临床上，与交感神经兴奋有关

的心律失常主要发生在有急性心肌缺血或心肌梗死、长QT间期综合征患者，而且多在精神紧张时发生。

交感神经系统在恶性心律失常发生中所起的关键作用，是通过β受体阻滞剂的临床多中心试验证实的。试验表明应用β受体阻滞剂能够使心肌梗死患者再梗死和心脏性猝死的发生率降低20%～30%。作用机制包括：①降低心肌耗氧量，预防心肌缺血。②抑制中枢和局部释放的儿茶酚胺的作用，逆转儿茶酚胺对心肌电生理方面的不利影响，使缺血心肌保持电稳定性，提高室颤阈值。③使儿茶酚胺释放的昼夜节律高峰减低，减少儿茶酚胺对粥样硬化斑块的破坏，在睡眠和清晨时预防猝死的作用更明显。④抑制血小板的聚集功能。⑤改善心肌舒张功能和局部节段运动的异常。

1. 交感副交感相互作用

心脏迷走神经张力的增高可以增加缺血心肌的电稳定性，提高心肌颤动阈值，减少室颤的发生。在自身心律情况下，迷走神经激活使心率下降，心肌在舒张期的灌注时间延长，心肌耗氧量降低，缺血局部副产物的释放减少，从而提高颤动阈值；而在固定心率起搏时，迷走神经对缺血再灌注诱发的室颤的抑制作用不明显。目前认为迷走神经张力增高使心肌颤动阈值升高主要是由于拮抗了交感神经兴奋的不利影响，其分子及细胞基础是对去甲肾上腺素释放和毒蕈碱受体的激活产生突触前抑制，儿茶酚胺在其受体位点的反应性下降，抑制第二信使的传递。在心动过缓和低血压状态时迷走神经的作用减弱，心肌梗死后局部神经末梢的破坏会影响自主神经的作用。

2. β受体激活时心律失常的发生机制

在正常或缺血的心脏中，交感神经兴奋性提高增加心肌易损性的机制是复杂的。间接反应包括心脏代谢活动增加、冠状动脉的收缩（尤其是有内皮损伤的血管）、前后负荷的改变等，主要表现为心肌的氧供求平衡被破坏。对心肌电生理性质的直接影响包括冲动形成或传导的异常，表现为P波形态改变、PR间期缩短、房室交界区细胞和浦肯野纤维的自律性增加、早期后除极增加、QT间期延长、TQ段降低、室颤阈值下降、T波电交替的程度增加等。儿茶酚胺水平的增加激活了细胞膜上的β受体，通过Gs蛋白偶联，发动由环核苷酸和蛋白激酶调节的连锁反应，腺苷酸环化酶的活性增强和钙离子内流增加，使心率加快，心肌收缩力增加，心肌的复极离

散度增加，最终结果是室颤阈值下降。颈交感神经节切除降低心脏交感影响会起到抗颤动的作用。在急性冠状动脉闭塞动物模型中切除星状神经节后，心肌复极的异向性减小，T 波电交替的程度减小，室颤阈值没有明显降低，恶性室性心律失常不再发生。临床研究发现，切除星状神经节后，长 QT 综合征患者的死亡率降低，心肌梗死和猝死的发生率下降。

3. β 受体阻滞剂对心肌缺血诱发的心室颤动的预防作用

大量研究表明，大部分 β 受体阻滞剂可以降低心肌梗死后患者的心脏性猝死或再梗死的危险。临床研究中应用阿替洛尔、噻吗洛尔、普萘洛尔、美托洛尔等可以使死亡率减少 20%～30%。以往研究表明氧烯洛尔、吲哚洛尔和醋丁洛尔仅能降低 10% 的死亡率，明显低于其他没有内在拟交感活性的 β 受体阻滞剂，故认为有内在拟交感活性的 β 受体阻滞剂不适用于心肌梗死后的二级预防。APSI 试验（包括 600 例心肌梗死后患者）中，醋丁洛尔可以使心肌梗死后患者心血管病事件的死亡率降低 58%。APSI 的结果与以往不同，研究者发现其原因可能是 APSI 试验应用醋丁洛尔的剂量偏小（200 mg，每日 2 次），以至于药物仅有中等的拟交感活性。β 受体阻滞剂降低心肌梗死后患者的心脏性猝死或再梗死的危险有许多可能的机制，提高急性心肌缺血过程中的室颤阈值是其中之一，这一机制中包括其对中枢和外周 β 受体的阻断作用。

（1）外周 β 受体的作用：β 受体阻滞剂作用于神经-心脏效应器这一环节，减少心律失常发生。β 受体阻滞剂，如普萘洛尔和美托洛尔等，在冠状动脉阻塞的动物模型中有明显的预防室颤发生和减小 T 波电交替程度的作用，其中主要是对 β 受体的阻滞作用，而不是膜稳定性活性作用。非心脏选择性 β 受体阻滞剂，如普萘洛尔对心脏的 β_1 受体阻断作用起到预防室性心律失常作用，同时其对冠状动脉 β_2 受体介导的血管平滑肌舒张产生抑制，结果其血管收缩作用减弱了预防室性心律失常作用。当然，一些变异性心绞痛患者应用普萘洛尔后症状加重，可能是由于 α 受体介导的冠状动脉血管收缩所致。有学者研究了选择性 β_2 受体激动剂沙丁胺醇（舒喘灵）和阻滞剂 ICI 118 551 对犬的心脏兴奋性、不应期、室颤阈值的影响，发现即使在相对大的剂量下，也未能明显改变心肌的电生理

性质。目前尚不知道 β_2 受体的亚型对人的心肌电生理学特性是否存在一定的调节作用。

（2）中枢 β 受体阻滞剂的作用：β 受体阻滞剂的抗颤动作用部分与中枢 β 受体阻断作用有关。Parker 等研究表明，在猪的脑室内注入 1-普萘洛尔（而非 d-普萘洛尔）后，结扎冠状动脉前降支同时给予行为刺激，室颤的发生明显较少，而即使从静脉内注射大量的 1-普萘洛尔也不能产生抗颤动作用。Parker 认为中枢参与 β 受体阻断的保护性作用主要在于交感神经系统兴奋性降低和血浆去甲肾上腺素水平下降。

Ablad 研究兔冠状动脉阻塞的模型发现，应用美托洛尔后心率变异性增加，室颤的发生明显较少，表明美托洛尔使心脏迷走神经兴奋性增加，而水溶性的 β 受体阻滞剂阿替洛尔却没有这一作用。因此，脂溶性的 β 受体阻滞剂预防室颤发生的作用不仅仅是减少了交感神经的张力，还增加了心脏迷走神经的作用。当然，长期应用非脂溶性 β 受体阻滞剂也可以透过血脑屏障进入脑脊液。但是，临床上常用的 3 种在降低死亡率中发挥明显作用的 β 受体阻滞剂（普萘洛尔、噻吗洛尔、美托洛尔）均为脂溶性的，而对于非脂溶性的 β 受体阻滞剂的长期研究尚未展开。随着研究的深入，建立在脂溶性基础上的各种 β 受体阻滞剂的不同作用将会因为其能够穿透血脑屏障而重新被认识。

4. 血小板的凝聚和解聚与再灌注心律失常

神经源性血小板凝聚的波动在再灌注性心律失常的发生中起重要的作用。Foits 等研究表明，严重的冠状动脉狭窄在 10～15 min 内引起冠状动脉血流的逐渐下降，然后迅速恢复到初始水平，这一变化导致 ST 段的抬高和室颤阈值的下降，通过对血小板激活物水平的监测和冠状动脉血管造影发现，在这个过程中有血小板凝聚与解聚的直接参与。

Foits 等还发现外源性儿茶酚胺的注入会增加冠状动脉血流波动的频率和大小，他认为这一结果是 β 受体介导的血小板凝聚增加所造成的。外科切除星状神经节后这一作用消失，起到减少心肌缺血和再灌注性心律失常发生的作用。

β 受体阻滞剂对血小板功能抑制作用的确切机制仍不清楚，可能是拮抗 ADP、胶原和肾上腺素诱导的血小板聚集作用。利用 β 受体阻滞剂对血小板凝聚、解聚的作用来预防再灌注的效果到底如何还

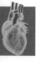
有待于临床进一步研究，动物实验表明β受体阻滞剂并不能阻止在急性再灌注时局部缺血副产物释放对血小板的激活作用，这也提示我们，单用β受体阻滞剂是不足以抑制血小板的聚集作用，需要同时应用阿司匹林等抗血小板药物。

众所周知，溶栓治疗可以明显降低急性心肌梗死患者恶性室性心律失常的发生率，而再灌注性心律失常现象被认为有着相对低的临床意义。实际上再灌注的致心律失常作用可能被低估了。最近在置放冠状动脉血管支架的患者中观察到，冠状动脉阻塞3 min后的迅速再灌注，引起显著的T波电交替（标志心肌易损性的显著增加），再灌注导致的心肌易损性的波动仅发生于血流再通的几秒钟内，而持续时间少于1 min，因此，在冠状动脉血流短暂阻塞后迅速再通仍然是心律失常性死亡的触发机制。与上面提到急性心肌缺血的冠状动脉血循环变化不同，急性心肌梗死的溶栓常常是发生于血流阻塞后几小时，血流的恢复过程往往需要90～120 min，再灌注时间延长，心肌局部缺血副产物逐渐释放，其中包括血小板聚集的增强，这使冠状动脉血流不会在短时间内恢复，再灌注的致心律失常和致颤动作用就减小了。

5. 行为紧张心律失常

用几种特定的行为紧张（behavioral stress）模式刺激动物模型，可以观察到心脏电稳定性与行为状态的关系，行为紧张模式包括外界的干扰条件和动物自身的愤怒或恐惧等，缺血和正常心脏的电稳定性是以出现反复性期前收缩（repetitive extrasystole，RE）的阈值或发生室颤的频率来定量。犬在连续3天的受干扰环境下，正常心脏的RE阈值下降30%。同样情况下，在冠状动脉阻塞的模型中，干扰环境组比无干扰环境组室颤的发生率高3倍。心肌急性期暴露在干扰环境下，不断有室性心动过速发生，急性期过后，在干扰环境下却不再发生室性心律失常。而且，紧张行为诱发的心电不稳定性可以很大程度上被β受体阻滞剂，如普萘洛尔、妥拉洛尔和美托洛尔等所降低。犬在愤怒情况下，T波电交替程度明显增加（心肌电不稳定性增加），结扎冠状动脉3 min后T波电交替的程度比结扎前增加2倍，这种作用可以被美托洛尔显著降低，提示了β受体阻滞剂在交感兴奋诱发的心肌易损性和T波电交替中的作用。Kaplan等观察到，在猴子群体

发生解体时，处于统治地位的雄猴表现为交感神经兴奋性增强，出现冠状动脉、主动脉内皮的损伤，这些病理生理改变可以被β受体阻滞剂所阻断。因此，无论是正常心脏还是缺血心脏，在行为紧张情况下都可能发生室速或室颤，缺血情况下心肌的电稳定性更差，发生室速或室颤需要一定的电学基础。

观察冠状动脉严重狭窄的人心脏模型发现，在愤怒中断2～3 min后，狭窄血管仍然有明显收缩，重者冠状动脉血流完全终断，一直持续到心率和动脉血压恢复正常。这种延迟效应可以通过刺激交感神经诱发，星状神经节切除或应用α受体阻滞剂能够阻止这种延迟性的心肌缺血。心肌缺血时伴有儿茶酚胺水平的升高，心电图表现为ST段显著抬高，T波电交替，以及持续性的心肌复极异常。这一紧张后的心肌缺血现象与临床的一些反应是十分相近的。在临床上，冠状动脉粥样硬化性心脏病（冠心病）患者在情绪激动和运动中断后几分钟内也会发生类似的现象，说明在行为紧张后心脏易损性仍然存在，有发生室性心律失常的可能。

行为紧张后的延迟性心肌缺血的机制可能是肾上腺素能效应和血流动力学因素交互作用的结果，通过直接的星状神经节刺激或者行为紧张激活交感神经系统，动脉血压升高，血管内的扩张压抵抗了α受体兴奋收缩血管平滑肌的效应，结果是血管阻力保持不变。在兴奋后期，动脉压力迅速恢复正常，冠状动脉血管内扩张压降低，而儿茶酚胺的消散是缓慢的，这样有活性的肾上腺素对血管的收缩作用与被动性的血管扩张作用之间的平衡被破坏，导致冠状动脉内径减小，血管阻力增加，诱发心肌缺血。在心力衰竭和休克状态时冠状动脉供血不足和心肌缺血的发生也有类似的机制，即显著增高的交感神经张力和血管内扩张压过低两个因素共同参与。

临床研究中也观察到行为因素在心肌缺血和心律失常中起着重要的作用。Deanfiel等发现稳定型心绞痛患者在交谈、开车、开会等日常工作中，反复发生ST段下移，与交感神经张力的波动有关，心肌缺血的潜在基础就是交感神经张力对冠状动脉血流的影响。通过放射性核素扫描的方法评价局部心肌灌注和缺血的情况，他进一步证实了精神压力和无症状心肌缺血之间存在因果关系，16例稳定型心绞痛患者中的12例（75%）在做心算测试时表现出局部心肌灌注不良，而其中只有6例表现出ST

段下移，这 6 例中有 4 例发作心绞痛；6 例有心肌灌注不良患者既没有心绞痛，也没有心电图变化。这些患者随后又进行运动试验，出现缺血的心肌与心算时灌注不良的部位一致。Rozanski 对 39 例冠心病患者和 12 例健康志愿者进行一系列的行为试验，包括心算、拼图、讲演、阅读和运动，考察精神压力与心肌缺血之间的关系，冠心病组有 23 例在精神压力时出现心肌缺血和室壁运动异常，14 例射血分数的下降大于 5%。23 例精神压力诱发心肌缺血和室壁运动异常的患者中 19 例没有症状，而运动诱发的心肌缺血多数都有心绞痛发作。而且，不同认知水平的行为试验诱发的缺血程度不同，存在个体差异，例如激情洋溢的讲演比心算和拼图能诱发更严重的室壁运动异常。研究结果提示精神紧张与心肌缺血直接相关。β 受体阻滞剂可以减少精神紧张时交感神经兴奋诱发无症状心肌缺血的持续时间和发生频率，而且这一作用在无症状心肌缺血发作最频繁的清晨时最为显著。Taggart 等观察证实，心肌梗死后和心绞痛患者及有冠状血管疾病的患者，在日常生活中的一些紧张行为，如讲演、交通拥挤时驾驶汽车等，可以诱发出多形室性早搏和室性心动过速，应用 β 受体阻滞剂氧烯洛尔后室性早搏和室速明显减少。因此，行为紧张能够直接导致心肌缺血加重和心肌电不稳定性增加，诱发各种室性心律失常，β 受体阻滞剂对行为紧张诱发的心律失常有预防作用。

另外，精神压力可以增加血小板的聚集作用和外周血血小板的数量，在短期内可以加速血栓形成，长期作用加重动脉粥样硬化，作用机制仍不清楚。已经发现精神压力时血浆中与血小板生成相关的因子增加，与血浆肾上腺素水平有关，但这些作用不能单纯用血浆肾上腺素水平增加来解释。在健康志愿者的试验中发现，在应用普萘洛尔停药后外周血中血小板的更新加快，说明 β 受体阻滞剂已经抑制了血小板功能，血小板有"老化"趋势。体外试验表明 β 受体阻滞剂可直接作用于血小板膜，抑制血小板合成血栓素 A_2（TXA_2），抑制血小板释放 5-羟色胺，干扰血小板内钙离子的移动，抑制血小板的聚集。但是，β 受体阻滞剂在治疗冠心病患者时对血小板的作用还有待于进一步的研究。

6. 睡眠状态时心肌灌注和心律失常

在严重的冠状动脉狭窄和变异型心绞痛患者中，心肌缺血和心律失常事件经常发生在夜间，8%～10% 心肌缺血事件发生于睡眠中。夜间心肌缺血事件发生率高的原因可能与血小板凝聚力增加以及调整冠状动脉张力的各种因素改变有关。

在睡眠的各个时相，交感神经和副交感神经的张力不是固定不变的。在睡眠的大部分时间里，副交感神经作用占优势。但是，在快动眼（REM）睡眠期存在交感神经张力和心率的周期性增加，心肌的血流灌注明显下降，电稳定性降低，这时就可能出现各种室性心律失常。观察犬的慢性冠状动脉狭窄模型，在 REM 睡眠期冠状动脉血流量可以下降 60%，伴有心率短暂的增加，切除双侧星状神经节后冠状动脉血流和心率的改变不再出现。因此，肾上腺素能神经活性的增加起最重要的作用。临床资料也表明，冠心病患者夜间心绞痛主要发生于 REM 睡眠期，伴有心率加快，甚至在缺血发生之前 8 min 交感神经活性就增加 2 倍以上。REM 睡眠期冠状动脉血流量明显降低可以有两种解释：①冠状动脉血管平滑肌的 α_1 肾上腺素能受体被激活，冠状动脉血管收缩。②心率一过性增加导致舒张期冠状动脉血管灌注时间的减少，心率的增加和冠状动脉血流降低呈明显的线性相关。心率变异性的频域分析也发现，在心肌缺血发生之前，反映交感活性的成分明显增加，反映副交感活性的成分减少，在清晨时尤为明显，也说明清晨心脏性死亡发生率高与这时交感神经的张力较高有关。

三、高级神经中枢与心律失常

心脏性猝死是近年来颇受关注的医学问题，致死性室性心律失常是最主要的原因，神经病学领域的研究显示社会精神压力、大脑皮质高级中枢和自主神经调节与致命性心律失常的发生有密切关系，动物试验表明，精神压力、大脑电刺激和脑卒中模型在正常心脏也可引起心律失常，提示即使心脏健康者也可能需要进行预防性干预。近年来出现了针对有发生致命性心律失常危险性患者的新的检测手段和治疗措施。心率的变异程度主要受自主神经系统调控，应用数学方法对心率变异性分析表明，某种心跳模式与心脏性猝死相关。在临床上应用"混沌理论"对有致死性室性心律失常的高危患者进行心率变异性分析发现，心率变异性的结果能够预测患者有无发生致死性心律失常的危险性，并且已经成为一种常用的无创预测方法，但其结果的特异性仍不理想。神经心脏病学已成为医学领域的一种新兴边缘学科，研究大脑皮质的中枢调节与心律失常发生的关系是其中的主要内容之一，其研究成果正在受到心脏病学、神经病学和精神病学领域的临床医生和研究学者的重视。

传统的心血管病专家认为通过心脏和血管方面的研究就会找到解决这个重要问题的方法。但目前仍然没有更新、更有效的办法。当被问及"导致心脏性猝死的原因是什么?"也没有肯定的答案，因为已被证实的危险因素并不总是和致命性心脏事件相关，而且针对这些危险因素进行的治疗效果不理想，所以这些危险因素就可能不是直接与致死的潜在机制相关。例如，高血压被认为是心脏性猝死的独立危险因素之一，因此无论是心脏事件的幸存者还是有高血压的患者都在抗高血压治疗，常用的药物是β受体阻滞剂，当然β受体阻滞剂有降低死亡率的作用，但对有些患者并不起作用。还有实验室的结果表明，β受体阻滞剂预防心脏性猝死的作用不仅仅是对心脏中β受体的阻断效应，至少有一部分是皮质中枢的效应。

心脏性猝死是致命性室性心律失常（其中室颤最多见）的结果。室颤（自发的或试验诱发的）可发生于正常心脏。自发性室颤通常与冠状动脉病变和血流障碍等病理或解剖因素有关，而且经常以各种社会精神压力为诱因，如失去亲人的巨大悲痛、失业或婚姻变化等。实验表明冠状动脉完全阻塞，严重社会精神压力，大脑或心脏神经的电刺激，电、寒冷、化学或外伤等对心脏的直接刺激，均可导致室颤的发生。

然而，无论是自发的或试验诱发的室颤都并不总是与已知的各种慢性病理生理状态或急性刺激相关。例如，最初认为心脏一支冠状动脉的阻塞足以诱发室颤，但在对猪的在体心脏研究发现，如果发生在心脏神经被完全切断之后阻塞动脉，或在已经完全适应周围环境（无外界的精神压力）的动物个体中，室颤就不会发生。人的尸检结果也表明冠状动脉阻塞并不总会导致室颤，而且，室颤可以发生没有任何冠状动脉疾病或心脏病理改变的健康人。

如果冠状动脉功能不全既不是产生室颤的必要条件，也不是充分条件，那么是什么呢？一些研究认为心脏性猝死与社会精神压力有关，如失去亲人、失业、婚变、搬迁等。在动物中也观察到类似情况，如陌生的环境、限制自由活动、皮肤电击等激发大脑皮质认知中枢（如额叶、杏仁核等）的神经活动后，心脏可以发生室颤，如果从皮质中枢到脑干自主神经中枢的下行投射纤维出现双侧阻滞，即使冠状动脉完全阻塞，室颤也不会发生。

对某个人或动物个体来说是压力因素，对另一个也许并不是，而且用一种压力试验后，再次应用时也许不再激发相同的"压力"反应。这是因为高级神经中枢不断将压力刺激对神经体液介质的效应传输到心血管系统，并有很强的适应性。现有的资料表明血管阻塞或行为激发的神经活动都不是室颤发生的充分和必要条件，即都不是室颤发生的独立因素，而潜在的生物机制有待于进一步探讨。在不清楚生物学机制的情况下，需要运用科学的方法来确认心脏性猝死的危险因素，并针对危险因素采用预防性治疗来降低死亡率。由于有非直接因果关系的因素调节猝死发生的生物学机制，所以，这些预防性干预方法的结果并不令人鼓舞，这就促使我们必须更深入地研究猝死发生的生物学机制，才能发现更有效的治疗方法。

(一) 心脏接受大脑皮质的调控

早在 20 世纪 30 年代，Cannon 在他的关于中枢和外周神经系统的解剖和生理学对照研究中就提出这样的理论，在自然界中自然选择的焦点是以"大脑防御系统"为中心，又称之为完整的大脑/自主神经系统，通过这一系统，动物个体在发生"攻击和逃逸（fight or flight）"行为之前，会发生心脏和血管方面的反应，支持"攻击"和"逃逸"行为。系统被激活后，经过一段时间的"降温"，最后返回到所谓内环境"稳态"一种在行为静止时表现出的状态。Cannon 认为这种在密林中常常发生的"物竞天择"的现象，在人类生活中强烈的环境和生理压力刺激下也会有类似的表现。他甚至认为一句原始部落的"咒语"可以激发显著的自主神经后遗效应，以至于为了皈依某一原始的信仰而发生心脏性猝死。他在研究某些原始文化时亲眼见到几例"咒语"导致的死亡。在研究高级动物受到天敌威胁后的反应时，他断言，感觉神经传入通路和自主神经传出通路之间在高级皮质中枢内存在一种特殊意义的"和谐"，即外周自主神经系统接受高级皮质中枢的调控。

以一系列的动物实验研究为基础，Maclean 也得出了类似的理论，他将 3 个独立发展分别参与自主神经对行为调节的认知系统统一起来。皮质额叶和杏仁核是两个高级的认知系统，分别称为"新哺乳动物系统"和"旧哺乳动物系统"，后者又叫"边缘系统"。第三个认知系统叫"两栖动物系统"，在两栖动物，主要是间脑，没有端脑结构。但在哺乳动物的脑岛下方有端脑结构，有许多感觉神经纤维与间脑相联。

后来，Skinner 的研究结果表明，至少在大脑皮质的额叶，Cannon 的"和谐"理论确实正确。这里不仅有双侧投射纤维与脑干（端脑、间脑）的自主神经中枢相联，也有双侧投射纤维进入丘脑，控制上行至大脑皮质的感觉信息。Skinner 的研究结果也部分支持 Maclean 的理论。研究发现皮质额叶和杏仁核都与心脏性猝死及高血压的维持密切相关。其中任何一个结构的作用被拮抗都会抑制心肌梗死模型中室颤的发生，使高血压模型的血压正常化，这也解释了为什么高血压被认为是心脏性猝死的一个危险因素。Oppenheimer 等发现当皮质损伤累及脑岛皮质或电刺激该部位可能诱发恶性心律失常，因此，许多卒中患者的死因被认为是心律失常。

以上得出的结论，许多都是逻辑推理，与进化论类似，缺乏直接相关证据。心脏性猝死常常发生在成年人，而很少发生在幼儿期，这也有进化论的意味，因为幼儿在自然竞争中更有优势。大脑对心脏的调控可能更复杂，大脑调控心脏是源自一种巨大的自然力量的大脑防御，如果没有有力的脑心之间的密切连接，高级神经中枢和自主神经系统都不会发展成现在的状态。

（二）交感和副交感神经张力双重升高与室颤的易感性

研究自主神经如何调节心率可揭示室颤发生的可能机制。一些学者认为只有交感张力升高是有害的，并且可被迷走神经兴奋性增加所拮抗。心率变异性降低反映副交感神经张力下降，因为变异性降低的患者血压升高时心率降低不明显（压力反射敏感性下降），变异性频域分析曲线的峰值下降。心率变异性降低时室颤的易感性增加。

Skinner 的实验表明，不仅副交感张力降低有危险，如果交感张力过高，即使副交感张力不降低也会很危险。他首次研究了双重自主神经张力增高

的危害性。在自然状态下就存在这种情况，如在慢波（SW）睡眠时相两种神经张力均增高。研究观察猪的陈旧性心肌梗死模型发现，在 SW 睡眠中室性心律失常频次明显比安静清醒状态时多，而在快动眼睡眠时相室性心律失常的频次也多，此期两种自主神经张力均下降。

当清醒的猪被放在一个陌生的环境之初，即使在心脏血流动力学没有明显活跃时交感神经的张力也很高，而此时副交感张力也不降低，因为需要它来对抗交感张力升高所致心率增快和血压增高。由陌生环境激发的大脑皮质中枢维持交感和副交感张力同时升高，室颤的危险性增加。同样，当心脏血流动力学相对活跃时双重张力升高也有害。让结扎冠状动脉的动物跑平板，使交感张力升高，通常不发生室颤，而当平板停止后，副交感张力开始升高，这时交感张力仍处在高水平，室性心律失常很快出现，常常诱发室颤。

早期，在研究有神经支配的离体心脏时显示，要诱发室性心律失常需同时刺激交感和副交感神经，而分别对其中任何一种神经单独进行电刺激均不诱发心律失常。

上述研究表明，在完整的动物中是交感和副交感神经张力的同时增高使心律失常易感性增加，这时表现为颈动脉窦压力反射完全抑制，提示是由胆碱能神经反射的障碍而导致危险性增加。其实，精神压力和大脑皮质局部的电刺激都能够完全抑制压力反射，而皮质中枢的强烈刺激又使交感和副交感同时保持较高的张力。因此，伴随颈动脉窦压力反射抑制的交感和副交感双重张力增高才能使发生室颤的危险性增加。如果精神压力和大脑皮质刺激足够强也会诱发室颤，皮质中枢对自主神经的这种控制模式也可以很危险。

（三）正常心脏心律失常的诱发

在猪体上进行实验研究表明：在冠状动脉阻塞前，突然给予较强的皮肤刺激可以诱发单个室性早搏出现，这个心律失常只在心外膜下 7.5mm 的电极可记录到，而在其他浅层和深层心肌内的电极和体表肢体导联心电图则记录不到。急性冠状动脉阻塞后，首先出现的室性心律失常是早搏（缺血诱发的），全层心肌内的电极均可记录到。梗死后 2 天，这样的心律失常继续发生（梗死诱发的），而且每个室性早搏的心搏量都很低，冠状动脉血流明显减少。

在慢波睡眠中，室性异位心律的频率较快，一连串4或5个会引起冠状动脉血流明显减少，当转换至REM睡眠几秒钟后，室性异位心律的频率减慢，并仅在位于心肌中层的电极可记录到，这些局限的、发作不频的室性早搏不再导致冠状动脉血流减少。在两种睡眠时相的转换过程中心率保持稳定。心肌梗死模型中介于正常和受累心肌之间区域，心肌细胞异常除极化的扩布是受中枢神经系统控制。在慢波睡眠时相，这种异常除极化能扩布到全层心室肌，心肌的电不稳定性增加。REM睡眠开始后，大脑的神经调节立刻发生复杂的变化，这些变化对心肌可能是有益的。大脑的神经调节作用可使正常心肌的兴奋性改变，导致心律失常的发生，心律失常的发生不是绝对与心动过缓或心动过速相关，也不依赖于平均心率。

对未经麻醉的猪大脑皮质的额叶进行电刺激，刺激前应用适量镇静剂避免动物对刺激产生恐惧或疼痛感。额叶刺激可在动物的正常心脏诱发心律失常，通常发生在刺激终止后数秒钟，先表现为心动过速或心动过缓，然后心动过缓或心动过速时QRS波形态有变化，最后演变为室性早搏或短暂的室速。刺激终止后的 10～20 min，心律失常不再出现，心电图恢复正常。在额叶附近的其他区域刺激，心电图没有异常改变。把猪静脉抽出的血注射到颅内皮质额叶部位，模拟蛛网膜下腔出血，制作脑卒中模型。这种脑卒中模型与电刺激诱发的心电图变化一样。血注入后产生一过性脑电图（EEG）变化，其产生原因可能是颅压升高，在颅内压力达到平衡后，颅内血流恢复正常，动物重新苏醒，这时脑电图出现正常信号。整个过程心电图有相应变化，一开始就能够在全层心肌记录到心电图变化，主要是心率轻度增快，几乎同时出现明显的 ST 段下移，T 波幅度增高，随着 ST 段变化更显著，可见到室性早搏和短阵室速，30 min 后心电图和行为改变均恢复正常。

脑出血模型与皮质的直接电刺激能产生相同的心电图变化。脑出血模型激活的皮质区域与由电刺激相比不很确定，因为颅内注射血液的部位可产生较大面积的一过性缺血（EEG 出现平直段），而电刺激的部位局限，因此，二者对大脑皮质的刺激程度可能不具备可比性。然而明确的一点是二者都造成了心肌电不稳定性的增加，在正常心脏诱发出恶性心律失常。

研究大脑和心律失常关系的临床文献，也经常提及心电图上的一些异常现象，如"脑型 T 波""脑型室性早搏"等，认为是在神经外科手术中对大脑特定部位进行电刺激诱发的，或者是特定部位的脑发生出血等损伤后出现的特异性心电图改变。然而动物研究表明，在大脑的同一位置改变刺激强度或轻微移动刺激电极的位置，就能够诱发出不同形式的心电图改变，所以，不同的心电图异常与大脑病灶部位可能并不存在特殊的对应关系。

可见，皮质中枢的刺激，在正常心脏能诱发心律失常，对存在器质性病变心脏的心律失常的发生有调控作用。因为皮质中枢刺激诱发的心律失常与心率变化无关，所以心律失常的发生并不是简单地通过自主神经来调节，皮质中枢与心律失常的关系非常复杂。皮质电刺激和脑出血模型后的心电图变化，如 P 波、QRS 波群和 ST-T 段等的异常，与急性冠状动脉阻塞和某些心肌病的心电图改变类似，与各种心律失常的发生有关。

（张树龙 杨延宗）

参考文献

[1] Brugada P，Brugada J． Right branch bundle block, persistent ST segment elevation and sudden cardiac death: a distinct clinical and electrocardiographic syndrome． J Am Coll Cardiol，1992，20（6）：1391-1396．

[2] Atarashi H，Ogawa S，Harumi K，et al． Characteristics of patients with right branch bundle block and ST segment elevation in right precordial leads． Am J Cardiol，1996，78（5）：581-583．

[3] Brugada J，Brugada R，Brugada P，et al． Right branch bundle block and ST segment elevation in V_1 through V_3． A marker for sudden death in patients without demonstrable structural heart disease． Circulation，1998，97：457-460．

[4] Wood MA，Simpson PM，London WB，et al． Circadian pattern of ventricular tachyarrhythmias in patients with implantable cardioverter-defibrillators． J Am Coll Cardiol，1995，25：901-907．

[5] Matsuo K，Simpson PM，London WB，et al． The circadian pattern of the development of ventricular fibrillation in patients with Brugada syndrome． Eur Heart J，1999，20：465-470．

［6］ Nademanee K，Veerakul G，Nimmannit S，et al. Arrhythmogenic marker for the sudden unexplained death syndrome in Thai men. Circulation，1997，96：2595-2600.

［7］ Belhassen B，Shapira I，Shoshani D，et al. Idiopathic ventricular fibrillation：inducibility and beneficial effects of class I antiarrhythmic agents. Circulation，1987，75：809-816.

［8］ Kasanuki H，Ohnishi S，Ohtuka M，et al. Idiopathic ventricular fibrillation induced with vagal activity in patients without obvious heart disease. Circulation，1997，9：2277-2285.

［9］ Miyazaki T，Mitamura H，Miyoshi S，et al. Autonomic and antiarrhythmic drug modulation of ST segment elevation in patients with Brugada syndrome. J Am Coll Cardiol. 1996，27：1061-1070.

［10］ Leenhardt A，Glaser E，Burguera M，et al. Short-coupled variant of torsade de points：a new electrocardiographic entity in the spectrum of idiopathic ventricular tachyarrhythmias. Circulation，1994，89：206-215.

［11］ Matsuo K，Shimizu W，Kurita T，et al. Dynamic changes of 12-lead electrocardiograms in a patient with Brugada syndrome，J Cardiovasc Electrophysiol，1998，9：508-512.

［12］ Matsuo K，Shimizu W，Kurita T，et al. Increased dispersion of repolarization time determined by monophasic action potentials in two patients with famil-ial-idiopathic ventricular fibrillation. J Cardiovasc Electrophysiol，1998，9 (1)：74-83.

［13］ Takei M，Sasaki Y，Yonezawa T，et al. The autonomic control of the transmural dispersion of ventricular repolarization in anesthetized dogs. J Cardiovasc Electrophysiol，1999，10 (7)：981-989.

［14］ Fioranelli M，Piccoli M，Mileto GM，er al. Analysis of heart rate variability five minutes before the onset of paroxysmal atrial fibrillation. Pacing Clin Electrophysiol，1999，22 (5)：743-749.

［15］ Houle MS，Billman GE. Low-frequency component of the heart rate variability spectrum：a poor marker of sympathetic activity. Am J Physiol，1999，276 (2)：215-223.

［16］ Olgin JE，Sih HJ，Hanish S，et al. Heterogeneous atrial denervation creates substrate for sustained atrial fibrillation. Circulation，1998，98 (23)：2608-2614.

［17］ Nomura M，Nada T，Endo J，et al. Brugada syndrome associated with an automomic disorder. Heart，1998，80：194-196.

［18］ Randall DC，Brown DR，Li SG，et al. Ablation of posterior atrial ganglionated plexus potentiates sympathetic tachycardia to behavioral stress. Am J Physiol，1998，275 (3)：R779-R787.

［19］ Nijsen MJ，Croiset G，Diamant M，et al. Conditioned fear-induced tachycardia in the rat：vagal involvement. Eur J Pharmacol，1998，350：211-222.

［20］ Sgoifo A，De Boer SF，Buwalda B，et al. Vulnerability to arrhythmias during social stress in rats with different sympathovagal balance. Am J Physiol，1998，275 (2 Pt 2)：H460.

［21］ Jordan J，Shannon JR，Black BK，et al. Malignant vagotonia due to selective baroreflex failure. Hypertension，1997，30 (5)：1072-1077.

［22］ Hayashi H，Fujiki A，Tani M，et al. Role of sympathovagal balance in the initiation of idiopathic ventricular tachycardia originating from right ventricular outflow tract. Pacing Clin Electrophysiol，1997，20 (10)：2371-2377.

［23］ Ul'yaninskii LS. Emotional stress and extracardiac regulation. Neurosci Behav Physiol，1995，25：257-265.

［24］ Maloney JD，Jaeger FJ，Rizo-Patron C，et al. The role of pacing for the management of neurally mediated syncope：carotid sinus syndrome and vasovagal syncope. Am Heart J，1994，127 (4 Pt 2)：1030-1037.

［25］ Opthof T，Dekker LR，Coronel R，et al. Interacion of sympathetic and parasympathetic nervous system on ventricular refractoriness assessed by local fibrillation intervals in the canine heart. Cardiovasc Res，1993，27：753-759.

［26］ Matsuoka S，Akita H，Takahashi Y，et al. Role of vagotony in sinus node dysfunction in children with symptomatic congenital long QT syndrome. Acta Paediatr Jpn，1993，35：27-31.

［27］ Reyes del Paso GA，Godoy J，Vila J，et al. Respiratory sinus arrhythmia as an index of parasympathetic cardiac control during the cardiac defense response. Biol Psychol，1993，35：17-35.

［28］ Yano K，Hirata T，Hirata M，et al. Effects of sympathetic and parasympathetic stimulation on the induction of atrial flutter in dogs with septic pericarditis. Jpn Heart J，1991，32：811-825.

［29］ Miyauchi M，Kobayashi Y，Miyauchi Y，et al. Parasympathetic blockade promotes recovery from atrial electrical remodeling induced by short-term rapid atrial pacing. PACE，2004，27（1）：33-37.

[30] Chevalier P，Obadia JF，Timour Q，et al. Thoracoscopic epicardial radiofrequency ablation for vagal atrial fibrillation in dogs. Pacing Clin Electrophysiol，1999，22：880-886.

[31] Chiou CW，Eble JN，Zipes DP. Efferent vagal innervation of the canine atrial sinus and atrioventricular nodes：the third fat pad. Circulation，1997，95：2573-2584.

[32] Liu L，Nattel ST. Differing sympathetic and vagal effects on atrial fibrillation in dogs：role of refractoriness heterogeneity. Am J Physiol，1997，273：H805-H816.

[33] Elvan A，Pride HP，Eble JN，et al. Radiofrequency catheter ablation of the atria reduces inducibility and duration of atrial fibrillation in dogs. Circulation，1995，91：2235-2244.

[34] Razavi M，Zhang S，Yang D，et al. Effects of pulmonary vein ablation on regional atrial vagal innervation and vulnerability to atrial fibrillation in dogs. J Cardiovasc Electrophysiol，2005，16（8）：879-884.

[35] Liu Y，Zhang SL，Dong YX，et al. Impact of right upper pulmonary vein isolation on atrial vagal innervation and vulnerability to atrial fibrillation. Chinese Medical Journal，2006，119：2049-2055.

[36] Pappone C，Santinelli V，Manguso F，et al. Pulmonary vein denervation enhances long-term benefit after circumferential ablation for paroxysmal atrial fibrillation. Circulation，2004，109：327-334.

[37] Schauerte P，Scherlag BJ，Pitha J，et al. Catheter ablation of cardiac autonomic nerves for prevention of vagal atrial fibrillation. Circulation，2000，102：2744-2780.

[38] Scanavacca M，Pisani CF，Hachul D，et al. Selective atrial vagal denervation guided by evoked vagal reflex to treat patients with paroxysmal atrial fibrillation. Circulation，2006，114：876-885.

[39] Lemery R，Birnie D，Tang AS，et al. Feasibility study of endocardial mapping of ganglionated plexuses during catheter ablation of atrial fibrillation. Heart Rhythm，2006，3（4）：387-396.

[40] Tan AY，Li H，Wachsmann-Hogiu S，et al. Autonomic innervation and segmental muscular disconnections at the human pulmonary vein-atrial junction：implications for catheter ablation of atrial-pulmonary vein junction. J Am Coll Cardiol，2006，48：132-143.

第二章 自主神经的解剖学与心血管的神经支配

第一节 心血管神经的中枢部

心血管中枢部是指分布在边缘系统、下丘脑、脑干和脊髓的各级心血管神经元，以及这些神经元之间的复杂联系。

一、边缘系统

边缘系统包括大脑边缘叶（位于胼胝体周围和侧脑室下角底壁的一圈结构，包括隔区、扣带回、海马旁回、钩、海马和齿状回等）、额叶眶回、岛叶、颞极以及邻近的皮质下结构等，主要皮质区包括扣带回、海马结构。边缘系统主要通过下丘脑-脑干通路影响内脏活动。用电刺激法可以在边缘系统的皮质区找到心血管活动中枢，如刺激扣带回前部可出现血压上升或下降、心率变慢等。刺激边缘系统反应具有多样性或不确定性，说明它是低级中枢的调节者，它通过促进或抑制各低级中枢的活动，从而完成调节或整合之功能。

二、下丘脑

在内脏运动的皮质下结构中，下丘脑与边缘系统和脑干网状结构关系密切，是一般内脏传出的重要中继站，目前认为下丘脑是自主神经中仅次于大脑皮质的高级中枢。实验证实下丘脑前部是副交感神经比较高级的中枢，下丘脑后部是交感神经比较高级的中枢。有实验刺激下丘脑近中线两旁的腹内侧区，可出现心率加快、血压上升等交感神经兴奋表现。

三、脑干网状结构

脑干网状结构有 4 个区参与心血管活动调节。

1. 嘴侧延髓腹外侧区（rostral ventrolateral medulla，RVLM），是最重要的心血管活动中枢，又称血管收缩区，对维持交感神经紧张性和动脉血压、完成压力感受器反射起关键作用，是其他脑区交感神经系统的最后公路。

2. 尾侧延髓腹外侧区（caudal ventrolateral medulla，RVLM），又称血管舒张区，参与反射性血压调节，使交感神经活动和动脉血压不超越正常水平。

3. 感觉区，主要是孤束核区，其次是旁正中网状核和舌下神经核周区。颈动脉窦、主动脉弓和心的感受器接受各种刺激信号，经迷走神经和舌咽神经传入该区。

4. 心抑制区，位于迷走神经背核和疑核及两核之间的中间区。迷走神经背核可能影响心肌收缩，疑核可能影响心节律。

四、脊髓

一般认为心交感神经节前纤维从脊髓的上 5 个或 6 个胸髓节段侧角起始。近年来研究发现，交感神经节前神经元位于 4 个亚核：中间外侧核，即侧角本部；中间外侧核侧索部，位于紧邻侧角外侧的侧索内；脊髓中介核，位于侧角与中央管周围灰质之间；中央自主神经核，位于中央管的背外侧。

第二节　心血管神经的周围部

一、交感干和迷走神经

1. 心交感神经节前纤维起于脊髓的上 5 个或 6 个胸髓节段侧角，经脊神经前根和相应的白交通支，进入胸 6 以上胸交感神经节和颈交感神经节。在这些神经节内换元后，颈上神经节发出颈上心神经，颈中神经节发出颈中心神经，颈下神经节发出颈下心神经，上 5 个胸神经节发出心支（又称胸心神经），它们分别下行至心。左颈上心神经参加组成心浅丛，其余的加入心深丛。Peele 认为人类右侧的交感神经分布至心室肌和心传导系统，主要与调节心率有关；左侧心交感神经主要分布至心室肌，刺激时常引起全身血压升高，对心率无明显影响。

2. 迷走神经中的心副交感纤维起于迷走神经背核和疑核及两核之间的中间区。迷走神经中的心内脏感觉神经元位于颈静脉孔下方的下神经节，其中枢突入脑后终止于孤束核。迷走神经在颈部发出颈上心支（又称心上支），有上、下两支。迷走神经还有颈下心支（又称心下支），右侧一部分起于右喉返神经，一部分起于迷走神经本干，左侧起于左喉返神经。左颈上心支的下支加入心浅丛，其余的加入心深丛。一般认为副交感神经主要分布于心房和传导系统的心房内部分，而交感神经则分布于心脏各部。

二、心丛

心丛由迷走神经和交感神经的心支组成。

心浅丛：位于主动脉弓之下，肺动脉右支的前方。由左交感干颈上神经节发出的颈上心神经和左迷走神经的颈上心支的下支组成。在心浅丛内经常有一个小的心神经节（Wrisberg 神经节），位于主动脉弓的下方，动脉韧带的右侧。

心深丛：位于主动脉弓之后，气管叉的前方。由除颈上心神经以外的交感干心神经和除颈上心支下支以外的迷走神经心支组成。心浅丛还发出分支进入心深丛。

心浅丛发出分支加入右冠状丛和左肺前丛。

心深丛发出的分支组成左、右肺丛，及心房丛和冠状丛。

心房丛也发出分支至心室后壁。左冠状丛伴左冠状动脉走行，随动脉分支分布于左心房和左心室。右冠状丛较小，随右冠状动脉分支分布于右心房和右心室。

三、心神经节

一般认为器官旁节和器官内节是副交感神经的节后神经元所在处，如迷走神经的节后神经元一部分位于心浅丛的 Wrisberg 神经节内，大部分是位于心脏壁内神经节中的神经元。但研究表明，一些心内神经节含有交感神经、感觉神经和多肽类递质。另外对这些神经节的分布情况尚存在不同的意见，发现存在神经节的部位有：心房后面和大血管根部、主动脉和肺动脉及邻近心室壁、心房前面和心耳、房间隔、冠状沟、冠状窦。一般认为，心壁内神经节主要分布于心房的心外膜下，且常分布在一定的位置，即围绕上腔静脉口处、房间沟后部、左心房上部、左房斜静脉和冠状窦全长附近，此外肺静脉口和下腔静脉口附近、左心房前面、右心房前面和后面分布有少量的神经节。还有房间隔内存在较多的神经节细胞。袁秉祥（1994）、Singh（1996）等学者认为人的心内神经节在心房和心室均有分布：在心房，窦房结和房室结周围分布有较大的心内神经节，较小的心内神经节主要分布于左心房上表面、房间隔和心耳心房交界处、大血管根部和冠状沟附近。在心室，主动脉右侧、主动脉和肺动脉之间、左心室的胸肋面可见心内神经节集中分布。

总之，心内神经节在心内分布广泛，与无髓纤维组成的神经丛一起构成神经节丛，各丛之间相互联络构成复杂的心内神经网络。自丛发出的纤维束穿肌膜在整个心肌层内分支，形成疏网状结构走行在肌束之间并缠绕血管。目前认为，冠状动脉受交感及副交感神经双重支配，而其小支则主要由副交感神经支配。

四、心感觉神经

传导心脏感觉的初级神经元胞体分别位于上 5 胸神经后根的脊神经节和迷走神经的下神经节（结状神经节）内。心传入纤维走行于交感、副交感神

细胞外基质含有大量不同的各种成分，对于是哪种成分在神经嵴细胞的迁移中起主要作用尚存在许多争论。但普遍认为，迁移的起始依赖于神经嵴细胞彼此的粘连和神经嵴细胞与细胞外基质间粘连趋势间的平衡。当神经嵴细胞与基质间的粘连趋势大于神经嵴细胞间的粘连趋势时，神经嵴细胞将开始迁移。有实验证据表明，在神经嵴细胞开始迁移时，两种因子相互作用，当基质变得容易与细胞结合时，细胞与细胞的粘连减小。引起这种减小的原因是神经嵴细胞表面特异神经细胞黏着分子的消失。实验发现，在白化型的美西螈中，当神经嵴细胞已准备好迁移时，细胞外基质不能改变其成分以加强与细胞的粘连。分子免疫探针实验证明，适宜神经嵴细胞迁移的细胞外基质成分是许多混合的分子，如纤连蛋白（fibronectin）、层粘连蛋白（laminin）、肌腱蛋白（tenascin）、各种胶原（collagen）分子和一些蛋白聚糖（proteoglycan）。在不同的物种中，神经嵴细胞可能具有不同的迁移要求，即使在同一胚胎的不同部位也是如此。所以要找出哪一种分子是神经嵴细胞迁移所必需的，是一个极其困难的课题，需要进行精心的设计。通过制备神经嵴细胞结合的细胞外基质分子的抗体，并把它们注入到鸡胚神经嵴细胞迁移经过的一定区域，结果发现头区神经嵴细胞的迁移路线被极大地改变，而躯干部神经嵴细胞的迁移路线没有明显改变。其他细胞外基质成分，如透明质酸（hyaluronic acid）被认为可引起细胞游离空间的形成，因而使神经嵴细胞容易进入其中。据报道，透明质酸链作为神经嵴细胞和基质间的连接可在两者间看到，将透明质酸注入胚胎中可改变神经嵴细胞的迁移路线。

另外，通过移植实验证明，当较老的神经嵴细胞被植入到一个较年幼的胚胎中时，较老的细胞能迁移到神经嵴细胞所占据的所有区域中。然而，反过来将较年幼的神经嵴细胞植入到较老的胚胎中时，大多数神经嵴细胞被限定在原位，形成背神经节。这些结果提示，神经嵴细胞在迁移过程中可能改变它们已经过的路线，使其他神经嵴细胞不能利用这条相同的路线，或者随着体节的进一步发育，已消除了这些路线。同时也提示，将要形成最远端组织（如交感神经节）的神经嵴细胞首先离开神经嵴迁移，最近已在鸡胚中用活体染色的方法证实了上述推测。

三、心脏交感神经元的发生特点

神经嵴细胞在神经管背外侧聚集成团，分化形成脑脊神经节的感觉神经细胞和卫星细胞。胸段部分神经嵴细胞迁至主动脉背外侧形成交感神经节，一些细胞又迁至主动脉腹侧形成主动脉前交感神经节，分化出交感神经节细胞和卫星细胞。

交感和副交感神经系统神经元的神经递质是不同的。大多数交感神经节细胞是肾上腺素能的，而副交感神经节细胞是乙酰胆碱能的。这两种类型的细胞均起源于神经嵴，而且都是神经元谱系，但是它们的迁移路线和最后定居点是不同的。

研究发现，某些因子能影响神经嵴衍生物对神经递质的选择。例如，将晚期胚胎的交感神经元体外培养几周时，它们表达的递质是由培养条件决定的。如果交感神经元生长于培养过心脏的培养基（心脏条件培养液）中时，这些神经元失去了类肾上腺素能的性质，并开始合成乙酰胆碱。如果与心脏组织共同培养极少数（有时甚至是单个的）神经节细胞，用电生理学方法证明，在心脏细胞影响下，个别神经元经历了一个两种神经递质都释放的阶段，启动了从类肾上腺素能到乙酰胆碱能的转变。现已从培养的心脏细胞中分离出一种分子量 45 000 的蛋白质，它能诱导大鼠交感神经元从类肾上腺素能转变为乙酰胆碱能。以上研究结果表明，起源于神经嵴的神经元的分化取决于细胞完成迁移后定居的组织环境。

四、交感神经系统的胚胎发育

节后交感神经元源于神经嵴细胞，这些细胞从背神经管的边缘向腹侧迁移至背主动脉附近，形成一个柱状的交感神经节原基。然后，这些成神经细胞融合形成交感神经节，迁向背侧形成颈上神经节，迁向腹侧形成椎前节，其余的原基则成为交感神经链。交感神经节中的交感神经母细胞完成增殖和分化，然后开始形成轴突和树突。某些因子在发育早期过程中发挥作用，如 neuregulin-1 在神经嵴细胞向腹侧迁移过程中起重要作用；在成神经细胞存活和分化中，肝细胞生长因子（HGF）起重要作用；在神经嵴细胞迁移和交感神经节形成过程中，Semaphorin 3A 起重要作用；在诱导神经元去甲肾上腺素能分化的过程中，来自背主动脉的骨形态发生蛋白（BMP）家族的 BMP-2 和 BMP-7 起重要作用；转录因子 Mash1、Phox2a 和 Phox2b、Cash1、dHand 和 GATA-3 在神经元去甲肾上腺素能分化中发挥着重要作用。

五、交感神经系统发育的分子机制

节后交感神经元一直是研究周围神经系统形成的理想模型，控制一些发育活动的因素，如多阶段的轴突延伸、神经细胞的生存和死亡、树突和突触发生、多样性功能的建立等，都已经在此神经类型中得到确定。这些知识让我们整合了一个功能交感神经系统的形成所涉及的各种各样的复杂过程，从而创造了理解神经元总体发展的范例。

神经系统发育的复杂性不仅体现在生物体要产生适合于靶细胞支配的神经元数目，而且生物体也必须指导这些神经元延伸轴突、加工树突和形成突触，以确保精密特异性连接的正常生理功能的需要。了解这一错综复杂事情的精细过程似乎是不可逾越的。然而，关于神经系统，尤其是在 1732 年 Bywinslow 第一次使用交感神经这一术语后，近年来的发展已经大大推进了我们对周围神经系统这一部分的理解。因此，我们有机会把交感神经元发展的不同空间和时间的因素整合成一个协调的过程，这一过程将引导神经元从轴突生长到成熟，并最终建立一个神经系统发展的统一标准。

（一）轴突生长

交感神经节的节细胞是自主神经系统的节后神经元，属多极运动神经元。在胚胎发育早期，由成神经细胞这样一个小圆形的细胞成为形态复杂、功能精细的神经元让我们难以置信。在此过程中，轴突延长是如何开始的呢？是发育的神经节中外源性因子促进了神经元的轴突生长，还是在神经元特异性分化过程中，内源性因子激发神经元的轴突生长？或许这两种机制都发挥了重要作用，也就是说，有指导性的环境信号作用于神经元，使其表达某些促进轴突起始的因子。一旦轴突开始增长，它们将面临一个挑战，要寻找它们的通路，以便穿过胚胎发育过程中处于动态变化的组织，到达目的地。是什么因素控制了交感神经近端和远端轴突的延伸，而且不同的信号最终是如何被整合调解细胞骨架的变化，并导致轴突生长？人们探索了交感神经元发育中许多复杂的问题，目前的研究揭示了轴突近端生长及远端延伸的一系列错综复杂的连续性步骤。

1. 轴突的起始及近端轴突延长

在发育早期，交感神经元就开始延伸形成单一的轴突。在交感神经节形成过程中，轴突即出现。启动轴突形成的分子机制尚未明了，但有一种可能性就是局部自分泌环中，由神经元产生的 HGF 触发了轴突延伸。需要进一步研究来确定是否 HGF 在体内诱导了交感神经轴突生长，并且该因子是否是有选择性地作用于神经元使其产生轴突，并向邻近的轴突发出信号。然而，很明确的是轴突起始的调控不同于以后轴突生长的各阶段，已证明在发育后期控制轴突延伸的分子不是促使轴突起始生长的因子。

尽管轴突起始还是一个谜，但很长时间以来，人们已经知道近端轴突的生长是沿着动脉血管的。最近已研究出参与调控沿血管走行的近端轴突生长的因素。由血管平滑肌表达的 Artemin 就是这样的一个分子，它是 GDNF 家族的成员。在体外实验中，Artemin 能诱导交感神经元轴突生长。小鼠颈上神经节和交感神经节缺少 Artemin 显示近端轴突投射变短和走行异常。经过定向无效突变 Artemin 的受体 Ret 或 GFRα3 的小鼠表现型与缺失 Artemin（Artemin -/-）的基因小鼠表现型相同。因此，Artemin 信号在交感神经近端轴突延长过程中具有重要的功能。

由于交感成神经细胞迁移需要这一因子，因此 Artemin 在近端轴突延伸中的作用更为复杂：在 Artemin -/-小鼠，颈神经节神经元前体不能完成最后向喙侧的迁移而形成颈上神经节。因此，尽管在 Artemin -/-小鼠中近端轴突投射缺损很明显，由于不知道成神经细胞的迁移是发生在轴突延伸前还是延伸后，故 Artemin 对体内正常成神经细胞的迁移作用应是一个很复杂的问题。有些颈上神经节的神经元可能确实是在最后的迁移前完成轴突延伸。由于缺少 Artemin 导致的迁移缺损可能会是异常轴突生长的反映，或者反过来讲轴突延伸缺损可能是继发于不适当的迁移。因而，Artemin 在交感神经轴突生长中的确切作用还需要分析排除其在体内对迁移的影响。虽然 Artemin 在近端交感神经轴突生长中直接或间接的作用，但它不是调控轴突沿血管走行的唯一因素。因为尽管在胚胎 Artemin -/-、GFRα3 -/-、orRet -/-小鼠中出现轴突延伸异常，这些基因敲除小鼠中的大多数在成年时至少实现了靶细胞的局部交感神经支配。这表明除了 Artemin 外，还有不确定的因子参与近端轴突延伸的调控。NT-3是其中的一个，因为它表达于血管，而且可在体外诱导交感神经轴突生长。这个神经营养因子家族的成员在交感神经近端轴突的发育中确实发挥了作用，因为NT-3 -/-小鼠的椎前和椎旁神经节的神经元沿血管延伸最终到达外周靶细胞的轴突数量减少。在NT-3阴性小鼠中许多交感神经元的轴突比正常小鼠的轴突延伸缩短，但大多数靶细胞至少能接受某些交感神经支配。因此，虽然交感神经近端轴突的生长需要NT-3，还有其他因子调控轴突的起始。NT-3作为交感神经近端轴突延伸的调节因子，不同于以前发现的它在交感神经系统发育中所起的作用。它已被证实与交感成神经细胞的体内外生存有关。然而，NT-3 -/-小鼠中交感神经节的形成和交感神经元产生的数量与野生型小鼠没什么不同。因为发育晚期神经元丢失的同时，在神经生长因子（NGF）-/-小鼠中也发生了神经元的丢失。因此，NT-3不是调节交感神经细胞在体内的生长，而是负责调节交感神经近端轴突的延伸。因此，NT-3-/-小鼠丢失50%颈上神经节神经元可能是由于早期轴突生长受损。因为这些神经元细胞功能受损，它们难以获取作为生存所必需的靶源性神经生长因子。NT-3、artemin和其他不确定因子在神经发育过程中对轴突生长的不同影响还需要进一步研究。如大量近端轴突生长和靶细胞神经支配要么缺少NT-3要么缺少artemin，如果要确定其他血管源生长因子是否也促进了近端轴突的生长，那么设定两因子都缺少的小鼠实验是很有必要的。此外，artemin和NT-3的作用机制尚需要确定，包括这些因子在体内是否被导向交感神经轴突的生长。一些证据表明，artemin和NT-3可能做为趋化因子起作用。与交感神经元的轴突生长有关的artemin-GFRα3/Ret和NT-3-TrKA信号传导机制仍然是研究的重要课题。这两个因子是同时参与细胞骨架形成中的信号传导机制，还是它们有其独立的途径？如果这样的话，神经元是如何对这些细胞外因子进行整合的？另一个令人感兴趣的问题是血管，它是交感神经轴突延伸的媒介，还是交感神经元最终的靶器官同时受交感神经支配完成其正常功能？这些交感神经的轴突将这些血管作为其靶器官，而其他交感神经的轴突则忽略了这些潜在的靶器官而继续延伸，且把它们作为到达最终靶器官的中间线路，

这一切是怎么形成的呢？这个问题现在仍然是个谜。

2. 目标支配

交感神经元轴突沿血管和媒介，其目的是达到并支配其周围靶器官。其中artemin和NT-3介导交感神经近端轴突的延伸，靶器官神经支配则由其他神经营养因子和神经生长因子控制。50多年前NGF作为第一个神经生长因子被发现后，它已经成为介导交感神经对靶器官神经支配的主要因素。大量证据表明NGF控制交感神经轴突向周围靶器官的延伸；NGF是由交感神经靶器官产生的，而且交感神经分布的密度和靶器官产生NGF的数量一致。此外，NGF在体内外促进交感神经轴突的生长均已被证实。因为交感神经元生长也需要NGF，确定它是否为交感神经轴突向靶器官走行的生长所必需只是近年才开展的。

Patel等通过去除致凋亡因子Bax和NGF，研究NGF对交感神经轴突在体内延伸的作用。NGF -/-、Bax -/-小鼠分析表明体内交感神经支配靶器官需要NGF，但交感神经节产生近端轴突不需要NGF。有趣的是，在NGF -/-小鼠中有些靶器官表现出完全失去交感神经的支配；在Bax -/-小鼠中，某些器官部分缺失交感神经的支配，某些器官经研究证实NGF是交感神经支配器官所必需的，但不是轴突循血管生长进入器官所必需的。虽然周围神经支配某些器官依赖于NGF，但其他因素也参与交感神经远端轴突的延长。

在体外能促进交感神经轴突生长的某些因子可进一步进行体内分析。如HGF，除了介导成神经细胞在体内的存活和分化外，还能增强NGF介导的交感神经轴突延长。此外还有由交感神经支配的靶器官表达的GDNF、NT-3。在体外实验中，一些细胞外基质分子也刺激交感神经轴突延长。事实上，注射心脏表达的血管细胞黏附分子-1（VCAM-1）的抗体或其受体 $\alpha_4\beta_1$ 整合蛋白于交感神经元，将导致心脏交感神经支配能力的减弱，这可能是由于轴突给养的缺失和停止生长有关。鉴于此，除了NGF外，介导靶器官交感神经支配因子的确立将是未来的挑战。这些因子如何控制交感神经轴突远端生长的机制也需要阐明。尤其是这些因子如何协调指导轴突延伸到靶器官？例如NGF，如何能介导轴突进入目标领域，调控特异靶细胞的神经支配？NGF可能具有导向的功能，在体内外实验中，它都是鸡交

感神经元发育的趋化物。但是，来自于靶器官的因子对交感神经元轴突的导向作用还未确定：在缺乏汗腺的tabby突变小鼠中，显示瞬间的交感神经支配。而这些交感神经支配汗腺在野生型老鼠中是存在的，它们最终消失。这表明了由靶器官产生的因子能给养交感神经的支配，而不是在轴突如何生长进入靶器官时起作用。也许这是一个独特的轴突生长调控的例子。即在胚胎发生中，轴突最初接触靶点，必须与较早建立的神经支配相一致。同时，交感神经轴突必须被导向穿过复杂的发育组织，找到自己正确的靶点。未来的研究将致力于这些因子是否在控制交感神经轴突生长的同时也作为其导向的作用，以及是否还有其他分子直接指导交感神经轴突支配靶器官。

3. 轴突生长机制

各种已知的分子控制交感神经轴突在体内生长和未知因子在此过程的潜力多样性，给人们提出如下问题：这些不同模式的信号如何转化成细胞骨架的变化，从而导致轴突延伸。来自于GDNF和neuropilins家族成员的信号是否基于同样的细胞内途径调控一系列的效应器，从而依次调节微管、肌动蛋白以及其他细胞骨架的结构成分？如果是这样，如何调控不同阶段的轴突延长？有趣的是，在交感神经元中，NT-3和NGF信号通过同一受体TrkA分别调节近端和远端轴突生长，表明这两种神经营养因子使用相同的信号机制，在不同的发育阶段促进轴突的延伸。如果是这样的话，胞内TrkA效应器又是什么呢？

虽然多年来已经证实NGF诱导的轴突生长需要轴突内局部神经生长因子信号参与，但是参与这一过程的分子机制才刚刚知晓。在交感神经元轴突内，NGF信号通过促分裂原活化蛋白激酶（MAPK）激酶（MEK）和PI3激酶途径转导，可能直接调节微管和肌动蛋白的稳定性。在感觉神经元中，神经生长因子信号通过一系列级联反应，包括PI3K、GSK-3β和APC（一个微管加上末端连接蛋白，增加微管的稳定），来诱导轴突延伸。交感神经元可能应用类似依赖神经生长因子的轴突延伸机制。除局部TrkA激活外，神经生长因子的信号通过逆向轴突运输到达细胞体，使基因在转录水平上产生变化。这种逆行信号转导也可能有助于交感神经轴突生长，因为特异性转录程序的激活在神经营养因子依赖的感觉神经元轴突生长过程中发挥着作用。

其他证据表明，至少有一些通过逆向轴突运输的神经生长因子信号不是交感神经轴突延伸所必需的：虽然NT-3和NGF通过TrkA受体调控交感神经轴突生长，但是在交感神经元中仅有NGF支持逆行性TrkA信号。虽然这两个配体作用于相同受体的不同机制还不清楚，但可能涉及TrkA被NGF或NT-3激活的动力学方面，或是它们导致不同的TrkA效应器。然而，可以明确的是尽管NGF和NT-3的信号转导能力不同，但它们都能支持交感神经轴突延伸。有趣的是，一旦交感神经轴突到达它们的靶器官，靶源性NGF就会诱导p75在发育中的交感神经元中表达，通过调控NT-3而不是NGF去激活TrkA，使其降低对NT-3的敏感性。因而这种等级信号级联放大保证了交感神经元发育的时空控制，同时轴突穿过能表达NT-3的中间过渡靶细胞且最终进入远端产生神经生长因子的区域。TrkA运输的差异性使NT-3和NGF可能运用不同分子机制刺激近端和远端轴突的生长。实际上，轴突在终末靶器官内的延伸不同于近端轴突的生长，交感神经轴突分支直到它们到达靶细胞后才发出。在培养的成人交感神经元中，NGF比NT-3更有效地诱导轴突分支。因此，靶区域的神经生长因子可能除了促进轴突延伸外，还可能刺激交感神经轴突分支形成，而来源于中间过渡靶细胞的靶源性因子NT-3可能只调节交感神经轴突的延伸。在体内交感神经元发育也是这种现象吗？是否局部的轴突蛋白合成在NT-3或NGF介导的轴突延伸过程中起作用？NT-3、NGF、artemin和其他的未知分子如何能控制交感神经轴突延伸信号，并在细胞骨架蛋白合成中起作用，这些均是需要解决的问题。

特异的并具有趋化导向的因素对中枢神经系统的正确发育是必不可少的，但精确的靶器官神经支配还依赖于一些具有相斥力的因素。交感神经元表达这些排斥因素的受体，如Semaphorin家族的neuropilins-1和-2。以Semaphorin 3F为例，其在体外排斥交感神经轴突生长，并在NGF存在时破坏交感神经生长，至少部分对抗NGF-TrkA受体信号传导。另一种机制认为，交感神经轴突生长抑制所涉及信号是通过neuropilin的受体p75来调节，p75通过相似的配体与所有的neuropilin结合。它调控

Trk 的结合并与其形成复合体。在缺乏 Trk 受体时，p75 传导信号抑制轴突生长：它直接作用于 Rho-GDI，从而释放 RhoA 和激活这个小分子 GTP 酶来抑制轴突的延长。虽然这个胞内抑制轴突生长的 p75 信号传导途径有其特异性，但是否任何 p75 的配体都能够抑制交感神经轴突发育是未知的。

在交感神经元中有一种抑制轴突发育的 p75 配体，即脑源性神经营养因子（BDNF）。这些神经元不能表达 BDNF Trk 受体，完全通过 p75 来进行信号传导。事实上，外源性 BDNF 抑制交感神经轴突生长。内源性 BDNF 以自分泌方式通过 p75 抑制 Trk 介导的信号途径，抑制神经元突起在体外延伸。在体内，BDNF 目前至少在一个交感神经靶点存在——松果腺。研究结果表明，来源于靶器官和（或）自分泌的 BDNF-p75 信号可抑制交感神经轴突在发育过程中的生长，在这个过程中，TrkA 被微弱激活。因为如果被过度激活，在这些神经元中，Trk 激活可能抑制 p75 介导的信号途径。如果交感神经元的轴突或侧支从一正确靶器官摄取神经生长因子后，到达不正确的靶器官，或者延迟到达能产生 NGF 的靶器官，这时 neuropilins 的利用度将下降，这些情况有可能发生。来自于这些靶器官或者来源于其他交感神经节神经元的 BDNF 可能激活 p75，抑制错误的轴突或侧支生长或限制轴突在靶器官的密度。这些都促使人们更深入地研究 BDNF-p75 信号传导途径在体内的功能。同样，有待探索其他一些可能直接排斥生长的轴突末端终止在正确靶器官的因子。

（二）交感神经元存活的分子机制

在对许多有关交感神经轴突生长的调控机制进行研究的同时，胚胎发育过程中交感神经元存活需要的分子途径也已经有所了解。令人吃惊的是，在胚胎期正常发育过程中超过 50% 生成的神经元因为细胞凋亡而死亡。这似乎是一种无效率的现象，但为什么会是正常发育的一部分呢？是什么决定了神经细胞的存活与死亡，以及如何在分子水平上调控细胞的存活呢？科学家已经在交感神经系统对这些问题进行了广泛的研究。先驱者是 Victor Hamburger 和 Rita Levi-Montalcini，他们在 50 多年前就发现交感神经元的存活具有严格的靶器官依赖性。这些研究奠定了神经营养因子假说，该假说认为，为了确保最佳数量的神经支配靶器官，在最初发育

过程中神经元都是过量的，一旦神经支配了它们的靶器官，这些神经元就会竞争有限的靶源性神经营养因子从而得到调控。那些没有获得足够神经营养因子的神经元就会相继凋亡。

依据神经营养因子假说，NGF 是典型的靶源性神经营养因子，它和轴突末端的 TrkA 结合以激活局部的逆向轴突运输信号。NGF 在体内外都是从靶区域通过节后神经纤维的逆向轴突运输进入交感神经节中神经元胞体的。在体外实验中，NGF-TrkA 信号传导导致配体-受体复合物的内吞作用。这些吞饮泡被轴突逆向运输到神经元胞体。磷酸化的 TrkA 积聚在此胞体中，从而激活支持神经元存活和基因表达的信号。还有的学者提出神经生长因子逆向运输信号调控的其他模式，但缺乏支持这些机制的直接证据。

动物实验证明，在交感神经元发育过程中，经过抗神经生长因子抗体作用后，交感神经元数目急剧减少，而且在 NGF -/- 小鼠中，交感神经元几乎完全丢失，这体现了神经生长因子信号在交感神经元发育中的重要作用。然而，这种过量细胞死亡的现象并不只出现在 NGF -/- 动物中，在 NT-3 -/- 小鼠中也有 50% 正常存活的交感神经元死亡。虽然这可能意味着 NT-3 介导的轴突逆向运输机制与 NGF 相似，实际上在体外 NT-3 虽然和 NGF 使用相同的受体 TrkA，但并不能像 NGF 一样通过轴突逆向运输机制，调控交感神经元的存活。NGF 和 NT-3 如何通过 TrkA 调节交感神经轴突生长，同时又发挥不同的作用以支持神经元的存活，这些目前尚不清楚。为什么会存在轴突逆向运输 TrkA 信号差异是另一个令人感兴趣的问题。神经营养因子假说提供了一个答案：控制近端轴突生长的神经营养因子（NT-3）丧失介导轴突逆向运输使神经元存活的能力，将最终会使靶源性神经生长因子 NGF 唯一地调节神经元存活。这样在发育过程中产生的神经元数量会精确地与靶器官所需要的神经支配相匹配。因此，NT-3 -/- 小鼠中过量的细胞死亡可能是由于近端轴突生长缺损导致这些神经细胞失去了生存所必需的靶源性神经生长因子。有趣的是，出生后交感神经元的存活逐渐失去对神经生长因子的依赖性，但是这种现象的发生还没有得到很好的解释。

在胚胎发育过程中，靶源性神经生长因子对交感神经元存活的支持是一个公认的现象。然而，除

了促生存因子参与神经元的发育外，并不能排除靶源性促死亡因子也参与了神经元的发育。实际上，有证据表明交感神元能接受活化的促凋亡信号。神经营养因子受体 p75 能用相似的配体与所有神经营养因子结合，从而促进细胞死亡，出生后的交感神经元能表达高水平的 TrkA、p75 和 BDNF，在这些神经元中信号传导是通过 p75 而不是 TrkA 来诱导交感神经元的凋亡。体外实验显示，新生 p75 -/-小鼠中交感神经元的数量有增加。然而，成年的 p75 -/-小鼠中交感神经元的数量与对照组相比没有显著性差异。因此，无论是体内还是体外，虽然 p75 缺乏时交感神经元仍然会死亡，但在发育过程中，当缺乏 p75 时凋亡延迟。这一神经营养因子受体是诱导细胞快速死亡所必需的。与 p75 结合促进细胞死亡的配体是什么？首选 BDNF，因为如上面提到的，它能诱导体外交感神经元细胞凋亡，而且有的实验显示 BDNF -/-小鼠颈上神经节的神经元数量提高。然而，也有其他研究报道出生后相似年龄的 BDNF -/-小鼠中交感神经元的数量与对照组相比没有显著性差异。虽然体内实验支持 BDNF 诱导交感神经元细胞凋亡的证据有些复杂，但是已经提出了交感神经元发育过程中 BDNF-p75 信号机制的几个模型。由 BDNF 诱导的细胞快速死亡可能消除那些进行错误神经支配靶器官的神经元，它们表达 BDNF 而不是 NGF。某些交感神经靶器官也表达 BDNF，因此 BDNF 可能去除那些虽然进行正确的神经支配，但未能获得足够数量的 NGF 去激活 TrkA 的神经元。另一个基于 BDNF 诱导交感神经元细胞凋亡的可能性是交感神经元自分泌 BDNF，通过 BDNF-p75 信号传导去除神经元。自分泌 BDNF-p75 信号模型存在着一个争议，这就是颈上神经节神经元数量在交感神经元过度表达 BNDF 的转基因小鼠中并没有减少。而且，这一过程可能并不需要 p75 激活 BNDF，因为 p75 -/-小鼠中存活的神经元多于 BNDF -/-小鼠中存活的神经元，这表明存在其他的配体通过 p75 激活凋亡进程。

ProNGF 是 NGF 的一种前体形式，也是 p75 的又一配体，可诱导交感神经元快速死亡。ProNGF 与 p75 结合比 NGF 更具有亲和力，但在交感神经元中促进 TrkA 信号传导的能力不如 NGF，颈上神经节神经元培养中加入 ProNGF 能引起细胞死亡。有趣的是，ProNGF 是由颈上神经节神经元自身分泌的，这表明自分泌或旁分泌回路参与神经元死亡的诱导。这些神经元没有足够量的活化 TrkA，导致抵抗 p75 促死亡信号的能力降低。在体内发育过程中，ProNGF 信号的关联性、它的表达和蛋白水解的调节，以及作为神经营养因子前体的其他功能仍有待于确定。然而，促凋亡 p75 信号可能不需要配体，因无配体的 p75 自身也能介导细胞凋亡，而且转基因小鼠细胞内 p75 结构域的过度表达导致发育中和成年的小鼠交感神经元丢失增多。但是，体内遗传实验研究表明，p75 刺激交感神经元细胞死亡并不是很活跃，而且 p75 -/-小鼠细胞凋亡延迟是因为 NT-3 信号更有效。现在也有一些与这个模型相反的发现：缺乏 TrkA 的 p75 -/-小鼠的交感神经元细胞凋亡是延迟的，这表明由于 p75 缺乏，NT-3 并不能增加细胞的存活，或者更为准确的是 p75 介导的促死亡信号被激活的 TrkA 抑制。

这种假定的促凋亡信号在交感神经系统的发育过程中是如何相关联的呢？由 p75 介导的促死亡信号需要神经元到达它们的靶细胞（以便获得神经生长因子去上调 p75 表达）。相反，如果未能够获得足够量的神经生长因子以维持促存活 TrkA 信号的激活，将使得促凋亡 p75 信号不能发挥作用。但如果轴突延伸超过正确的靶器官而到达不适宜的靶区域，或者它到达正确靶区域的时候比较晚，那时神经生长因子已然有限，那么这种信号就可能发挥作用。尽管如此，p75 促死亡信号的缺乏只是延迟了交感神经元的细胞凋亡，并没有阻止凋亡，因为成年 p75 -/-小鼠交感神经元的数量是正常的。那么延迟细胞凋亡会对交感神经系统发育产生怎样的影响？虽然成年 p75 -/-小鼠的大多数交感神经靶器官是受神经支配的，但也有少数显示支配减少。如果 p75 是促死亡分子，那么延迟的交感神元细胞凋亡是如何与减少的靶神经支配联系起来的呢？也许在交感神经元发育过程中，由于缺乏 p75，大量存活的神经元竞争增加，严重限制了促轴突延伸因子的利用率，并由此引起靶神经支配缺损。另外，p75 在交感神经元发育过程中可能起多种作用，既影响了这些神经元的存活又影响了它们的生长。目前的研究支持后一种模型，一方面 p75 可以功能性地调节 NT-3 的活动，从而有利于靶神经支配以及靶源性促存活因子 NGF 的积累；另外在 NGF-TrkA 信号受限的情况下，p75 可与一个或多个配体结合，促进细胞凋亡。需要更多的研究确定能够激活 p75 的配体和所涉及的信号通路，从而诱导细胞快速凋亡，以及其他分子如 TNFα 如何调节细胞死亡，还需确定这些现象在交感神经系统发育中存在的意义。因而，交感神经元发育过程中神经元的存活和死亡机制在神经营养因子假说提出的半个多世纪后仍然存在着惊人的发现，故长期以来交感神经系统一直作为神经系统发育中，对神经元存活研究的经典范例。

（三）树突的形成

神经系统发育中另一个重要的事件就是树突的形成，树突接受来自突触前成分的冲动，然后传递给神经元胞体，在信号传导中发挥重要作用，这些信号最终控制靶细胞功能。哪些因素调控多种多样的树突和这一信号传导复合体的产生呢？靶源性信号在树突发育中起了关键作用，因为靶器官的大小影响了交感神经元树突的大小和复杂性。实验证明，增加靶器官的领域会导致树突领域的扩展，而切断节后纤维将引起树突的缩短。神经生长因子是一个靶源性生长因子，它可以促进新生小鼠和成年小鼠树突的生长。可能还有其他靶源性分子对交感神经元的树突形成起关键作用，如骨形态发生蛋白家族。

虽然交感神经支配的靶器官在树突形成中发挥了重要作用，但它们可能不是树突形成始动所必需的因素，因为树突在体内开始生长发生于交感神经元轴突延伸后。体外实验证明神经生长因子不足以触发树突的生长。节前神经元的活动可能控制树突生长的启动作用，因为节前纤维进入交感神经节是在树突出现之前，而且体外实验也证明神经元活动促进了树突生长的启动。一旦启动了树突的生长，节前神经元活动可能不再是树突生长延伸所必需的，因为新生动物的树突开始生长后，节前去神经不影响树突的生长。因此，节前神经元活动可能启动了树突的生长，随后靶源性神经生长因子刺激了树突的进一步延伸生长。节前神经元活动可能不是启动树突生长的唯一因素，节后神经元的自主性活动也可能支持这一过程。

此外，骨形态发生蛋白（BMP）家族也可能参与启动树突的生长。如体外培养实验中，在神经生长因子存在时，BMP-5、-6 和-7 能够刺激交感神经元树突发生。在体内，这些 BMP 也表达于颈神经节，与树突发生时间相一致。在体外交感神经元和神经胶质细胞都能产生 BMP-5、-6 和-7，而且神经胶质细胞也能促进交感神经树突发育。它们至少有部分是通过 BMP 发挥作用的。在交感神经元树突发生过程中，BMP 信号传导涉及 Smad 1 的转运。Smad 1 是一个转录因子，可从神经细胞的胞质转运到细胞核，增加 MAP2 的表达继而稳定微管系统。神经胶质细胞通过促进神经元或自身 BMP 的合成，也可能诱导交感神经树突的生长。有趣的是，体外实验显示在交感神经元中由 BMP 介导的基因表达变化是受神经元活动调控的，这提示可能是神经元活动和 BMP 协作诱导树突发育。BMP 信号传导机制在交感神经元树突发生中的作用，包括神经元的受体表达、BMP 如何在转录水平上对树突发生进行调节，以及由 Smad 1 控制哪些基因可对树突发生起关键作用，这些问题至今还不清楚。

BMP 促进树突生长的一个可能机制是通过核 FGFR1 信号，该信号可整合细胞内外信号传导。在此通路中，与质膜相连的 FGFR1 位于细胞质中，并且应答各种信号（包括 BMP-7），与配体 FGF-2 一起转运至细胞核中，从而发挥对转录的调节作用。在培养交感神经元实验中，给予 BMP-7 的实验组诱导了 FGF2 的表达，且增加了细胞核中 FGFR1 的数量。由于 IFNS 抑制剂能特异性抑制树突延伸，而不抑制轴突延伸，提示 BMP-7 可能还通过 IFNS 通路去控制树突生长。依赖 BMP-7 的树突生长并不完全被 IFNS 抑制剂所抑制，所以 BMP-7 可能还通过其他途径调控交感神经元树突延伸。有趣的是，MEK-ERK（细胞外信号调节激酶）通路可能影响 BMP 信号传导，因为体外实验显示在 BMP-7 处理的交感神经元实验组中，抑制 MEK-ERK 通路，能促进树突生长且增加 Smad 1 的核内聚集，而且诱导交感神经树突形成过程中包括了 MEK-ERK 途径的激活，MAP2 将增加微管的稳定性。因此，通过抑制 MEK-ERK 通路将促进诱导树突延伸的活动。而且神经生长因子也激活了 MEK-ERK 途径，同时也刺激了树突的生长。MEK-ERK 信号通路如何对抗 BMP-7 诱导的树突发生现今还不清楚，但在激活过程中所必需的是神经元活动刺激树突生长，各种信号通路聚集于发育中的神经元而且调节彼此的功能。

生长因子、神经元活动以及调节树突发生的信号通路之间存在着复杂的相互作用，而且这种相互作用还必须结合众多介导抑制树突延伸的分子。如在体外实验中，LIF 和 CNTF、PACAP 和 VIP、维A 酸和干扰素 γ 等，能抑制 BMP-7 诱导的树突生长因子。在体内这些树突生长抑制因素与交感神经树突形成的关系还有待确定，因为这些分子的来源和导致树突生长抑制的信号途径并不清楚。因此，现在仍存在着一些基本问题，如在体内如何启动和调控树突生长、树突稳定性、树突缩短的机制以及交感神经树突形态结构的维持。首要的问题是节前纤维传入、神经元活动、来源于神经节的因子、靶源性因子对于树突形成所做的贡献如何。不同的交感神经元支配特异的靶器官，这些神经元独特的树突形态建立也是一个有趣的研究课题。树突形态发育是否受来自特异的节前神经元的节前纤维传入冲动所控制？然后通过辨认特异的节后神经元进行靶器官的支配活动呢？或者是靶源性因子限定了交感神经元亚型，反过来又通过神经元内源性因素调节树突的形态？此外，控制与神经元功能相适应的树突形态的特异性转录模式在交感神经元中仍是未知的。虽然已在交感神经元中找到一个能建立树突中微管极性方向的分子，但是树突延伸的分子机制尚不清楚。与胚胎时期树突发育相同的是，成人树突的发育仍是很复杂的，包括树突的延伸、回缩、重新形成等，对这些现象的了解比胚胎时期树突发育了解得还要少。虽然某些因子在体外实验中已被确定与调控树突生长有关，但如何调控体内树突发育的复杂过程是进一步研究的课题。

（四）突触发生

交感神经元发育的最终目的是建立一个介导自主神经功能的回路。节后神经元必须与节前神经元相联系形成神经元间的突触，进而与靶细胞建立功能性的联系。虽然对突触的发生机制研究取得了一些进展，但还远远不够。节前纤维胆碱能突触在胚胎发育早期甚至在树突发育之前就开始发育，最初是在节后神经元胞体，最终在树突上也形成突触。靶组织逆行性影响节前突触的发育，同时节前突触传导的冲动和神经元活动对交感神经元间的突触发生也是很重要的。一些特异性因子如 BDNF、神经调节蛋白和集聚蛋白在这一过程中可能发挥了作用。

不仅对节前突触的发生了解不多，对节后神经元和它们靶组织间形成的突触知之更少。节后纤维与多种多样的靶细胞形成的突触不是经典的突触结构，甚至它们只是大的泡状结构，而不是经典的突触后成分结构。此结构中突触前成分释放神经递质的位点距离靶细胞有几微米之远，因此需要扩散大量的神经递质。这与经典化学突触结构是相矛盾的。因为经典化学突触中的突触间隙只有几纳米。虽然靶源性神经生长因子可能会促进这些结构的形成，但调控这些交感神经元之间大的突触样泡状结构的形成机制大多是不明确的。节后交感神经元如何识别它们的靶细胞和建立这种突触联系，以及特异性的靶器官节前纤维与节后纤维的神经支配是如何协调的，也是令人感兴趣的问题。节前神经元可能识别特异类型的节后神经元，由这些节后神经元支配恰当的靶器官，然后突触发生，或者节前突触形成可能在指导节后纤维与靶器官特异性联系中发挥作用。在交感神经系统发育过程中，对这些事件的分析，将会使我们进一步了解神经系统的反射回路的建立。

（五）多样化

树突形态的多样性与节后交感神经元的多样性有关。不同交感神经节的交感神经元和同一神经节内的交感神经元都存在着相当大的形态异质性。这表现在树突和胞体形状的不同、神经肽表达不同以及与靶器官相联系的多种功能相关的电生理特性。如何建立这种差异性？是随机的吗？或者是某些成神经细胞在胚胎发育早期就预定发育为成熟神经元特殊亚型，然后去支配特定的靶器官？也有可能多样化的发生是在靶神经支配后，这时靶器官可能发出了一个逆行信号，该信号通过逆向轴流决定神经元的特性。此外，连续短暂的神经元发生和分化过程与动态变化的环境因素相联系，共同决定了神经元的分型。这些问题的答案尚不清楚，但目前实验结果显示了胆碱能神经元的发育过程。尽管大多数节后交感神经元是去甲肾上腺素能神经元，但是还有一小部分是胆碱能神经元，支配外泌汗腺、骨膜和骨骼肌血管。有趣的是，这些胆碱能交感神经元首先发育成一个肾上腺素型，然后进入肾上腺素能和胆碱能性质的过渡阶段，最后发育成为完全的胆碱能神经元。汗腺移植的培养实验已证实这种转换是靶依赖性的，而且缺乏汗腺的 tubby 突变小鼠实验也显示了这种转换需要靶器官的参与。

在某些体内外实验中，虽然已知有几个神经毒细胞因子如 LIF、CNTF 和 CT-1，能促进胆碱能神经元的分化，但诱导这种胆碱能开关的靶源性分子还是未知的。然而，也有的体内实验显示在缺乏 LIF 和 CNTF 或两者都缺乏的小鼠中，胆碱能开关却完好。细胞培养实验证实 CT-1 并不是汗腺提取物诱导胆碱能神经元分化所必需的。神经节细胞因子家族的受体通过 LIFRβ 和 gp130 的信号传导是需要胆碱能开关的。因此，靶源性胆碱能分化因子可能是神经节细胞因子家族中未确定的一员。在鸡体外实验中，NT-3 可诱发鸡交感神经元的胆碱能特性。其他潜在的胆碱能分化因子可能是 GDNF 和 neurturin，体外实验中它们能促进鸡交感神经元中胆碱能神经元的分化。GFRα2 -/-小鼠实验显示，neurturin-GFRα2 信号对胆碱能神经元有营养作用，也是出生后胆碱能神经支配汗腺所必需的，虽然现在还不清楚这是否是因为它在轴突生长或维持中发挥了作用。由此看来，胆碱能开关诱导因子的最终确定仍然是未来的一个挑战。然而，胆碱能交感神经元的分化并不如此简单，除了有发生于发育晚期的胆碱能开关外，还有一些发生于早期的分化的非靶源性胆碱能交感神经元。甚至在交感神经节完全形成前，胆碱能神经元就存在于交感神经链原基中，并在交感神经节形成后持续存在，最终通过发育一直贯穿于整个成年期。BMP 参与去甲肾上腺素能神经元的特异性分化，但是如何调控这一过程还不清楚。虽然支配汗腺的胆碱能神经元最初是肾上腺素能性质的，且在支配靶器官后转换为胆碱能神经元，但是这些早期的胆碱能神经元可能支配不同的靶器官，如骨膜。然而，这个靶器官通过类似于汗腺中的信号通路进行了胆碱能转换。另一个胆碱能神经元支配的靶器官是骨骼肌血管，最近已在啮齿动物中证实不接受胆碱能交感神经的支配。此外，胆碱能神经元轴突纤维直到出生后才能从它们的靶器官中检测出，这提示早期交感神经胆碱能神经元与发育晚期经过了胆碱能转换的神经元相比有独特的功能。是什么独特的功能呢？这些神经元还支配未知的一些靶器官吗？早期胆碱能神经元的发生与晚期靶依赖性胆碱能神经元发生是由同一种信号机制控制吗？LIFRβ -/-小鼠实验分析表明，与晚期胆碱能转换开关机制相反，胚胎早期胆碱能神经元特性的获得并不需要 LIFRβ 信号传导。因此，在胚胎发育晚期成为胆碱能神经元很显然需要靶源性信号，而在发育早期成为胆碱能神经元可能不需要

靶源性信号。这些胆碱能神经元的功能和它们分化的机制现在仍不知晓。

胆碱能神经元只是众多交感神经元表型的一个例子，交感神经元表型多种多样，如节后神经元支配靶器官的不同、神经递质的不同和神经肽内容物的差异。至于胆碱能转换，对靶器官依赖是明确的，但早期胆碱能神经元是如何分化的仍是个谜。其他表型的交感神经元分化差异的调控更是一个谜。交感神经元的异质性是预定的，还是随机的，或是靶器官依赖性的？目前仍然是一个吸引人且未明了的问题。

总之，节后交感神经元作为研究神经发育的原型实验系统已经 50 多年了，许多控制其发育的分子已被人们了解。交感神经发育过程中涉及的很多因子已被确定，包括那些在交感神经元迁移、近端和远端轴突的生长延伸、靶源性神经元生存和死亡、树突的形成和生长、突触形成和交感神经元表型异质性的获得等过程中起作用的因子。一些神经营养因子，包括 NT-3、NGF 和 BDNF 介导了一系列独特的发育过程，如近端轴突的延伸、靶器官神经支配、生长抑制、生存、死亡和树突的延长。许多BMP 家族成员在交感神经元分化和树突形成过程中起作用。神经元的活动与树突生成和突触形成有关。一个 GDNF 家族成员 artemin，对成神经细胞迁移和近端轴突生长有作用。通过 LIFRβ 和 gp130 的细胞因子信号传导是一些交感神经元表型异质性发育的关键机制。但与建立一个功能性交感神经系统有关的发育事件尚未明了。一些有待于解决的问题，如神经元的特异性、神经节的形成、神经元的死亡和生存、轴突生长和分枝、树突延伸、轴突的导向、靶器官识别、突触形成、与特定靶器官相联系的多种多样的神经元表型异质性、神经元和神经胶质细胞发育的相互作用、节前和节后神经元发育的协调作用以及在成年动物中已建立的神经回路的维持，都期待着未来进一步研究。交感神经元将继续作为一个经典的范例去回答这些基础问题，从而建立一个理论，有助于我们去了解神经元这个群体以及由它们所形成的复杂神经回路的建立与维持。

（初海鹰）

参考文献

[1] Amvros'ev AP, Roqov IuI. Changes in the adrenergic

structures of the human stellate ganglia in pathological states. Arkh Patol, 1987, 49 (12): 48-52.

[2] Kniazeva LA, Iarygin VN, Pylaev AS. Cytofluorimetric study of the small, intensely fluorescent cells of the rat atria in pharmacological sympathectomy. Biull Eksp Biol Med, 1982, 94 (12): 90-92.

[3] Amvros'ev AP. Histofluorescent study of catecholaminergic cells of the mammalian autonomic nervous system. Arkh Anat Gistol Embriol, 1980, 78 (6): 33-42.

[4] Scherlag BJ, Po S. The intrinsic cardiac nervous system and atrial fibrillation. Current Opinion in Cardiology, 2006, 21 (1): 51.

[5] Hou Y, Scherlag BJ, Lin J, et al. Ganglionated plexi modulate extrinsic cardiac autonomic nerve input: effects on sinus rate, atrio-ventricular conduction, refractoriness, and inducibility of atrial fibrillation. JACC, 2007, 50 (1): 61.

[6] Hou Y, ScherlagBJ, Lin J, et al. Interactive atrial neural network: determining the connections between ganglionated plexi. Heart Rhythm, 2007, 4 (1): 56.

[7] Armour JA, MurphyDA, Yuan BX, et al. Gross and microscopic anatomy of the human intrinsic cardiac nerv-
ous system. Anat Rec, 1997, 247: 289.

[8] Chevalier P, Tabib A, Meyronnet D, et al. Quantitative study of nerves of the human left atrium. Heart Rhythm, 2005, 2: 518.

[9] Tan AY, Li H, Wachsman-Hogiu S, et al. Autonomic innervation and segmental muscular disconnections at the human pulmonary vein-atrial junction: implications for catheter ablation of atrial-pulmonary vein junction. JACC, 2006, 48: 132.

[10] Glebova NO, Ginty DD. Growth and survival signals controlling sympathetic nervous system development. Annu Rev Neurosci, 2005, 28: 191-222.

[11] Loring JF, Erickson CA. Neural crest cell migratory pathways in the trunk of chick embryo. Dev Biol, 1987, 121: 220-236.

[12] Serbedzija GN, Bronner-Fraser M, Fraser SE. A vital dye analysis of the timing and pathways of avian trunk neural crest cell migration. Development, 1989, 106: 809-816.

[13] Vogel KS, Weston JA. The sympathoadrenal lineage in avian embryos: II. Effects of glucocorticoids on cultured neural crest cells. Dev Biol, 1990, 139: 13-23.

第一篇 基础篇

第四章 自主神经的系统生理学

自主神经系统对心血管活动起着重要的调节作用（图4-1）。支配心血管活动的传出神经纤维为交感神经和副交感神经，释放的神经递质主要为经典的去甲肾上腺素和乙酰胆碱。心脏的神经递质受体及其效应机制见表4-1。近年来的研究证实，除经典神经递质外，心血管系统还存在非肾上腺素能非胆碱能神经元所释放的肽类递质，如降钙素基因相关肽、神经肽Y、血管活性肠肽、阿片肽以及一氧化氮等。肽类神经递质常与去甲肾上腺素或乙酰胆碱共存于同一神经元内，可同时释放，调节心血管活动。

第一节 去甲肾上腺素及其肾上腺素能受体对心血管活动的调节

在心血管系统中，去甲肾上腺素（norepinephrine）是心交感神经和交感缩血管神经所释放的神经递质。去甲肾上腺素作用于心肌细胞和血管平滑肌细胞膜上的肾上腺素能受体（adrenergic receptor，AR），产生心肌作用、促心肌细胞生长以及对血管系统的调节作用。所有肾上腺素能受体家族都是7次跨膜的G蛋白偶联受体（G-protein coupled receptor，GPCR）。根据药理学特性将肾上腺素能受体分为α和β肾上腺素能受体两大类，它们可进一步分为不同亚型（图4-2）。

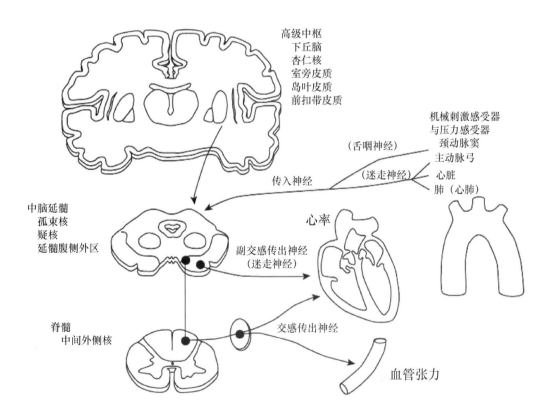

图 4-1 自主神经系统的心血管支配模式图

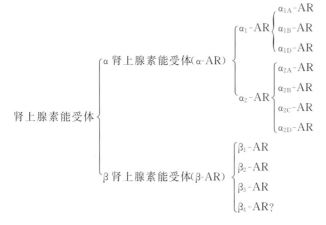

图 4-2　G 蛋白偶联肾上腺素能受体家族

一、去甲肾上腺素及其 β 肾上腺素能受体介导的心肌效应

β 肾上腺素能受体在调节心血管功能中发挥着重要作用。去甲肾上腺素作用于心肌细胞膜上的 β 肾上腺素能受体（主要是 $β_1$ 受体），激活腺苷酸环化酶，促进 ATP 转化为 cAMP，继而激活蛋白激酶 A（PKA）和促进细胞内蛋白质的磷酸化过程，产生一系列生物学效应，导致心率加快、房室交界的兴奋传导加快和心肌的收缩能力加强。这些效应分别称为正性变时作用（positive chronotropic action）、正性变传导作用（positive dromotropic action）和正性变力作用（positive inotropic action）。这些效应是通过下列机制来实现的。

心交感神经兴奋，释放去甲肾上腺素，对心率的影响——心率加快（正性变时作用）。这是因为去甲肾上腺素与 β 肾上腺素能受体结合能增强窦房结起搏细胞的 4 期内向电流（I_f），使 4 期自动去极化速度加快，窦房结的自律性增高，心率加快。心脏对交感神经的反应比迷走神经慢。心率对交感神经冲动做出反应的延迟时间为 $1\sim2$ ms，并在刺激后 $30\sim60$ ms 反应才能到达稳定状态。

心交感神经兴奋，释放去甲肾上腺素，对心肌传导性的影响——房室交界处传导加速（正性变传导作用）。这是因为去甲肾上腺素与 β 肾上腺素能受体结合能增加房室交界区心肌细胞膜上 L 型钙通道开放的概率，增加 Ca^{2+} 内流，使慢反应细胞 0 期动作电位上升幅度增大，去极化速度加快，房室传导时间缩短，房室传导加速。

心交感神经兴奋，释放去甲肾上腺素，对心肌

收缩力的影响——心肌收缩力增强（正性变力作用）。这是由于去甲肾上腺素与 β 肾上腺素能受体结合，激活心肌细胞膜上的 L 型钙通道，使心肌膜上钙通道开放概率增加，动作电位平台期 Ca^{2+} 内流增加，激活细胞内肌质网上的 ryanodine 受体（ryanodine receptor，RYR）（该受体为 ryanodine 敏感的钙释放通道），肌质网 Ca^{2+} 释放增加，导致细胞内 Ca^{2+} 浓度增加，心肌收缩能力增强。此外，正性变传导作用使心室各部分心肌纤维的收缩更趋同步化，有利于心肌收缩能力的增强，每搏作功增加，射血速度加快。去甲肾上腺素还能促进糖原分解，提供心肌活动所需能量，使心肌收缩能力加强。去甲肾上腺素还可降低肌钙蛋白对 Ca^{2+} 的亲和力，使肌质网膜上钙泵对肌质中 Ca^{2+} 的回收加速，心肌细胞膜的 Na^+-Ca^{2+} 交换加速，加快 Ca^{2+} 的排出，有利于粗、细肌丝分离，加速舒张过程。

当心交感神经兴奋性过高时，去甲肾上腺素过度释放，心肌细胞的电生理特性发生改变，细胞膜 Ca^{2+} 和 K^+ 的电导性增强，有效不应期和动作电位时程缩短，房室传导加快，并可通过以下 3 个环节产生心律失常：①自律性改变：这是心肌起搏细胞和浦肯野纤维 4 相除极速率增加的结果。②折返形成：由于交感神经纤维分布的特点，心肌组织内神经递质释放不均匀，可增加心肌组织不应期的不均一性，产生局部折返运动。③触发激动。去甲肾上腺素可使心肌细胞 Ca^{2+} 内流和肌质网 Ca^{2+} 释放增加，在复极时产生振荡电位，引起延迟后除极，导致触发活动的产生。部分健康人出现的单纯室性期前收缩就与支配心肌（尤其是左侧心肌）的交感神经兴奋性增高而引起的延迟后除极有关。

根据肾上腺素能受体各亚型对特异性配体的亲和性、生物学效应、基因结构和信号转导机制的不同，β 肾上腺素能受体主要分为 $β_1$、$β_2$ 和 $β_3$ 型。在心脏主要有 $β_1$ 与 $β_2$ 受体，从数量上和功能上均以 $β_1$ 受体占优势，$β_1$ 与 $β_2$ 受体分布的比例大约是 $70:30$，两种受体都是以增加心率和增强心肌收缩力为主。最近研究发现，除 $β_1$ 和 $β_2$ 受体外，人类心脏还表达 $β_3$ 受体。$β_3$ 受体主要分布在全身脂肪组织中，对机体代谢活动起重要调节作用，在心肌细胞中含量较少，对心肌产生负性收缩效应。

β₃ 受体亚型的分子结构和药理效应不同于 β₁ 和 β₂ 受体。近年来研究表明，它们同属于 G 蛋白偶联受体，含 22～28 个氨基酸组成的 7 次跨膜蛋白、三个胞内环和三个胞外环。心室 β₃ 受体主要通过抑制型 G 蛋白（G_i）-内皮型一氧化氮合酶（eNOS）-一氧化氮（NO）-环磷酸鸟苷（cGMP）-Ca^{2+} 通路介导负性变力作用。去甲肾上腺素与 β₃ 受体结合，激活抑制性 G 蛋白，刺激内皮细胞源性一氧化氮合酶的产生，导致 NO 生成增加，它作用于鸟苷酸环化酶（GC），使 cGMP 生成增多，cGMP 抑制磷酸二酯酶 3 和（或）激活磷酸二酯酶 2，水解 cGMP 为 5'-GMP，减弱心肌收缩力，产生负性变力效应。用 β₃ 受体激动剂 BRL37344 刺激心室肌，可减低心室肌动作电位的幅度，加快复极速度，缩短动作电位时程，最终引起心室肌收缩反应的减弱；刺激 β₃ 受体还可抑制延迟整流钾通道电流（I_k），延长动作电位时程，由此改变内外向电流的平衡，介导负性变力作用。

尽管近年来已从 mRNA 水平和蛋白质水平发现 β₃ 受体在心房肌的表达，且认为 β₃ 受体对心房肌作用的细胞内信号与 β₁ 和 β₂ 受体相同，如激活腺苷酸环化酶和 cAMP 依赖的钙通道蛋白磷酸化，刺激心房肌的 L 型钙通道电流等，但 β₃ 受体在心房组织中的作用目前尚无定论。

当机体受到躯体和精神方面的应激刺激或发生心力衰竭时，心肌 β₁ 和 β₂ 受体下调，β₃ 受体增加 2～3 倍，心室肌活动被抑制。此种对心室肌的抑制作用可作为一种保护机制，防止交感神经兴奋导致的心肌负担过重。由此推测，β₃ 受体也可能作为心力衰竭治疗的新靶点。

最后一个心脏的 β 受体亚型是 1997 年由 Kaumann 和 Molenaar 报道的 β₄ 肾上腺素能受体，后来也称为非典型性心肌兴奋型 β 受体（atypical cardiostimulatory β-AR），可能是 β₁ 受体的非典型状态，其对 β 受体阻滞剂普萘洛尔/布拉洛尔不敏感。

CGP-12177 在药理学上被用于确定 β₄ 受体。CGP-12177 是 β₁/β₂ 受体拮抗剂，后来发现对天然和重组的 β₃ 受体有部分激动效应。如同其他的 β 肾上腺素能受体拮抗剂，当其浓度超过阻断受体效应的浓度时，CGP-12177 表现出弱的拟交感神经效应。这种效应最初被认为是 β₃ 受体介导的，但观察发现，选择性 β₃ 受体拮抗剂 phenethanolamine 不能诱导出类似的心血管效应，且基因敲除 β₃ 受体的小

鼠，CGP-12177 刺激仍有心血管反应，提示 CGP-12177 与另外一个受体发生了相互作用，后来这个受体被确定为 β₄ 受体。进一步的研究发现，CGP-12177 能激活重组 β₁ 受体，β₁ 受体的性能符合 β₄ 受体的药理学标准，认为 β₄ 受体是 β₁ 受体的非典型状态。上述观点仍有其不确定性，有待于进一步证实。

二、去甲肾上腺素及其 α 肾上腺素能受体介导的心肌效应

心肌细胞也存在 α 肾上腺素能受体，主要表达 α₁ 受体，而不表达 α₂ 受体。心肌 α₁A 和 α₁B 受体亚型的表达及其生理功能还不很清楚，并且存在种属差异。人类心脏主要表达 α₁A 受体亚型。一般认为，在生理条件下，α₁ 受体对心肌功能的调节不起主导作用，而在病理状态下发挥作用。如当 β 肾上腺素能受体功能受损时（例如长期使用 β 肾上腺素能受体拮抗剂），心肌 α 肾上腺素能受体可继续对交感神经和儿茶酚胺发生反应；α₁ 受体的激活在充血性心力衰竭、心肌缺血后再灌注引起的心律失常发生中起重要作用；慢性刺激 α₁ 受体可导致心肌细胞增大和心肌肥厚。此外，α₁ 受体的激活还可引起心房钠尿肽的释放，其作用机制为：心肌 α 肾上腺素能受体的激活通过 G 蛋白激活磷脂酶 C，进一步使蛋白激酶 C 活化，通过三磷酸肌醇，产生钙信号，主要引起正性变力效应，并改变心肌的代谢，促进心肌生长，而心率的变化则不显著。

三、去甲肾上腺素及其肾上腺素能受体介导的血管效应

肾上腺素能受体在血管上分布较复杂。绝大多数血管均表达 α 和 β 受体，但不同部位的血管，肾上腺素能受体分布的数量、表达的亚型、分布状态及敏感性均不相同，且存在年龄差异。皮肤和肾血管以 α 受体为主，骨骼肌血管以 β 受体为主，冠状动静脉小血管只含有 β 受体，大部分静脉血管以 α 受体为主。分布于血管上的 α 受体大多数为 α₁ 受体，而 β 受体以 β₂ 受体为主，静脉 α 受体以 α₂ 受体为主。同一机体的不同血管部分的同一种受体也可能有不同的功能特征。不同节段微血管的 α 受体对儿茶酚胺的反应性不同，毛细血管前括约肌对儿茶酚胺的缩血管效应最为敏感，微动脉次之，微静脉的反应最小。而在微静脉中，最小的微静脉要比较

大的微静脉敏感。去甲肾上腺素活化 α 受体引起缩血管效应，而与 β 受体结合，活化 G 蛋白（Gs），

生成 cAMP 增加，抑制肌球蛋白轻链激酶，减弱血管平滑肌肌球蛋白磷酸化，产生血管舒张效应。

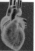
第二节　乙酰胆碱及其胆碱能受体对心脏活动的调节效应

在心血管系统中，乙酰胆碱（acetylcholine）是迷走神经和部分交感神经末梢所释放的神经递质，分布于心肌的不同区域。胆碱能受体分为毒蕈碱型受体（muscarinic receptor，M 受体）和烟碱型受体（nicotinic receptor，N 受体）。前者为 G 蛋白偶联受体，后者为配体门控离子通道受体。目前，受体克隆研究显示，M 受体包含有 M_1、M_2、M_3、M_4 和 M_5 五种亚型，人类 $M_1 \sim M_5$ 受体基因的染色体定位为 11q12-13、7q35-36、1q43-44、1p12-11.2 和 15q26。M_1、M_3 和 M_5 受体选择性地偶联于 G 蛋白的 G_q/G_{11} 家族，激活磷脂酶 C（PLC）；而 M_2 和 M_4 受体选择性与 G_i/G_o 型 G 蛋白偶联，抑制腺苷酸环化酶的产生。N 受体包括肌肉型和神经型受体亚型。

每种 M 受体在机体组织的分布不同，M_1、M_4 和 M_5 受体亚型在中枢神经系统中表达，M_2 和 M_3 受体亚型广泛分布于中枢和周围神经系统中。心肌细胞、血管平滑肌和血管内皮细胞均有丰富的 M 受体。心脏主要表达 M_2 受体，分布于窦房结、房室结和心肌上。血管平滑肌主要表达 M_3 受体，血管内皮细胞的受体亚型不确定。M_3 和 M_4 受体也分布于其他组织的平滑肌中，M_4 受体分布于胰腺腺泡和胰岛中。

近年来研究证明，M_2 受体不是心肌唯一的 M 受体亚型，药理学和电生理学确定的非 M_2 受体包括 M_1、M_3 和 M_4 受体。通过单细胞反转录聚合酶链反应得出，M_1 受体亚型是描述得最清楚的非 M_2 受体亚型，通过偶联于 G_q/PLC 而发挥作用。

一、乙酰胆碱及其胆碱能受体对心肌的调节效应

迷走神经兴奋，释放乙酰胆碱，作用于胆碱能 M 受体，激活 Gi 蛋白，抑制腺苷酸环化酶，一方面调节钾通道（乙酰胆碱激活的钾通道或乙酰胆碱激活的内向整流钾通道，I_{K-ACh}），增强 K^+ 外流，使心肌细胞处于超极化状态，抑制细胞的活动；另一方面乙酰胆碱抑制腺苷酸环化酶的活性，使细胞内 cAMP 浓度降低，抑制细胞膜上的电压门控钙通道，Ca^{2+} 内流减少，肌质网 Ca^{2+} 释放减少，导致心率减慢，心房肌收缩力减弱，也使心室肌收缩力减弱（但其效应不如心房肌明显），心房肌不应期缩短，房室传导速度减慢，即具有负性变时、负性变力和负性变传导作用。

乙酰胆碱是通过下列机制改变心脏的活动：

1. 心迷走神经兴奋，释放乙酰胆碱，对心率的影响——心率减慢（负性变时作用）。乙酰胆碱作用于窦房结 P 细胞膜上的 M 受体，经 G_i/G_o 型 G 蛋白介导，激活 I_{K-ACh} 通道，导致复极过程中 K^+ 外流增加，最大复极电位的绝对值增大，4 期自动去极化速度减慢，窦房结自律性降低，心率减慢。

乙酰胆碱对窦房结自律性的影响主要作用于结区，发生在舒张期缓慢去极化过程中。乙酰胆碱使窦房结起搏细胞超极化，自动除极速率减慢，窦性心率减慢。在极端情况下，舒张期去极化不发生，表现为窦性停搏。迷走神经受刺激后反应的时间较短（约为 150ms），这可能与起搏细胞膜上毒蕈碱受体与乙酰胆碱调控的钾通道偶联在一起有关。

2. 心迷走神经兴奋，释放乙酰胆碱，对心肌收缩力的影响——心肌收缩力减弱（负性变力作用）。乙酰胆碱使 K^+ 外流增强，3 期复极加速，平台期缩短，动作电位期间进入细胞内的 Ca^{2+} 减少；乙酰胆碱抑制心肌细胞钙通道，Ca^{2+} 内流减少，肌质网释放 Ca^{2+} 减少，因而动作电位时程缩短，心肌收缩力减弱。

乙酰胆碱主要对心房肌产生直接抑制作用，而对心室肌有无直接作用仍存在争议。过去的观点认为，乙酰胆碱只作用于心脏的室上部分，对心室肌没有直接作用，因而基础条件下 M 受体激动剂对心室功能的影响不大。但新近的组织学、免疫组织化学、电镜技术以及分子生物学研究均表明，心室也有少量 M 受体分布，心内膜和心外膜胆碱能神经纤维多于心室肌。刺激狗、猪和人类左心室的迷走神经，可减低左心室的收缩力，缩短有效不应期；乙酰胆碱对豚鼠在体和离体心室肌均表现为浓度依赖性的负性变力作用。也有实验发现，部分动物心室

表 4-1　心脏的神经递质受体及其效应机制

受体	β₁ 受体	β₂ 受体	β₃ 受体	β₄ 受体（非典型性 β₁ 受体）	α₁ 受体	M₂ 受体
分布	心房 心室	心房 心室	心房？ 心室	心房 心室	心房 心室	心房 心室
G 蛋白	Gs	Gs，Gi	Gi	Gs	Gq	Gi
效应器	活化腺苷酸环化酶	活化腺苷酸环化酶	抑制腺苷酸环化酶	腺苷酸环化酶？	活化磷脂酶 C 和 D	抑制腺苷酸环化酶（窦房结）
机制	L 型钙通道磷酸化以及活化 ryanodine 受体，增加细胞内钙水平	L 型钙通道磷酸化减低？NO 合成增加	K_{ACh} 通道抑制	K_{ACh} 通道活化		
效应	心肌兴奋	心肌兴奋	心肌抑制	心肌兴奋	心肌兴奋 细胞生长	心肌抑制

肌上存在 I_{K-ACh}，因此推测，乙酰胆碱对心室肌也存在直接抑制作用，其可能的作用机制为：乙酰胆碱通过对 G 蛋白 βγ 亚单位的直接效应，激活钾通道，缩短动作电位时程，以此减少 I_{Ca} 的时间窗，减少 $I_{Na/Ca}$，抑制细胞内 Ca^{2+} 流动，因而引起细胞内钙储库的累积缺失。

3. 心迷走神经兴奋，释放乙酰胆碱，对心肌传导性的影响——房室交界处传导减慢（负性变传导作用）。乙酰胆碱使房室交界处慢反应细胞的钙通道受抑制，动作电位 0 期 Ca^{2+} 内流减少，0 期去极化速度和幅度均下降，因而兴奋传导速度减慢，甚至可出现完全性房室传导阻滞。

二、乙酰胆碱及其胆碱能受体对血管活动的调节

血管平滑肌上分布的胆碱能受体主要是 M₃ 受体，可引起血管平滑肌舒张。

交感舒血管神经兴奋时，末梢释放的乙酰胆碱与骨骼肌血管平滑肌上的 M 受体结合，使骨骼肌血管舒张，骨骼肌血流量大大增加。少数器官的血管平滑肌除接受交感缩血管神经的支配外，也接受副交感神经舒血管纤维的支配。这些器官血管包括软脑膜血管、唾液腺血管、肝血管、盆腔脏器和外生殖器血管。副交感神经舒血管纤维兴奋产生舒血管效应，可调节这些器官的局部血流。

第三节　非肾上腺素能非胆碱能神经递质及其受体对心血管活动的调节

近年来，随着免疫组织化学、电生理学及电镜技术的进步，目前已经明确，除经典的自主神经递质——去甲肾上腺素和乙酰胆碱外，另有一类非肾上腺素能非胆碱能（non-adrenergic non-cholinergic，NANC）神经元释放的神经递质，称为非肾上腺素能非胆碱能神经递质，它们包括 P 物质、降钙素基因相关肽、血管活性肠肽及一氧化氮等，它们可以通过影响交感神经和副交感神经的活动，发挥对心血管功能的重要调节作用。对这些特殊物质作用的研究和开发有助于发现某些临床心血管疾病治疗的新的干预靶点。

一、降钙素基因相关肽

降钙素基因相关肽（calcitonin gene related peptide，CGRP）是非肾上腺素能非胆碱能生物活性肽，是调节心血管活动重要的神经递质。CGRP 是 1983 年由 Rosenfeld 等应用 DNA 基因重组技术和分子生物技术首先发现的，是由 37 个氨基酸组成的具有多种生物活性的多肽。CGRP 包括 α 和 β 两种亚型，由不同基因编码，但生物活性相似。降钙素基因转录在神经组织内产生 mRNA，此 mRNA 编码的这种新肽被分离出来，命名为 CGRP。它的前体由 126 个氨基酸组成，分子量 16 000，主要贮

存在神经纤维内，释放时再分解为CGRP而发挥生物作用。人、大鼠、小鼠、兔等动物的体内都有CGRP。CGRP在体内广泛分布于神经和心血管系统，参与机体许多重要功能的调节，具有强烈的舒血管作用及对心肌的正性变力和变时作用。

（一）降钙素基因相关肽及其受体在心血管系统的分布

CGRP及其受体——受体活性调节蛋白1（receptor activity modifying protein 1，RAMP1）和降钙素受体样受体（calcitonin receptor-like receptor，CRLR）广泛分布于神经系统及心血管系统中。在周围神经系统，CGRP的主要合成部位在背根神经节。

心脏CGRP神经纤维主要分布在窦房结、房室结、房室束（通常在希氏束）、心房肌和心室肌（包含心外膜、心内膜和心肌）。心脏内CGRP神经纤维分布不均匀，心房多于心室、右心房多于左心房、心外膜多于心内膜。动脉、静脉壁含量多于心肌，动脉比静脉密集。神经纤维延伸到副交感神经节所在的部位如心外膜的脂肪垫、肺静脉垫和上腔静脉垫，其作用可能与调节迷走神经乙酰胆碱的释放有关。CGRP纤维在窦房结的高密度分布也提示CGRP可调节窦房结起搏细胞的活动。CGRP神经纤维在血管周围形成致密的神经网络，主要分布于血管外膜与中膜的交界处，从此进入肌层。近来也有报道CGRP神经纤维分布于阻力血管的内皮细胞层。CGRP存在于神经末梢囊泡内，循环中的CGRP是从血管壁上的感觉神经末梢持续释放的，其受体位于阻力血管的内膜及中膜。

CGRP受体在心血管系统中的心房、心室及血管分布广泛，其中右心房的受体密度最高，其次为左心房、右心室和左心室。在冠脉系统中，小冠状动脉的受体密度高于大冠状动脉。

（二）降钙素基因相关肽的心脏正性变时和变力作用

CGRP对离体心肌具有剂量依赖性的正性变力和变时作用，其可增加动作电位的幅度和时程，增强心肌收缩力，加快心率，增加心输出量。在人体实验中，给6名志愿者以545 pmol/min的速度于前臂静脉注射CGRP后发现，他们的平均心率增加了26次/分；给非心血管疾病患者静脉输入25.3 nmol CGRP，患者心率最多增加41次/分，并伴有面部潮红。

CGRP的正性变时和变力效应与β肾上腺素能受体效应相似，但其效应不受α和β肾上腺素能及胆碱能受体拮抗剂的影响，说明CGRP的心率加快和心肌收缩力加强作用是非肾上腺素能非胆碱能受体效应，是CGRP神经递质对心肌的直接作用。其机制可能是CGRP增加了跨膜离子内流及肌质网Ca^{2+}的释放，使细胞内Ca^{2+}浓度增加所致。

（三）降钙素基因相关肽的血管效应

CGRP是目前已知的体内最强的舒血管活性肽，它可选择性地扩张动脉血管，调节血管张力和器官血液灌注，其中以扩张冠状动脉作用最强。

大量研究证明，CGRP具有强烈的扩张冠状动脉作用，尤其是心外膜的冠状动脉，其作用为硝酸甘油及硝普钠的240倍。也有少数研究证实，CGRP可使周围血管扩张，减少外周阻力，降低血压。CGRP在扩张正常和病变冠状动脉的同时，还可扩张侧支冠脉，增加侧支循环，改善缺血心肌的缺氧状态与血液供应。有实验表明，给6名志愿者以545 pmol/min的速度于前臂静脉注射CGRP，导致舒张压平均下降了（9±2）mmHg；给非心血管疾病患者静脉输注入25.3 nmol的CGRP，发现收缩压平均降低了26 mmHg，舒张压下降了20 mmHg。

大量文献报道，CGRP在调节血管内皮细胞和血管平滑肌细胞方面发挥作用。CGRP可显著拮抗内皮素的升血压、增加外周阻力、促进平滑肌细胞增殖等作用，并能降低血浆内皮素的含量，说明CGRP可能是机体内源性的内皮素拮抗剂。动物实验和临床应用也证明，CGRP具有明显拮抗血管收缩剂的作用，可使处于收缩状态的血管扩张。CGRP舒血管作用不依赖内皮完整性，去除内皮细胞，其舒张血管作用仍然存在，说明CGRP对血管平滑肌具有直接的舒张作用。

CGRP扩张血管的作用可能与以下机制有关：CGRP与受体结合后，激活腺苷酸环化酶，使cAMP产生增加，引起剂量依赖性的前列环素增高；cAMP又可活化蛋白激酶A，激活平滑肌细胞膜上的敏感性钾通道，促进K^+外流，并使电压依赖性钙通道关闭，减少细胞内Ca^{2+}浓度，引起膜超极化，导致血管舒张。

二、血管活性肠肽

血管活性肠肽（vasoactive intestinal peptide，

VIP）作为非肾上腺素能非胆碱能神经递质或神经调质，是1970年首次从猪的十二指中分离提纯，存在于周围神经系统和中枢神经系统中，因其强大而持久的胃肠道平滑肌舒张效应而得名。

（一）血管活性肠肽及其受体的心血管分布及作用

VIP含28个氨基酸残基，分子量为3326。VIP已经被克隆、测序，并定位于染色体6q24。免疫荧光和放射免疫研究证实，VIP存在于神经元的胞体、树突、轴突和突触前末梢，作为非肾上腺素能非胆碱能神经递质发挥功能。在周围神经系统，VIP存在于交感神经节、副交感节后神经元和某些运动神经元。VIP在节后神经元胞体内合成，装载入囊泡，经轴浆运输至神经末梢。有效浓度的VIP存在于胃肠道、心脏、肺、甲状腺、肾、膀胱、生殖器官和脑。全身血管包括肺血管都有VIP免疫反应性神经纤维分布，释放的VIP引起血管平滑肌舒张。在心脏，VIP免疫反应神经纤维分布于心外膜、冠状动静脉、窦房结、心房肌、房间隔、房室结、心内神经节和心室肌。

VIP受体是G蛋白偶联受体家族成员之一，存在于心肌、血管以及其他许多组织。两种受体亚型分别是VPAC1和VPAC2。VIP与受体结合后，剂量依赖地激活脑血管、心脏、冠脉血管、肠系膜动脉、门静脉和卵巢动脉等部位的腺苷酸环化酶，产生cAMP，活化蛋白激酶A，增加肌质网Ca^{2+}回收，增加肌膜钙泵活动，增加Ca^{2+}排出，使平滑肌舒张，血管舒张。

（二）血管活性肠肽的冠状血管效应

VIP存在于近端冠状动脉壁，可调节正常冠脉血管紧张度，减少冠脉血管阻力，增加冠脉血流。VIP对冠状动脉的调节效果强于冠状静脉，因为动脉VIP受体分布密度较静脉高。如果冠状动脉VIP浓度降低，将会导致冠状动脉痉挛。最大剂量VIP舒张冠脉的作用远强于异丙肾上腺素。

VIP与乙酰胆碱共存于胆碱能神经纤维中，刺激迷走神经，VIP与乙酰胆碱共同释放，作用于冠脉血管，引起冠脉舒张。冠脉舒张程度取决于迷走神经刺激频率。与经典神经递质乙酰胆碱由低频刺激释放不同，VIP必须是高频刺激引起释放。

急性冠状动脉梗阻患者血浆VIP浓度增加。有研究表明，急性心肌梗死患者的血浆VIP浓度于症状出现后6 h增加33％～62％，24 h突然降至正常水平以下，48 h降至最低水平，14天后恢复正常。此种疾病状态下血浆VIP浓度的增加，可使冠脉血管舒张，减轻心肌缺血，同时也对抗交感神经和肾素-血管紧张素系统的缩血管效应。病情发作后24～48 h的血浆浓度降低是由于高能磷酸键的缺失，使VIP释放减少或神经源型VIP合成和释放减少。

除舒张冠脉外，VIP也有明显的扩张其他脏器如眼、唾液腺、甲状腺、胰腺和子宫等器官血管的作用，增加这些器官的血流量。

（三）血管活性肠肽对心脏的正性变力作用

VIP有加强心房和心室肌收缩力的作用。VIP与其受体结合，剂量依赖地激活腺苷酸环化酶，促进一氧化氮、cGMP和其他信号分子的产生。

VIP的正性变力作用可通过减少全身平均动脉压，增强心室-血管偶联得以加强。当阻断毒蕈碱受体和β肾上腺素能受体时，刺激迷走神经，心房收缩力增加32％，而应用VIP拮抗剂作用于心房，其收缩力不增加，说明VIP有促进心房收缩的作用。VIP也轻微增强右心室而非左心室的收缩和舒张，可能由于VIP免疫反应性纤维主要分布于心房和右心室，而左心室分布不丰富的原因。

心肌病患者VIP浓度减低，受体密度也降低，心肌收缩反应降低。心血管VIP受体或VIP信号通路在心力衰竭和高血压的发生中发挥重要作用。值得注意的是，充血性心力衰竭患者血浆VIP浓度增加400％，此种增加可能是由于胃肠道缺血或肝、肾清除VIP的能力显著降低所致。

（四）血管活性肠肽对心脏的正性变时作用

研究发现，VIP神经纤维高密度地分布于窦房结和房室结周围，提示VIP可能调节心脏的电活动，影响心率。内源性VIP是从心迷走神经末梢释放的。VIP与乙酰胆碱共释放可有效预防具有潜在危险的神经源性心动过缓。从这一点来说，VIP能对抗窦房结乙酰胆碱浓度的过度升高，抑制起搏细胞电流，激活I_{K-ACh}通道，使窦房结自发电活动停止。

在阻断毒蕈碱受体和β肾上腺素能受体的情况下，刺激迷走神经仍能明显增加心率，而注射VIP拮抗剂于窦房结动脉，能预防心率的增加，说明VIP具有增加心率的作用，并能缩短房室传导时间，减少心房和心室的有效不应期。VIP在调节心血管功能方面的确切生理作用有待于进一步阐明。

三、神经肽 Y

神经肽 Y（neuropeptide Y，NPY）是由 36 个氨基酸残基组成的多肽，属胰多肽家族，其结构和功能与肽 YY（peptide YY，PYY）和胰多肽（pancreatic polypeptide，PP）相似。Tatemoto 和 Mutt 于 1982 年首先从猪脑中提取了 NPY，不久发现，NPY 广泛存在于包括哺乳动物在内的中枢和外周神经系统中，主要存在于交感神经节后纤维中，经常与去甲肾上腺素共存于交感神经末梢，储存于大而致密的分泌囊泡中，以频率依赖的方式释放，高频刺激可促进释放。NPY 释放后可产生直接的突触后效应，也可以调节突触前神经递质的释放。NPY 是心肌中最丰富的神经肽，也是神经系统分布最广泛且含量最丰富的神经肽。NPY 参与多种生物学效应，包括饮食、循环系统和神经内分泌系统的调节以及抗焦虑作用。在周围神经系统中，交感神经兴奋时，它与去甲肾上腺素共同释放，广泛参与对心血管系统的调节，收缩和舒张血管、抑制去甲肾上腺素的释放、刺激血管平滑肌的增生，对心血管活动的调节有重要意义。

目前已被克隆的 NPY 受体有 Y_1、Y_2、Y_3、Y_4、Y_5 和 Y_6 受体亚型。多种受体存在于心脏，包括 Y_1、Y_2、Y_3 和 Y_5 受体。有资料显示，Y_1 和 Y_2 受体介导大部分心血管效应，而 Y_3 受体与心脏活动有关。NPY 受体属于 G 蛋白偶联受体家族，活化后可抑制腺苷酸环化酶活性，抑制蛋白激酶磷酸化。NPY 受体也激活 L_2 型钙通道，与 NPY 收缩血管的特性有关。

（一）神经肽 Y 在心血管系统中的分布

NPY 在心血管中枢——下丘脑、脑桥和延髓的神经元胞体中含量丰富，支配心血管活动的交感神经颈交感神经节和星状神经节中也发现大量 NPY 免疫活性纤维的存在，而且 NPY 神经纤维与去甲肾上腺素能神经纤维关系密切，两种纤维并行分布，几乎在所有交感神经分布密集的地方都有 NPY 神经纤维的分布。交感神经兴奋时，不仅去甲肾上腺素释放增多，NPY 释放也增多。

与去甲肾上腺素相似，NPY 也有两种来源：一种是神经源性的，一种是肾上腺髓质分泌的，其中以神经源性为主。两种来源的 NPY 都与交感神经-肾上腺髓质活动增加密切相关。

免疫细胞化学研究显示，NPY 分布于心内神经节、支配心脏血管的交感神经节后纤维、心内膜和心肌中。心肌组织中心房和心室均有 NPY 的分布，且心房多于心室。心房心耳是 NPY 能神经纤维分布最为密集的地方，心室和室间隔处的 NPY 能神经纤维分布较疏散，心脏瓣膜处几乎无 NPY 存在。NPY 能神经纤维在血管中的分布以动脉为主，它们主要走行在动脉管壁的外膜或外膜与中膜相接处。

（二）神经肽 Y 对心脏功能的影响

在哺乳动物心脏，虽然 NPY 是含量最为丰富的神经肽类物质，但对其作用并不十分了解，且由于动物种属、心肌组织部位以及研究方法的不同，其结果差异很大。

NPY 对大鼠心室肌细胞的多种离子通道均有影响。NPY 抑制心肌的 I_{Ca-L} 和 $I_{Na/Ca}$，增加 I_{to}，这些作用均可加速心肌动作电位的复极化过程，使动作电位时程缩短，动作电位平台期心肌细胞 Ca^{2+} 内流减少，降低心肌的收缩能力和自律性。

另有作者认为，NPY 具有正性变力作用和正性变时作用，使心肌收缩幅度增大，收缩速度加快。β 受体阻滞剂美托洛尔不能阻断 NPY 的上述作用，说明 NPY 对心脏的兴奋作用与 β 受体无关。在哺乳动物心脏发育过程中，NPY 能显著增加 L-型钙通道的形成，从而加快心率和增强心肌收缩力。

（三）神经肽 Y 对血管功能的影响

NPY 是一种高效的缩血管物质，它既可以直接作用于血管平滑肌细胞，使血管收缩，又可以加强其他缩血管物质的缩血管作用。NPY 对冠状动脉有很强的收缩作用，可引起冠状动脉阻力升高，冠状动脉血流量减少（此作用主要依赖于 Y_1 受体），继而引起心肌收缩力减弱。NPY 可使全身小动脉收缩，导致外周阻力增加，血压升高。实验证实，用去甲肾上腺素受体阻滞剂酚妥拉明不能阻断上述效应，说明 NPY 对血管所产生的收缩效应与 α 肾上腺素能受体无关。NPY 的外周缩血管作用能被钙通道阻滞剂硝苯地平所拮抗，且体外实验证明，使用无钙培养液，NPY 缩血管作用消失，说明 NPY 的缩血管作用具有钙依赖性。

NPY 还具有血管生成作用，促进血管平滑肌和内皮细胞分裂，刺激内皮细胞黏附、迁移、增生和分化。此种血管发生特性有助于缺血心肌的血管重构。

四、一氧化氮在神经调控心血管功能中的作用

自 1990 年人们发现一氧化氮（nitric oxide，NO）作为中枢神经系统和周围神经系统内的神经调质（neuromodulator）以来，NO 如何调节心血管功能得到很大关注。NO 除对血管发挥作用外，对循环系统的各级神经调控都有作用。

在哺乳动物体内，NO 合酶（NOS）以 L-精氨酸和分子氧为底物，以烟酰胺腺嘌呤二核苷酸磷酸（NADPH）为辅因子提供电子，由黄素单核苷酸、黄素腺嘌呤二核苷酸和四氢生物蝶呤传递电子，生成中间体——对羟基 L-精氨酸，然后形成 NO 和 L-瓜氨酸。NOS 是内源性 NO 合成过程中最主要的限速物质。

NOS 可分为三种类型，由不同基因编码：神经源型 NOS（neuronal NOS，nNOS 或 NOS$_1$）、诱导型 NOS（inducible NOS，iNOS 或 NOS$_2$）和内皮型 NOS（endothelial NOS，eNOS 或 NOS$_3$）。三种 NOS 都存在于心脏中，nNOS 存在于副交感神经的心内神经节和心脏传导系统中；iNOS 几乎存在于所有心肌细胞中，与炎症性细胞因子的表达有关；eNOS 表达于冠脉血管内皮细胞、心内膜和心肌中，调节血管平滑肌张力、内皮细胞的通透性和血小板的黏附，并调节心肌收缩力和心肌细胞的凋亡等过程。其中 eNOS 和 nNOS 的生物活性依赖钙调蛋白，而 iNOS 常由细胞因子诱生，其生物活性不依赖于钙调蛋白。这三种 NOS 分布于不同的细胞亚结构中，eNOS 分布于细胞膜，iNOS 存在于胞质，而 nNOS 则表达于肌质网。

NO 在脑内的作用主要是调节交感神经和迷走神经中枢的活性，在脊髓、神经节和神经肌肉接头处调节自主神经兴奋性向靶器官的传导，在神经元中，NO 既可产生兴奋性效应，也可产生抑制性效应。

（一）一氧化氮对钙离子的调控

NO 能通过增加 cGMP，激活 cGMP 依赖性蛋白激酶，抑制钙通道活性，减少 Ca^{2+} 内流。另外，nNOS 在肌质网中表达，能抑制 L 型钙通道和肌质网 Ryanodine 受体释放 Ca^{2+}，并且通过钙-ATP 酶促进肌质网摄取 Ca^{2+}，以调节正常心肌细胞内的 Ca^{2+} 水平。

（二）一氧化氮对心肌收缩力的作用

研究表明，高浓度的 NO 能减低心肌收缩功能，使心肌舒张。其主要机制为高水平的 NO 能增加细胞内 cGMP 水平，激活蛋白激酶，降低肌丝对 Ca^{2+} 的敏感性，从而使心肌的收缩力减低。高浓度的 NO 也可以直接抑制 ATP 的合成和电压敏感的钙通道，减弱心肌收缩力。

NO 对 β 肾上腺素能受体活化所引起的变力、变时和变传导具有调节作用。低剂量的 NO 能加强 β 肾上腺素能受体效应，而高剂量可减低此效应。

（李爱萍）

参考文献

[1] 刘正湘. 实用心血管受体学. 北京：科学出版社，2001.

[2] 姚泰. 生理学. 北京：人民卫生出版社，2006.

[3] Ahluwalia A，Cellek S. Regulation of the cardiovascular system by non-adrenergic non-cholinergic nerves. Curr Opin Nephrol Hypertens，1997，6（1）：74-79.

[4] Ardati A，Nemer M. A nuclear pathway for alpha 1-adrenergic receptor signaling in cardiac cells. EMBO J，1993，12（13）：5131-5139.

[5] Henning RJ，Sawmiller DR. Vasoactive intestinal peptide：cardiovascular effects. Cardiovasc Res，2001，49（1）：27-37.

[6] Granneman JG. The putative β4-adrenergic receptor is a novel state of the b1-adrenergic receptor. Am J Physiol Endocrinol Metab，2001，280（2）：E199-E202.

[7] Lomax AE，Sharkey KA，Giles WR. Neuropeptide Y modulates L-type Ca^{2+} current during heart development. Circulation research，2003，93（10）：891-892.

[8] Myslivecek J，Trojan S. Regulation of adrenoceptors and muscarinic receptors in the heart. Gen Physiol Biophys，2003，22（1）：3-14.

[9] Protas L，Qu J，Robinson RB. Neuropeptide Y：neurotransmitter or trophic factor in the heart? News Physiol Sci，2003，18：181-185.

[10] Shen YT，Pittman TJ，Buie PS，et al. Functional role of α-calcitonin gene-related peptide in the regulation of the cardiovascular system. J Pharmacol Exp Ther，2001，298（2）：551-558.

[11] Skeberdis VA. Structure and function of beta 3-adrenergic receptors. Medicina (Kaunas)，2004，40（5）：407-413.

[12] Wess J，Eglen RM，Gautam D. Muscarinic acetylcholine re-

ceptors: mutant mice provide new insights for drug development. Nat Rev Drug Discov，2007，6（9）：721-733.

［13］ Woodcock EA. Roles of alpha$_{1A}$- and alpha$_{1B}$-adrenoceptors in heart: insights from studies of genetically modified mice. Clin Exp Pharmacol Physiol，2007，34（9）：884-888.

［14］ Zanzinger J. Role of nitric oxide in the neural control of cardiovascular function. Cardiovasc Res，1999，43（3）：639-649.

［15］ Zhao HC，Liu ZB，Feng QL，et al. Effects of neuropeptide Y on ion channels in ventricular myocytes. Sheng Li Xue Bao，2006，58（3）：225-231.

第五章 自主神经的系统药理学

心血管系统对保证机体各器官的供血及正常功能有着重要的作用。机体的神经机制和体液机制共同参与对心血管系统活动的调节，从而适应复杂多变的内外环境下各器官对血流量的需要及其相互间的血流分配。神经机制和体液机制任何一方功能和结构的异常都将引起心血管系统功能的异常，并进而导致心血管系统疾病（如高血压、缺血性心脏病、心律失常及心力衰竭等）及其全身并发症的发生。支配心血管系统的外周神经是自主神经，因此本章主要介绍作用于心血管自主神经系统药物的药理学。

第一节 心血管自主神经系统药物的作用方式及分类

自主神经系统（autonomic nervous system，ANS）按照解剖学分类可分为交感神经（sympathetic nerve）和副交感神经（parasympathetic nerve），它们在到达所支配的效应器之前要先在神经节换元，因此有节前纤维和节后纤维之分。

一般认为机体在环境发生急剧变化时交感神经系统兴奋，并常伴有肾上腺髓质兴奋，肾上腺素分泌增多。因此，常把交感神经和肾上腺联系在一起，并称为交感-肾上腺系统。而副交感神经系统主要是在安静状态时，促进消化，促进机体恢复，加强排泄和生殖功能等。例如，迷走神经活动加强时，心率减慢，消化道功能加强，促进营养物质的吸收等。

一、心血管自主神经系统药物作用的物质基础——递质和受体

自主神经系统对机体的调节功能是通过神经末梢释放化学递质作用于受体来实现的（神经冲动的化学传递学说），因此递质和受体是自主神经系统作用的主要物质基础，而作用于自主神经系统的药物也主要是通过作用于递质和受体发挥作用的。

（一）自主神经按照递质的分类

按照不同神经纤维兴奋时末梢释放的神经递质，将自主神经主要分为两大类。

1. 胆碱能神经（cholinergic nerve）。兴奋时其末梢释放乙酰胆碱（acetylcholine，ACh）。胆碱能神经包括交感和副交感节前纤维、副交感节后纤维、运动神经纤维、极少数交感节后纤维（如支配汗腺和骨骼肌血管的神经纤维）。

2. 去甲肾上腺素能神经（noradrenergic nerve）。也称为肾上腺素能神经（adrenergic nerve），兴奋时其末梢释放去甲肾上腺素（noradrenaline，NA）。肾上腺素能神经包括绝大部分交感神经的节后纤维。

此外还有一些自主神经纤维属于非肾上腺素能非胆碱能神经，其兴奋时末梢可释放 ATP、5-羟色胺（5-HT）、多巴胺（dopamine，DA）、神经肽 Y（NPY）等。

（二）自主神经系统的受体

自主神经系统的受体按照与之结合的递质主要分为：

1. 肾上腺素受体（adrenoceptors）。即能选择性地与 NA 或肾上腺素（adrenaline，Adr）结合的受体。肾上腺素受体分为 α 肾上腺素受体和 β 肾上腺素受体，它们都是典型的成员，也是目前为止研究得最清楚的 G 蛋白偶联受体家族。它们分别与不同的 G 蛋白偶联，作用于腺苷酸环化酶，调节细胞内 cAMP，引起一系列的效应。

α 肾上腺素受体包括 α_1 和 α_2 两种亚型，其中 α_1 受体主要分布于自主神经末梢突触后的血管平滑肌，以皮肤、黏膜、肾等内脏器官的血管为优势分布，介导儿茶酚胺如肾上腺素和去甲肾上腺素对血管平滑肌的激动作用。α_2 受体主要分布在去甲肾上腺素能神经的突触前膜上，受体激动时可使去甲肾上腺素释放减少，对其产生负反馈调节作用。

β 肾上腺素受体主要包括 β_1、β_2 和 β_3 三种亚型，

表 5-1。自主神经系统受体在心血管系统的分布及效应

效应器		去甲肾上腺素能		胆碱能神经	
		神经受体	效应	受体	效应
心脏	心肌	β_1 *	加强收缩力	M	减弱收缩力
	窦房结	β_1	加快心率	M *	减慢心率
	房室传导系统	β_1	加快传导	M	减慢传导
血管	冠状动脉	α β_2 *	收缩 舒张	—	—
	内脏	α * β_2	收缩 舒张	—	—
	皮肤黏膜	α *	收缩	M	舒张
	骨骼肌	α β_2 *	收缩 舒张	M	舒张

＊表示在去甲肾上腺素能和胆碱能神经的双重支配中占优势。

其中 β_1、β_2 受体是目前研究较深入的亚型。β_1 受体是心脏中一个很重要的受体。心脏中自主神经系统的 β_1 受体激活主要是介导儿茶酚胺的正性变时、变力作用，即增加心肌收缩力、自律性和传导功能，因此 β_1 受体与高血压、心力衰竭及心律失常等心血管疾病的发生、发展及治疗紧密相关，具有重要作用。β_2 受体在心血管系统主要分布于血管平滑肌，以骨骼肌血管及冠状动脉血管等为优势分布，介导内源性儿茶酚胺对血管平滑肌的舒张作用。β_3 受体是 1989 年才发现的新亚型。与 β_1 和 β_2 受体相比，β_3 受体需要更高浓度的儿茶酚胺才被激动，提示 β_3 受体主要在交感神经张力增高时发挥作用。β_3 受体主要分布于心脏和血管中，β_3 受体激动可引起心脏的负性变力效应、反射性的正性变时效应及血管舒张反应。

2. 多巴胺受体（dopamine receptor）。即能选择性地与多巴胺（DA）结合的受体。多巴胺受体 1 亚型（D_1）主要分布于心肌及肾、肠系膜、心、脑等血管平滑肌，介导多巴胺扩张血管的作用。

3. 乙酰胆碱受体（acetylcholine receptors，AChR）。即能选择性地与 ACh 结合的受体。其又分为：①毒蕈碱（muscarine）型胆碱受体，即 M 胆碱受体；②烟碱（nicotine）型胆碱受体，即 N 胆碱受体。其中心血管系统主要分布为 M 胆碱受体，包括 M_1、M_2 和 M_3 三种亚型。

心血管系统，同机体大多数器官一样，受胆碱能神经和去甲肾上腺素能神经双重支配，作用效果多是相互对立的，但在中枢神经系统的调节下保持着动态平衡，以共同维持所支配效应器的正常活动（表 5-1）。例如，血压降低、心率减慢，可由迷走神经（胆碱能神经）兴奋引起，也可由交感神经（去甲肾上腺素能神经）抑制引起；血压升高、心率加快，可由交感神经兴奋引起，也可由迷走神经抑制引起。当交感神经兴奋时，血压升高，动脉压力感受器受到牵张力刺激，通过延髓的孤束核抑制外周交感神经的活性，并兴奋迷走神经，使血压不会上升过高；反之，当血压突然下降，动脉压力感受器受到牵张力刺激减弱，通过延髓的孤束核加强外周交感神经的活性，并抑制迷走神经，使血压恢复正常。通常情况下，心肌、血管为 NA 能神经支配占优势，窦房结为胆碱能神经支配为主，同时兴奋或抑制时，表现为优势支配的神经引起的效应增强或减弱。

二、心血管自主神经系统的药物作用方式

（一）直接作用于受体

1. 受体激动药（agonist）

该类药物可直接与受体结合，并激动受体产生效应，如多巴胺可直接作用于 α_1、β_1 及 DA 受体，激动受体产生兴奋心脏和收缩血管的效应，临床上广泛用于治疗各种休克。

2. 受体拮抗药或阻滞药（antagonist；blocker）

该类药物亦可直接与受体结合，但不激动受体产

表 5-2　作用于心血管自主神经系统（主要是去甲肾上腺素能神经）的药物分类及其代表药

拟似药		拮抗药	
α、β 受体激动药	肾上腺素 多巴胺	α、β 受体阻滞药	拉贝洛尔、卡维地洛
α 受体激动药	α₁、α₂ 受体激动药（去甲肾上腺素） α₁ 受体激动药（去甲肾上腺素、去氧肾上腺素）	α 受体阻滞药	α₁、α₂ 受体阻滞药（酚妥拉明） α₁ 受体阻滞药（哌唑嗪） α₂ 受体阻滞药（育亨宾）
β 受体激动药	β₁、β₂ 受体激动药（异丙肾上腺素） β₁ 受体激动药（多巴酚丁胺）	β 受体阻滞药	β₁、β₂ 受体阻滞药（普萘洛尔、索他洛尔） β₁ 受体阻滞药（美托洛尔、醋丁洛尔） β₂ 受体阻滞药（布他沙明）

生效应，并可阻断递质或激动药与受体的结合，从而发挥拮抗递质或激动药的作用，如 M 受体阻滞药——阿托品，可竞争性拮抗迷走神经兴奋时释放的神经递质乙酰胆碱或外源性 M 受体激动药对 M 受体的激动作用，较大剂量应用时可阻断窦房结 M 受体，解除迷走神经对心脏的抑制，心率加快，临床用于治疗因迷走神经过度兴奋所致的窦性心动过缓、窦房阻滞和房室阻滞等缓慢型心律失常。

（二）影响神经递质

该类药物可通过影响心血管自主神经系统神经递质的合成、释放、转运、贮存和消除等体内过程，发挥拟似或拮抗递质的作用。例如，麻黄碱除了可直接兴奋 α、β 受体，也能促进去甲肾上腺素神经递质的释放，发挥拟去甲肾上腺素作用，临床用于防治某些低血压状态，如防治硬膜外或蛛网膜下腔麻醉引起的低血压。又如，利血平可抑制神经末梢囊泡对 NA 的再摄取，使囊泡内储存的 NA 逐渐减少至耗竭，发挥抗去甲肾上腺素能神经的作用，临床用于高血压的治疗（此药由于可引起抑郁症等不良反应，现在已少用）。

三、心血管自主神经系统的药物分类

心血管自主神经系统的药物，主要指作用于去甲肾上腺素能神经的药物，可按照其对受体和（或）神经递质的作用分类，如表 5-2。

第二节　肾上腺素受体激动药

肾上腺素受体激动药是胺类药物，其化学结构及药理作用与 NA 或 Adr 相似，所以又称拟肾上腺素药、拟交感胺类药。该类药物如表 5-2 所示，按照结合的受体分为 α 受体激动药、β 受体激动药和 α、β 受体激动药。

一、α、β 受体激动药

（一）肾上腺素（Adr）

Adr 是肾上腺髓质分泌的主要激素。交感神经兴奋时除神经末梢释放 NA 外，还能引起肾上腺髓质分泌 Adr，作用于 α 和 β 受体，调节心血管系统的功能。药用品是从家畜肾上腺中提取或人工合成。

【药动学】

口服给药在碱性肠液及肝中易被代谢失效。皮下注射因收缩局部血管而吸收缓慢，作用维持时间 1 h 左右。肌内注射因扩张骨骼肌血管而吸收较快，但亦较快代谢，故作用维持时间较短，为 10～30 min。静脉注射立即生效，作用仅维持数分钟。在体内可迅速被儿茶酚氧位甲基转移酶（COMT）和单胺氧化酶（MAO）代谢，故作用时间短。

【在心血管系统的作用和应用】

Adr 具有强大的激动 α 和 β 受体的作用。

1. 心脏。激动心肌、窦房结和传导系统的 β₁ 受体，心肌收缩力增强，心率加快，传导加速，心

51

输出量增加，心肌耗氧量亦明显增加。另外由于本药除可激动心脏正位起搏点窦房结外，还具有较强的激动心脏异位起搏点的作用，因此大剂量或静脉给药过快可引起心律失常，如期前收缩，严重者可致室颤。

2. 血管。Adr 主要作用于小动脉或毛细血管前括约肌，对血管平滑肌 α_1 和 β_2 受体的选择性激动作用有剂量依赖性。小剂量或慢速静滴时，以 α_1 受体占优势的皮肤黏膜和内脏（如肾）等处血管收缩，而以 β_2 受体占优势的骨骼肌和冠状动脉等血管同时扩张。较大剂量或快速静滴时，β_2 受体占优势的骨骼肌和冠状动脉等血管扩张的同时，主要表现为以 α_1 受体占优势的皮肤黏膜和内脏等处血管的强烈收缩。

3. 血压。Adr 对血压的作用依赖于对心脏 β_1 受体和血管 α_1、β_2 受体的综合作用。由于 Adr 对血管的复杂作用，因此其对血压的调节作用也因剂量和途径不同而异。

治疗量或慢速静滴时：因兴奋心脏 β_1 受体，故收缩压升高；但因其收缩皮肤、黏膜等处血管（α_1 受体）的作用与扩张骨骼肌等处血管（β_2 受体）的作用相抵消，因此总外周阻力无明显变化，舒张压不变或稍降，脉压差增大，平均动脉压不变或增高（图 5-1）。

较大剂量或快速静滴时：对心脏 β_1 受体的作用仍然引起收缩压升高；但因皮肤、黏膜等处血管（α_1 受体）的强烈收缩，总外周阻力明显升高，舒张压也明显升高，平均动脉压增高。

肾上腺素对血压的双相调节：较大剂量或快速静滴时，由于 Adr 对心脏 β_1 受体和血管 α_1 受体的激动作用迅速出现明显的升压作用，之后会出现微弱的降压效应（图 5-2），可能是由于低浓度 Adr 对 β_2 受体激动作用占优势引起骨骼肌、冠脉等处血管扩张所致。

肾上腺素升压作用的翻转：若先给予 α 受体阻滞剂（如酚妥拉明），再用肾上腺素，因其 α 受体的激动作用被完全或部分拮抗，只呈现其激动 β_2 受体的扩血管作用。此时，血压不仅不升高，反而下降，此现象称为肾上腺素升压作用的翻转（图 5-2）。

【在心血管系统的应用】

1. 心搏骤停。可用于溺水、麻醉及手术意外、药物中毒、传染病、心脏传导阻滞等引起的心跳骤停。静滴或心室内注射，同时辅助以人工呼吸、心脏按压等。与利多卡因、电除颤器配合可提高疗效。

2. 过敏性休克。肾上腺素是治疗过敏性休克的首选药。它可激动 α 受体收缩血管，降低血管通透性；激动 β 受体兴奋心脏、松弛支气管平滑肌、抑制过敏物质的释放，故综合作用可使血压升高、呼吸困难等缓解。静脉、肌内、皮下注射均可，作用快而强。

3. 局部止血及与局麻药合用。齿龈或鼻黏膜出血时，用浸有 0.1% 盐酸肾上腺素的纱布或棉球压迫出血处可止血。另外肾上腺素加入局麻药中，可收缩局部血管，延缓局麻药吸收，延长麻醉时间，又防止吸收中毒。

【不良反应】

主要表现为明显的交感神经兴奋：心悸、烦躁不安等，大剂量可导致头痛和血压升高等；如静脉注射过快，可致血压骤升，易诱发脑出血；也可引起心律失常，甚至室颤。

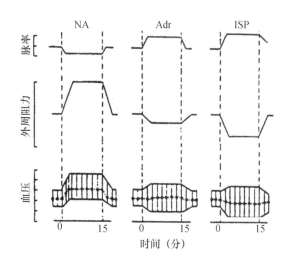

图 5-1　静脉注射去甲肾上腺素（NA）、肾上腺素（Adr）和异丙肾上腺素（ISP）对心血管系统的作用

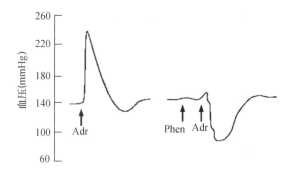

图 5-2　静脉注射肾上腺素（Adr）和应用酚妥拉明（Phen）后注射肾上腺素对血压的调节

（二）多巴胺

多巴胺是体内合成内源性神经递质 NA 的前体，外用的为人工合成品。

【药动学】

多巴胺与 NA 等儿茶酚胺类似，口服易在肠及肝中破坏，一般静脉滴注给药，但在体内迅速被 COMT 或 MAO 代谢失活，因此作用短暂。

【在心血管系统的作用】

多巴胺可激动 α_1、β_1 和 D_1 受体。

1. 心脏。多巴胺对心率的影响不大，主要是激动心肌 β_1 受体，引起较温和的兴奋作用，增加心肌收缩力和心输出量。

2. 血管。多巴胺对血管的作用具有剂量依赖性。

小剂量时主要激动血管平滑肌 D_1 受体，舒张肾、肠系膜血管及冠状动脉，略降低外周阻力；大剂量时主要激动血管平滑肌 α_1 受体，皮肤、黏膜、肾等内脏血管收缩，总外周阻力升高。

3. 血压及对肾血流量的作用。多巴胺对血压的作用依赖于其对心脏和血管的作用。

小剂量 [$5\sim10\ \mu g/(kg\cdot min)$] 静滴时：血压升高，但主要是心肌 β_1 受体的兴奋作用引起心输出量升高，导致收缩压升高；由于外周血管 D_1 受体的兴奋作用，舒张压略降或无明显改变，此时肾血管扩张，肾血流量增加，尿量增加。

大剂量 [$10\sim20\ \mu g/(kg\cdot min)$] 静滴时：血压明显升高，除了心肌 β_1 受体的兴奋作用引起收缩压升高外，血管平滑肌 α_1 受体的兴奋作用引起舒张压也明显升高，平均动脉压明显升高，但此时由于肾血管的收缩，肾血流量减少，有效滤过压降低，因此尿量减少。

【在心血管系统的应用】

由于小剂量多巴胺对肾的保护作用，多巴胺长期以来被用作治疗各种休克（中毒性休克、心源性休克及失血性休克等）和急性心功能不全的常用药物，尤其对心肌收缩功能低及尿量减少的休克疗效较好，另外还常与利尿药合用治疗急性肾衰竭。因此多巴胺在临床上，尤其是重症监护病房（ICU）中应用广泛。

但近年来一些临床大样本的前瞻性和回顾性研究并未提供证据支持小剂量多巴胺可能防止或逆转急性肾衰竭，或者改善患者预后，而有关多巴胺对

危重患者胃肠道、内分泌和呼吸系统不良反应的报道日益增多，因此多巴胺在危重病治疗选择时还需慎重。

二、α 受体激动药

（一）α_1、α_2 受体激动药

去甲肾上腺素（NA）

机体具有内源性的 NA，发挥神经递质的作用，主要为去甲肾上腺素能神经兴奋时末梢释放，肾上腺髓质也可少量分泌。药用品为人工合成。

【药动学】

NA 因具有强烈的缩血管作用，口服可使胃黏膜血管收缩而影响其吸收，而在肠内易被碱性肠液破坏，故口服不易吸收。皮下或肌内注射时，因缩血管作用易导致局部注射组织缺血坏死。因此常采用静脉滴注给药。静脉给药后起效迅速，但因在体内迅速被去甲肾上腺素能神经末梢摄取或被儿茶酚氧位甲基转移酶（COMT）和单胺氧化酶（MAO）破坏，因此作用短暂，仅能维持 $1\sim2\ min$。

【在心血管系统的作用】

NA 激动 α 受体作用强大，对心脏 β_1 受体作用较弱，对 β_2 受体几乎无作用。

1. 血管。激动血管平滑肌 α_1 受体，引起全身小动脉、小静脉收缩，其中以皮肤、黏膜血管收缩作用最强，其次为肾血管，再次为肝、脑、肠系膜及骨骼肌血管，引起总外周血管阻力明显增加。有一例外，因 NA 可激动心肌 β_1 受体，兴奋心脏，使心脏代谢产物（如腺苷）增加，因此冠状动脉对 NA 呈舒张反应，使冠状动脉的灌注压增加，从而增加冠状动脉血流量。

2. 心脏。激动心脏 β_1 受体的作用虽然较弱，仍可使心肌收缩力增加、心率加快、传导加速、心输出量增加。但在整体情况下，心率表现为减慢，是由于 NA 使血压升高，反射性抑制交感神经活性、增强迷走神经活性引起。

3. 血压。小剂量 NA 静脉滴注时对血管收缩作用不明显，舒张压升高不明显；同时心脏兴奋，收缩压升高，脉压差及平均动脉压均升高。较大剂量时，因对外周血管的强烈收缩作用，外周阻力明显增加，舒张压明显升高；心脏兴奋，收缩压也增高，但主要表现为对血管平滑肌 α_1 受体的激动作用，因此脉压差降低，但平均动脉压明显升高（图 5-1）。

【在心血管系统的应用】

1. 药物中毒引起的低血压，尤其是氯丙嗪中毒所致的低血压，应选用 NA，而不宜用 Adr 升压。

2. 休克。因 NA 大剂量或长时间应用，可引起血管强烈收缩而加重微循环障碍，因此在休克的治疗中已不占主要地位。仅于多种休克早期引起的低血压时，短期较小剂量应用以升高血压，保证心、脑等重要器官的血液供应。

3. 上消化道出血，如食管静脉曲张破裂及胃出血时，用 1～3 mg NA 稀释后口服，可收缩食管或胃黏膜局部血管而产生止血效应。

【不良反应】

1. 局部组织缺血坏死。因 NA 强烈的血管收缩作用，可引起静滴局部组织缺血坏死。此时应立即更换注射部位、局部热敷、用 α 受体阻滞剂酚妥拉明或普鲁卡因做局部浸润注射，以扩张血管。

2. 急性肾衰竭。长时间或大剂量应用可使肾血管强烈收缩，引起少尿、无尿甚至肾实质损害。故应监测尿量，使尿量至少保持在每小时 25 ml 以上。

3. 其他大剂量应用偶可引起心律失常，如室性、室上性早搏，但较 Adr 少见；久用突然停药，因静脉扩张，有效血容量减少，血压下降。

【禁忌证】

禁用于高血压、动脉硬化症、器质性心脏病及少尿、无尿患者。

(二) α₁ 受体激动药

去氧肾上腺素

去氧肾上腺素（phenylephrine；苯肾上腺素、新福林）可直接激动 α_1 受体，对 β 受体的作用微弱。其作用弱于 NA，但化学性质稳定，故作用持久。主要作用为收缩皮肤、黏膜、内脏等处的血管，升高血压，用于麻醉以及药物如吩噻嗪类所致的低血压；但因明显减少肾血流量，现已少用于抗休克治疗。随着血压升高，可反射性兴奋迷走神经使心率减慢，故还用于阵发性室上性心动过速。在眼底检查时可滴眼用作快速短效的扩瞳药。

三、β 受体激动药

(一) β₁、β₂ 受体激动药

异丙肾上腺素

异丙肾上腺素（isoprenaline，ISP）为人工合成品，其盐酸盐为白色结晶性粉末，易溶于水。

【药动学】

口服无效，舌下含药及气雾剂吸入因扩张局部血管可较快吸收。吸收后主要在肝及其他组织中被 COMT 代谢灭活，其作用维持时间较肾上腺素略长。

【在心血管系统的作用】

ISP 激动 β 受体作用强，对 β₁ 和 β₂ 受体选择性低；对 α 受体几乎无作用。

1. 心脏。激动 β₁ 受体，使心肌收缩力增强、心率加快、传导加速。ISP 对心脏的兴奋作用比肾上腺素强。另外 ISP 对窦房结有显著兴奋作用，并强于对异位起搏点的兴奋作用，虽引起心律失常，但较少导致室颤（此点与肾上腺素不同）。

2. 血管。主要激动骨骼肌血管和冠状血管 β₂ 受体，扩张血管，增加组织血流量；对肾血管和肠系膜血管作用较弱。

3. 血压。因心脏兴奋，心输出量增加，故收缩压增高；又因血管扩张引起外周阻力下降，舒张压降低，因此脉压差增高，但平均动脉压降低（图 5-1）。

【在心血管系统的应用】

1. 房室传导阻滞。本药能兴奋窦房结及房室结，加速房室传导，治疗二、三度房室传导阻滞。

2. 心搏骤停。可心室内注射用于溺水、电击、房室传导阻滞及窦房结功能衰竭等引起的心跳骤停，常与去甲肾上腺素或间羟胺合用。

3. 休克。适用于低心排血量、高外周阻力型的感染性休克，但应注意补充血容量。易产生心律失常，已少用。

【不良反应】

常见心悸、头晕。对哮喘等缺氧患者可致心律失常，诱发或加剧心绞痛，大剂量甚至产生室颤。

【禁忌证】

禁用于冠心病、心肌炎及甲状腺功能亢进症等。

(二) β₁ 受体激动药

多巴酚丁胺

多巴酚丁胺为合成的拟交感神经药，是多巴胺的衍生物，药动学与多巴胺相似。

该药能选择性激动 β₁ 受体，对 β₂ 受体和 α 受体作用较弱，对多巴胺受体无作用。因具有较强的选择性 β₁ 受体作用，对心肌有较强的正性肌力作用，心输出量增加，因此又称为正性肌力药物。该药对

该药对血脂代谢有良好影响，能显著降低血中三酰甘油及 LDL 胆固醇，增加 HDL 胆固醇，对尿酸、血钾及糖代谢无不良作用，对哮喘发作有轻度缓解作用。

【不良反应】

哌唑嗪常见不良反应主要有首剂现象，指首次应用时出现严重的体位性低血压，可表现为眩晕、头痛，甚至晕厥、意识丧失等。通常在首次用药或与其他降压药合用时出现。这是因为哌唑嗪可扩张静脉（容量血管），使回心血量显著减少所致。患者首次服用可用小剂量，并避免体位的剧烈改变或临睡前服用，以避免或减轻该反应。随着继续用药，上述症状会消失或减轻。

另外可见中枢神经系统反应，如紧张、头晕、嗜睡、抑郁、视物模糊等。目眩可发生于体位由卧位变为立位时，缓慢改变体位可避免。

（李　华）

参考文献

[1] 董新，党寅虎. 室性早搏索他洛尔干预前后心率变异性、QT 离散度变化. 中国现代医学杂志，2000，10（8）：18-19.

[2] 吴艳红，周岷，黄丽娟. 急性病毒性心肌炎与心脏自主神经张力的关系. 同济大学学报：医学版，2001，22（6）：33-35.

[3] 李秀真，陈显德，辛怀玉. β 受体阻滞在心血管疾病中的临床应用研究进展. 医学综述，2006，12（16）：1015-1017.

[4] 顾申红，李天发，张光星，等. β-受体阻滞剂影响冠状动脉介入并发症的观察. 第 12 届中国南方国际心血管病学术会议专刊，2010.

[5] Bibevski S，Dunlap ME. Evidence for impaired vagus nerve activity in heart failure. Heart Fail Rev，2011，16（2）：129-135.

[6] Gorini C，Philbin K，Bateman R，et al. Endogenous inhibition of the trigeminally evoked neurotransmission to cardiac vagal neurons by muscarinic acetylcholine receptors. J Neurophysiol，2010，104（4）：1841-1848.

[7] Chapleau MW，Sabharwal R. Methods of assessing vagus nerve activity and reflexes. Heart Fail Rev，2011，16（2）：109-127.

[8] Wang YH，Hu H，Wang SP，et al. Exercise benefits cardiovascular health in hyperlipidemia rats correlating with changes of the cardiac vagus nerve. Eur J Appl Physiol，2010，108（3）：459-468.

[9] Dergacheva O，Kamendi H，Wang X，et al. 5-HT$_2$ receptors modulate excitatory neurotransmission to cardiac vagal neurons within the nucleus ambiguus evoked during and after hypoxia. Neuroscience，2009，164（3）：1191-1198.

[10] Rosas-Ballina M，Tracey KJ. Cholinergic control of inflammation. J Intern Med，2009，265（6）：663-679.

[11] Vieira C，Duarte-Araújo M，Adães S. Muscarinic M（3）facilitation of acetylcholine release from rat myenteric neurons depends on adenosine outflow leading to activation of excitatory A（2A）receptors. Neurogastroenterol Motil，2009，21（10）：1118-e95.

[12] Dockray GJ. The versatility of the vagus. Physiol Behav，2009，97（5）：531-536.

[13] Wang Y，Li G，Yu K，et al. Expressions of P2X2 and P2X3 receptors in rat nodose neurons after myocardial ischemia injury. Auton Neurosci，2009，145（1-2）：71-75.

[14] Turcani M. Biphasic dose-dependent modulation of cardiac parasympathetic activity by moxonidine，an imidazoline I1-receptor agonist. J Cardiovasc Pharmacol，2008，52（6）：524-535.

[15] Mizuno M，Kamiya A，Kawada T，et al. Accentuated antagonism in vagal heart rate control mediated through muscarinic potassium channels. J Physiol Sci，2008，58（6）：381-388.

[16] Herring N，Cranley J，Lokale MN，et al. The cardiac sympathetic co-transmitter galanin reduces acetylcholine release and vagal bradycardia：implications for neural control of cardiac excitability. J Mol Cell Cardiol，2012，52（3）：667-676.

[17] Clarke GL，Bhattacherjee A，Tague SE，et al. β-adrenoceptor blockers increase cardiac sympathetic innervation by inhibiting autoreceptor suppression of axon growth. J Neurosci，2010，30（37）：12446-12454.

[18] Aso S，Yazaki Y，Kasai H，et al. Anti-beta 1-adrenoreceptor autoantibodies and myocardial sympathetic nerve activity in chronic heart failure. Int J Cardiol，2009，131（2）：240-245.

[19] Zhao H，Kinch DC，Simasko SM. Pharmacological investigations of the cellular transduction pathways used by cholecystokinin to activate nodose neurons. Auton Neurosci，2011，164（1-2）：20-26.

[20] Tanida M，Shintani N，Hashimoto H. The melanocortin system is involved in regulating autonomic nerve activity through central pituitary adenylate cyclase-activating

polypeptide. Neurosci Res，2011，70（1）：55-61.

[21] Yang J，Huang J，Maity B，et al. RGS6，a modulator of parasympathetic activation in heart. Circ Res，2010，107（11）：1345-1349.

[22] Clarke GL，Bhattacherjee A，Tague SE，et al. β-adrenoceptor blockers increase cardiac sympathetic innerva-tion by inhibiting autoreceptor suppression of axon growth. J Neurosci，2010，30（37）：12446-12454.

[23] Oral H，Chugh A，Scharf C，et al. Pulmonary vein isolation for vagotonic，adrenergic，and random epi-sodes of paroxysmal atrial fibrillation. J Cardiovasc Electrophysiol，2004，15（4）：402-406.

第六章　自主神经与离子通道

第一节　心脏自主神经相关的心脏信号传导通路

心脏受交感和副交感（迷走）神经的双重支配。自主神经受体均为 G 蛋白偶联受体（G-protein coupled receptor，GPR），交感神经和副交感神经通过释放不同的递质作用于受体，实现其对不同离子通道的调节，从而达到对心脏的双重支配。心交感神经末梢释放去甲肾上腺素（NA），作用于心肌膜上的肾上腺素能受体（adrenergic receptor，AR）而发挥作用。交感神经支配心脏的各个部分，两侧交感神经分布不对称：右侧主要支配窦房结和心房，兴奋时以加快心率为主；左侧主要支配房室交界区和左心室，兴奋时以加强心肌收缩力为主。心副交感神经末梢释放乙酰胆碱，作用于心肌膜的毒蕈碱型受体（muscarinic receptor，MR）而发挥作用。副交感神经对心脏的支配虽不如交感神经那样差别明显，但也有不同：右侧主要支配窦房结，左侧主要支配房室交界区。最近有些研究表明心室流出道也受自主神经的支配。交感神经和副交感神经的双重支配对维持心脏功能的平衡和稳定有重要意义，若发生功能紊乱会导致多种心血管疾病。因此，对心脏自主神经信号传导通路的研究是近年来的热点，本文就心脏自主神经信号传导通路的研究进行综述。

一、心脏自主神经信号传导通路

（一）交感神经

1. β_1-AR。交感神经释放 NA 作用于 β-AR，以 β_1 受体为主。心脏 β_1 受体激动后与 G_s（由 α、β 和 γ 三个亚基组成）偶联，通过激活心肌细胞膜上的腺苷酸环化酶（adenylyl cyclase，AC）使细胞内 cAMP 升高。cAMP 作为细胞内第二信使激活蛋白激酶 A（PKA），使通道蛋白中含有丝氨酸和苏氨酸残基的部位磷酸化，从而改变通道构型和门控机制。例如，通过对 L-型 Ca^{2+} 通道磷酸化作用使细胞膜对 Ca^{2+} 的通透性增大，引起 Ca^{2+} 内流增加，产生正性效应，如加快房室传导作用；降低 I_f 离子流的阈电位，使之易于兴奋激活，幅值增大；增加 I_k 幅值，加快其衰减过程。

2. β_2-AR。以往认为 β_2-AR 与 β_1-AR 作用机制是相同的，但是，肖瑞平等研究发现，β_1 与 β_2 受体均能增强 L-型 Ca^{2+} 电流（I_{Ca}）、细胞内 Ca^{2+} 瞬变和细胞收缩强度，但是产生的效应却不同。β_2-AR 介导的细胞内 Ca^{2+} 瞬变和细胞收缩增加与 cAMP 的产生无相关性，他们采用光亲和性标记技术首先证实 β_2-AR 同时与 G_s 和 G_i 偶联，G_i 通路对 G_s 通路信号向细胞内的扩散起屏蔽作用，使 β_2-AR 的信号转导具有空间局限性，具有独立的功能。

3. α-AR。随着分子生物技术的发展，发现 α_1-AR 又可分为 α_{1A}-AR、α_{1B}-AR 和 α_{1D}-AR 三种亚型，且已得到药理学的证实。α_1-AR 激动后通过 PTX 敏感 G_q/G_h 蛋白与效应器相连，激活磷脂酶 C（phospholipase C，PLC），产生三磷酸肌醇（IP$_3$）和二酰甘油（DAG），分别激动 IP$_3$-Ca^{2+} 和 DAG-蛋白激酶 C（PKC）信号途径，介导心肌效应。

（二）副交感神经

心脏副交感神经末梢释放乙酰胆碱，作用于心肌膜上的 MR，以 M_2-R 作用为主。乙酰胆碱对心脏的直接作用是 M_2 受体通过抑制偶联 G 蛋白而直接抑制腺苷酸环化酶（AC）的活性，使细胞内 cAMP 浓度降低，从而降低了 PKA 介导的各离子通道的磷酸化，产生对心脏的负性变力和变时作用。另一方面可通过 G 蛋白直接激活毒蕈碱型钾通道，主要见于除心室外的其余部分。钾通道开放引起钾离子外流，造成细胞膜过度极化，最大舒张电位负值更大，降低了窦房结细胞的自律性。乙酰胆碱作用于 M$_2$ 受体可使心肌细胞膜 Ca^{2+} 通道开放率降低，影响心房 Ca^{2+} 内流而降低心房肌动作电位幅度。乙酰胆碱对心房肌、心室肌动作电位时程及心肌收缩力均有不同程度的抑制作用。

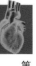

二、心脏自主神经通路与心律失常研究的启示

（一）心房颤动

交感神经兴奋使心房肌不应期缩短，迷走神经兴奋使心房肌不应期更不一致，都可引起阵发性房颤，即自主神经介导的阵发性房颤。阵发性房颤主要由肺静脉（pulmonary vein，PV）肌袖内的异位兴奋灶触发和维持，但最新的理论认为，神经丛（ganglionated plexi，GP）可能是 PV 的幕后操纵者。GP 内含有大量迷走和交感神经成分，GP 兴奋，在交感和副交感的协同作用下，能在 PV 内复制出诱发和维持房颤所需的条件，而引起自主神经介导的阵发性房颤。耿宁等通过刺激自主神经丛建立了持续局灶性心房颤动的动物模型，在右肺静脉与右心房之间存在自主神经丛，刺激该神经丛可导致右心房有效不应期缩短，该神经丛附近右肺静脉与右心房的异常放电，可转变为房颤，且该房颤与用药之前比较，持续时间延长，心房电活动频率加快。向右肺静脉与右心房之间的自主神经丛注入卡巴胆碱后，可诱发频率极快、持续时间长的房颤，通过该方法可建立持续局灶性房颤模型。这也进一步证实了心房表面的自主神经丛活动与局灶房颤的诱发与维持密切相关，同时也为临床治疗房颤提供了新的思路和方法。

（二）阻塞性睡眠呼吸暂停综合征致心律失常

阻塞性睡眠呼吸暂停综合征是一种以睡眠中反复发生低通气、觉醒为主要表现的并发多器官损害的全身疾病，可累及心血管系统，心律失常是其中一种常见的并发症。用心率振荡（heart rate turbulence，HRT）对阻塞性睡眠呼吸暂停综合征患者的自主神经功能进行评价。HRT 通过分析生理状况下窦性心律周期的长度改变，评价室性早搏后血流动力学改变引起的机械及化学感受器反应，压力感受器功能受损时，HRT 曲线圆钝。在阻塞性睡眠呼吸暂停综合征患者的研究中，HRT 曲线圆钝，表明自主神经功能受损，而其严重程度可能与机械感受器功能失调有关。

阻塞性睡眠呼吸暂停综合征致心律失常的机制可能与自主神经功能紊乱有关。在正常情况下，自主神经活动具有昼夜节律性，在夜间睡眠时副交感神经起主要作用，阻塞性睡眠呼吸暂停综合征患者在呼吸暂停初期，肺牵张减少，迷走神经过度兴奋，可导致缓慢性心律失常和房室传导阻滞，而在呼吸暂停终末，低氧、高碳酸血症和反复的觉醒则使交感神经亢进，心肌异位搏动点兴奋性升高，因此容易发生室性早搏和短暂室性心动过速。可见自主神经在阻塞性睡眠呼吸暂停综合征致心律失常中起到了很大的作用。

（三）婴儿猝死综合征与自主神经

婴儿猝死综合征（sudden infant death syndrome，SIDS）是指 1 岁以内的婴儿和新生儿在睡眠中突然发生的，并且对病史、环境的详细调查和尸检等都不能发现明确原因的意外死亡。其机制至今未明，可能与以下原因有关。

首先，目前普遍接受的观点认为仰卧位睡眠是发生 SIDS 的一个重要危险因素。Ledwidge 等通过对 SIDS 死亡病例的研究，指出 SIDS 婴儿睡眠时其自主神经功能下降，心率变异性（heart rate variability，HRV）降低，伴有体位性低血压，在死亡前有进行性心动过缓，提示发生在这些婴儿中的心脏神经电活动异常可能是导致猝死的一个原因。另外，SIDS 患儿心脏传导系统的连续切片检查发现 30% 患儿有房室旁路存在。在特定的条件下，由于自主神经元的刺激，这些旁路会导致致命性的心律失常。虽然目前 SIDS 的确切原因及发病机制仍不完全清楚，但是 SIDS 与自主神经关系的研究也许会为 SIDS 提供新的研究方向。

（四）离子通道病所致室性心律失常

Brugada 综合征是由于基因突变导致离子通道功能异常而引起的一组综合征。Kies 等对 9 例患者研究发现突触前重摄取去甲肾上腺素增多，突触间去甲肾上腺素浓度降低，而 β 受体密度不变，导致 cAMP 浓度下降，钙内流减少导致恶性心律失常。Ikeda 等发现饱餐实验可对 Brugada 综合征患者进行危险分层，饱餐实验阳性的高危患者发生心律失常的阳性率为 82%，明显高于中危患者。这是因为饱餐后迷走神经张力增加，从而进一步提示迷走神经张力增加在 Brugada 综合征的发生中有重要作用，可见自主神经与室性心律失常有着密切的联系。

三、小结

综上所述，心脏自主神经通过其受体经不同的信号传导通路作用于心内膜上的各种离子通道，对心脏的生理活动及功能进行调节。当某一通路发生病变时，自主神经功能紊乱，与各种心脏疾病的发生有关，而确切的证据还需进一步的研究。因此对自主神经及其传导通路的进一步研究，无论是对心脏神经调节的认识，还是对与心脏自主神经有关的心脏疾病的诊断和治疗都有重要的意义。

第二节　乙酰胆碱激活的钾离子通道在心肌中的分布特点及其电生理作用

迷走神经兴奋释放乙酰胆碱（ACh），对心脏产生负性肌力、负性频率以及负性传导作用，研究显示 ACh 激活的钾离子电流（I_{K-ACh}）在胆碱能心脏调节中起重要作用。乙酰胆碱激活的钾离子通道（K_{ACh}）或 G 蛋白调控的内向整流钾通道（GIRK）是内向整流钾通道（Kir）家族中的一员；人类基因组中包括 4 种 girk 基因（girk 1～4），编码四种蛋白质相互作用形成异源四聚体复合物，在多种组织如心脏、中枢和外周神经元、各种内分泌组织甚至非可兴奋结构如血小板中表达，哺乳动物心脏组织中只有 Kir3.1 和 Kir3.4 蛋白以 2∶2 组成异四聚体。由于 K_{ACh} 在心肌组织的特异分布及在心肌细胞中的电生理特性，其在心律失常，尤其是心房颤动的发生、发展及治疗选择中具有重要作用。本文对 K_{ACh} 通道在心肌的分布特点及电生理作用做一简要综述。

一、K_{ACh} 通道结构

构成 K_{ACh} 通道异四聚体的 Kir3.1 与 Kir3.4 亚基分别由 girk1（或 kcnj3）和 girk4（或 kcnj5）基因编码，girk1 和 girk4 基因分别定位于 2q24.1 和 11q24 染色体。广泛接受的是 Kir3.1/Kir3.4 均为功能必需的亚基，如果缺乏 Kir3.4 亚基，Kir3.1 不能形成有功能的离子通道。Bettahi 等发现基因敲除小鼠 Kir3.1，不影响 Kir3.4 蛋白水平，但会降低卡巴胆碱引起的 I_{K-ACh}，Kir3.1 可增强通道活性。Mintert 等研究细胞内 Na^+ 对 K_{ACh} 的影响，通过腺病毒转染在成年大鼠心房肌细胞过表达 Kir3.4 亚基，获得组成性激活的 G 蛋白非依赖性电流，且与房颤动物模型和房颤患者心房肌细胞增加的基础电流有共同特性。

K_{ACh} 通道亚基与内向整流家族其他通道蛋白一样由两个跨膜功能域（S1 和 S2）和一个成孔区组成，每个亚基的成孔区均位于跨膜区 S1 和 S2 之间，由特定的谷氨酸-酪氨酸-谷氨酸（GYG）序列组成，排成一个狭窄的使 K^+ 在水分子腔单行通过的微孔，称 P 区，位于 P 区的氨基酸对 K^+ 有选择性滤过作用；并且膜内水分子腔带负电残基构成的环是通道内向整流特性的基础。研究显示 K_{ACh} 的谷氨酸-精氨酸残基对之间存在盐桥，作为一个"绞索"维持严格的钾离子选择透过性。

二、K_{ACh} 在心肌中的分布特点

过去认为，K_{ACh} 在心肌的表达只存在于心房和心脏传导系统中，但最近的研究均显示 K_{ACh} 在心室肌细胞也有表达，但密度低于心房组织与传导系统。

研究发现在兔、人类及大鼠等多种物种的传导系统和心房肌细胞中记录到密度较高的呈内向整流特性的 I_{K-ACh} 电流，约为心室的 6 倍，且左右心房之间电流存在梯度差。Sarmast 等使用膜片钳技术发现绵羊左心房肌细胞 I_{K-ACh} 电流密度大于右房，且左房 Kir3.1 mRNA 表达较右房高约 50%（$P=0.03$），Kir3.4 左房较右房高约 35%（$P=0.03$）。赵庆彦等用 Western 印迹和膜片钳技术对犬心房的研究得到一致结果，并且发现心耳的 M_2 毒蕈碱受体和 I_{K-ACh} 电流密度比心房高，作者认为心耳的这一特性使其在胆碱能引发房颤中起重要作用。但 Lomax 等用全细胞电流钳和电压钳技术发现在各种强度的电压下，使用 ACh、卡巴胆碱（CCh）或腺苷任一种激动剂，成年小鼠右房细胞 I_{K-ACh} 电流密度几乎均是左房的 2 倍（$P<0.05$）；CCh 10 μM 作用下 -50 mV 时窦房结 I_{K-ACh} 电流密度显著高于左房或右房（$P<0.005$），并且也认为小鼠心脏室上性结构 I_{K-ACh} 电流密度的梯度与心房副交感神经分布的异质性结合，可能是迷走神经刺激增加心房负极离散导

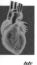

致心律失常的基础。同样为内向整流钾电流的 I_{K1} 通道亚基 Kir2.3 在绵羊左房与右房的密度差异无统计学意义（$P=0.35$），提示在形成左、右房钾电流梯度中 I_{K-ACh} 比 I_{K1} 更重要。

心房 I_{K-ACh} 高于 I_{K1}，而心室 I_{K1} 高于 I_{K-ACh}，有学者提出，由于钾离子的积累和消耗，心房和心室内向整流的总电流是有限的，在心室因通常记录全细胞的 I_{K1} 而低估 I_{K-ACh} 表达。Beckmann 等用腺病毒转染心室表达突变的 Kir2.1（一个形成 I_{K1} 通道的亚基）使得 I_{K1} 密度降低 80%，而这些细胞中 I_{K-ACh} 增加了 4 倍；腺病毒介导的 RNA 干扰使 I_{K1} 降低而 I_{K-ACh} 则显著增加；$2\mu mol$ 的钡离子使心室 60% I_{K1} 阻断，I_{K-ACh} 则增加了一倍。

转录水平研究显示，Kir3.1 在心房和心脏传导系统较强表达，均显著高于心室组织；Kir3.4 同样在心房与浦肯野纤维表达强于心室，但绝对表达水平较低。Dobrzynski 等对大鼠、豚鼠、雪貂心肌组织化学研究也显示 Kir3.1/Kir3.4 在心房与窦房结均强于心室，且 Kir3.1 表达强于 Kir3.4；单个细胞免疫荧光标记发现 Kir3.1/3.4 在心房与窦房结细胞膜表达，而心室肌细胞中主要沿 T 管分布且与 M_2 受体共同存在。结合迷走神经纤维在心室的支配，说明迷走神经对心室肌细胞有直接作用。至于表达于心室肌 T 管处的 K_{ACh} 通道电生理作用与心房和传导系统表达于细胞膜的通道作用是否一致还未见相关报道，但 T 管原本由细胞膜内陷形成，表达于其上的 K_{ACh} 通道在心室肌细胞中的电生理作用还有待进一步研究。

三、K_{ACh} 的激活与调节

K_{ACh} 可被几个百日咳毒素敏感的 G 蛋白偶联的受体激活，包括 Edg-3、腺苷受体 A_1 和毒蕈碱 M_2 受体；ACh、CCh、腺苷等与相应受体结合后，激活三聚体 G 蛋白解离为 G_α 亚基-GTP 复合物和 $G_{\beta\gamma}$ 二聚体，$G_{\beta\gamma}$ 二聚体直接与 Kir 亚基胞内功能域相连，通过增强 Kir3.1/Kir3.4 与 PIP_2 间的相互作用，直接激活 K_{ACh} 通道。

最新的研究发现对 G 蛋白信号进行负性调节的关键因子。Jianqi Yang 等用 rgs 6 基因敲除小鼠研究显示，G 蛋白信号调节剂（regulator of G protein signaling，RGS）RGS6 蛋白是必不可少的心脏副交感神经活化调节剂，其作用为防止副交感神经的

过度控制和严重心动过缓，rgs 6 敲除增强 CCh 所致的心动过缓，增强 CCh 对窦房结（SAN）细胞自发动作电位发放的抑制作用，与 RGS6 在 G 蛋白失活中的作用一致；这些效应可能是 RGS6 作为 G 蛋白对 K_{ACh} 通道活化的负调节剂的结果，RGS6 缺陷的小鼠心房肌细胞 I_{K-ACh} 激活和失活的时程显著缩短，并且 I_{K-ACh} 脱敏的程度亦显著降低。Ekaterina Posokhova 等进一步证实 RGS6/$G_{\beta5}$ 复合物而非单独的 RGS6 蛋白，通过加速心房肌 I_{K-ACh} 电流失活动力学而负性调节 M_2R-I_{K-ACh} 信号。RGS6/$G_{\beta5}$ 敲除的小鼠 I_{K-ACh} 失活延迟；RGS6/$G_{\beta5}$ 复合物和 Kir3.4 免疫共沉淀，提示 RGS6/$G_{\beta5}$ 复合物与 M_2R-I_{K-ACh} 信号间可能通过 Kir3.4 直接发生蛋白-蛋白相互作用；在 G 蛋白负性调节中起重要作用的 RGS6/$G_{\beta5}$ 复合物若发生功能障碍，可能导致 I_{K-ACh} 的过度激活而不能受到相应抑制，引起副交感活性增强所致的病变，对更好地理解心脏疾病的病理生理机制及开发正确的治疗提供了一个选择。

磷酸肌醇，如二磷酸磷脂酰肌醇（PIP_2），调控许多离子通道活性，最早发现与磷酸肌醇直接相互作用的门控依赖通道即内向整流钾通道中的一种（K_{ATP}），且 Kir 通道是对磷酸肌醇的依赖性研究最广泛的离子通道家族。PIP_2 是维持 Kir 通道功能的重要因素，腺苷、ACh、钠离子、pH 等因素均通过 PIP_2 调节 Kir 通道，PIP_2 增强 Kir 通道 N 端和 C 端相互作用，并将其系于细胞膜胞质面，调节机械门控通道。新近的研究显示他莫昔芬即通过干扰离子通道和 PIP_2 间相互作用而抑制 HEK-293 细胞表达的 Kir3.1/3.4 通道活性。

四、K_{ACh} 的电生理作用

I_{K-ACh} 与 I_{K1} 同属强内向整流钾电流，I_{K-ACh} 整流特性弱于 I_{K1}。钾电导（K^+ 通透性）因细胞膜去极化而降低的现象称为内向整流，其本质是指 Kir 通道的作用为稳定静息膜电位、动作电位（AP）3 期复极，对 AP 平台期很少或无影响，在不阻止 AP 发生的情况下使静息电位趋于钾离子平衡电位（E_k）。内向整流特性使通道在膜电位负于 E_k 时膜电导增强，膜电位正于 E_k 时膜电导减弱（不同于电压依赖性钾通道）。目前认为整流的分子机制是通道门控受多胺等有机阳离子（精胺、精脒、腐胺）及 Mg^{2+} 调节，多胺等与通道水分子腔隙整流调控器氨

基酸残基结合，改变通道的开放状态，这种特性不仅使细胞保存了细胞内钾离子，且利于钾离子的内流。

（一）I_{K-ACh}与心肌细胞兴奋性

心肌兴奋性受静息电位与阈电位之间的差值影响，I_{K-ACh}使细胞膜超极化而降低心肌细胞的兴奋性。Dobrzynski 等用电流钳技术研究显示 ACh 和腺苷两种激动剂均使雪貂心室肌细胞 APD 缩短和收缩力降低，使心肌细胞兴奋性降低；且 ACh 通过 I_{K-ACh} 和 I_{K1} 共同调节心肌兴奋性，即 ACh 在膜电位正于 E_k 时，激活 I_{K-ACh}，负于 Ek 时，抑制 I_{K1}，而膜电位接近 E_k 时，ACh 对膜电流影响不大；雪貂心室细胞模型显示 I_{K-ACh} 激活后，刺激阈值由 -1.15nA 上升至 -1.80nA，当刺激增加到 -1.80nA，可触发动作电位，但较短，当 I_{K1} 降低 75% 时，-1.55nA 即可触发动作电位，所以，同时抑制 I_{K1} 可恢复兴奋性。同样 CCh 可增加诱发动作电位必需的除极电流量，CCh 诱发的动作电位时程与对照相比显著缩短。

（二）I_{K-ACh}与心肌细胞自律性

心肌细胞的自律性受细胞最大复极电位与阈电位的差距及 4 期自动去极化速度的影响，当最大复极电位增大或钾外流衰减减少时，动作电位 4 期自动去极化速度减慢，自律性降低。

胆碱能受体刺激诱导的心搏频率减低（BRR）依赖于 Gi 蛋白的激活和其通过 PKA 信号与钙离子循环偶联或与 I_{K-ACh} 偶联的程度：在 CCh 低浓度时，I_{K-ACh} 不明显，BRR 主要由 cAMP 介导的、PKA 依赖的钙离子信号抑制；当 CCh 浓度增大到 >30nM 时，PKA 依赖钙离子信号的抑制和 I_{K-ACh} 的激活结合显著抑制了心搏频率。Loma 等研究显示 CCh 10μM 作用下 -50mV 时窦房结 I_{K-ACh} 电流密度显著高于左房或右房（$P<0.005$）。但组织化学研究显示大鼠和豚鼠窦房结 Kir3.1/Kir3.4 标记比心房弱，这对于 ACh 对心脏的重要作用是降低窦房结的自律性存在争议，但作者认为窦房结很多离子通道密度均低，不需要同心房一样多的毒蕈碱钾通道即可实现对心率的调节。

（三）K_{ACh}与心肌收缩力

I_{K-ACh} 的激活降低心肌收缩力，ACh 对豚鼠离体心房肌和心室肌细胞及离体心肌组织收缩力均有降

低作用，但这种效应并不存在于所有心室肌细胞，且心房对 ACh 比对心室敏感（$P<0.01$），这与上述 K_{ACh} 的分布在心房大于心室的结果一致；ACh 对心肌的负性变力效应是通过缩短 APD 实现的，因为当细胞膜被电压钳钳制时，ACh 对雪貂和大鼠的收缩力没有影响。研究证明 I_{K-ACh} 上调促成房颤相关的心房收缩功能障碍，抑制 I_{K-ACh} 可能是预防低收缩力相关的血栓栓塞并发症的新靶点。

五、药物对 K_{ACh} 的影响

胺碘酮与屈奈达隆均可以阻断 GTP-γ-S 和 CCh 引起的 I_{K-ACh} 电流，且屈奈达隆的阻断作用比胺碘酮高，但都不是 K_{ACh} 选择性药物。I_{K-ACh} 的特异性阻滞剂 Tertiapin-Q 是天然肽类毒素 Tertiapin 的未氧化衍生物，对 I_{K-ACh} 有较高的选择性，对 I_{K-ACh} 的敏感性是 I_{K1} 的 100 倍，Tertiapin-Q 可在纳摩尔浓度水平抑制 I_{K-ACh}，在心动过速重构模型中终止房性快速型心律失常，不影响心室的复极，广泛用于 K_{ACh} 相关的实验。新型抗心律失常药 NIP-151 抑制表达 Kir3.1/3.4 的 HEK293 细胞 I_{K-ACh} 电流，IC_{50} 为 1.6 nM，对快速延迟整流钾电流（I_{Kr}）作用较弱（IC_{50} =57.6 mM）；它可剂量依赖地终止实验性迷走神经刺激或乌头碱诱导的房颤，显著延长心房 ERP，对心室 ERP 无显著影响，与 I_{Kr} 阻断剂多非利特（同时延长心室 ERP）相比有显著优势，可能用于房颤的治疗。他莫昔芬可通过干扰离子通道和 PIP_2 间相互作用而抑制 HEK-293 细胞表达的 Kir3.1/3.4 活性，且对 K_{ACh} 作用的机制和能力在心房肌细胞和 HEK-293 细胞相当，他莫昔芬对 I_{K-ACh} 的抑制作用可能减弱副交感神经对心脏的调控。尽管如此，当前尚无可应用于临床的纯 I_{K-ACh} 选择性抑制剂。

六、K_{ACh} 与心律失常的关系

（一）K_{ACh} 与心房颤动

心房颤动（AF）是最常见的心律失常之一，APD 缩短、传导减慢、折返形成均与易诱发房颤相关。房颤时心房电重构的离子流改变包括瞬时外向电流 I_{to}、L 型钙电流（$I_{Ca,L}$）、钠离子流（I_{Na}）的降低和 K^+ 离子电流的增加等。由 I_{K-ACh} 功能失调所致的副交感神经张力调节障碍越来越被认为是房颤发病中的主要因素。

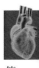

1. 慢性 AF 患者心房 I_{K-ACh} 电流及离子通道表达的改变

AF 时内向整流电流可能发生改变的学说最早由 Van Wagoner 等提出，其在房颤患者的左心房肌细胞中发现内向整流活性增加。后续研究发现，慢性 AF 患者左、右心房肌细胞基础内向整流 K^+ 流均显著增加。Bosch 等报道 AF 患者心房肌细胞背景内向整流电流 I_{K1} 与乙酰胆碱诱导的成分均增加。相反，Dobrev 等的结果显示，与窦性心律（SR）相比，慢性 AF 患者右心房肌细胞基础电流增加，CCh 激活的 M 受体介导的 I_{K-ACh} 减少，增加的基础内向整流钾电流是 I_{K1} 通道表达上调和开放率增加以及 I_{K-ACh} 组成性激活两者的结果；慢性房颤患者心房肌 KACh 通道亚基 mRNA 和蛋白水平表达下降，对 ACh 的应答钝化，可能是由于快速心房率引起 I_{K-ACh} 组成性激活的适应性调节修饰，即机体拮抗房颤时电重构 ERP 缩短的代偿机制之一。

慢性 AF 患者心房肌 Tertiapin-Q 敏感的成分大于窦性心律（SR）单通道记录显示，I_{K-ACh} 在慢性 AF 心房有较显著的组成性激活，记录到自发的通道开放，通道开放率增高，但不伴随基础电流特性的改变。慢性房颤患者组成性激活的 I_{K-ACh} 产生，可能是促进维持（而非引发）心律失常的心房重构的结果。

2. 心房快速起搏（AT）重构中 I_{K-ACh} 的改变

肺静脉肌袖（PV）心肌细胞在房颤中起重要作用，Ehrlich 等曾在 AT-重构犬 PV 记录到本质不确定的超极化激活的时间依赖性内向电流（I_{Kh}），后续研究对电流特性做了鉴定，显示 AT-重构 PV 和 LA 观察到的超极化激活电流的活化时间呈弱的电压依赖性（在 $-120\sim-90$ mV 之间，活化时间为 386 ms±14 ms 到 427 ms±37 ms，平均半活化电压为 -93 mV±4 mV），反转电位约 -84 mV，阿托品对其无影响，I_{Kh} 可被选择性 Kir3 通道阻滞剂 Tertiapin-Q 阻断（IC_{50} 10.0 nM±2.1 nM），为 I_{K-ACh} 的组成性激活；PV 和 LA 的 Kir3.1/3.4 蛋白表达无差异，但 I_{Kh} 在 PV 大于 LA，可能原因为调节因素而非表达水平。Cha 等发现心房快速起搏（AT）重构犬左心房肌细胞中胆碱能刺激诱发的额外电流减少，但组成性激活的 I_{K-ACh} 成分（I_{Kh}）增强；实验中 AT 重构犬心房标本可诱发房性快速心律失常，而 Tertiapin-Q 显著降低诱发的快速心律失常持续时间，延长心律失常周期，对 AT 所致的 APD 缩短有

显著延长作用。Niels voigt 等进一步对 AT-重构犬心房肌细胞单通道研究显示，AT 通过增强自发的通道开放，而增加激动剂非依赖性的组成性激活的 I_{K-ACh} 单通道活性，通道开放频率（f_o）和开放概率（P_o）增加，分别为非重构对照的 7 倍和 10 倍，形成了 AT 重构时显著增加的 I_{K-ACh} 电流，为先前研究观察到的 AT 对肉眼可见的 I_{K-ACh} 的效应，以及相关复极缩短和 Tertiapin-Q 可抑制 AF 等提供了分子基础；AT 重构对通道的其他特性和 Kir3.1/Kir3.4 任一通道亚基 mRNA 或蛋白质的表达无显著影响；AT 重构中胆碱能刺激的 I_{K-ACh} 通道单通道开放率的增加减少，是由于 AT 重构标本 I_{K-ACh} 胆碱能应答的钝化，并且提示应答改变发生在通道门控水平，而非通道亚基表达或自身电导性的改变。

3. 房颤时发生 I_{K-ACh} 组成性激活的机制

持续高心房率改变了通道门控而增加无 M 胆碱能受体刺激时的单 I_{K-ACh} 通道开放率，慢性房颤患者和 AT 电重构犬的单通道特性改变相似，提示二者有组成性激活的共同分子基础。

I_{K-ACh} 的调节很复杂，慢性房颤或电重构时 I_{K-ACh} 组成性激活的确切机制还不清楚，以下是几个普遍认可的 I_{K-ACh} 组成性激活的机制：①由于组成性激活的 I_{K-ACh} 不受阿托品阻断 M 受体所影响，所以 I_{K-ACh} 基础活性是激动剂非依赖性的机制；②由于在心房快速起搏（AT）重构犬心房肌细胞中，百日咳毒素与 GTP 缺乏对基础电流的 Tertiapin 敏感成分均无影响[29]，故不太可能是因为 Gi 蛋白的 G_α 和 $G_{\beta\gamma}$ 亚基呈激动剂非依赖性的分离增加的结果；③慢性房颤与心房快速起搏犬一致，I_{K-ACh} 的激动剂非依赖性激活需要 ATP，百日咳毒素处理不能抑制 ATP 对 I_{K-ACh} 的激活，因此磷酸化依赖性通道调节的修饰可能促进慢性房颤中组成性激活的 I_{K-ACh} 的产生；④PKC 功能异常可能在临床 AF 患者致纤颤组成性 I_{K-ACh} 的产生中起重要作用，研究显示心房肌细胞 Kir3.1 亚基形成一个大分子复合物，可对 I_{K-ACh} 功能局部调节，此大分子复合物包含 PKA、PKC、CaMK II、蛋白磷酸酶 PP1 和 PP2A 的催化亚基，房颤时，此大分子复合物的数量和质量组成可能发生改变，导致 I_{K-ACh} 的异常调节。增强组成性 I_{K-ACh} 通道活性的确切分子信号机制仍需进一步研究确定。

虽然抑制 I_{K-ACh}，尤其是其组成性激活形式，可

能是房颤治疗颇具前景的新进展，选择性 $I_{K\text{-}Ach}$ 抑制剂在犬模型中显示可降低 AT 重构犬的房颤诱发率，并且对心室电生理特性无显著影响，特异性 $I_{K\text{-}Ach}$ 阻滞药可能具安全且有效的房颤抑制作用；但它们同样可能会出现不可避免的副作用，因为其对副交感神经系统调节的 $I_{K\text{-}Ach}$ 介导的效应的抑制（如窦房结），以及 $I_{K\text{-}Ach}$ 依赖的心脏外功能（如瞳孔收缩、膀胱功能和胃肠道活性）的抑制等。

（二）K_{Ach} 与长 QT 综合征

Kir3.4 由 kcnj5 基因编码，杨延宗等新近发现 Kir3.4 的 Gly387Arg 基因突变是先天性长 QT 综合征的病因之一。他们用多态染色体微卫星标记对一个先天性常染色体显性遗传长 QT 综合征家族进行大范围基因连锁分析，在 11q23.3-24.3 位点，一个由 G 蛋白偶联的、kcnj5 基因编码的内向整流钾通道亚基 Kir3.4 发生杂合突变（Kir3.4：Gly387Arg）；异种转基因表达 Kir3.4 Gly387Arg 突变导致丧失 $I_{K\text{-}Ach}$ 电生理特性，从而产生长 QT 综合征。

（三）K_{Ach} 与窦房结功能障碍

尽管 K_{Ach} 在窦房结表达比较丰富，但来自哥本哈根大学医院对窦房结功能障碍患者的研究显示，K_{Ach} 遗传变异与窦房结功能障碍无明显联系[34]。他们对因窦房结功能障碍而植入起搏器患者的 kcnj3 和 kcnj5 基因编码序列进行重测序，鉴定几个已知的常见单核苷酸多态性（SNP），但两个亚基的基因均未发现突变，说明 kcnj3/5 遗传变异与窦房结功能障碍无明显相关。

在分子生物学领域，钾通道的研究已经取得了令人瞩目的进展，这些研究使我们初步了解钾通道基因表达的特点和调控方式；因此，通过对钾通道的分子结构及其与功能的关系进行探索，解释了一些疾病，尤其是遗传性疾病的病因和病理生理变化，对于理解心律失常的好发部位及指导临床治疗具有至关重要的作用。根据 K_{Ach} 在心肌的特异分布和电生理作用，对于探索房颤等疾病的选择性药物有潜在价值。

第三节　ATP 敏感性钾离子通道在心肌中的分布及生理功能

ATP 敏感性钾通道（K_{ATP}）于 1983 年由 Noma 首先在豚鼠的心肌细胞上发现，其特征是通道活性随胞内 ATP 浓度升高而被显著抑制。现已证明多种组织细胞（包括人的心肌细胞）存在 K_{ATP} 通道。分子生物学研究表明，K_{ATP} 通道是两个亚基构成的复合体，即内向整流钾通道（Kir）和 ATP 结合蛋白超家族成员磺酰脲类受体（sulfonylurea receptor，SUR）。Kir 亚基有 Kir6.1 和 Kir6.2，形成通道的离子孔道；SUR 又分为 SUR1 和 SUR2（SUR2A，SUR2B），调节 K_{ATP} 的功能及药物和 ATP 对通道的敏感性。不同的 Kir 亚基和 SUR 亚基相互结合，形成了不同组织 K_{ATP} 分子结构的多样性，而分子结构的不同又决定了不同组织 K_{ATP} 功能特征的复杂性。目前认为，心肌细胞 K_{ATP} 是由 Kir6.2 和 SUR2A 组成，胰腺β细胞 K_{ATP} 由 Kir6.2 和 SUR1 组成，血管平滑肌 K_{ATP} 由 Kir6.1 和 SUR2B 组成。但 Pu 等敲除小鼠心肌细胞 SUR2 亚基上的 NBD1 区即格列本脲的作用位点，仍能用免疫组织化学、共沉淀和 PCR 技术证实存在 NBD2 和格列本脲敏感的 K^+ 通道，这说明心肌细胞膜上的

K_{ATP} 通道有不同种类的组合。K_{ATP} 的功能取决于 SUR 和 Kir 亚基的分子连接方式。

一、K_{ATP} 的分布及电生理特性

Morrissey 等研究鼠心脏 K_{ATP} 通道每个亚基的分布，结果发现 Kir6.1 在心室肌细胞、冠状动脉平滑肌细胞和内皮细胞中有表达，内皮毛细血管中也有 Kir6.1 蛋白表达。Kir6.2 主要在心室肌和内皮细胞中表达，而平滑肌细胞中没有表达。SUR1 在心室肌细胞表面强表达（但是冠脉系统中无表达），而 SUR2 主要在心肌和冠状动脉血管（主要是小血管）表达。在离体心室肌细胞 T 管中 Kir6.2 和 SUR2 共表达，在肌纤维上 Kir6.1 和 SUR1 亚基强表达。Singh 通过共聚焦显微镜和亚细胞结构分离的方法亦发现 Kir6.2 和 SUR2A 大都分布在心肌上，大多数 Kir6.1 分布在细胞内，从而推断心肌 K_{ATP} 是 Kir6.2/SUR2A 组成的低聚体。在 T 管内是 SUR2B 占优势。尽管 Kir6.0 亚基不在横纹肌表达，作者推断 T 小管类似心肌 K_{ATP}，由 Kir6.2/SUR2B 组成，至今认为 Kir6.2 是心肌 K_{ATP} 的主要成分，

Kir6.0 亚基和相对含量较少的 Kir6.1 亚基在个别膜表面分布。

K_{ATP} 的主要特性有：①与细胞膜内、外 K^+ 浓度密切相关。K_{ATP} 通道对 K^+ 有高度的选择性通透作用，而对 Na^+ 的通透性极低。在心肌细胞膜，当电位为 0，膜内、外 K^+ 浓度差为 140 mmol/L 时，K_{ATP} 单通道电导为 80 s。在血管平滑肌细胞膜内 K^+ 浓度为 120 mmol/L，膜外为 60 mmol/L 时，K_{ATP} 单通道电导为 130 s，高于心肌细胞。②通道的活性受细胞内 ATP 浓度调节。与电压依赖型钾离子通道不同，K_{ATP} 通道不受细胞膜电压的调节。③K_{ATP} 通道受 G 蛋白的调节，激活细胞内的 G 蛋白，可以拮抗 ATP 对通道的抑制作用，使 K_{ATP} 通道开放。

二、K_{ATP} 的生理功能

(一) 心肌缺血的保护因子

在正常心脏组织中，K_{ATP} 通道由于细胞内高浓度 ATP 而处于抑制关闭状态，并不参与动作电位的形成和兴奋收缩偶联。在缺血的情况下（[ATP] 较低时）K_{ATP} 开放，缩短动作电位时程，K^+ 外流，加速复极，使动作电位平台期缩短，电压依赖型钙离子通道活性下降，Ca^{2+} 内流减少，抑制心肌收缩，因此可作为心肌缺血的保护因素。也就是说，外向钾电流增多使动作电位时程缩短，因此降低 Ca^{2+} 内流，以及细胞内 Ca^{2+} 浓度，储存 ATP。K_{ATP} 通道通过控制胞质中 Ca 离子内流，缩短动作电位时程。

临床上对于急性心肌梗死的患者是否进行急诊血管再通治疗，体表心电图的 ST 段变化是经典的临床指征。Li 等发现在 Kir6.2 敲除的小鼠中，由于结扎左冠状动脉产生透壁前壁心肌梗死后，ST 段无明显变化，而野生型小鼠在血管结扎所致缺血性损伤后即刻产生明显的 ST 段上升。因此 K_{ATP} 的功能对于临床急性心肌梗死再灌注治疗有着一定的指导意义。

因此，在低氧条件下，ATP 敏感性钾通道被激活，引起动作电位时程缩短和细胞外钾离子蓄积，减少钙离子内流，对心肌有一定的保护作用；但过度的钾离子外流，对心肌则有损害，甚至诱发心律失常，K_{ATP} 持续开放，动作电位时程缩短，可导致折返性心律失常，可能加速心肌细胞死亡。提示 ATP 敏感性钾通道的开放，可能是低氧引起心肌损

伤的一种内源性机制，APD 缩短导致折返性心律失常，此为 K_{ATP} 的二重性。

在缺血性心肌损伤中，线粒体 K_{ATP} 可能发挥着比质膜 K_{ATP} 更重要的保护作用，在缺血预适应中发挥着终末调节因子的作用。既往研究发现 Kir6.1 主要和心室肌线粒体相关，使用抗 Kir6.1 血清抗体通过共聚焦显微镜可以明确 Kir6.1 亚基在细胞内的分布和心肌结构的特点。Singh 等发现 Kir6.2 也存在于线粒体中，线粒体 K_{ATP} 通道对钾离子通道激动剂如二氮嗪和 K_{ATP} 通道拮抗剂 5-hydroxydecanoate (5-HD) 如尼可地尔、吡那地尔更加敏感，但是对 P1075 不敏感。而质膜 K_{ATP} 对 P1075 敏感。HMR-1098 为特异性的质膜 K_{ATP} 通道阻滞剂。

Das 等研究质膜 K_{ATP} 和线粒体 K_{ATP} 特异性阻滞剂和激动剂在冠状动脉阻塞之前、之间和再灌注之后对生存率和再灌注性心律失常以及梗死面积的影响。第一组心肌在结扎左主干 30 min 后出现缺血所致心律失常，第二组在同样的冠脉结扎 20 min 后再灌注产生心律失常。两组早期静脉应用尼可地尔、吡那地尔、HMR 1883（质膜 K_{ATP} 特异性阻滞剂）/尼可地尔、HMR 1883/吡那地尔，在缺血前和缺血时应用能够提高生存率，明显降低致死性心律失常的发生率，减少梗死面积。然而在再灌注前应用上述药物不能提高生存率，没有抗心律失常和心脏保护作用。在第二组所有亚组的梗死心肌中坏死区有高浓度的丙二醛、低水平的还原型谷胱甘肽和超氧化物歧化酶，表明尼可地尔、吡那地尔没有明显的抗自由基功能，因此推测线粒体 K_{ATP} 通道激动剂能够使线粒体产生活性氧，具有缺血预适应及抗心律失常作用。Quindry 等实验证实这一观点，雌鼠被随机分配至具有心脏保护的踏车运动组中或者在缺血再灌注之前的平静状态组，运动组在缺血再灌注之前，分别接受线粒体 K_{ATP} 抑制剂（5-HD）或者质膜 K_{ATP} 抑制剂（HMR1098），ECG 显示线粒体 K_{ATP} 抑制剂削弱了抗心律失常作用，而质膜 K_{ATP} 抑制剂却相反。尽管在静息和活动后线粒体 K_{ATP} 抑制的心脏中氧化应激明显增强，但是在缺血和再灌注心肌中，内源性抗氧化物酶、超氧化物歧化酶、过氧化氢酶、谷胱甘肽过氧化物酶活性增强，这些发现表明作为运动介导心肌保护防止缺血再灌注中，线粒体 K_{ATP} 提供抗心律失常保护作用，这些数据更多显示了抗心律失常作用可能和运动后心脏氧化还

原反应的平衡相关。

（二）室性心动过速的保护因子

触发激动是一种激动形成的异常，细胞内 Ca^{2+} 超载及 K^+ 外流减少均可诱发触发激动。很多研究表明，运动或儿茶酚胺增高性室性心动过速与细胞内 Ca^{2+} 超载有关。通过离体动物心室乳头肌及体内的研究发现，小剂量钾通道开放剂拮抗触发激动的形成。此外，ATP 耗竭本身也可以抑制 Ca^{2+} 的振荡释放、抑制肌质网上的钙泵摄取 Ca^{2+}，使 K_{ATP} 开放，终止并抑制触发性心律失常。代谢作用敏感性心肌 K_{ATP} 通过调整膜激动性以适应儿茶酚胺压力下细胞的能量需求，表明通道功能对心肌电稳定性有很大作用。肾上腺素激动对野生型小鼠来说，动作电位缩短，产生平滑的去极化曲线，没有早期后除极，而在 K_{ATP} 缺乏的心肌中，肾上腺素激动产生早期后除极，这种早期后除极易产生触发活动，扰乱正常节律，产生室性早搏。K_{ATP} 开放在触发激动的形成机制中，间接抑制因 L-型钙电流增大所致 APD 的延长作用，对心室肌细胞具有保护作用，为 K_{ATP} 激动剂用于治疗特发性室性心动过速提供了理论依据。

K_{ATP} 通道激动剂抑制早期后除极和折返激动，而通道阻滞剂则相反。事实上，近期一个对 2 型糖尿病患者的随机临床研究中发现，格列本脲，而不是二甲双胍类口服降糖药，能延长 QT，增加 QT 离散度。在正常的动物中，这些产生触发活动和室性心律失常的诱因在 QT 延长的发展过程中是一个内在的危险因素，能够产生尖端扭转型室速。因此拟交感神经压力下 K_{ATP} 通道不仅易化适合的功能应答，而且能够维持钙内环境的稳定和保护心肌电活动的稳定性。实际上，非选择性 K_{ATP} 通道拮抗剂（格列本脲）能促使钾外流，降低动作电位时程、除极异质性，因此产生折返性心律失常的基质。这些非选择性拮抗剂有着重要的非心脏活性，促使胰岛素分泌（胰岛 B 细胞），低血糖反应，降低冠状动脉血流（心肌平滑肌细胞），避免缺血预适应（线粒体 K_{ATP}），降低心肌收缩功能。新型复合物 HMR 1883 或 HMR 1402 能够选择性抑制心肌质膜 K_{ATP}，这些药物加重心肌缺血相关电特性改变，促进恶性心律失常。

由于 K_{ATP} 仅在 ATP 降低时激活，因此 K_{ATP} 激动剂仅在缺血组织中起作用，而对正常心肌没有或者仅有很小作用，因此，选择性心肌质膜 K_{ATP} 通道

激动剂代表一类新型缺血后抗心律失常药物。

（三）与心力衰竭的关系

心力衰竭综合征主要的病理变化是弥漫性心室重构，包括心肌肥厚和纤维化。在高血压患者中，左室体积增大的幅度是长期预后及心力衰竭失代偿发生速率的预测因子。Kane 等发现 K_{ATP} 敲除小鼠比野生型小鼠左室容积大 3 倍，左右房和右室壁明显肥厚。这些过度重构提示预后不良，因此敲除编码心肌 K_{ATP} 中 Kir6.2 亚基的 *kcnj11* 基因，使心脏对不良应激不敏感，产生心肌复极损伤，激活细胞膜电压依赖性 L-型钙通道，产生细胞内钙超载，容易诱发心力衰竭和死亡。编码心脏 K^+ 通道的基因缺损会破坏心脏耐受应激的能力，使之易患心力衰竭。心脏对压力的耐受需要 K_{ATP} 通道对代谢变化的高度感知，以调节膜电压依赖性细胞功能，适应细胞能量需求。Bienengraeber 等对因患扩张型心肌病致心力衰竭和心律失常患者的基因组 DNA 进行了研究，发现 2 人的 K^+ 通道在 ABCC9 发生了突变，从而改变了 K_{ATP} 通道的调节亚基 SUR2A，突变的 SUR2A 在内源性 ATP 水解循环中存在异常重构，成为异常的 K_{ATP} 通道表型，破坏心脏耐受应激的能力，从而易患扩张型心肌病。

研究表明在心力衰竭模型中，结构重构明显使能量信号-通道连接分离，使代谢通路调节因子紊乱，细胞内信号分子的分解使 K_{ATP} 不恰当地识别细胞不良刺激，不能执行维持细胞内环境稳定的功能。事实上很多生物能量的紊乱，如线粒体 ATP 产生的减少，肌酸激酶减少导致的能量储存减少，最终使 K_{ATP} 失去调节作用，不能使细胞对压力作用下的代谢反应做出适合的应答。心力衰竭的小鼠心肌细胞 K_{ATP} 不能被细胞代谢压力激活，也不能产生缺氧适应下的动作电位时程缩短。缺少 K_{ATP} 通道，心肌细胞不能耐受交感刺激产生的细胞内钙超载和异常收缩。而使用钾通道激动剂则可以挽救心肌细胞。Chu 等研究小鼠压力负荷作用进展中 K_{ATP} 通道的作用，将雌鼠分为四组：4 周假手术组（F4），主动脉缩窄 4 周组（T4），12 周假手术组（F12），主动脉缩窄 12 周组（T12）。通过主动脉缩窄给予慢性压力负荷，通过改良的 Langendorff 灌注方法，在体外测量分离的左室心肌参数，在正常和缺血再灌注心肌中，使用膜片钳技术记录 K_{ATP}。结果发现 T4 收缩压、舒张压和平均动脉压明显高于 F4 组，但是

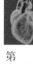

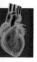

T12 与 F12 组没有差别，在正常情况下，四组所有细胞膜电流密度没有差别。而在心肌缺血 25 min 后，T12 组 K_{ATP} 电流密度明显高于 F12 组，但是 F4 和 T4 组、F12 和 T12 组中心室肌 K_{ATP} 通道总数是相似的。因此质膜 K_{ATP} 在充血性心力衰竭的发展过程中，对缺血更敏感，电流强度明显增强，但是 K_{ATP} 功能改变出现在其数量增多之前。

三、小结

由于基因技术与膜片钳、蛋白质化学等技术的有机结合，钾通道在心肌中的分布已经得到证实。这些研究明确了钾通道基因的核苷酸顺序、在染色体上的定位，同时对钾通道的研究不再满足于基因，而是深入到基因所编码的每一个蛋白质在通道中的具体位置及作用。可以说钾通道的研究已经进入了后基因时代。目前我们已经初步了解钾通道基因表达的特点和调控方式，还对钾通道的分子结构及其与功能的关系进行了探索：一方面从分子的角度对通道的电生理学特性加以阐述；另一方面揭示了许多抗心律失常药物的作用机制，并解释了一些疾病，尤其是遗传性疾病的病因和病理生理变化。钾通道的研究对于指导临床工作有着广泛的应用前景。

（刘　利　刘金秋　张树龙）

参考文献

[1] 谷春华，吴以岭. 参松养心胶囊对冠心病室性早搏疗效及心脏自主神经功能的影响. 中国中西医结合杂志，2005，25：783-786.

[2] Koo SH，Wakili R，Heo JH，et al. Role of constitutively active acetylcholine-mediated potassium current in atrial contractile dysfunction caused by atrial tachycardia remodelling. Europace，2010，12 (10)：1490-1497.

[3] Tanaka Y，Nishizaki M，Yamawake N. Electrocardiographic features in a patient with the coexistence of long QT syndrome and coronary vasospasm. Pacing Clin Electrophysiol，2008，31 (8)：1065-1069.

[4] Flaim SN，McCulloch AD. Acetylcholine-induced shortening of the epicardial action potential duration may increase repolarization gradients and LQT3 arrhythmic risk. J Electrocardiol，2007，40 (6 Suppl)：S66-69.

[5] Jankiewicz S，Błaszyk K，Mularek-Kubzdela T. ST segment elevation typical for Brugada syndrome after intracoronary acetylocholine injection with retrosternal pain in history. Kardiol Pol，2012，70 (1)：80-83.

[6] Aizawa Y，Furushima H，Chinushi M，et al. Autonomic nerve activity and long QT interval syndrome：a role of acetylcholine and alpha-adrenoceptor. J Electrocardiol，1999，32 Suppl：173-176.

[7] Furushima H，Niwano S，Chinushi M，et al. Effect of atropine on QT prolongation and torsade de pointes induced by intracoronary acetylcholine in the long QT syndrome. Am J Cardiol，1999，83 (5)：714-718.

[8] Aizawa Y，Washizuka T，Igarashi Y，et al. Acetylcholine-induced prolongation of the QT interval in idiopathic long QT syndrome. Am J Cardiol，1996，77 (10)：879-882.

[9] Liu Z，Du L，Li M. Update on the slow delayed rectifier potassium current (I (Ks))：role in modulating cardiac function. Curr Med Chem，2012，19 (9)：1405-1420.

[10] Watanabe I，Okumura Y，Ohkubo K，et al. Effect of the ATP-sensitive K^+ channel opener nicorandil in a canine model of proarrhythmia. Int Heart J，2011，52 (5)：318-322.

[11] Bao L，Kefaloyianni E，Lader J，et al. Unique properties of the ATP-sensitive K^+ channel in the mouse ventricular cardiac conduction system. Circ Arrhythm Electrophysiol，2011，4 (6)：926-935.

[12] Dennis AT，Nassal D，Deschenes I，et al. Antidepressant-induced ubiquitination and degradation of the cardiac potassium channel hERG. J Biol Chem，2011，286 (39)：34413-34425.

[13] Nagy N，Márton Z，Kiss L，et al. Role of Ca^{2+}-sensitive K^+ currents in controlling ventricular repolarization：possible implications for future antiarrhytmic drug therapy. Curr Med Chem，2011，18 (24)：3622-3639.

[14] Baczkó I，Husti Z，Lang V，et al. Sarcolemmal K_{ATP} channel modulators and cardiac arrhythmias. Curr Med Chem，2011，18 (24)：3640-3661.

[15] Moric-Janiszewska E，Głogowska-Ligus J，Paul-Samojedny M，et al. Expression of genes KCNQ1 and HERG encoding potassium ion channels Ikr，Iks in long QT syndrome. Kardiol Pol，2011，69 (5)：423-429.

[16] Takahara A，Wagatsuma H，Aritomi S，et al. Measurements of cardiac ion channel subunits in the chronic atrioventricular block dog. J Pharmacol Sci，2011，116 (1)：132-135.

[17] Hreiche R，Plante I，Drolet B，et al. Lengthening of cardiac repolarization in isolated guinea pigs hearts by

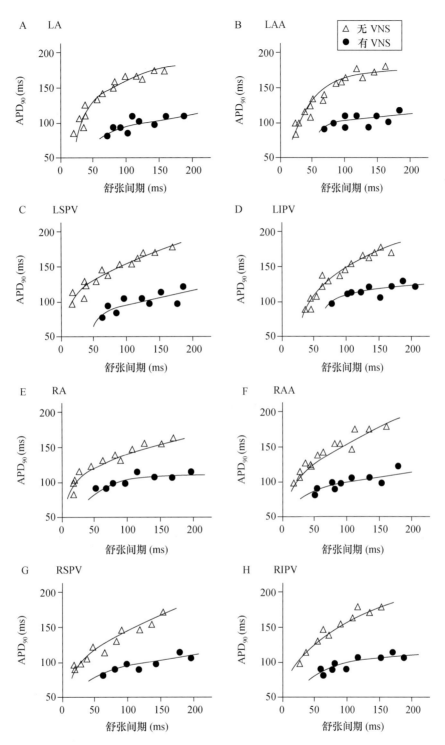

图 7-4　自主神经对单项动作电位电重整的影响。自主神经使心房每个部位的 APD 电重整曲线变平滑。VNS：迷走神经刺激

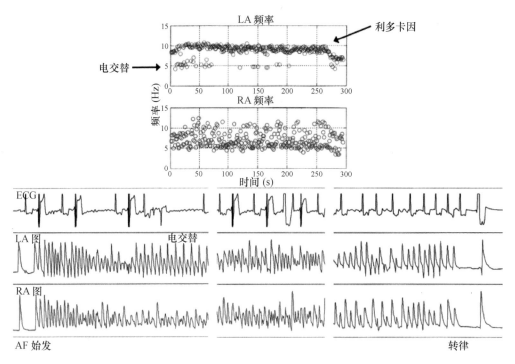

图 7-5　迷走神经房颤 MAPD 记录和主频分析。在房颤始发和转律过程，进行左房和右房 MAP 记录的主频分析。该图连续记录了 300 s，显示了房颤始发，利卡多因应用后房颤转律的过程。左房的主频率主要位于 8Hz 和 10Hz 之间，且主频率明显较右房集中，而右房的主频率分布范围明显增宽，提示左房较右房存在明显的 MAPD 电交替。左侧：房颤始发时，出现明显电交替，以左房明显。中间：出现稳定房颤，MAPD 记录呈碎裂样。右侧：房颤 f 波演变成明显的房速波形，然后转律

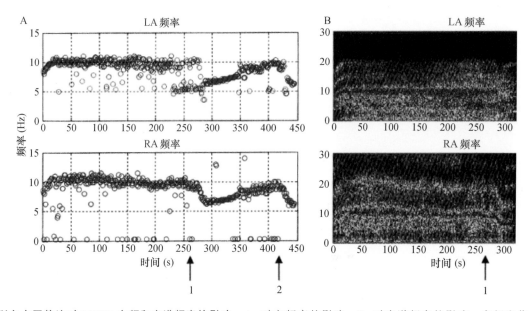

图 7-6　利多卡因静注对 MAPD 主频和光谱频率的影响。A. 对主频率的影响。**B.** 对光谱频率的影响。房颤发作，需要静注两次利多卡因（每次 1mg/kg）方可转律，如箭头 1、2 所示。第 1 次静推利多卡因后，左房和右房主频率明显下降，房颤接近转律时恢复。第 2 次静注利多卡因，主频值突然下降，房颤转律

第三节 自主神经与心室单相动作电位

一、正常离体心脏研究

心室肌以交感神经为优势支配，不同部位神经支配存在一定差别，左室游离壁基底部交感神经支配多于心尖部。前者酪氨酸羟化酶和 KCNQ1 蛋白表达均大于后者。KCNQ1 是一种延迟整流钾电流（I_{Ks}）离子通道蛋白，可能介导 β 肾上腺素受体刺激相关的 APD 缩短，可能是左侧交感神经刺激对基底部 APD 影响（与左室心尖部相比）更明显的原因。研究已经表明，心室基底部至心尖部存在明显的儿茶酚胺浓度梯度，提示基底部存在更多的交感神经支配。因此基底部 APD 在交感神经刺激时缩短得更为明显。去甲肾上腺素浸润后，心尖部对交感神经刺激更为敏感，提示心尖部虽然存在丰富的 β 肾上腺素受体，但交感神经的分布可能较为稀疏。这可能解释了在离体的兔心脏中，交感神经刺激和去甲肾上腺素作用产生不同除极方向的原因（图 7-7）。

离体兔动物心脏模型中，在第 12 胸髓至第 2 腰髓插入刺激电极，交感神经刺激明显增加心室电重整曲线的最大斜率，增加心室电交替发生，缩短心室有效不应期，降低室颤阈值。而迷走神经刺激却有着相反的电生理作用，对心室可能具有抗心律失常的作用（图 7-8）。

另一项离体兔动物心脏模型研究中，对照组 APD 电重整曲线的最大斜率在迷走神经刺激时明显降低，明显低于基线水平（图 7-9）。在给予 NO 合酶抑制剂 L-NA（Na-nitro-L-arginine）后，迷走神经刺激电重整曲线最大斜率较基线水平无明显差异。同时给予 L-NA 和 L-Arg（L-arginine，用于逆转对 NO 的抑制作用）后，迷走神经刺激降低电重整曲线最大斜率的作用恢复。同样，迷走神经刺激增加了心室的室颤阈值，给予 L-NA 后，这种作用消失；继续加用 L-Arg 后，这种作用恢复。但无论加用 L-NA 或 L-NA 加 L-Arg 与否，刺激迷走神经延长心室有效不应期的作用均没有明显改变。迷走神经刺激使 APD 电重整曲线变平滑，增加室颤阈值，在这种迷走神经刺激对心室抗心律失常作用机制的形成过程中 NO 发挥着重要作用。而心室有效不应期改变在心室抗心律失常保护作用中不起决定性作用。

NO 介导的心室抗心律失常作用机制相关的离子通道变化尚需要进一步研究。

二、心肌梗死

心室电重构是心肌梗死相关室性心律失常发生的重要机制，复极不均一性可能导致室性心律失常的发作。心肌梗死可以引起心肌电生理特性改变，形成跨壁梯度差异，这种差异包括兴奋性、动作电位时程和不应期的离散性增加，导致折返机制形成，引起室性心律失常的发作。在梗死心肌周围区域，心室的有效不应期和 APD 差异明显，室性心律失常的易感性增加。卡维地洛可以抑制梗死心肌周围区域有效不应期和 APD 的延长，通过抑制电重构形成达到抗心律失常的作用。对于心肌梗死的心脏，缺血区或者梗死区存在神经元坏死和神经再生，引起交感神经支配的区域差异，导致不均一性电重构发生。交感神经再生又可以恶化心室肌电学不均一性，同时也引起区域性高神经支配。交感神经不均一性支配进一步增加了电生理特性的空间不均一性。交感神经再生抑制心肌瞬间外向电流（I_{to}）和内向整流电流（I_{K1}）通道的功能和相关蛋白质的表达，从而对心肌细胞的复极产生了影响，提高了室性心律失常的易感性。在卡维地洛治疗兔子模型中，抑制交感神经重构，同时抑制了心室肌的电重构，提示卡维地洛可能减轻了梗死心肌周围由于交感神经再生所致的神经空间分布差异，降低了该区域电重构的程度。但该研究的缺点是没有同时测量正常区、梗死区周围和梗死区心肌的 APD 和有效不应期，因为在体研究中这些区域通常位于心室的侧壁和后壁，稳定可靠地测量 APD 的难度大。

心肌梗死相关室性心律失常的发生与早期交感神经活化相关。交感神经激活引起儿茶酚胺和去甲肾上腺素的大量释放，触发早期和晚期后除极，导致触发灶的发生，引起室性心律失常的发作。内皮素受体主要分布在左心室交感神经聚集区，调节去甲肾上腺素的释放。外源性给予内皮素-1，去甲肾上腺素水平升高，室性心律失常的发生率呈剂量性增加。波生坦是一种内皮素受体抑制剂，可以抑制两种不同的 G 蛋白偶联受体（ETA 和 ETB），从

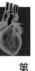

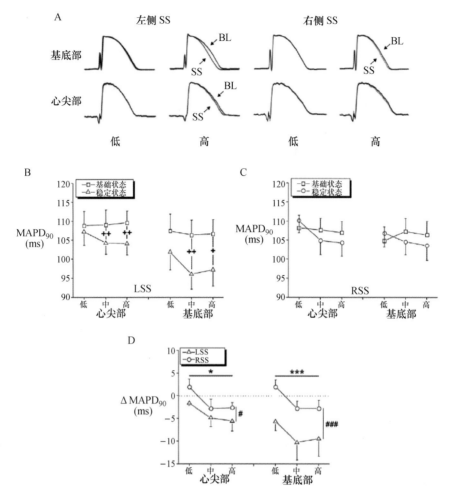

图 7-7　心室起搏时单侧交感神经刺激对左室电生理参数的影响。**A.** 左侧和右侧交感神经分别进行单侧交感神经刺激（sympathetic stimulation，SS）对左心室游离壁心尖部和基底部单相动作电位的影响。**B～D.** 左侧交感神经刺激（LSS）和右侧交感神经刺激（RSS）对心尖部和基底部平均 $MAPD_{90}$ 的影响；左侧和右侧交感神经刺激与基础状态 $MAPD_{90}$ 对比。BL：基础状态。基础状态 vs. 稳定状态：[+] $P<0.05$，[++] $P<0.01$；频率：[*] $P<0.05$，[***] $P<0.001$；左侧 vs. 右侧：[#] $P<0.05$，[###] $P<0.001$

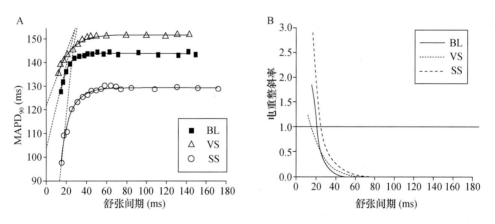

图 7-8　自主神经刺激对 **APD** 和电重整斜率的影响。BL：基础状态；VS：迷走神经刺激；SS：交感神经刺激

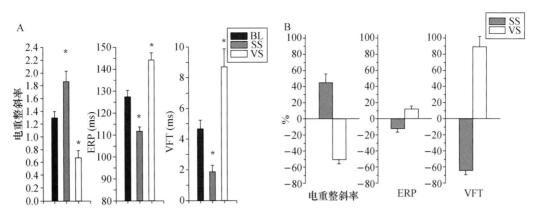

图 7-9 自主神经刺激对电重整斜率、有效不应期（ERP）和室颤阈值（VFT）的影响。

而降低心肌梗死 24 h 动物血液中的去甲肾上腺素水平，反映交感神经活性的心率变异性也下降；也可能降低儿茶酚胺释放，由于选择性抑制 ETA 能明显降低儿茶酚胺水平，但如果同时抑制了 ETB，这种波生坦儿茶酚胺释放的抑制作用可能会消除或减弱。因此波生坦对儿茶酚胺释放的抑制作用可能有限，而对去甲肾上腺素释放的抑制作用占主导方面。波生坦这种交感神经抑制作用，明显缩短了心肌梗死 24 h 左心室肌 APD_{90}，且降低了 APD 的逐搏变异性，从而降低了室性心律失常的发生率。

三、心力衰竭

以往研究表明，右心室起搏诱发心力衰竭的犬模型中，室颤的发生率增加。在右心室起搏诱发心力衰竭组犬模型中，有效不应期和 APD 均较假手术组明显延长，而心室有效不应期和 APD_{90} 比值下降，提示 APD 延长的程度较有效不应期延长更为明显。同时，前者心室晚复极时程也明显延长，易导致一过性传导阻滞，引起折返机制的发生。另外，心室晚复极时程或者不完全复极可以引起早期后复极，也可能导致触发性室性心律失常发生。因此，心室晚复极时程延长可能是促进室性心律失常发生的机制之一。在心力衰竭（快速右室起搏）动物模型中，APD 离散度也明显增加，易引起单向传导阻滞，当激动从短的心室复极时程部位向长的心室复极时程部位传导时，就会产生折返激动，导致持续性室速的发生。心力衰竭的室颤阈值较对照组降低，心室 APD 离散度和心室晚复极时程与室颤阈值负相关，而心室有效不应期和 APD_{90} 比值与室颤阈值呈正相关，进一步提示心力衰竭诱发电交替可能导致心室

电激动不稳定和心律失常的发生。HRV 和压力反射敏感度反映自主神经功能，可能用来预测心力衰竭心源性猝死的发生。HRV 和压力反射敏感度与 APD 离散度及心室晚复极时程离散度呈负相关，而与心室有效不应期和 APD_{90} 比值、室颤阈值呈正相关。HRV 和压力反射敏感度降低可能与心室 APD 变异性增加相关。因此，自主神经张力改变，可引起心力衰竭心室电生理特性改变，这种改变与心室颤动易感性相关。但这两个自主神经参数对临床心力衰竭猝死风险评估的敏感性和特异性价值仍需进一步研究。因此，自主神经张力改变可能与心力衰竭心室电生理基质异常改变相关，从而导致心源性猝死（图 7-10）。

本章结语

单相动作电位技术在自主神经相关房颤研究中发挥着重要作用。迷走神经刺激可以缩短 APD，减少 APD 电交替发生，使 APD 电重整曲线变平滑，但仍然容易诱发房颤发作。平滑的 APD 电重整曲线可能促进母转子稳定，导致房颤的维持。心室主要由交感神经支配，通过单相动作电位技术研究发现，交感神经刺激明显增加心室电重整曲线的最大斜率，增加心室电交替发生，缩短心室有效不应期，降低室颤阈值。迷走神经刺激却有着相反的电生理作用，对心室可能具有抗心律失常作用。NO 可能在这种迷走神经刺激对心室抗心律失常作用机制的形成过程发挥着重要作用。心肌梗死交感神经再生和区域支配差异也有促室性心律失常的作用。心力衰竭所致心源性猝死可能与自主神经所致心室 APD 基质改变，从而改变室颤阈值。迷走神经刺激对心房具有促房颤的作用，而对心室却可能具有抗心律失常的

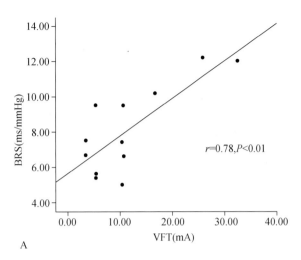

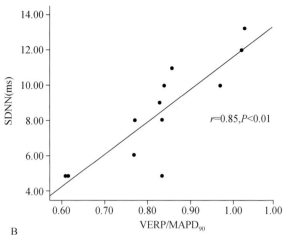

图 7-10 自主神经与心室电生理基质。**A.** 压力反射敏感度（BRS）与室颤阈值（VFT）的关系。**B.** 全部窦性心搏 RR 间期（SDNN）与心室有效不应期（VERP）/MAPD$_{90}$ 比值的关系

作用。继续通过单相动作电位技术应用，以及适当迷走神经电压设置或者刺激电极置入，发挥迷走神经的心室保护作用，减少心房的致心律失常作用，可能是未来研究的热点。

（林玉璧　高连君）

参考文献

［1］宋艳丽. 单相动作电位及其临床应用. 上海铁道大学学报，1998，19（1）：162-164.

［2］周金台. 单相动作电位记录与触发性心律失常的临床研究. 心电学杂志，2002，21（2）：101-106.

［3］蒋桔泉，曹林生. 单相动作电位技术在复杂心律失常研究中的应用. 国外医学：内科学分册，2002，29（2）：57-59，63.

［4］解景田，谢来华. 用单相动作电位研究触发性心律失常. 生理科学进展，1990，21（4）：363-366.

［5］ZhaoQY，Huang CX，Liang JJ，et al. Effect of vagal stimulation and differential densities of M2 receptor and IK, ACh in canine atria. Int J Cardiol，2008，126（3）：352-358.

［6］Narayan SM，Bode F，Karasik PL，et al. Alternans of atrial action potentials during atrial flutter as a precursor to atrial fibrillation. Circulation，2002，106（15）：1968-1973.

［7］Lu Z，Cui B，He B，et al. Effects of autonomic interventions on atrial restitution properties. J Cardiovasc Electrophysiol，2011，22（1）：84-90.

［8］Lu Z，Cui B，He B，et al. Distinct restitution properties in vagally mediated atrial fibrillation and six-hour rapid pacing-induced atrial fibrillation. Cardiovasc Res，2011，89（4）：834-842.

［9］Pariaut R，Moise NS，Koetje BD，et al. Lidocaine converts acute vagally associated atrial fibrillation to sinus rhythm in German Shepherd dogs with inherited arrhythmias. J Vet Intern Med，2008，22（6）：1274-1282.

［10］Winter J，Tanko AS，Brack KE，et al. Differential cardiac responses to unilateral sympathetic nerve stimulation in the isolated innervated rabbit heart. Auton Neurosci，2012，166（1-2）：4-14.

［11］Ng GA，Brack KE，Patel VH，et al. Autonomic modulation of electrical restitution，alternans and ventricular fibrillation initiation in the isolated heart. Cardiovasc Res，2007，73（4）：750-760.

［12］Brack KE，Patel VH，Coote JH，et al. Nitric oxide mediates the vagal protective effect on ventricular fibrillation via effects on action potential duration restitution in the rabbit heart. J Physiol，2007，583（Pt 2）：695-704.

［13］Wen H，Jiang H，Lu Z，et al. Carvedilol ameliorates sympathetic nerve sprouting and electrical remodeling after myocardial infarction in rats. Biomed Pharmacother，2010，64（7）：446-450.

［14］Kolettis TM，Baltogiannis GG，Tsalikakis DG，et al. Effects of dual endothelin receptor blockade on sympathetic activation and arrhythmogenesis during acute myocardial infarction in rats. Eur J Pharmacol，2008，580（1-2）：241-249.

［15］Zhou SX，Lei J，Fang C，et al. Ventricular electrophysiology in congestive heart failure and its correlation with heart rate variability and baroreflex sensitivity：a canine model study. Europace，2009，11（2）：245-251.

第八章　自主神经与心房电重构

应用迷走神经刺激或静脉注射乙酰胆碱诱发或维持心房颤动（房颤）广泛用于动物实验中。最近研究表明心脏去迷走神经可预防迷走神经介导的房颤发生。由于迷走神经与房颤密切相关，而心房电重构是房颤维持的病理生理基础，二者导致房颤更容易诱发或维持的机制均为缩短心房不应期，降低波长指数，增加心房不应期的离散度。因而，本文综合近年基础及临床研究报告，阐述迷走神经与心房电重构的关系。

第一节　心房电重构在心房颤动发生和维持中的作用

电重构是 1995 年由 Wijffels 等提出，他们给山羊安装一种起搏装置，通过对心房的超速起搏，发现超速起搏可诱发房颤，而且随着刺激时间的延长，房颤的持续时间也延长，这就是"房颤致房颤"理论的来源。临床医生很早就发现房颤的自然病程常由阵发性向持续性转变，因而提出房颤的发生能改变心房肌特性，可能存在某种机制使颤动波维持稳定或终止后很快复发。房颤引起心房有效不应期改变具有空间变异性，即在心房不同部位心肌有效不应期缩短的程度不同，结果导致有效不应期离散度增加，促使心房重构、房颤持续。房颤引起的电生理改变如有效不应期缩短、传导速度降低、有效不应期离散度增加等，通过增加功能性折返环数促使房颤呈持续状态。

进一步的基础研究表明心房电重构分为早期分子水平的电重构及晚期心房肌不应期和传导速度的重构，最终发生心脏机械功能的重构。Yamashita 等通过对鼠的心脏进行短期快速起搏来测量起搏对离子通道 mRNA 水平的影响。他们发现短期快速心房起搏能改变电压依赖性钾离子通道基因的 mRNA 水平，从而缩短动作电位时程（APD）。在人类和实验动物中还发现数分钟和数小时快速起搏引起心房电生理特性改变的机制是不同的。前者能迅速缩短心房不应期的原因是 L 型钙离子通道和延迟钾离子通道的功能性改变，而离子通道的基因表达没有改变。后者能引起离子通道基因的 mRNA 和蛋白质水平迅速、短暂地升高，从而缩短心房的不应期和动作电位时程，导致早期分子水平的重构，即以生物化学为基础的电重构，这种重构短期内是可以恢复的。Fareh 等通过对犬心房快速起搏 24 h 来描述快速起搏导致的有效不应期空间分布的改变。研究结果表明在心房不同区域心动过速诱导的有效不应期重构在空间上是不均一的。虽然房颤的持续时间和易感性与有效不应期本身或波长无明显相关性，但与有效不应期的异质性明显相关。对激动的详细标测也表明诱发房颤的早搏与有效不应期的异质性有关。有效不应期短的位点易发生折返，原因是其相邻有效不应期长的位点形成了弧形传导阻滞。心动过速诱发的有效不应期重构对于房颤的发生是重要的。Brundel 等通过测量持续性和阵发性房颤患者的左、右心耳 mRNA 和蛋白质表达情况，研究 L 型钙离子通道和钾离子通道与有效不应期的关系，从而揭示其根本的分子改变。结果表明房颤时 L 型钙离子通道和钾离子通道的蛋白质含量降低，而 L 型钙离子通道的减少与有效不应期和有效不应期的频率适应性呈正相关，这可以用来解释房颤时的电生理改变。

第二节　心房电重构的影响因素

心房电重构有明显的时间相关性。在房颤发作整个过程中，不同时间段会有不同的电生理特性变化，发作最初的几分钟内心房的复极时程和不应期开始缩短，到 30 min 时缩短的幅度最大，之后心房有效不应期（ERP）每小时仅缩短 1～2 ms。数小时或者几天后心房 ERP 和频率适应性均呈逐渐减退的过程，在 2～7 天内达到最大程度。随着不应期的缩短，房颤发作会越来越频繁，持续时间也会越来越长。Goette 等研究发现，在自主神经阻断后，心房 ERP 为 169 ms±10 ms，心房刺激停止后 ERP 迅速恢复，停止刺激后 30 min 内 ERP 的上升速率为（30±5）ms/h，刺激停止后 30 min 时 ERP 已达基础状态的 90% 以上。AF 发作的持续时间被认为是决定 AF 是否转变为慢性的重要因素之一，持续时间小于 2 天者，31% 转变为慢性，而超过 2 天者则高达 46%。心房 ERP 的缩短不仅与 AF 的诱发率增高相关，而且与 AF 的持续时间密切相关。心房刺激羊慢性 AF 模型的实验结果证实：连续刺激心房（起搏周长 400 ms）6 h 后心房 ERP 较基础状态明显缩短，心房 ERP 生理性频率适应曲线下移，刺激 24 h 后 ERP（起搏周长 400 ms 和 200 ms）进一步缩短，其生理性频率适应曲线进一步下移，最终出现逆转或消失。AF 持续 2～4 周后停止心房刺激，在 AF 转复 1 周后 ERP 及生理性频率适应性方才恢复正常。临床资料亦表明：AF 持续时间不足 24 h 的患者，复律成功率为 76%～93%，超过 24 h 者复律成功率低于 83%，而超过一年者仅有 57%。慢性 AF 患者转复后一周，其心房 ERP500（起搏周长 500 ms）和 ERP600 均显著性延长，提示人类 AF 的电生理恢复时间在转复后 1 周左右。房颤对心房内激动传导速度的影响有待于进一步研究证实，目前仅有的少数几项研究均来自于动物实验，而且所报告的结果也不一致。犬心房快速起搏 7 天，房内传导速度明显减慢，心房快速起搏 4 周，心房肌传导速度降低 25%。心房肌传导速度减慢主要与心房肌细胞缝隙连接蛋白表达、分布异常和病变心房肌纤维化有关。但短期心房快速刺激对心房内传导速度无显著影响。随房颤持续时间的延长，如数周或数月后，组织重构会发挥越来越重要的作用。心房

不应期逐渐缩短不仅是触发慢性 AF 连锁反应的启动因子，而且成为该过程所致的后续电生理效应。

心房电重构的快慢与心房刺激频率相关。目前研究认为，200～800 次/分的快速心房电刺激均可诱发心房电重构。但不同的起搏周长单位时间内完成电重构的程度是不同的，一般认为起搏频率越快，单位时间内 ERP 缩短的斜率越大。Wijffels 等实验结果显示 AF 终止后，缩短的心房 ERP 迅速恢复，24 h 后 ERP200 基本恢复到正常，但 ERP400 仍较正常值为短，一周后 ERP 完全恢复正常。这证实在不同起搏周长下，电重构的恢复也是不同步的。

心房电重构具有空间异质性。心房 ERP 空间分布的不均匀性是 AF 维持的决定性因素之一。AF 周长与心房 ERP 具有高度相关性，Morillo 等发现心房不同部位 AF 周长不尽相同，左房平均 AF 周长为 81 ms±8 ms，右房 AF 周长为 94 ms±9 ms。Moriguchi 等研究发现，随心房快速起搏时间延长，犬心房肌 ERP 缩短程度并不一致，心房不应期离散程度不断增大，与 AF 诱发率呈正相关。另外，房性心动过速可引起心房 ERP 的空间分布不均匀，增加空间异质性，通过增加功能性折返环数而促使 AF 的维持。Yu 等证实，慢性 AF 患者于转复窦性心律后短时间内，心房不应期仅左心房可恢复，而右心房则不能恢复，提示不应期离散度增加为 AF 再发不容低估的原因。Fareh 等通过对犬心房快速起搏 24 h 来描述快速起搏导致的有效不应期空间分布的改变。研究结果表明在心房不同区域心动过速诱导的有效不应期重构在空间上是不均一的。房颤的持续时间和易感性与有效不应期的异质性明显相关。有效不应期短的位点易发生折返，原因是其相邻有效不应期长的位点形成了弧形传导阻滞。

心脏内在自主神经系统内的神经丛（GP）通过神经连接形成了一个紧密相连的网络，整个心脏内在自主神经网络可被局部的高频刺激充分激活，这种自主神经系统在房颤的发生与维持中起重要的作用，但它在房颤电重构中所起的作用尚不完全清楚。Hou Y 及 Lin J 研究表明驱动房颤的局灶性快速电激动可以通过刺激心脏内在自主神经系统诱发，而破坏心脏内在自主神经系统后不能再诱发，迷走神

经作用于心房肌表现为不应期缩短，传导速度下降，使心房肌激动波长减小，房颤易于诱发。临床上也观察到持续迷走张力增高 AF 较易复发。刺激迷走神经可引发房性早搏和（或）房颤，随着迷走神经

刺激的加强，房性早搏和房颤的发生增加。AF 终止后或快速心房刺激终止后，高张力迷走神经使心房 ERP 恢复时间明显延长，但也有不同观点。需要进一步研究加以明确。

第三节　迷走神经对心房电重构的影响

很多研究均证实刺激迷走神经能缩短心房有效不应期。有研究指出刺激迷走神经引起的房颤易感性增加是因为毒蕈碱受体介导的心房有效不应期缩短。Jayachandran 等发现快速心房起搏在导致电生理重构的同时伴随自主神经分布的改变。通过对犬快速起搏 4 周建立房颤模型，同时观察自主神经刺激对房颤周期的影响。他们发现刺激迷走神经能明显延长房颤持续时间，而刺激交感神经后房颤周期未见明显改变，给予普萘洛尔后房颤周期有所延长。Schauerte 等在刺激双侧迷走神经和电刺激右肺动脉第三脂肪垫的过程中测定心房 7 个位点的有效不应期。他们发现迷走神经刺激和右肺动脉刺激缩短了所有心房位点的有效不应期。只要持续迷走神经刺激，房颤就能被诱发和维持。但是在沿肺动脉和上、下腔静脉射频消融迷走神经后，刺激迷走神经不能缩短有效不应期、诱发房颤。这就为迷走神经消融治疗人类房颤和高迷走神经张力容易诱发房颤提供了理论基础。Olgin 等在 15 只实验组犬心外膜应用苯酚而 11 只对照组犬未做此处理，2 周后尝试诱发房颤并测量基础状态、迷走神经刺激、交感神经刺激及迷走神经、交感神经同时刺激下的有效不应期和用 PET 成像标测神经分布。结果发现基础状态下所有犬房颤持续均小于 60 min，而迷走神经刺激状态下 14 只实验组犬房颤持续；应用苯酚的心房位点有效不应期明显缩短和离散度明显增加；PET 成像表明有苯酚的心房部位没有交感神经分布。这表明

应用苯酚后心房去交感神经分布有利于房颤的维持。有研究表明犬的一些迷走神经节细胞位于上腔静脉口部和主动脉根部的脂肪垫内。Tsuboi 等研究这些节细胞与右房收缩力之间的关系。结果发现这些节细胞与窦房、房室脂肪垫内的节细胞不同，刺激这些节细胞能降低右房收缩力、延长窦性周期、延长房室间期，这提示迷走神经可通过改变心脏的变力、变时和变传导作用对心脏的电重构起作用。

近年来，关于迷走神经与心房有效不应期离散度的研究也有不少。刺激迷走神经能增加心房有效不应期离散度的观点得到大多数学者的认同。Schauerte 等在刺激双侧迷走神经和电刺激右肺动脉第三脂肪垫的过程中测定心房 7 个位点的有效不应期离散度。他们发现迷走神经刺激增加了所有心房位点有效不应期的离散度。但是在沿肺动脉和上、下腔静脉射频消融迷走神经后，刺激迷走神经不能增加不应期的离散度。Blaauw 等在 24 h 快速心房刺激期间的各个观察时间点上发现有效不应期明显缩短，有效不应期离散度没有明显变化，但是发现在刺激终止后 24 h 内的各个观察时间点上有效不应期逐渐延长，有效不应期离散度明显升高。进一步分析发现迷走神经张力越高的实验羊，有效不应期恢复越缓慢，电重构恢复时间越长。Olgin 等的实验也表明经苯酚处理的实验组犬有效不应期离散度增加。以上研究说明心房有效不应期离散度的增加可能与迷走神经在心房内的不均一分布密切相关。

第四节　迷走神经对离子通道重构的影响

离子通道重构是心房电重构的一个重要方面，离子通道重构是心房电重构时心房 ERP 和 ADP 改变的基础。迷走神经纤维末梢通过释放递质乙酰胆碱（ACh）作用于心肌细胞膜上的胆碱能受体，进而影响相关的离子通道，从而导致心房肌电生理特性产生变化。心脏的胆碱能受体主要为 M_2 受体，

后者与 Gk 和 Gi 两种 G 蛋白偶联。Gk 激活心房毒蕈碱激活钾通道（K_{ACh}）；Gi 抑制腺苷酸环化酶（AC）的活性，减少 cAMP 生成，进而降低蛋白激酶 A 活性，关闭 L 型钙通道，开放 KV 电压依赖性钾通道（KDR）。钾通道开放均产生复极化电流，增加舒张电位而导致负性频率作用。迷走神经末梢

释放 ACh 与心肌细胞膜上的胆碱能 M_2 受体结合后激活 K_{ACh}，进而促进 K^+ 外流使膜超极化，抑制延迟整流钾电流 (I_K)。超极化激活的内向电流 (I_f) 和钙通道电流 (I_{Ca})，使 3 期复极加速和舒张期超极化，增大舒张期电位与阈电位距离。心房肌在乙酰胆碱作用下，钙内流减少，复极时 K^+ 外流增加而加快复极，动作电位时程缩短，有效不应期也相应缩短。

房颤时心房肌细胞的 L 型钙离子电流平均电流密度进行性减少，内向整流钾电流、T 型钙电流、钙依赖性氢电流等的电流密度没有改变，然而对于瞬间外向钾电流和外向的延迟整流钾电流在房颤中则表现为功能下降，新近研究表明，抑制心房的延迟整流钾电流可延长心房颤动患者心房肌的 APD。L 型钙离子电流不仅参与了心房电重构，而且对心房 ERP 的缩短可能起决定性作用。

钾离子电流是心肌细胞动作电位复极的主要外向电流，其亚型繁多复杂，影响因素最多，在人心房肌存在的主要是瞬时外向钾电流 (I_{to}) 和持续外向钾电流 (I_{ksus}) 及 ATP 依赖钾电流。前者是动作电位复极早期出现的外向电流。从理论上讲，心房肌细胞复极相外向电流的增加才能导致心房 ERP 缩短。但 AF 患者心房肌细胞外向钾电流的两个主要成分 I_{to} 和 I_{ksus} 均较窦性心律患者明显减小，在心房颤动患者和实验动物模型中多种钾通道 mRNA 和蛋白质的表达均降低。为什么会出现这种矛盾现象呢？Brundel 等认为心房肌电重构心房 ERP 缩短通过某种机制触发 I_{to} 电流变化，以阻止心房 ERP 的缩短。具体机制目前仍不清楚。

目前的研究资料表明，真正引起心房电重构时心房 ERP 缩短的离子通道学基础是 L 型钙电流的减弱，进而导致动作电位时程的 2 相平台期消失。L 型钙电流下调，钙超载可以导致心房离子通道的改变，紧接着导致心房 APD 和 EPR 的缩短。采用荧光法分析结果表明房颤早期的细胞内钙超载是 AF 电重构的始动因素。在诱发房颤 25 min 后就发现细胞内钙离子含量增加了一倍。主要为细胞内质网和线粒体钙明显增多。由于细胞内钙离子浓度增加，心房通过适应机制使钙通道功能下降，钙通道功能下降使心房复极的平台期缩短或消失，所以心房肌 APD 缩短，心房的 ERP 缩短。持续性房颤患者这种变化较阵发性房颤患者更为明显。

除极电流的大小是影响传导速度的一个重要因素。钠电流是心房肌细胞的快速除极电流。ERP 对钠通道影响较小，因而目前对钠通道在房颤中的作用研究较少。Wijffels 等研究发现，心房快速起搏后心房传导速度明显减慢，且单个心房肌细胞的钠电流减弱。Bosch 等亦有相同报道，认为电重构中钠电流无明显变化。

Yamashita 等通过对鼠的心脏进行短期快速起搏来测量起搏对离子通道 mRNA 水平的影响。他们发现短期快速心房起搏能改变电压依赖性钾离子通道基因的 mRNA 水平，从而缩短动作电位时程。动物实验亦显示，心房快速起搏后随起搏时程增加，I_{to} 密度及 Kv4.3mRNA 以及膜蛋白浓度均下降。

对于钙离子通道电重构的分子生物学基础，采用 RT-PCR 法研究证明 L-型电压依赖钙通道 α_{1c} 亚基的 mRNA 在阵发性 AF、慢性 AF≤6 个月和慢性 AF>6 个月患者心房肌上的表达均有不同程度的下降，尤其以 AF>6 个月患者心房肌上的 mRNA 下降最显著。进一步的研究认为，慢性 AF>6 个月患者心房肌上 L-型电压依赖钙通道 α_{1c} 亚基的 mRNA 表达显著下降是 I_{Ca-L} 重构的分子基础。而阵发性 AF 和慢性 AF≤6 个月患者心房肌 I_{Ca-L} 下降不是源于钙通道基因的转录水平下降，可能与转录后调节异常和（或）蛋白质降解系统的激活有关，亦可能与 L-型钙通道的电化学特性变化有关。心脏外科手术获取长期 AF 患者心房标本的电生理研究亦证实，存在 L 型钙离子电流减少及钙通道失活的类似结果。

编码钠电流的基因及其通道蛋白的表达明显降低与钠电流减弱相平行，所以房颤后的钠电流减弱是通道数量降低所致。Gaspo 等对犬进行不同时间的心房起搏，钠离子通道 (I_{Na}) 密度及心房肌细胞传导速度改变与发生持续性房颤的倾向有关。Brundel 等发现编码钠通道的基因在阵发性和持续性房颤患者的表达没有改变。

心房电重构与房颤互为因果，迷走神经与房颤的发生和维持也密切相关。减轻心房电重构能减少房颤发作，预防房颤有助于减轻心房电重构。迷走神经在心房内密度增加或分布异常有助于诱发房颤，通过迷走神经干预有可能根治房颤。但是，房颤反复发作能否导致迷走神经的重构及迷走神经与心房电重构的关系目前研究尚不充分，需要进一步研究。

（赵　灿　张树龙　林治湖）

参考文献

[1] Razavi M，Zhang S，Yang D，et al. Effects of pulmonary vein ablation on regional atrial vagal innervation and vulnerability to atrial fibrillation in dogs. J Cardiovasc Electrophysiol，2005，16：879-884.

[2] Lee KW，Everett TH 4th，Rahmutula D，et al. Pirfenidone prevents the development of a vulnerable substrate for atrial fibrillation in a canine model of heart failure. Circulation，2006，114（16）：1703-1712.

[3] Liu Y，Zhang S，Dong Y，et al. Impact of right upper pulmonary vein isolation on atrial vagal innervation and vulnerability to atrial fibrillation. Chinese Medical Journal，2006，119：2049-2055.

[4] Elvan A，Pride HP，Eble JN，et al. Radiofrequency catheter ablation of the atria reduces inducibility and duration of atrial fibrillation in dogs. Circulation，1995，91：2235-2244.

[5] Schauerte P，Scherlag BJ，PithaJ，et al. Catheter ablation of cardiac autonomic nerves for prevention of vagal atrial fibrillation. Circulation，2000，102：2774-2780.

[6] Chevalier P，Obadia JF，Timour Q，et al. Thoracoscopic epicardial radiofrequency ablation for vagal atrial fibrillation in dogs. Pacing Clin Electrophysiol，1999，22：880-886.

[7] Liu L，Nattel S. Differing sympathetic and vagal effects on atrial fibrillation in dogs：role of refractoriness heterogeneity. Am J Physiol，1997，273：H805-H816.

[8] Smeets JLRM，Allessie MA，Lammers WJEP，et al. The wavelength of the cardiac impulse and reentrant arrhythmias in isolated rabbit atrium：the role of heart rate，autonomic transmitters，temperature，and potassium. Circ Res，1986，58：96-108.

[9] Scherlag BJ，Patterson E，Po S. The neural basis of atrial fibrillation. Journal of Electrocardiology，2006，39：S180-S183.

[10] Scherlag BJ，Patterson E，Po S. The intrinsic cardiac nervous system and atrial fibrillation. Current Opinion in Cardiology，2006，21：51-54.

[11] Chen L，Zhou S，Fishbein M，et al. New perspectives on the role of autonomic nervous system in the genesis of arrhythmias. J Cardiovasc Electrophysiol，2007，18：123-127.

[12] Chen PS，Tan AY. Autonomic nerve activity and atrial fibrillation. Heart Rhythm，2007，4：S61-S64.

[13] Hou Y，Scherlag BJ，Lin J，et al. The interactive atrial neural network：determining the connections between ganglionated plexi. Heart Rhythm，2007，3：56-63.

[14] Pokushalov E. The role of autonomic denervation during catheter ablation of atrial fibrillation. Curr Opin Cardiol，2008，23（1）：55-59.

[15] Verma A，Saliba WI，Lakkireddy D，et al. Vagal responses induced by endocardial left atrial autonomic ganglion stimulation before and after pulmonary vein antrum isolation for atrial fibrillation. Heart Rhythm，2007，4：1177-1182.

[16] Scanavacca M，Pisani CF，Hachul D，et al. Selective atrial vagal denervation guided by evoked vagal reflex to treat patients with paroxysmal atrial fibrillation. Circulation，2006，114：876-885.

[17] Lemery R，Birnie D，Tang ASL. Feasibility study of endocardial mapping of ganglionated plexuses during catheter ablation of atrial fibrillation. Heart Rhythm，2006，3（4）：387-396.

[18] Pappone C，Santinelli V，Manguso F，et al. Pulmonary vein denervation enhances long-term benefit after circumferential ablation for paroxysmal atrial fibrillation. Circulation，2004，109：327-334.

[19] Wijffels MC，Kirchhof CJ，Dorland R，et al. Atrial fibrillation begets atrial fibrillation：a study in awake chronically instrumented goats. Circulation，1995，92：1954-1968.

[20] Yamashita T，Murakawa Y，Hayami N，et al. Short-term effects of rapid pacing on mRNA level of voltage-dependent K^+ channels in rat atrium. Circulation，2000，101：2007-2017.

[21] Fareh S，Villemaire C，Nattel S. Importance of refractoriness heterogeneity in the enhanced vulnerability to atrial fibrillation induction caused by tachycardia-induced atrial electrical remodeling. Circulation，1998，98：2202-2209.

[22] Po SS，Scherlag BJ，Yamanashi WS. Experimental model for paroxysmal atrial fibrillation arising at the pulmonary vein-atrial junctions. Heart Rhythm，2006，3（2）：201-208.

[23] Hou Y，Scherlag BJ，Lin J，et al. Ganglionated plexi modulate extrinsic cardiac autonomic nerve input：effects on sinus rate，atrioventricular conduction，refractoriness，and inducibility of atrial fibrillation. J Am Coll Cardiol，2007，50（1）：61-68.

[24] Lin J，Scherlag BJ，Zhou J，et al. Autonomic mechanism to explain complex fractionated atrial electrograms

(CFAE). J Cardiovasc Electrophysiol, 2007, 50 (1): 1197-1205.

[25] Brundel BJJM, Van Gelder IC, Henning RH, et al. Ion channel remodeling is related to intraoperative atrial effective refractory periods in patients with paroxysmal and persistent atrial fibrillation. Circulation, 2001, 103: 684-690.

[26] Pappone C, Oreto G, Rosanio S, et al. Atrial electro-anatomic remodeling after circumferential radiofrequency pulmonary vein ablation: efficacy of an anatomic approach in a large cohort of patients with atrial fibrillation. Circulation, 2001, 104 (21): 2539-2544

[27] Takei M, Tsuboi M, Usui T, et al. Vagal stimulation prior to atrial rapid pacing protects the atrium from electrical remodeling in anesthetized dogs. Jpn Circ J, 2001, 65 (12): 1077-1081.

[28] Goete A, Honeycut C, Langberg J. Electrical remodeling in atrial fibrillation: time course and mechanisms. Circulation, 1996, 94 (11): 2968-2974.

[29] Vanoner DR, Pond AL, McCathy PM, et al. Outward K^+ current densities and Kv1.5 expression are reduced in chronic humana atrial fibrillation. Circ Res, 1997, 80: 772-781.

[30] Attuel P, Childers R, Cauchemez B. Failure in the rate adaptation of the atrial refractory period: its relationship to vulnerability. Int J C a rdial, 1982, 2 (2): 179-197.

[31] Shiroshita-Takeshita A, Mitamura H, Shinagawa K, et al. Discordant temporal changes in electrophysiological properties during electrical remodeling and its recovery in the canine atrium. Jpn Heart J, 2002, 43 (2): 167-181.

[32] Jayachandran JV, Zipes DP, Weksler J, et al. Role of the Na1/H1 exchanger in short-term atrial electrophysiological remodeling. Circulation, 2000, 101: 1861-1866.

[33] Morillo CA, Klein GJ, Jones DL, et al. Chronic rapid atrial pacing: Structural, functional, and electrophysiological characteristics of a new model of sustained atrial fibrillation. Circulation, 1995, 91 (5): 1588-1595.

[34] Moriguchi M, Niwano S, Yoshizawa N, et al. Verapamil suppresses the inhomogeneity of electrical remodeling in a canine long-term rapid atrial stimulation model. Pacing Clin Electrophysiol, 2003, 26 (11): 2072-2082.

[35] Yu WC, Lin YK, Tai CT, et al. Early recurrence of atrial fibrillation after external cardioversion. Pacing

Clin Electrophysiol, 1999, 22 (11): 1614-1619

[36] Vanden Berg MP, Hassink RJ, Balje-Volker C. Role of the autonomic nervous system in vagal atrial fibrillation. Heart, 2003, 89: 333-335.

[37] Fynn SP, Todd DM, Hobbs JC, et al. Role of dispersion of atrial refractoriness in the recurrence of clinical atrial fibrillation. A manifestation of atrial electrical remodelling in humans? Eur Heart, 2001, 22 (19): 1822-1834.

[38] Miyauchi Y, Zhou S, Okuyama Y, et al. Altered atrial electrical restitution and heterogeneous sympathetic hyerinnervation in hearts with chronic left ventricular myocardial infarction: implications for atrial fibrillation. Circulation, 2003, 108 (3): 360-366.

[39] Mori K, Hara Y, SaitoT, et al. Anticholinergic effects of class III antiarrhythmic drugs in Guinea pig atrial cells. Circulation, 1995, 91: 2834-2843.

[40] Jayachandran V, Sih H J, Winkle W, et al. Atrial fibrillation produced by prolonged rapid atrial pacing is associated with heterogeneous changes in atrial sympathetic innervation. Circulation, 2000, 101: 1185-1192.

[41] Olgin JE, Sih HJ, Hanish S, et al. Heterogeneous atrial denervation creates substrate for sustained atrial fibrillation. Circulation, 1998, 98: 2608-2614.

[42] Massari VJ, Dickerson LW, Gray AL, et al. Neural control of left ventricular contractility in the dog heart: synaptic interactions of negative inotropic vagal preganglionic neurons: in the nucleus ambiguus with tyrosine hydroxylase immunoreactive terminals. Circulation, 2001, 103 (8): 1157-1163.

[43] Blaauw Y, Tieleman RG, Brouwer J, et al. Tachycardia induced electrical remodeling of the atrial and the autonomic nervous system in goats. PACE, 1999, 22: 1656-1667.

[44] Olsson R, Jacobson I, Iliefski T, et al. Lactam sulfonamides as potent inhibitors of the Kv1.5 potassium ion channel. Bioorg Med Chem Lett, 2014, 24 (5): 1269-1273.

[45] Kiper AK, Rinné S, Rolfes C, et al. Kv1.5 blockers preferentially inhibit TASK-1 channels: TASK-1 as a target against atrial fibrillation and obstructive sleep apnea? Pflugers Arch, 2015, 467 (5): 1081-1090.

[46] Yu J, Park MH, Jo SH, et al. Inhibitory effects of cortisone and hydrocortisone on human Kv1.5 channel currents. Eur J Pharmacol, 2015, 746: 158-166.

[47] Mann SA, Otway R, Guo G, et al. Epistatic effects

of potassium channel variation on cardiac repolarization and atrial fibrillation risk. Journal of the American College of Cardiology, 2012, 59 (11): 1017-1025.

[48] Qin M, Huang H, Wang T, et al. Absence of Rgs5 prolongs cardiac repolarization and predisposes to ventricular tachyarrhythmia in mice. J Mol Cell Cardiol, 2012, 53 (6): 880-890.

[49] Brundel BJ, Henning RH, Camping, HH, et al. Molecular mechanisms of remodeling in human atrial fibrillation. Cardiovasc Res, 2002, 54 (2): 315-324.

[50] Yamashita T, Murakawa Y, Hayami N, et al. Short-term effects of rapid pacing on mRNA level of voltage-dependent K (+) channels in rat atrium: electrical remodeling in paroxysmal atrial tachycardia. Circulation, 2000, 101 (16): 2007-2014.

[51] Cha TJ, Ehrlich JR, Chartier D, et al. Kir3-based inward rectifier potassium current: potential role in atrial tachycardia remodeling effects on atrial repolarization and arrhythmias. Circulation, 2006, 113 (14): 1730-1937.

[52] Bosch RF, Scherer CR, Rub N, et al. Molecular mechanisms of early electrical remodeling: transcription-al downregulation of ion channel subunits reduces I (Ca, L) and I (to) in rapid atrial pacing in rabbits. J Am Coll Cardior, 2003, 41 (5): 858-869.

[53] Grammer JB, Bosch RF, Kuhlkamp V, et al. Molecular remodeling of Kv4.3 potassium channels in human atrial fibrillation. J Cardiovasc Electrophysiol, 2000, (6): 626-633.

[54] Van Wagoner DR, Pond AL, McCarphy PM, et al. Atrial L-type Ca$^+$ currents and human atrial fibrillation. Circ Res, 1997, 80 (6): 772-781.

[55] Skasa M, Jungling E, Picht E, et al. L-type calcium currents in atrial myocytes from patients with persistent and non-persistent atrial fibrillation. Basic Res Cardior, 2110, 96 (2): 151-159.

[56] Gaspo R, Bosch RF, Talajic M, et al. Functional mechanisms underlying tachycardia-induced sustained atrial fibrillation in a chronic dog model. Circulation, 1997, 96 (11): 4027-4035.

[57] Gaspo R, Bosch RF, Bou-Abboud E, et al. Tachycardia-induced changes in Na$^+$ current in a chronic dog model of atrial fibrillation. Cir Res, 1997, 81 (6): 1045-1052.

第九章　自主神经与碎裂电位

碎裂电位（complex fractionated atrial electrogram，CFAE）是一种"容易识别却难以定义"的电活动。Nademane 等把 CFAE 定义为：心房波有 2 个或 2 个以上波折，并在基线上下连续碎裂曲折超过 10s；心房电位超过 10s 的平均周长缩短（<120ms）。最近的一项 meta 分析提示，持续性心房颤动附加碎裂电位消融可进一步提高消融成功率。部分电生理中心也把 CFAE 消融作为附加消融术式用于临床治疗。CFAE 可能是心房颤动发作和持续的因和果，其机制可能与心脏的自主神经分布密切相关，本文主要针对 CFAE 的自主神经机制进行论述。

第一节　自主神经电生理机制与心房颤动

心房颤动发作和持续与自主神经密切相关。动物实验提示自主神经刺激或激活可缩短心房有效不应期，增强心肌异质性差异，增加心房颤动的易感性，促进心房颤动发作。心房颤动持续又可以加剧心房自主神经重构。临床导管消融治疗中，出现迷走神经反射与术后成功率相关，提示自主神经在心房颤动的发生和发展中起重要作用。转子的颤动性传导或者多子波同时折返可能是碎裂电位形成的机制。心房颤动发作时，心房多部位记录到 CFAE，尤其是持续性心房颤动。CFAE 产生不仅与局部心肌基质、传导特性相关，还与心脏自主神经分布和活化程度密切相关。

犬类的自主神经分布与人类相似（图 9-1），因此 CFAE 自主神经机制的研究多数在犬类的房性心动过速/心房颤动模型中进行。研究证实，多数房性心动过速发作是心脏相关外源性和内源性神经共同作用的结果，当房性心动过速转变为心房颤动时，多与心脏内源性自主神经激活有关，因为后者更容易触发紊乱的电激动。CFAE 发生主要与心脏内源性自主神经的活性相关，外源性自主神经通过 GP 作用于其他内源性神经，促进 CFAE 发生。组织化学染色也显示，心房 CFAE 部位的心外膜存在丰富的 GP 神经元和神经纤维。

GP 含有来自心房肌和外源性神经系统的传入神经元，而胆碱能和肾上腺素能传出神经元主要支配肺静脉和 GP 周围的心房肌，同时存在大量的联系神经元。不同的 GP 以及 GP 与心房肌或者肺静脉心肌之间通过联系神经元形成相互联系的神经网络。提高 GP 活性（或者增加肺静脉和心房至 GP 活动的敏感性），则增加心房肌的早期后除极，进而增加心房肌的触发活动。GP 激活包括在 GP 周围和肺静脉邻近部位的副交感神经和交感神经激活。副交感神经激活明显地缩短动作电位时程，特别是在肺静脉周围。交感神经激活则增加肌质网的钙超载和钙释放（大量的和长时间的钙瞬变），因此有研究提出"钙瞬变触发灶"假说，解释短暂的肺静脉快速规律刺激引起心房颤动发作。因早期复极导致的动作电位时程缩短和长时间钙释放引起复极化前后的细胞内钙浓度增加，激活 Na^+/Ca^{2+} 交换体，即 3 个 Na^+ 进入细胞内和 1 个 Ca^{2+} 输出细胞外，产生钠内向电流，进而产生早期后除极和触发激动。心肌停搏可以提高心肌的收缩性、早期后除极和触发激动，特别是在快频率后的停搏。心房快频率由于舒张期缩短，阻止收缩期内流的 Ca^{2+} 完全排出，进而加重钙负荷。在停搏末期，细胞激活，钙瞬变增加，引起钙过度释放，增加触发激动的发生率。

犬的动物模型中，在左上肺静脉电隔离后，高频刺激 GP 的轴突，心房动作电位时程缩短，增加肺静脉内的早期后除极和触发激动的发生。肺静脉肌袖的邻近部位均有 GP 分布，对自主神经刺激较左房的其他部位更为敏感，因此更容易出现局灶的触发激动。另有研究也提示，对 GP 脂肪垫进行高频刺激，可以产生迷走反射，如窦性心动过缓或者房室阻滞，缩短该 GP 周围部位的心房不应期；在 GP 周围部位给予单一的刺激也可以诱发持续心房颤动发生。这些现象在心房其他部位则不明显。在这种 GP 高频刺激诱发的心房颤动中，通常在肺静脉和 GP 周围的左心房部位出现快速的 CFAE。由于 CFAE 部位邻近 GP，因此接受了更多的自主神经刺激，也提示 CFAE 可能是心房"钙瞬变触发灶"的电位记录，消融 GP 可以减少或者消除 CFAE。

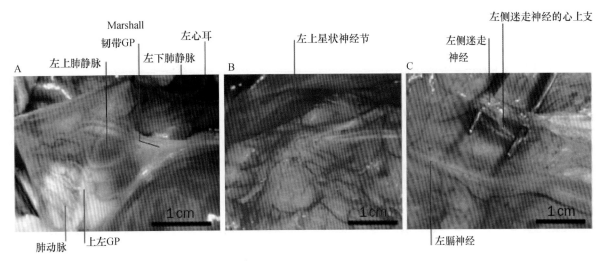

图 9-1 心脏相关的自主神经。**A.** 心脏内源性自主神经：神经丛和 Marshall 韧带。**B.** 和 **C.** 心脏外源性自主神经：颈部星状神经节和颈部迷走神经干。[摘自 Choi EK，Shen MJ，Han S，et al. Intrinsic cardiac nerve activity and paroxysmal atrial tachyarrhythmia in ambulatory dogs. Circulation，2010，121（24）：2615-2623.]

第二节　碎裂电位与心脏内源性神经网络

CFAE 发生与心脏自主神经网络激活有关。碎裂电位的发生与神经递质乙酰胆碱（ACh）呈量效关系。Lin 等在犬模型中向电极周围注射 ACh。当 ACh 增加至 10 mM 时，电极记录到间歇发作 CFAE；ACh 量增加至 100 mM 时，记录到持续发作 CFAE（图 9-2）。CFAE 不仅仅提示局部的电激动，而且反映了局部神经末梢的活化。在犬模型中还发现，向前右 GP 注射 ACh 后，左房肺静脉与心房连接处出现局灶激动，促发心房颤动发作，邻近前右 GP 的电极均记录到明显持续的 CFAE，而且 CFAE 由前右 GP 邻近部位向远端呈递减梯度。因此，局部应用 ACh，激活心肌局部神经末梢，进而活化远端的 GP；远端 GP 释放更多的神经递质至心脏内的神经末梢，其支配的心肌局部出现电激动紊乱，出现 CFAE。不仅如此，神经网络的激活同时促进触发激动的发生，促发心房颤动，此时 CFAE 明显，围绕 GP 的周围由近至远呈递减梯度。进一步针对 GP（前右和下右 GP）消融，CFAE 转为有规律的电激动。因此 CFAE 反映心脏自主神经网络的过度激活，针对 GP 消融可以抑制或者逆传自主神经网络活化，减少或消除 CFAE。

快速傅立叶转换的主频分析是研究 CFAE 的常用方法，常用指标有主频（DF）、规律指数（RI 值）和 CFAE%。电极导管记录的双极电位，对于规律的电位、间歇性 CFAE 和持续性 CFAE，其主频和 CFAE% 逐渐提高，而 RI 值逐渐降低。主频反映高频转子活动或者局部高频的多子波折返，属于表面上看似紊乱电激动的有规律成分。主频越高，电位越碎裂（图 9-3）。Lu 等通过分析主频、CFAE% 和 RI 研究心脏自主神经对 CFAE 的影响（图 9-4）。在犬模型发现，不管对右或左心耳部注射 ACh，还是向前右 GP 或者上左 GP 注射相同剂量 ACh，均可诱发 CFAE，主频和 CFAE% 由邻近 GP 部位至远端呈递减梯度，而 RI 值则由邻近 GP 部位至远端呈递增梯度，提示心耳部或者 GP 注射 ACh 均使 GP 邻近部位 CFAE 增加，电激动规律性降低。这种变化梯度与心脏自主神经分布相一致，与以往心房不应期变化梯度相一致。左上肺静脉

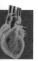

邻近上左 GP，右上肺静脉邻近上右 GP，分别对上左 GP 或前右 GP 注射 ACh，两侧上肺静脉周围主频和 CFAE% 均较心房其他部位明显增加，RI 指数均较其他部位降低。前右 GP 和上左 GP 消融后，主频和 CFAE% 均较消融前明显降低，RI 均较消融前明显提高，心房各部位的主频、CFAE% 和 RI 均趋向一致，无明显差异，心房的基质异质性降低。

Choi 等在犬的房性心动过速/心房颤动模型中同时记录心脏自主神经活动和 CFAE 发生的关系。81% 阵发性房性心动过速和 60% 阵发性心房颤动均可在 Marshall 韧带和上左 GP 部位记录到 CFAE。有 81 次阵发性房性心动过速/心房颤动是由 Marshall 韧带和上左 GP 部位的 CFAE 触发（图 9-5）。局部自主神经活动的记录显示，Marshall 韧带和上左 GP 部位自主神经发生电活动时，局部心内电图即可记录到 CFAE，即二者同时发生，随之促发房性心动过速/心房颤动发作。与基础状态相比，快速心房起搏电重构后，Marshall 韧带部位的 CFAE 促

发房性心动过速/心房颤动的发生率明显增加（91% vs. 44%，$P < 0.001$）；上左 GP 部位的 CFAE 促发房性心动过速/心房颤动的发生率无明显差异（63% vs. 60%，$P = 0.509$）。这提示 CFAE 发生与局部自主神经活化相关，尤其是 Marshall 韧带部位的自主神经激活。化学染色显示，Marshall 韧带含有丰富的神经节，肾上腺能和胆碱能神经结并存，二者同时激活，提示 CFAE 发生与内源性自主神经的激活相关。

随后 Katritsis 等在 32 例阵发性心房颤动患者中也证实 CFAE 区主要分布在 GP 支配部位或者邻近部位。如果在 GP 相关部位未能记录到 CFAE，这些患者仅有少数在左房其他部位记录到 CFAE。这些结论也与动物实验研究一致。

CFAE 发生是心脏内源性自主神经网络激活的结果。心耳部含有丰富的神经末梢，向心耳部注射 ACh，活化自主神经末梢，激活神经传入冲动反馈至相应的 GP，GP 活化。GP 释放大量的胆碱能和肾上腺素能神经递质，通过 GP 传出支释放至支配

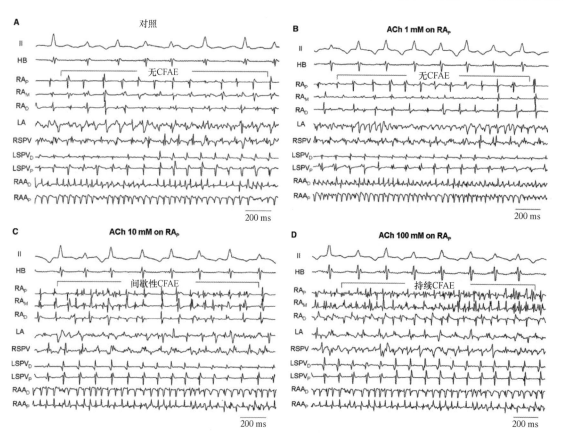

图 9-2 CFAE 发生与 ACh 呈量效关系。RAp：右房电极近端。〔摘自 Lin J, Scherlag BJ, Zhou J, et al. Autonomic mechanism to explain complex fractionated atrial electrograms（CFAE）. J Cardiovasc Electrophysiol, 2007, 18 (11): 1197-1205.〕

功能及心房颤动易感性的影响. 中国心脏起搏与心电生理杂志，2007，05：445-447.

[10] 张树龙，肖明，董颖雪，等. 上腔静脉隔离对迷走神经功能及心房颤动易感性的影响. 中华心律失常学杂志，2007，06：452-456.

[11] 林玉壁，夏云龙，常栋，等. 心房颤动发生与维持的重构机制. 心血管病学进展，2009，03：390-393.

[12] Zhang SL，Dong YX，Jiang P，et al. Effect of ablation of complex fractionated atrial electrogram on vagal modulation in dogs. Chin Med J（Engl），2010，123：3288-3292.

[13] Patterson E，Lazzara R，Szabo B，et al. Sodium-calcium exchange initiated by the Ca^{2+} transient：an arrhythmia trigger within pulmonary veins. J Am Coll Cardiol，2006，47：1196-1206.

[14] Patterson E，Po SS，Scherlag BJ，et al. Triggered firing in pulmonary veins initiated by in vitro autonomic nerve stimulation. Heart Rhythm，2005，02：624-631.

[15] Scherlag BJ，Nakagawa H，Jackman WM，et al. Electrical stimulation to identify neural elements on the heart：their role in atrial fibrillation. J Interv Card Electr，2005，12：37-42.

[16] Scherlag BJ，Yamanashi W，Patel U，et al. Autonomically induced conversion of pulmonary vein focal firing into atrial fibrillation. Journal of the American College of Cardiology，2005，45：1878-1886.

[17] Calkins H，Jais P，Steinberg JS. A practical approach to catheter ablation of atrial fibrillation. Philadelphia：Wolters Kluwer/Lippincott Williams & Wilkins Health，2008.

[18] Lin J，Scherlag BJ，Zhou J，et al. Autonomic mechanism to explain complex fractionated atrial electrograms（cfae）. J Cardiovasc Electrophysiol，2007，18：1197-1205.

[19] 林玉壁，褚振亮，高连君，等. 通过傅立叶变换进行主频分析对心房颤动机制研究和导管消融的价值. 中华心律失常学杂志，2009，06：462-467.

[20] Lu Z，Scherlag BJ，Lin J，et al. Autonomic mechanism for complex fractionated atrial electrograms：Evidence by fast fourier transform analysis. J Cardiovasc Electrophysiol，2008，19：835-842.

[21] Katritsis D，Giazitzoglou E，Sougiannis D，et al. Complex fractionated atrial electrograms at anatomic sites of ganglionated plexi in atrial fibrillation. Europace，2009，11：308-315.

[22] Katsouras G，Sakabe M，Comtois P，et al. Differences in atrial fibrillation properties under vagal nerve stimulation versus atrial tachycardia remodeling. Heart Rhythm，2009，6：1465-1472.

[23] Nakagawa H，Scherlag BJ，Wu R，et al. Addition of selective ablation of autonomic ganglia to pulmonary vein antrum isolation for treatment of paroxysmal and persistent atrial fibrillation. Circulation，2004，110：543-543.

[24] Hou Y，Scherlag BJ，Lin J，et al. Interactive atrial neural network：determining the connections between ganglionated plexi. Heart Rhythm，2007，4：56-63.

[25] 林玉壁，夏云龙，高连君，等. 阵发性心房颤动导管消融的远期随访研究. 中华心血管病杂志，2009，12：1101-1104.

第十章　自主神经与心脏记忆现象

目前研究证实自主神经在调控心脏功能和电生理特性过程中发挥重要作用。自主神经支配失衡可以引起心脏电生理特性的不良改变，导致心律失常发作，增加猝死风险。心脏记忆是一种心脏电重构现象，由 Rosenbaum 等在 1982 年第一次提出，表现为心脏在心室起搏时 T 波向量和极性记忆了异常 QRS 向量变化，并在心脏恢复窦性心律后这种 T 波向量和极性改变依然维持一段时间，持续时间、变化幅度与起搏时间呈正相关。这种 T 波记忆也被称为记忆性 T 波或电张调整性 T 波，同时不伴有 QRS 波和 QT 间期改变（图 10-1）。心脏记忆分为短期记忆和长期记忆。短期记忆是指起搏时间 15 min 至 2 h 所引起的 T 波改变，一般持续数分钟到数小时。长期记忆则是起搏 2～3 周出现的 T 波改变，持续数周至数月不等。心脏记忆现象可发生在心脏异位激动（如室性期前收缩）、不完全性左束支传导阻滞和预激综合征患者，是心脏室壁复极顺序和幅度变化的反映。自主神经是否也参与了心脏记忆现象的形成机制，目前仍然缺乏相应的实验研究证实。本文就自主神经和心脏记忆现象形成机制可能存在的联系作一阐述。

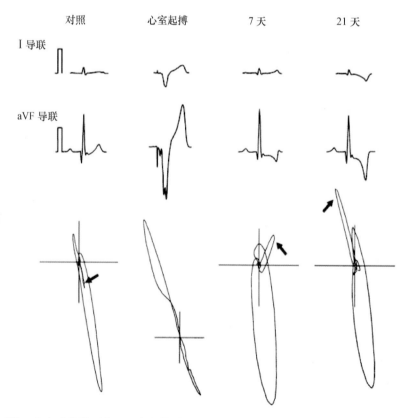

图 10-1　心脏记忆的时程。在犬动物模型中，心室起搏诱发心脏记忆。I、aVF 导联分别记录了起搏前、心室起搏、起搏停止后 7 天和起搏停止后 21 天，体表心电图和向量心电图可见 T 波和 QRS 波向量记忆性变化。［摘自 Yu H，Mckinnon D，Dixon JE，et al. Transient outward current，I$_{to}$ is altered in cardiac memory. Circulation，1999，99（14）：1898-1905.］

第一节　心脏记忆现象发生机制

心室肌具有内中外三层心肌细胞，即心内膜下心室肌细胞、中层 M 细胞和心外膜下心室肌细胞，三种细胞的电生理特性不相同，从而形成了跨壁复极离散度。起搏诱发心脏记忆的过程中，心外膜动作电位时程延长而心内膜和 M 细胞动作电位时程无明显变化，心外膜复极比心内膜约晚 12 ms，跨壁复极离散度增大，这种差异在起搏电极附近的心肌更明显，形成了 T 波向量改变而出现记忆现象。异常除极顺序导致心室壁牵张力的改变，即机械电反馈可能是触发心脏记忆的根本原因。起搏时根据激动时间可将室壁分为早激活区域和晚激活区域，晚激活区域的动作电位时程比早激活区域晚约 38 ms，从而形成区域异质性复极离散度，心室复极顺序发生改变，导致记忆性 T 波出现（图 10-2）。

离子通道变化参与心脏记忆形成机制（图 10-3）。瞬时外向钾电流（I_{to}）通道参与形成心肌细胞复极 1 期，在心外膜数量和密度远大于心内膜，因此心外膜比心内膜更快复极。I_{to} 在心脏起搏时随着起搏心率的增加，细胞复极的切迹明显减少。在起搏早期，I_{to} 通道活性受到抑制，I_{to} 密度下降，I_{to} 恢复活性时间延长，还伴相关蛋白质合成（如编码通道蛋白 Kv4.3 和调节蛋白 KChIP2 的 mRNA）下降，主要影响心外膜复极，而对心内膜复极影响较小，因此心外膜复极时间延长，跨壁复极离散度增加，T 波倒置，形成心脏记忆。

延迟整流钾电流是心肌细胞动作电位复极 3 期的主要外向电流，分为快速激活延迟整流钾电流（I_{Kr}）和慢速延迟整流钾电流（I_{Ks}）。在起搏心室 3 周诱导心脏记忆的实验中，对照组和假手术组 I_{Kr} 分布密度在实验过程中心外膜大于心内膜，复极 3 期心外膜复极比心内膜快。实验组则正好相反，心内膜 I_{Kr} 分布密度大于心外膜，还伴有 I_{Kr} 活性及其通道蛋白 ERG 和 mRNA 含量都下降，以心外膜下降更为明显，导致心外膜动作电位时程延长，心内膜动作电位时程不变甚至缩短，使跨壁复极离散度增大，复极方向改变，T 波倒置，形成心脏记忆。

L 型钙通道电流是心肌细胞动作电位复极 2 期的主要内向电流。L 型钙通道电流具有频率依赖性，随着刺激的增加电流会不断增强，同时伴有电流衰减速率减慢。L 型钙通道电流对心脏记忆的作用机制尚不明确，可能是通过延长心肌细胞动作电位时程的平台期，从而诱发和维持心脏记忆。硝苯地平可以抑制心脏记忆的发生，进一步证明了 L 型钙通道在心脏记忆中的作用。KChIP2 不仅是 I_{to} 的调节

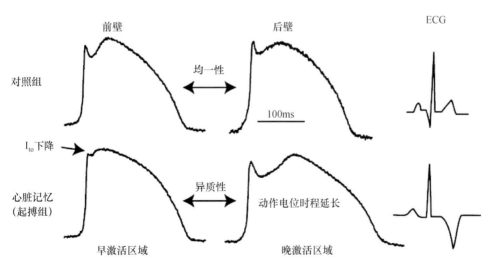

图 10-2　心脏记忆和动作电位。 上图（对照组）是未起搏动物犬的动作电位记录，心肌前壁和后壁区域动作电位梯度差异小。在起搏组，晚激活区域动作电位时程明显延长。同时心外膜早激活区域 1 期切迹明显减弱。这些异质性的动作电位重构导致区域性复极梯度，可能是 T 波记忆的电生理基础。〔摘自 Jeyaraj D，Ashwath M，Rosenbaum DS. Pathophysiology and clinical implications of cardiac memory. Pacing Clin Electrophysiol，2010，33（3）：346-352.〕

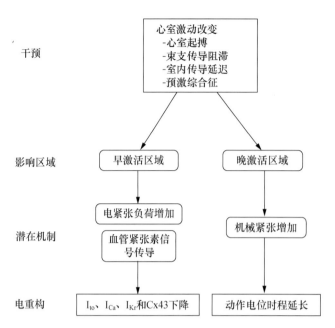

图 10-3　心脏记忆电生理机制。[摘自 Jeyaraj D，Ashwath M，Rosenbaum DS. Pathophysiology and clinical implications of cardiac memory. Pacing Clin Electrophysiol，2010，33（3）：346-352.]

蛋白，还可以提高 L 型钙通道的活性，同时还受血管紧张素Ⅱ受体的调节，从而介导心脏记忆的发生。

牵张激活离子通道（stretch-activated ion channels，SAC）介导的心脏机械电反馈，即心肌的机械性变化导致心肌电缆性质和电容的变化，参与心脏记忆现象的形成。通过机械牵张心室壁而不用电激活就可以诱发心脏记忆。起搏造成的室壁运动异常，进而导致局部心室肌张力改变，形成心脏机械电反馈，可能引起心脏记忆。心脏在起搏时电机械脱偶联，或者降低心脏负荷、心肌收缩力和心室壁压力，或者 SAC 抑制剂链霉素均可以抑制心脏记忆现象的发生。

缝隙连接是细胞之间特殊的连接方式，由细胞间连接体组成的半通道构成，将整个心脏的心肌细胞连接成一个网络。缝隙连接在心脏不同区域分布的数量和种类不相同，是造成心脏兴奋传导差异的原因之一。缝隙连接的脱偶联会使心脏激活顺序改变。心脏起搏可以诱导缝隙连接蛋白 43 降低和分布重构。缝隙连接作为电紧张的传递中介可能是心脏记忆发生的基质，如同神经突触对记忆的形成机制一样，对心脏记忆也有类似作用。应用计算机构建心肌细胞动作电位模型，通过输入各种连接蛋白、离子通道的电压、膜电位和膜电容等参数，推导出心肌细胞通过缝隙连接对外部刺激产生了类似脑神经 Hebbin 样记忆，在心肌细胞上表现为短期记忆。通过细胞模型分别模仿浦肯野细胞之间、窦房结细胞之间、浦肯野细胞与心室肌细胞之间的相互关系，三者之间均表现出双稳态性，后者是产生心脏记忆的基础，从而推断缝隙连接的重构是短期记忆形成的基础。

第二节　心脏记忆的调控机制

心脏记忆受两个方面的调节（图 10-4）：体液调节，主要是血管紧张素Ⅱ的调节；细胞内调节，主要是环磷酸腺苷反应元件结合蛋白（cAMP response element binding protein，CREB）活性的调节，涉及基因转录和蛋白质合成。此外 mRNA 和小分子干扰 RNA 因涉及众多基因的转录和翻译过程，可能与长期记忆有关。

血管紧张素Ⅱ与起搏诱发的短期记忆有关，阻断其合成可抑制短期记忆的产生，但不能抑制长期记忆。心脏激动方式改变，受到牵张作用的局部心肌细胞可通过自分泌或旁分泌方式生成血管紧张素Ⅱ，使 I_{to} 密度和活性明显下降。血管紧张素Ⅱ与胞膜 AT-1 受体（AT-1R）结合，作用于 I_{to} 通道蛋白 Kv4.3 和调节蛋白 KChIP2，使其内化到胞质，从

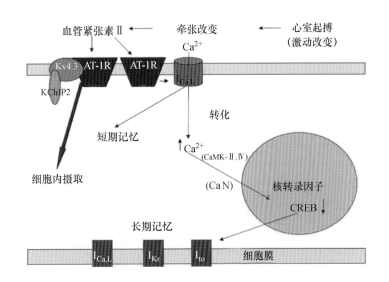

图 10-4　心脏记忆调控机制。心室起搏，引起心室激动和牵张改变，血管紧张素 Ⅱ 合成和释放，并与 AT1 受体及 Kv4.3-KChIP2 复合体结合，引起细胞内摄取和激活 L 型 Ca^{2+} 离子电流，胞内 Ca^{2+} 增加。Ca^{2+} 作为第二信使，引起核内 CREB 下降，$I_{Ca,L}$、I_{Kr} 和 I_{to} 电流密度和活性下降，心脏记忆现象产生。[摘自 Rosen MR，Cohen IS. Cardiac memory，new insights into molecular mechanisms. J Physiol，2006，570（2）：209-218.]

而降低胞膜的 I_{to} 密度。但这一过程不伴随两种蛋白质含量的变化。局部分泌的血管紧张素 Ⅱ 还可作用于 SAC 引起心脏记忆，提示血管紧张素 Ⅱ 只能在短期记忆中发挥作用，不能作用于长期记忆，可能对心脏记忆具有始发效应。

CREB 是细胞核内转录因子，与长期心脏记忆有关。生理状态下，CREB 在各种刺激因素作用下发生自身磷酸化而被激活，参与靶基因的转录调控。

在实验中发现，心室起搏 2h，CREB 的含量明显减少，越接近起搏电极的心肌组织 CREB 减少就越明显。CREB 减少，KChIP2 和 Kv4.3 表达下降，可能导致 I_{to} 减弱，促进记忆现象产生。心室起搏导致心脏的牵张反应，引起局部血管紧张素 Ⅱ 分泌，通过胞膜的血管紧张素 Ⅱ 受体活化引起氧化应激，阻碍 CREB 的合成，下调 I_{to} 通道蛋白和调节蛋白的生成，从而引起心脏记忆现象。

第三节　自主神经和心脏记忆现象

心室肌主要由交感神经支配。在多种病理因素的作用下，交感神经可以发生形态和功能学的重构。交感神经对缺血十分敏感，冠心病患者存在冠脉慢性供血不足时，冠脉痉挛引起的急性心肌缺血，冠脉闭塞引起的心肌持续而严重的缺血性坏死，都能引起交感神经的损伤、坏死、再生和重构。除心肌缺血外，扩张型心肌病和心力衰竭患者，在纤维化的心肌内部也有不同程度的交感神经重构。在心脏移植患者的心脏，供体心脏移植后处于去神经状态，必然要引起交感神经十分活跃的再生与重构。交感神经的兴奋性出现病理性增高时，由于室颤阈值降低、"钙超载"、早后除极和迟后除极增加、传导和不应期异质性改变、冠脉粥样斑块易于破裂、低钾血症和肾素-血管紧张素系统（RAAS 系统）激活，均可引起致命性心律失常。心室交感神经激活或重构，肾素-血管紧张素系统激活，引起血管紧张素 Ⅱ 水平增加，可能参与下调 I_{to} 离子通道电流，以及作用于 SAC，可能导致心脏记忆现象的始发。同时，钙离子通道激活，可能通过下调核转录调节因子 CREB，下调 I_{to}、I_{Kr} 和 $I_{Ca,L}$ 等离子通道电流，使短期心脏记忆现象得以维持，出现长期心脏记忆现象。这一假设仍需要进一步实验研究证实。

（林玉璧　高连君）

参考文献

［1］ 张涛，商丽华. 自主神经重构与室性心律失常. 岭南心血管病杂志，2010，3：244-247.

［2］ 谢德，陈灿，黄石安. 心脏记忆及其机制的研究进展. 心血管病学进展，2011，2：272-275.

［3］ 侯应龙，Sunny Po. 自主神经系统与室性心律失常. 中国心脏起搏与心电生理杂志，2009，1：1-5.

［4］ 郭继鸿. 交感神经重构. 临床心电学杂志，2008，4：311-316.

［5］ Coronel R，Opthof T，Plotnikov AN，et al. Electrical stunning and hibernation：suggestion of new terms for short- and long-term cardiac memory. Europace，2004，6（5）：418-424.

［6］ Obreztchikova MN，Patberg KW，Plotnikov AN，et al. I（Kr）contributes to the altered ventricular repolarization that determines long-term cardiac memory. Cardiovasc Res，2006，71（1）：88-96.

［7］ Sosunov EA，Anyukhovsky EP，Rosen MR. Altered ventricular stretch contributes to initiation of cardiac memory. Heart Rhythm，2008，5：106-113.

［8］ Rosen MR，Binah O，Marom S. Cardiac memory and cortical memory：do learning patterns in neural networks impact on cardiac arrhythmias. Circulation，2003，108：1784-1789.

［9］ Patberg KW，Plotnikov AN，Plotnikov AN，et al. Cardiac memory is associated with decreased levels of the transcriptional factor CREB modulated by angiotensin II and calcium. Circ Res，2003，93：472-478.

［10］ Rosen MR，Cohen IS. Cardiac memory，new insights into molecular mechanisms. J Physiol，2006，570（2）：209-218.

［11］ Jeyaraj D，Ashwath M，Rosenbaum DS. Pathophysiology and clinical implications of cardiac memory. Pacing Clin Electrophysiol，2010，33（3）：346-352.

［12］ Ozgen N，Rosen MR. Cardiac memory：a work in progress. Heart Rhythm，2009，6（4）：564-570.

第十一章　迷走神经与房室传导

第一节　迷走神经对心房的调节作用

支配心脏的副交感神经起源于延髓的背侧运动核，发出节前纤维构成迷走神经主干，自颈静脉孔出颅后沿颈部下行，经胸上口入胸腔，发出心支至心丛，并在此处交换神经元。自主神经在心脏各部位分布不均匀，窦房结和房室结分布十分丰富，其次是心房肌，而在心室分布较少，心底部神经末梢分布相对多于心尖部，而心室传导系统分布最少。

迷走神经节后纤维释放的递质主要是乙酰胆碱，可以和心肌细胞上的 M_2 受体结合，与 Gi 和 Gk 蛋白偶联。对心房的主要调节作用如下：

（1）降低自律性：①对 I_k、I_f、I_{Ca} 均产生抑制作用，使得 4 相除极减慢；②Gi 可抑制腺苷酸环化酶，减少 cAMP 的生成，降低 PKA 活性，抑制钙通道，减少钙离子内流；③Gk 可激活并使乙酰胆碱敏感性钾通道（K_{ACh}）开放，引起 $I_{K\text{-}ACh}$ 外流，造成细胞膜 3 相复极速度加快和舒张期超极化，使得最大舒张电位更负；④乙酰胆碱还可使 I_f 离子流曲线向左移动，使其幅度降低。

（2）减慢房室传导：降低钙通道开放的概率，减弱 $I_{Ca\text{-}L}$，降低房室结（atrioventricular node，AVN）的动作电位幅度，使 0 期除极速度减慢，最终减慢传导速度。

（3）缩短心房肌的有效不应期：对于心房肌，乙酰胆碱能减少钙离子内流，因此复极时钾离子外流增加，复极加快，动作电位时程缩短，有效不应期也相应缩短。

第二节　心房迷走神经的分布和对房室结的支配

新近的研究将神经丛分为以下几处：位于右上肺静脉和心房间的右前神经节（anterior right ganglionated plexi，ARGP），相当于第一脂肪垫，以及位于下腔静脉和两侧心房间的右下神经节（inferior right ganglionated plexi，IRGP），相当于以往的第二脂肪垫。这与以往研究基本一致。此外还提出了左上神经节（superior left ganglionated plexi，SLGP），位于左上肺静脉和心房连接处以及左心耳、肺动脉之间，这似乎较以往的研究中第三脂肪垫的定位更加偏向左房。

左右交感-迷走神经干，通过各个神经丛的整合、交互作用构成复杂的作用体系，通过依次消融不同的脂肪垫，可以逐步明确各神经丛的支配区域以及对 AVN 的作用。在刺激左侧交感-迷走神经干的同时，消融 SLGP 和 ARGP 比单独消融 ARGP 对房颤心室率的减慢作用略强，而消融 IRGP 则产生最强的心室率下降作用，提示左交感-迷走神经干-SLGP-ARGP-IRGP-AVN 的通路。同样的方法可发现存在右交感-迷走神经干-SLGP-ARGP-IRGP-AVN 通路。消融 ARGP 和 IRGP 后刺激左右交感-迷走神经干均不能使房颤中的心室率进一步下降。说明 ARGP 和 IRGP 是两侧交感-迷走神经干支配房室结的整合站，而且后者是最终的通道。消融 IRGP 后再消融 ARGP，其效应不如消融 SLGP、ARGP、IRGP，提示尚存在通过 SLGP 绕过 IRGP 至房室结的调节通路，但其作用相对较小。

当迷走神经刺激同时作用于窦房结（SAN）和 AVN 时，首先表现为窦性心率的显著下降，以及心脏主导起搏点的下移，而传导阻滞几乎不出现。这种现象在同时刺激左右和分别刺激左右交感-迷走神经干的情况下，没有显著差别。与禽类相比，在哺乳动物模型中该现象更加明显。

第三节　迷走神经对房室传导速度和不应期的影响

如前所述，房室传导功能受到心房迷走神经的重要调节，主要表现为房室传导时间和不应期的延长，导致房颤中房室结隐匿传导增多，甚至出现房室传导阻滞等，这在以往的研究中已基本明确。同时研究显示这种效应与刺激施加的频率、强度以及方式相关。

研究显示刺激双侧迷走神经能够使文氏点、房室传导时间以及房室结有效不应期延长，同时，迷走刺激的效应是可逆的，停止刺激后，上述参数即恢复。此外，房室传导时间延长的程度随刺激强度、刺激频率的增加而逐渐延长，直至最终出现传导阻滞。迷走神经刺激导致的房室传导时间延长还表现出频率依赖性的特点。心房起搏频率越高，迷走神经导致的房室传导时间延长的程度越明显，房室传导的功能不应期也明显延长，使得房室传导曲线向上、向右移动。因此，在房颤等房性心律失常发生时，室上性激动的频率越快，则迷走神经对房室传导的抑制作用越强。

迷走神经对房室结传导的抑制强度还具有方向相关性，即在前向和逆向方向上作用强度不同。研究发现，迷走神经引起的前向房室传导时间延长的最大效应要显著高于逆向传导。随着迷走神经刺激电压的升高，前向传导时间增加的程度也远高于同等强度下逆向传导时间的增加程度，当前向传导发生阻滞时，房室逆向传导仍然能够继续。微电极标测显示，迷走神经刺激时，前向传导诱发的房室结超极化程度要高于逆向传导。

第四节　迷走神经在房室结折返性心动过速中所起的作用

早在 1956 年，Moe 等即在犬模型中发现了房室结双径路现象，Denes 等在 1973 年描述了由于存在房室结双径路，而在阵发性室上速中出现的房室结折返现象。目前，房室结双径路，即房室传导的纵向分离，已被证实为房室结折返性心动过速的基础。采用慢径消融的办法能够确切地去除双径路现象，使心动过速不再发生。但是，许多有关房室结折返性心动过速的电生理现象仍然无法完全解释，房室结折返环路的构成及其存在的组织学基础依然未能完全阐明。

一、房室结双径路的解剖组织学基础

根据快慢径的电生理特点和折返环的激动顺序，一般可将房室结折返性心动过速分为：慢-快型、快-慢型以及慢-慢型三种类型。不同类型的折返环，快慢径的分布也有所不同。早前的研究显示房室结折返性心动过速，其逆传心房的最早激动点在 Koch 三角的顶点，即希氏束区（图 11-1）。近来，更精确的研究则发现在典型的房室结折返性心动过速，即慢-快型中，有 7.6% 的快径最早逆行心房激动点可以分布在后间隔，甚至左房。Engelstein 等发现 5% 的快径位于冠状窦口，4% 的患者心动过速中希氏束与冠状窦口同时激动。Chen 等也有类似的发现。而 Nam 等发现冠状窦远端激动居然早于冠状窦口，提示发生在左侧的快径逆传比此前预计的要高。不典型的房室结折返性心动过速，即快径前传、慢径逆传的形式中，较早的研究认为逆传最早心房激动点在 Koch 三角的基底部，而近期研究详细标测结果显示，代表慢径位置的最早逆传心房激动点可以位于冠状窦口、低位右房、房间隔右侧，甚至冠状窦和房间隔同时激动。Nam 等还发现最早逆行激动点位于冠状窦口以远 10～20 mm，呈向心性激动。在慢-慢型的折返形式中，通常最早的逆传激动点位于冠状窦口，但仍有相当数量的病例其最早逆行激动点位于左后间隔。

快慢径分布的区域多种多样，甚至并不只分布在房室结区。早先的研究多认为房室结折返性心动过速的折返环局限在房室结区，是具有递减传导特性的通道，并无普通心房肌参与。但随着研究的进展，越来越多的研究发现该心动过速的折返环构成还涉及房室结周围的心房肌。Schuger 等的研究甚至认为快径并不在房室结区，当插入一个隐匿的前

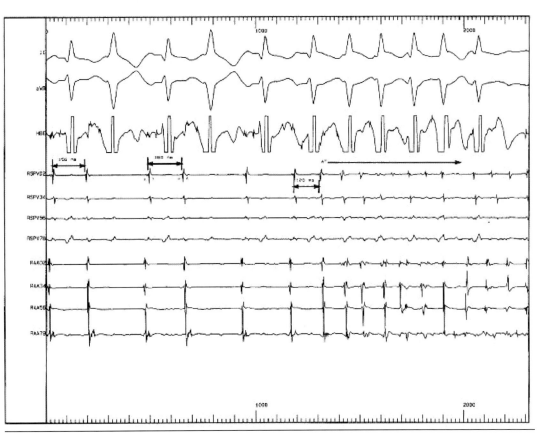

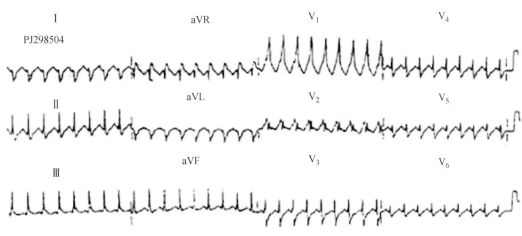

图 11-1　慢-快型房室结折返性心动过速伴右束支传导阻滞

向激动时，快径的逆传表现为全或无的特性，这并不符合房室结的电生理性质。甚至在一例成功进行了慢径消融的患者中，研究发现房室结也并未受到任何损伤。在快-慢型房室结折返中，希氏束和冠状窦口之间的心房肌被认为是折返环的共同通路。房室结逆传径路在一些药物（如奎尼丁）的作用下，所表现出的反应特点与房室旁道相同，提示其性质与普通心房肌相似。一些人体和动物的病理学研究也提示普通心房肌参与了房室结折返性心动过速的折返环构成。

关于双径路组织学存在基础的研究已经深入到更加微观的水平，缝隙连接蛋白和离子通道是其中的热点。应用光学标测的手段，发现连接蛋白（connexin-43，-45，-40）在房室交界区的分布是不均匀的，可能引起传导速度的不均匀，造成房室传导的纵向分离，从而为折返的发生提供基础。但上述研究均局限于健康动物标本，结论尚需进一步证实。

二、迷走神经与房室结双径路的关系

如前文讨论，房室传导的双径路或多径路现象，其解剖组织学基础并未得到充分的证明。临床上部分患者中存在房室传导的双径路现象，却无相应的房室结折返性心动过速。Chuen-Wang 发现迷走神经刺激能使房室结快径区的前向传导不应期明显延长，而快径区的逆向传导和慢径区的前向传导不应期不受影响，这就使得慢径前传、快径逆传的折返环路，即房室结折返性心动过速中最常见的类型在迷走神经刺激下更容易发生。Mazgalev 等在离体动物标本中发现，在迷走神经刺激作用下，房室交界区传导延迟，同时造成房室结除极模式的不均一性增加，导致房性早搏诱发出房室结折返性心动过速。这提示迷走神经的调节可能参与了房室传导双径路和房室结折返性心动过速的形成。

临床实践中，颈动脉窦按摩等迷走神经刺激手段可终止房室结折返性心动过速图（图11-2）。以往的研究结果也证实迷走神经刺激的确能够使房室传导明显延长，有助于折返环的终止。但 Chuen-Wang 等和 Mazgalev 等采用不引起心肌兴奋的阈下强度刺激迷走神经，均发现一定强度的迷走神经刺激有利于房室结折返的发生。以上矛盾结果再次证明，迷走神经对于房室传导的作用效果与刺激的强度相关，即一定强度的刺激可能增加传导的纵向分离，而过强的刺激可能导致房室传导的不应期发生明显延长而导致折返终止。因此房室结区不同部位迷走神经作用强度的不均匀可能成为折返性心动过速发生的基础。

部分接受慢径消融的房室结折返性心动过速患者，尽管术后仍存在房室传导的跳跃现象，但心动过速却不再出现。特别是存在部分房室传导曲线平滑，即无房室结双径路的房室结折返性心动过速患者，慢径消融能有效地消除心动过速的发生。上述现象提示慢径消融的治疗机制可能不只是简单阻断了折返环路中的一条路径。而大量的研究显示部分患者慢径消融后出现窦性心动过速，心率变异性分析提示心房迷走神经的调节功能发生了改变。

射频消融治疗房室结折返性心动过速中出现加速性交界心律，即交界反应，是消融部位有效的指标。William 等的研究发现，加速性交界心律的出现与自主神经作用的失平衡有关，即迷走神经作用减弱，交感神经作用增强。这也从另一个方面提示，慢径消融之所以有效，可能是由于造成了局部区域迷走神经作用的减弱。以前的研究结果表明，分布

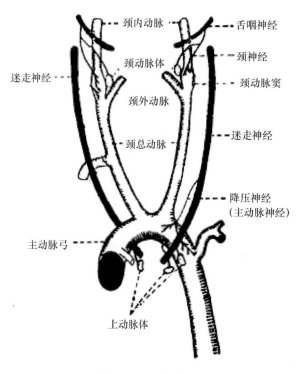

图 11-2　颈动脉窦

到房室结的迷走神经节后神经元位于下腔静脉和左心房交接处的脂肪垫（IVC-LA），通常称为第二脂肪垫。而慢径区在解剖上接近第二脂肪垫，这就为慢径区消融所造成的房室传导去迷走神经效应提供了解剖学基础。

三、小结

房室传导功能受到迷走神经的重要调节，迷走神经对房室传导的调节效应复杂，主要表现为房室传导时间的延长，但一定程度的迷走神经刺激强度会增加房室传导的纵向分离程度，从而为折返性心律失常的发生创造条件。

（尹晓盟　夏云龙）

参考文献

[1] 张培林. 神经解剖学. 北京：人民卫生出版社，1987：147-165.

[2] 张荣宝. 植物神经系统生理和临床. 北京：人民卫生出版社，1994：170-218.

[3] Hou Y, Scherlag BJ, Lin J, et al. Ganglionated plexi modulate extrinsic cardiac autonomic nerve input. JACC, 2007, 50 (1)：61-68.

[4] Goldberg JM, Johnson MH, Whitelaw KD. Effect of cervical vagal stimulation on chicken heart rate and atrioventricular conduction. Am J Physiol, 1983, 244：R235-243.

[5] Furnival CM, Linden RJ, Snow HM, et al. The inotropic effect on the heart of stimulating the vagus in the dog, duck and toad. J Physiol, 1973, 230 (1)：155-170.

[6] Wallace AG, Daggett WM. Pacemaker activity during vagal escape rhythms. Circ Res, 1964，15 (2)：93-102.

[7] Mzgalev TN, Garrigue S, Mowrey KA, et al. Autonomic modification of the atrioventricular node during atrial fibrillation：role in the slowing of ventricular rate. Circulation, 1999, 99 (21)：2806.

[8] Nayebpour M, Talajic M, Villemaire C, et al. Vagal modulation of the rate-dependent properties of the atrioventricular node. Circ Res, 1990, 67：1152-1166.

[9] Lewis T, Master AM. Observations upon conduction in the mammalian heart：AV conduction. Heart, 1925, 12：209-269.

[10] Narula OS, Runge M. Accommodation of A-V nodal conduction and fatigue phenomenon in the His-Purkinje system//Wellens HJJ, Lie KI, Janse MJ. The Conduction System of the Heart. Berlin：Springer, 1978：529-544.

[11] Wallick DW, Martin PJ, Masuda Y, et al. Effects of autonomic activity and changes in heart rate on atrioventricular conductin. Am J Pysiol, 1982, 243：523-527.

[12] Mitsuoka T, Mazgalev T, Dreifus LS, et al. Differential vagal effects on antegrade vs. retrograde atrioventricular conduction. Am J Physiol, 1987, 253：H1059-1068.

[13] Moe GK, Preston JB, Burlington H. Physiologic evidence of a dual AV transmission system. Circ Res, 1956, 4：357-375.

[14] Denes P, Dhingra RC, Chuquimia R, et al. Demonstration of AV node pathways in patients with paroxysmal supraventricular tachycardia. Circulation, 1973, 48：549-555.

[15] Engelstein ED, Stein KM, Markowitz SM, et al. Posterior fast atrioventricular node pathways：implications for radiofrequency catheter ablation of atrioventricular node reentrant tachycardia. J AM Coll Cardiol, 1996, 27：1098-1105.

[16] Chen J, Anselme F, Smith TW, et al. Standard right atrial ablation is effective for atrioventricular nodal reentrant with earlist activatation in the coronary sinus. J Cardiovasc Electrophysiol, 2004, 15：2-7.

[17] Nam GB, Rhee KS, Kim J, et al. Left atrionodal connections in typical and atypical atrioventricular node reentrant tachycardia：activation sequence in the coronary sinus and results of radiofrequency catheter ablation. J Cardiovasc Electrophysiol, 2006, 17：1-7.

[18] Nawata H, Yamamoto N, Hirao K, et al. Heterogeneity of anterograde fastpathway and retrograde slow pathway conduction patterns in patients with the fast-slow form of atrioventricular node reentrant tachycardia：eletrophysiologic and electrocardiographic considerations. J AM Coll Cardiol, 1998, 32：1731-1740.

[19] Goldberger J, Brooks R, Kadish A. Physiology of "atypical" atrioventricular junctional reentrant tachycardia occurring following radiofrequency catheter modification of the atrioventricular node. Pacing Clin Electrophysiol, 1992, 15：2270-2282.

[20] Sakabe K, Wakatsuki T, Fujinaga H, et al. Patient with atrioventricular node reentrant tachycardia with eccentric retrograde left-sided activation：treatment with radiofrequency catheter ablation. Jpn Heart J, 2000,

41：227-234.

[21] Vijayaraman P，Kok LC，Rhee B，et al．Unusual variant of atrioventricular nodal reentrant tachycardia．Heart Rhythm，2004，2：100-102.

[22] Anselme F，Hook B，Monahan K，et al．Heterogeneity of retrograde fast-pathway conduction pattern in patients with atrioventricular nodal reentry tachycardia：observations by simultaneous multisite catheter mapping of Koch's triangle．Circulation，1996，93：960-968.

[23] McGuire MA，Lau K-C，Johnson DC，et al．Patients with two types of atrioventricular junctional（AV nodal）reentrant tachycardia：evidence that a common pathway of nodal tissue is not present above the reentrant circuit．Circulation，1991，83：1232-1246.

[24] Schuger CD，Steinman RT，Lehmann MH．Recovery of retrograde fast pathway excitability in the atrioventricular node reentrant circuit after concealed antegrade impulse penetration．J Am Coll Cardiol，1991，17：1129-1137.

[25] McGuire MA，de Bakker JM，Vermeulen JT，et al．Atrioventricular junctional tissue：discrepancy between histological and electrophysiological characteristics．Circulation，1996，94：571-577.

[26] Efimov IR，Nikolski VP，Rothenberg F，et al．Structure-function relationship in the AV junction．Anat Rec A Discov Mol Cell Evol Biol，2004，280：952-965.

[27] Chuen-Wang Chiou，Shih-Ann Chen，Ming-Ho Kung，et al．Effects of continuous enhanced vagal tone on dual atrioventricular node and accessory pathways．Circulation，2003，107（20）：2583-2588.

[28] Mazgalev T，Dreifus LS，Michelson EL，et al．Effect of postganglionic vagal stimulation on the organization of atrioventricular nodal conduction in isolated rabbit heart tissue．Circulation，1986，74：869-880.

[29] Tai CT，Chen SA，Chiang CE，et al．Complex electrophysiological characteristics in atrioventricular nodal reentrant tachycardia with continuous atrioventricular node function curves．Circulation，1997，95（11）：2541-2547.

[30] Soejima K，Akaishi M，Mitamura H，et al．Increase in heart rate after radiofrequency catheter ablation is mediated by parasympathetic nervous withdrawal and related to site of ablation．J Electrocardiol，1997，30：239-246.

[31] Uchida F，Kasai A，Omichi C，et al．Effect of radiofrequency catheter ablation on parasympathetic denervation：a comparison of three different ablation sites．Pacing Clin Electrophysiol，1998，21：2517-2521.

[32] Jinbo Y，Kobayashi Y，Miyata A，et al．Decreasing parasympathetic tone activity and proarrhythmic effect after radiofrequency catheter ablation：differences in ablation site．Jpn Circ J，1998，62：733-740.

[33] Hucker WJ，Nikolski VP，Efimov IR．Optical mapping of the atrioventricular junction．J Electrocardiol，2005，38：121-125.

第十二章　自主神经与后除极

心律失常是导致心源性猝死常见的重要病因。自主神经机制是心律失常发生和维持的机制之一。研究表明，自主神经激活可以增加心房和心室细胞的早期或延迟后除极，增加心律失常的发生率。本章就自主神经与后除极的发生机制进行阐述。

第一节　心房颤动

一、细胞内钙瞬变触发假说

交感神经和副交感神经激活均可以导致房颤发作。Burashnikov 等在冠脉灌注离体心脏中，给予乙酰胆碱灌注可以明显缩短心房的有效不应期，快速的心房起搏可以诱发房颤发作。房颤或者快速心房起搏与心房张力增加相关。房颤或者快速心房起搏终止均可引起时相张力的动态升高，引起 3 相早期后除极（early after depolarization，EAD）和早搏发生，导致房颤发作。这种早期后除极机制仅在动作电位时程明显缩短的情况下发生。Patterson 等研究发现，在心房起搏过程中，同时给予去甲肾上腺素和乙酰胆碱灌注，可促进早期后除极的发生，导致房性心律失常发作。在该研究中，持续舒张期张力升高与早期后除极发生相关。在早期后除极发生的机制中，张力改变是评估细胞内钙（Ca_i）和舒张期细胞内钙升高的一项指标。Patterson 等称这种现象为"细胞内钙瞬变触发（Ca_i transient triggering）"，提示 Na^+/Ca^{2+} 交换体的前向增加可能是导致早期后除极的原因。"钙瞬变触发灶"假说，可以解释短暂的肺静脉快速规律刺激引起心房颤动发作。因早期复极导致的动作电位时程缩短和长时间钙释放引起复极前后的细胞内钙浓度增加，激活 Na^+/Ca^{2+} 交换体，即 3 个 Na^+ 进入细胞内和 1 个 Ca^{2+} 输出细胞外，产生钠内向电流，进而产生早期后除极和触发激动。心肌停搏可以提高心肌的收缩性、早期后除极和触发激动，特别是在快频率后的停搏。心房快频率由于舒张期缩短，阻止收缩期内流的 Ca^{2+} 完全排出，进而加重钙负荷。在停搏末期，细胞激活，钙瞬变增加，引起钙过度释放，增加触发激动的发生率（图 12-1）。

通过优化标测方法在犬肺静脉肌袖中测量膜电位（Vm），提示细胞内钙瞬变在房性心律失常发生中的重要性。交感神经刺激时，肺静脉肌袖易出现自律性和触发性活动。低浓度的兰尼碱（$0.5 \sim 2$ $\mu mol/L$）导致钙依赖性细胞内钙释放，肺静脉起搏细胞样激动发生。Chou 等在犬离体心脏模型中，测量左房和肺静脉 Vm 和 Ca_i。快速心房起搏时，低浓度兰尼碱和异丙肾上腺素灌注可以诱发肺静脉快速的触发激动，还发现肺静脉和左房连接部传导波碎裂和折返激动的形成。在肺静脉肌袖的心内膜进行过碘酸-希夫（periodic acid schiff，PAS）染色发现浅色细胞质的大细胞。为了进一步研究交感神经和 PAS 阳性细胞的关系，Tan 等在犬中压伤窦房结，左侧星状神经节刺激导致肺静脉房性心动过速发生。肺静脉触发灶部位 PAS 染色发现大量的 PAS 阳性浅色样糖原富集的特异性传导细胞（类浦肯野细胞）。对肺静脉进行免疫染色提示大量交感神经分布，肺静脉触发灶部位细胞受交感神经支配，因此交感神经激活可能导致触发灶发生。

肺静脉肌袖反复发作的触发性心律失常机制可能如下：肺静脉肌袖动作电位缩短，形成心房复极和细胞内钙瞬变一过性差异，而心房肌其他部位并没有发现这种明显的差异。由于 Na^+/Ca^{2+} 交换体作用，当细胞膜电位较平衡电位为负时，细胞内钙离子一次性升高。在正常生理状态下，这种差异没有致心律失常作用。当副交感神经（乙酰胆碱）激活，神经张力增加，心房复极加速，或者自主神经

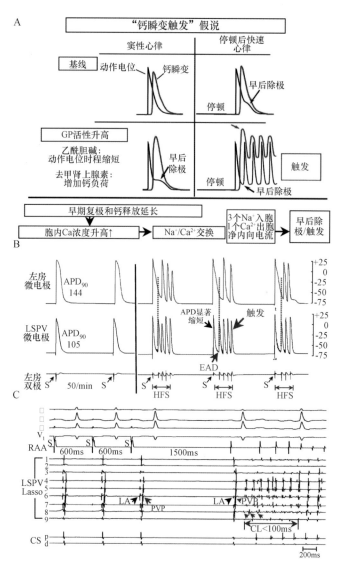

图 12-1 高频刺激触发肺静脉激动。A. 肺静脉相关的房速触发房颤发作的"细胞内钙瞬变假说"。图示动作电位时程（黑色）和细胞内钙瞬变（红色）。GP刺激引起交感神经和副交感神经激活。乙酰胆碱缩短动作电位时程，去甲肾上腺素增加细胞内钙瞬变。动作电位时程缩短和细胞内钙瞬变的差异引起早期后除极和内向 Na^+/Ca^{2+} 交换电流。在快速心房率终止后出现停搏，细胞内钙瞬变进一步增加，导致触发灶的发生。**B.** 在离体犬心脏的左房和左上肺静脉进行微电极记录。左图：在没有高频刺激（HFS）状态下，心房以 50 次/分起搏，与左房（距离肺静脉口部约 3 mm）APD_{90}（144 ms）相比，左上肺静脉 APD_{90}（105 ms）缩短程度更加明显。右图：在每次起搏后，立即在起搏部位给予周长 10 ms、脉宽 0.1 ms、串长 300 ms 和 100 V 高频刺激，并不夺获左房。高频刺激明显缩短左房和左上肺静脉 APD，继而出现早期后除极和触发灶形成。每次发作的第一个触发激动，左上肺静脉激动均提前于左房激动，提示触发灶的起源点在左上肺静脉。同时也提示左上肺静脉对自主神经刺激更为敏感。**C.** 阵发性房颤患者在导管消融过程中，出现停搏依赖性左上肺静脉触发激动。体表心电图从上至下为 I、II、III 和 V_1 导联及右心耳（RAA）、左上肺静脉（LSPV）Lasso、冠状窦（CS）心内记录。右心耳部以 600 ms 周长起搏终止后，出现一次 1500 ms 的停搏，继而出现短暂（<1 s）的左上肺静脉起源的快速触发灶，从而导致房颤发作。Lasso 电极在左上肺静脉的近端记录到左房（LA，黑箭头）双电位和肺静脉电位（PVP，红箭头）。APD_{90} = 细胞复极 90% 时的动作电位时程；CL = 周长

张力升高（去甲肾上腺素），细胞内钙瞬变增加，这种差异就具有致心律失常作用。在没有明显的外向（复极）膜电流的情况下，细胞外钙离子增加，促进 INCX 内流，导致早期后除极发生和触发性房性心律失常发作。以前研究认为早期后除极与动作电位

时程延长有关，与此研究不同的是仅仅一次钙瞬变增加就足以导致一次触发激动，而不需要时间依赖性的 L 型钙通道恢复活性或者继发性刺激导致肌质网钙释放。与以前动作电位时程延长导致早期后除极的机制不同，肺静脉早期后除极的产生与复极

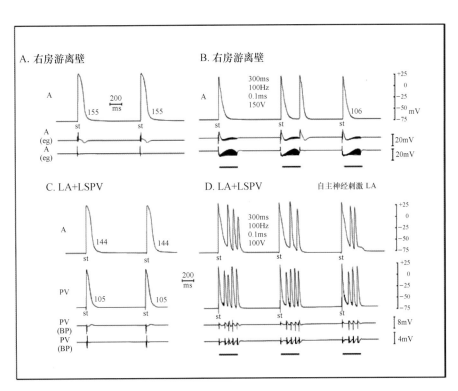

图 12-2　右房游离壁和肺静脉部位自主神经刺激。A 和 B. 在最大自主神经刺激前后，右房游离壁（RA）微电极和双极电图记录。在相对较低强度的自主神经刺激时，动作电位时程明显缩短，并发生一次房性早搏，但无心律失常发作。**C 和 D.** 在距离左肺静脉口部 3mm 的左房部位进行自主神经刺激前后，在左房（LA）和左上肺静脉（LSPV）进行微电极记录，左房和左上肺静脉动作电位时程明显缩短，并在肺静脉肌袖部位，即距离左房自主神经刺激电极 6mm 部位出现快速的触发激动。第一个早搏激动在肺静脉部位，早于左房激动。

加速有关，即动作电位时程缩短。早期后除极产生和触发性激动可能与肺静脉内相对缺乏 I_{K1} 电流相关，进而未能充分激活时间依赖性外向电流，后者则能够抵消 INCX 内向电流。肺静脉肌袖触发房性心律失常的机制如下：①副交感神经刺激通常在肺静脉和左房连接部诱发房性心律失常（图 12-2 和图 12-3）。乙酰胆碱可以导致心房超极化和动作电位缩短，促进早期后除极的形成，进而触发房性心律失常发作。阿托品是一种非特异性毒蕈碱受体拮抗剂，可以抑制心房肌超极化和动作电位时程缩短（图 12-4A）。但是要完全抑制房性心律失常发作，则需要同时抑制毒蕈碱受体和 β_1 肾上腺素受体（图 12-5）。②交感神经末梢激活，促进去甲肾上腺素释放，提高细胞内钙瞬变。阿替洛尔是一种选择性 β_1 肾上腺素受体阻滞剂，可以用来预防房性心律失常发生，但没有抑制超极化和动作电位时程缩短的作用，其作用效果与副交感神经刺激类似（图 12-4B）。③兰尼碱抑制细胞内钙瞬变和 Ca^{2+} 的一过性升高，抑制 Na^+/Ca^{2+} 交换体和钙瞬变相关触发房性心律失

常。兰尼碱抑制 Na^+/Ca^{2+} 交换体，可以抑制肺静脉非特异性自主神经激活和乙酰胆碱与去甲肾上腺素共同作用所致的肺静脉早期后除极形成及随后产生的触发性心律失常（图 12-4C）。④用低于抑制心肌钾通道电流浓度的河豚毒素，可以预防肺静脉动作电位时程缩短，并且能够预防高频刺激引起残余自主神经轴突激活所致的房性心律失常。⑤高频刺激导致肺静脉口部近端和肺静脉肌袖神经丛动作电位时程缩短，导致肺静脉肌袖触发灶的形成。这些房性心律失常机制与正常兔动物模型心室肌离体心肌细胞的电生理现象相似。在兔动物模型中，细胞外 Ca^{2+} 升高抑制早期后除极的发生。细胞内 Ca^{2+} 升高促进 INCX 内向电流，促进早期后除极形成，但早期后除极可能不受外向复极电流延迟的影响。事实上，即使没有副交感神经诱发动作电位时程缩短，肺静脉肌袖也可以出现自发的早期后除极。儿茶酚胺、快速心房起搏引起的停搏均可能促进早期后除极形成，同时也增加了肺静脉的收缩力。在部分阿托品处理的实验组和对照组动物，即使没有动

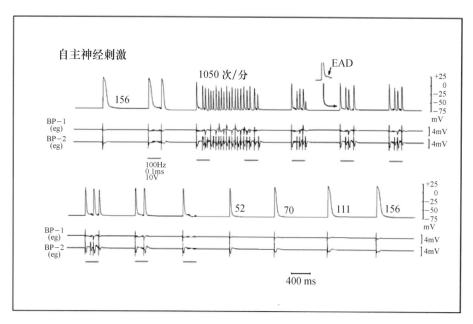

图 12-3 自主神经刺激。自主神经刺激前后的细胞内微电极和双极电图记录。自主神经刺激参数：连续 9 个刺激、持续时间 300ms、脉宽 0.1ms，频率 100Hz，电压 10V。第二次自主神经刺激诱发早期后除极，触发快速的心律失常（1050 次/分），随后自主神经刺激可见短暂心律失常发作。自主神经刺激停止，动作电位时程逐步恢复至初始值。在最后一串自主神经刺激，可见早期后除极，未触发房性心律失常。

作电位时程缩短，仍然可以出现触发性心律失常。在阿替洛尔处理的 3 条实验犬中，无明显触发激动发生，提示在一定的动作电位时程情况下，儿茶酚胺或者选择性交感神经刺激均可提高钙瞬变，足以触发房性心律失常形成，即使慢心律时。因此，要完全抑制房性心律失常发作，同时抑制毒蕈碱受体和 β₁ 肾上腺素受体可能是必要的（图 12-5 和图 12-6）。

二、3 相早期后除极

Chou 等在起搏诱发心力衰竭动物模型中，心房停搏明显提高细胞内钙浓度，可能与肺静脉局灶放电相关。乙酰胆碱明显缩短动作电位时程，大量细胞内钙增加进一步促进细胞内钙持续升高，并进入动作电位 3 期。动作电位 3 期细胞内钙浓度持续升高可促进 INCX 电流，诱发晚 3 期早期后除极，引起局灶激动产生和房颤发作。心力衰竭可以提高 INCX 电流，使心肌更易于发生 3 相早期后除极。乙酰胆碱可以改变 Na⁺ 的传导和细胞内 Na⁺ 的活性，导致 INCX 电流改变，降低细胞内钙外流，增加了细胞内钙聚集。较长时间的心房停搏增加了细胞内钙聚集，导致停搏后第一个心搏出现大量的肌质网钙释放，而乙酰胆碱诱发的动作电位时程缩短，共同作用导致 3 相细胞内钙增加。3 相细胞内钙增加和 INCX 电流高度激活促进了心力衰竭肺静脉局

灶放电的发生。由于快速心房率时，L 型钙电流激活，增加细胞内钙浓度和 INCX 电流，导致触发激动的发生。因此，兰尼碱和毒胡萝卜内酯抑制肌质网钙释放，降低快心房率相关的 L 型钙通道激活，减少 3 相早期后除极，也即减少早期后除极触发激动的发生。

细胞内钙的动态改变可能与心力衰竭相关的胆碱能房颤相关。过去研究表明，交感神经刺激和低剂量的兰尼碱灌注可以诱发自发性的肌质网钙释放，进而导致犬肺静脉触发灶激动。这些处理并不能引起明显的动作电位时程缩短进而诱发 3 相早期后除极，而是引起了延迟后除极发生。在 Chou 等的研究中，乙酰胆碱引起动作电位时程缩短，可能与舒张期细胞内钙升高相关，从而引起心力衰竭犬模型局灶电活动发生。由于肺静脉先天缺乏 I_{K1}，异常的钙调节导致心肌细胞膜电位易于去极化。心力衰竭存在交感和副交感神经张力升高。副交感神经激活和乙酰胆碱释放是心力衰竭致心律失常的重要机制。有研究表明，神经机制可能是扩张型心肌病晕厥患者的病理生理机制，这些患者交感和副交感神经相关的心率变异参数均发生了明显改变。

三、心房神经丛相关的触发灶

心外膜脂肪垫含有来自心房肌和外源性神经系

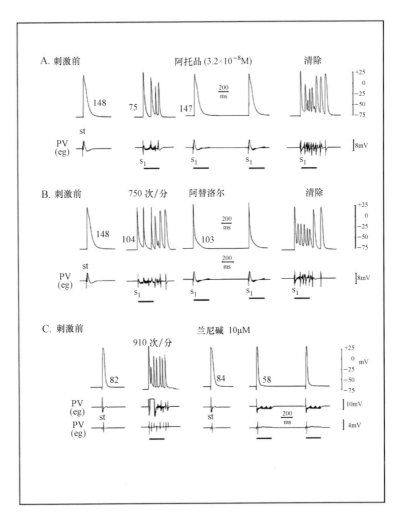

图 12-4　阿托品、阿替洛尔和兰尼碱抑制自主神经诱发的房性心律失常。自主神经刺激前后细胞内微电极和双极电图记录。自主神经刺激参数：持续时间 300 ms，脉宽 0.1 ms，频率 100 Hz，电压 60 V。**A.** 阿托品（3.2×10⁻⁸M）可逆性地抑制自主神经刺激过程中动作电位时程缩短和触发性房性心律失常的发生。**B.** 应用和清除阿替洛尔（3.2×10⁻⁸ M）前后对比，提示阿替洛尔不能抑制自主神经刺激所致的动作电位时程缩短，但可以抑制早期后除极和触发性房性心律失常的发生。**C.** 左图是未用兰尼碱时自主神经刺激前后（自主神经刺激参数：持续时间 300 ms，宽 0.1 ms，频率 100 Hz，电压 110 V）；右图为应用兰尼碱后，自主神经刺激前后的微电极记录和双极电图记录。

统的传入神经元，而胆碱能和肾上腺素能传出神经元主要支配肺静脉和脂肪垫周围的心房肌，同时存在大量的联系神经元。不同的脂肪垫以及脂肪垫与心房肌或者肺静脉心肌之间通过联系神经元形成相互联系的神经网络。提高脂肪垫活性，则增加心房肌的早期后除极，进而增加心房肌的触发活动。脂肪垫激活包括在脂肪垫周围和肺静脉邻近部位的副交感神经和交感神经激活。副交感神经激活明显地缩短动作电位时程，特别是在肺静脉周围。交感神经激活则增加肌质网的钙超载和钙释放（大量的和长时间的钙瞬变），即"钙瞬变触发灶"，导致房颤发作。犬的动物模型中，在左上肺静脉电隔离后，高频刺激脂肪垫的轴突，心房动作电位时程缩短，增加肺静脉内的早期后除极和触发激动的发生。肺静脉肌袖的邻近部位均有脂肪垫分布，对自主神经刺激较左房的其他部位更为敏感，因此更容易出现局灶的触发激动。另有研究也提示，对脂肪垫进行高频刺激，可以产生迷走反射，如窦性心动过缓或者房室阻滞，缩短该脂肪垫周围部位的心房不应期；在脂肪垫周围部位给予单一的刺激也可以诱发持续心房颤动发生。这些现象在心房其他部位则不明显。在这种脂肪垫高频刺激诱发的心房颤动中，通常在肺静脉和脂肪垫周围的左心房部位出现快速的碎裂电位。由于碎裂电位的部位邻近脂肪垫，因此接受了更多的自主神经刺激，也提示碎裂电位可能是心房"钙瞬变触发灶"的电位记录，消融脂肪垫可以减少或者消除碎裂电位部位。

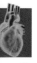

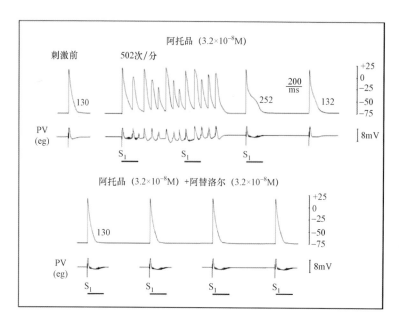

图 12-5 胆碱能神经依赖的房性心律失常形成。细胞内微电极和双极电图记录。左上图为自主神经刺激前。右上图为给予阿托品（3.2×10^{-8}M）和自主神经刺激。下图同时给予阿托品（3.2×10^{-8}M）和阿替洛尔（3.2×10^{-8}M），以及自主神经刺激。提示给予阿托品和自主神经刺激，动作电位时程明显延长，并诱发触发性房性心律失常，而阿替洛尔可以抑制这种动作电位时程延长和触发性房性心律失常的发生。

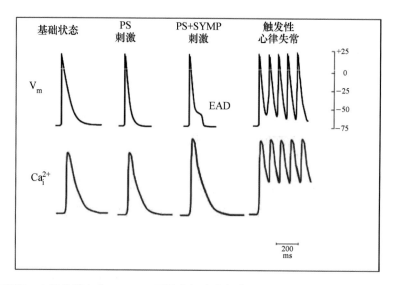

图 12-6 房性心律失常原理。上图为膜电位（Vm），下图为细胞内钙离子（Ca_i^{2+}）。两者分别在基础状态、副交感神经刺激、副交感神经和交感神经联合刺激（PS+SYMP）进行测量。最右边图为触发性心律失常发作。在基础状态下，钙瞬变稍大于动作电位时程。副交感神经刺激使钙瞬变和动作电位时程之间的差异性增加。早期后除极仅在以下情况出现：①交感神经刺激使钙瞬变增加；②副交感神经刺激使动作电位时程缩短。如果存在足够的 Na^+/Ca^{2+} 交换电流，就会启动快速性心律失常发作。

四、心肌梗死模型房颤

在正常的实验犬中，肺静脉肌袖是触发灶的常见部位。在心肌梗死的犬心脏模型中，肺静脉肌袖可能不是触发灶的常见部位，触发灶可以位于肺静脉以外心房部位。Patterson 等研究发现对犬冠状动脉结扎，房颤的发生率明显高于正常对照组。在正常对照组中，儿茶酚胺增加停搏依赖的早期后除极，自主神经刺激、异丙肾上腺素或去甲肾上腺素（32 nM）加乙酰胆碱（100 nM）灌注易触发早期后除极相关的房性心律失常。在心肌梗死模型肺静脉中，在应用异丙肾上腺素和去甲肾上腺素后，尽管停搏依赖早期后除极的发生率相似，但早期后除极分别使剂量反应曲线明显向右移 45 倍和 28 倍；自主神经、异丙肾上腺素或去甲肾上腺素（32 nM）加乙酰胆碱（100 nM）均不能触发房性心律失常的发生。β 肾上腺素受体激酶是一种 G 蛋白受体激酶 2，可以促使 β_1 和 β_2 受体对其激动剂的磷酸化和脱敏作用。β 肾上腺素受体激酶对 β 肾上腺素受体激动剂的磷酸化作用，可以促进膜结合受体移除和细胞

内摄取，降低组织对受体激动剂的反应性。在充血性心力衰竭病理生理过程中，β 肾上腺素受体激酶可能是交感神经兴奋和细胞质儿茶酚胺升高的一种适应性反应，也可能加剧心力衰竭的病理生理进程。进一步分析发现，肺静脉 β 肾上腺素受体激酶明显较对照组升高了 2.5 倍，可能与 β 肾上腺素受体脱敏有关。因此，在急性心肌梗死的动物模型中，虽然房颤发生率升高，但自主神经刺激或者在儿茶酚胺加乙酰胆碱灌注情况下停搏触发肺静脉房性心律失常的易感性和发生率降低，其原因可能与肺静脉 β 肾上腺素受体激酶明显升高和 β 肾上腺素受体对激动剂反应性下降相关（图 12-7）。

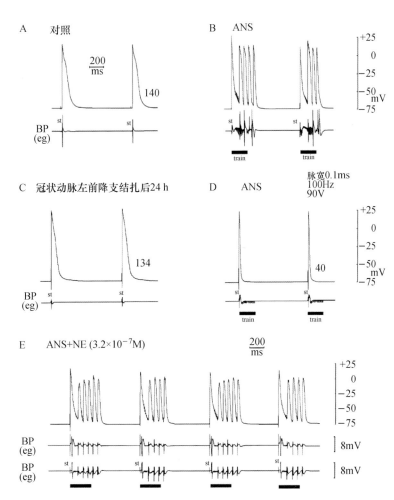

图 12-7　正常对照组和冠状动脉结扎后自主神经刺激过程中肺静脉肌袖记录。 每个图均是肺静脉肌袖部位微电极记录和 1～2 个局部双极电图记录。**A.** 正常犬肺静脉肌袖心电图记录。**B.** 在正常犬中，给予自主神经刺激（ANS），出现早期后除极和快速房性心律失常发作。**C.** 犬冠状动脉结扎 24 h 后，肺静脉肌袖电极记录。**D.** 犬冠状动脉结扎 24 h 后，给予 ANS，动作电位时程明显缩短，但没有早期后除极和触发性房性心律失常发作。**E.** 在 D 的基础上，加用 3.2×10^{-7} M 去甲肾上腺素（NE），引起快速房性心律失常发作。在 **B** 和 **E** 图，房性心律失常发作时间超过 ANS 过程。train：自主神经刺激（黑色条所示）。

第二节 室性心律失常

早在 1960 年，Yanowitz 等研究提示，右侧星状神经节切除术或者左侧星状神经节刺激引起 QT 间期延长和 T 波电压升高，而右侧星状神经节刺激或者左侧星状神经节切除减弱 T 波的负向极性，但对 QT 间期无影响。后来多项研究也提示，交感神经张力改变具有致心律失常作用。Priori 等在猫动物模型中，对左侧星状神经节进行电刺激，记录左室单项动作电位，在大部分动物中出现延迟后除极促发的室性心律失常，而且延迟后除极通常伴有室性早搏或者交界性心律。Hanich 等动物犬研究显示，对照组和去自主神经支配组在相同剂量氯化铯作用下均可诱发室速发作，而 β 肾上腺素受体阻滞剂组无一例室速发作。相反，动物犬在应用小剂量氯化铯时，左侧星状神经节刺激的更早期就可引起室速发作。左侧星状神经节刺激引起早期后除极电位的电压明显升高。Ben-David 和 Zipes 等进一步研究表明，右侧、双侧或者左侧锁骨下袢神经刺激引起早期后除极的单项动作电位的电压和面积均不相同。左侧和双侧神经刺激引起左室早期后除极的电压和面积明显大于右侧神经刺激引起的早期后除极。而且，左侧和双侧神经刺激引起左室早期后除极的电压和面积明显大于右室的早期后除极。在实验犬中，应用氯化铯和右侧锁骨下袢、双侧锁骨下袢及左侧锁骨下袢刺激，室速发生率分别为 30%、15%、60% 和 80%。在犬动物模型中，通过选择性药物阻滞 KCNQ1（I_{Ks} 钾通道的 α 亚基），给予 β 肾上腺素受体刺激模拟长 QT1 综合征，进而研究室性心律失常的发生机制。β 肾上腺素受体刺激促进心率加速，且伴有复极时程延长，往往提示尖端扭转型室速发生。在阻滞了 β 肾上腺素敏感的 I_{Ks} 钾通道情况下，心室率增快，复极时程无明显缩短。钙依赖性内向电流作用促进了复极时程的延长、每搏心率复极不稳定和早期后除极或延迟后除极的发生，主要发生于左室心肌。在 β 肾上腺素受体刺激过程中，复极时程延长和左室压下降可能导致心室停搏后收缩，与心室肌钙超载相关，继而出现尖端扭转型室速（图 12-8）。艾司洛尔和维拉帕米可抑制停搏后收缩，从而预防尖端扭转型室速的再发生。在 β 肾上腺素受体刺激过程中，

I_{Ks} 阻滞剂（并不阻滞 I_{Kr} 或增加 I_{Na} 电流）作用可能增加每搏复极不稳定性、钙超载、早期后除极和延迟后除极、后收缩及触发电位的形成，特别是在快心率时。抑制细胞内钙缓冲和 Na^+/Ca^{2+} 交换体可以降低复极不稳定性和异常心搏及后收缩的形成。同样在慢性房室阻滞所致心室肌肥大的心肌细胞中，β 肾上腺素受体刺激，I_{Ks} 下调、Na^+/Ca^{2+} 交换体活性增加、增大的 I_{Ca-L} 向右位移窗口引起异质性复极反应和早期后除极形成。此时，β 肾上腺素受体表达也是下降的。

心室肌细胞内对钾通道和钙通道电流的调节受肾上腺素受体和细胞内信号传导通路的共同作用，引起钾外流受阻或者细胞内钙升高、细胞内钙超载，可延长心肌细胞动作电位时程，导致后除极的发生。心室肌细胞膜上的 α 肾上腺素受体包括 3 个亚基，即 α_{1A}、α_{1B} 和 α_{1D}，并与 Gq/11 通路偶联，激活磷脂酶 C，导致 1,4,5-三磷酸肌醇、二酰甘油产生，以及细胞内钙动员和蛋白激酶 C（PKC）形成。在犬的心室肌中，不同的 α_1 受体亚基选择性调节不同的钾通道电流：α_{1A} 通过 PKC 介导 I_{to} 电流；α_{1D} 通过钙/钙调蛋白依赖蛋白激酶 II 调节 I_{K1} 电流。早期 Robinson 等的研究显示，α 肾上腺素受体激动剂去氧肾上腺素通过 PKC 抑制犬心外膜心肌细胞 I_{Ks}。I_{Ks} 调节受第二信使和蛋白激酶 A 影响，包括 KCNQ1 和 KCNE1 多个磷酸化位点。β 肾上腺素受体刺激，引起经典受体/G 蛋白/腺苷酸环化酶/cAMP/PKA 信号传导通路，导致细胞内各种蛋白磷酸化。心肌细胞中环核苷酸浓度升高可能还不足以调节特定的靶蛋白。多项研究表明，PKA 和环单磷酸鸟苷（cGMP）依赖蛋白激酶 PKG 可能集中于特定部位，发挥着时空特异性调节心肌基质磷酸化作用。对于环单磷酸腺苷（cAMP 信号通路）来说，蛋白激酶 A 锚定蛋白可能是 cAMP 区域化的分子机制，使 PKA 介导的离子通道和其他基质得到准确的调控。由于心肌细胞不同亚结构域调节分子局部的作用，使不同的神经介质和激素调节发挥着不同的功能和作用。局部信号传导结构域在 β 肾上腺素受体对 I_{Ks} 调节过程中发挥重要作用（图 12-8）。I_{Ks} 通道正常表达需要 KCNQ1 的 α 亚基羧基末端（C 端）的结

构整合。cAMP 相关信号通路主要发生在 C 末端，一种名为 yotiao 的蛋白激酶 A 锚定蛋白 9 募集 PKA、蛋白磷酸酶 1、磷酸二酯酶（PDE）4D3，并通过亮氨酸/异亮氨酸拉链区域轮替结合到 KCNQ1 上。蛋白磷酸酶 1 和 PDE4D3 抑制 cAMP 依赖的 I_{Ks} 激活，而在 KCNQ1 的 Ser27 区由 yotiao 调节的 PKA 依赖性磷酸化可致电流上调。锚定的 PKA 在 Ser43 区域使 yotiao 自身磷酸化，进一步提高 I_{Ks} 上调。共表达研究也提示，KCNE1 的 β 亚基 C 末端完整性对 PKA 磷酸化 KCNQ1 的功能是必要的。多数 KCNQ1 和 KCNE1 变异对 I_{Ks} 通道功能和动力学有明显影响，至少 1 种先天变异如 KCNQ1-G589D（KCNQ1-Fin）能减少该通道的 cAMP 依赖性上调，从而在损伤心肌中使其对交感神经刺激产生无效反应。KCNQ1-G589D 破坏亮氨酸/异亮氨酸链模体的 C 末端，从而妨碍 KCNQ1 的 Ser27 位点 PKA 依赖

性磷酸化。Chen 等研究显示，在一个高加索长 QTc 家族中，yotiao 单个错义突变（Ser1570Leu）引起长 QT 综合征。女性先兆者（QTc＝485）存在晕厥症状，虽然长 QT 基因 1～10 为阴性，但患者本人和胞妹（QTc＝480）均是 yotiao 突变基因的携带者。在表达 KCNQ1 的中国仓鼠卵巢中，Ser1570Leu 突变的 yotiao 降低了 KCNQ1 的 PKA 依赖性磷酸化，可能与心室肌细胞电脑模型动作电位时程延长有关，特别是在模拟 β 肾上腺素刺激过程中。因此，心室肌细胞膜上的离子通道并不是独立的作用单元，而是大分子复合体共同作用，发挥持续的调节作用。其中结构蛋白在这一过程发挥着重要作用，例如 I_{Ks} 通道，支架蛋白、β 微管蛋白和 KCNQ1 的氨基端存在直接的相互作用。秋水仙碱的微管破坏作用并不改变基础 I_{Ks} 通道及其对低渗和高渗状态变化的反应。但是，心肌细胞和 COS-7 转

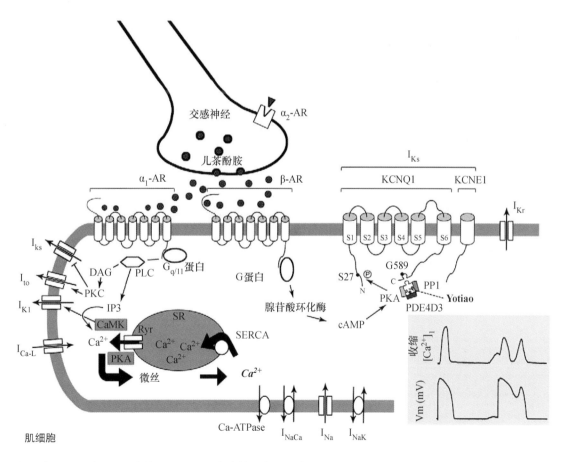

图 12-8　交感神经激活对心肌细胞的作用原理。交感神经激活，神经递质释放，α 和 β 肾上腺素受体激活，启动细胞内复杂的信号传导通路，调节钾通道和钙通道。右下图显示 β 肾上腺素受体激活，引起钙超载，导致早期后除极和延迟后除极、后收缩/钙瞬变。AR：肾上腺素受体；CaMK：钙/钙调蛋白依赖蛋白激酶；PLC：磷脂酶 C；DAG：二酰甘油；IP₃：1,4,5-三磷酸肌醇；PKC：蛋白激酶 C；PKA：蛋白激酶 A；Ryr：兰尼碱受体；SR：肌质网；PDE4D3：磷酸二酯酶 4D3；PP1：蛋白磷酸酶 1；Vm：膜电位

染细胞中，经秋水仙碱处理后，妨碍了 cAMP 刺激引起的 I_{Ks} 上调。因为 KCNQ1 和 yotiao 的 PKA 依赖性磷酸化以及电流上调依赖于正常的微管结构。

本章结语

肺静脉肌袖是心房异位触发灶发生的常见部位。研究表明，肺静脉周围存在丰富的自主神经支配，是自主神经支配的聚集区，即脂肪垫神经丛。肺静脉触发灶出现可能与肺静脉内心肌细胞的"细胞内钙瞬变触发"机制有关。交感神经激活，细胞内钙瞬变导致细胞内钙超载，同时出现动作电位时程缩短和早期后除极的发生。副交感神经激活，乙酰胆碱释放增加，动作电位时程延长，同时激活 INCX 电流，细胞内钙聚集，引起肌质网钙释放，细胞内钙超载也可以导致后除极发生。在心力衰竭心房肌中，交感神经和副交感神经激活，可能也通过上述机制引起肺静脉触发性心律失常的发生。在冠脉结扎的动物模型中，房颤的发生率增加，但自主神经相关的肺静脉触发灶发生率下降，原因可能与肺静脉 β 肾上腺素激酶表达明显升高，导致 β 肾上腺素受体脱敏作用相关；房颤发生率增加，触发灶可能位于肺静脉以外的其他部位。心室肌细胞存在丰富的交感神经支配，交感神经兴奋时，神经递质与心肌细胞膜表面的肾上腺素受体结合，通过心肌细胞内复杂的信号传导通道，引起钾通道如 I_{Ks} 通道阻滞、Na^+/Ca^{2+} 交换体活性增加、细胞内钙浓度升高和细胞内肌质网钙释放，细胞内钙超载，导致动作电位时程延长和后除极的发生，从而触发室性心律失常。

（林玉璧　高连君）

参考文献

[1] Burashnikov A，Antzelevitch C. Reinduction of atrial fibrillation immediately after termination of the arrhythmia is mediated by late phase 3 early afterdepolarization-induced triggered activity. Circulation，2003，107 (18)：2355-2360.

[2] Patterson E，Lazzara R，Szabo B，et al. Sodium-calcium exchange initiated by the Ca^{2+} transient：an arrhythmia trigger within pulmonary veins. J Am Coll Cardiol，2006，47 (6)：1196-1206.

[3] Chou CC，Nihei M，Zhou S，et al. Intracellular calcium dynamics and anisotropic reentry in isolated canine pulmonary veins and left atrium. Circulation，2005，111 (22)：2889-2897.

[4] Honjo H，Boyett MR，Niwa R，et al. Pacing-induced spontaneous activity in myocardial sleeves of pulmonary veins after treatment with ryanodine. Circulation，2003，107 (14)：1937-1943.

[5] Chen PS，Tan AY. Autonomic nerve activity and atrial fibrillation. Heart Rhythm，2007，4 (3 Suppl)：S61-64.

[6] Patterson E，Po SS，Scherlag BJ，et al. Triggered firing in pulmonary veins initiated by in vitro autonomic nerve stimulation. Heart Rhythm，2005，2 (6)：624-631.

[7] Chou CC，Nguyen BL，Tan AY，et al. Intracellular calcium dynamics and acetylcholine-induced triggered activity in the pulmonary veins of dogs with pacing-induced heart failure. Heart Rhythm，2008，5 (8)：1170-1177.

[8] Nakagawa H，Scherlag BJ，Patterson E，et al. Pathophysiologic basis of autonomic ganglionated plexus ablation in patients with atrial fibrillation. Heart Rhythm，2009，6 (12 Suppl)：S26-34.

[9] Patterson E，Yu X，Huang S，et al. Suppression of autonomic-mediated triggered firing in pulmonary vein preparations，24 hours postcoronary artery ligation in dogs. J Cardiovasc Electrophysiol，2006，17 (7)：763-770.

[10] Hanich RF，Levine JH，Spear JF，et al. Autonomic modulation of ventricular arrhythmia in cesium chloride-induced long QT syndrome. Circulation，1988，77 (5)：1149-1161.

[11] Ben-David J，Zipes DP. Differential response to right and left ansae subclaviae stimulation of early afterdepolarizations and ventricular tachycardia induced by cesium in dogs. Circulation，1988，78 (5 Pt 1)：1241-1250.

[12] Volders PG. Novel insights into the role of the sympathetic nervous system in cardiac arrhythmogenesis. Heart Rhythm，2010，7 (12)：1900-1906.

第十三章　心脏自主神经调节网络

自主神经系统（ANS）包括交感神经系统和副交感神经系统。心脏自主神经系统（cardiac autonomic nervous system，CANS）包括外源性 CANS（ECANS）和内源性 CANS（ICANS）。ECANS 是以心包为界的心外自主神经的节和轴突组成。ECANS 的迷走神经组分为孤束核、迷走神经背核和迷走神经干。ECANS 的交感神经组分为脊神经 $C_6 \sim T_1$ 的星状神经节、脊髓中间外侧柱神经元和轴突。ICANS 主要由心外膜及其附近大血管表面的脂肪垫（fat pad，FP）和包被于 FP 的神经丛（ganglionated plexi，GP）组成。CANS 调控心脏特殊传导系统的电生理特性。近年来的研究表明，ICANS 作为协调中枢，既可以接受来自 ANS 并由 ECANS 转接发出的调控心脏的信息，也可以直接与 ANS 进行信息互动，以动态平衡的网络调控模式，维持心脏的正常电生理活动。

一、CANS 的 ECANS 和 ICANS 解剖构成

（一）ECANS 的交感和副交感神经纤维

ECANS 由脑干神经核、迷走神经干、脊髓的交感神经链节后轴突构成。

1. 交感神经纤维

交感神经纤维主要来源于颈和胸段脊髓自主神经，包括颈上神经节（$C_1 \sim C_3$）、星状神经节（$C_7 \sim T_2$）和胸神经节（$T_3 \sim T_4$）。这些交感神经节发出的轴突形成上、中、下心脏神经，终止于心脏的表面。右侧心交感神经共 3 支：①右星状心神经起自腹侧锁骨下袢或星状神经节；②胸背内侧和外侧心神经由颈中神经节发出。左侧心交感神经共 5 支：①左星状心神经，来自星状神经节，由左心耳进入心脏，即传统所称的心下神经；②腹侧心神经，起自颈中神经节；③左胸背内侧心神经，为颈中神经节来源的中线支的内侧延续；④左胸背中间心神经，起自颈中神经节或气管前神经节；⑤左胸背外侧心神经，也起自颈中神经节，走向房室区的背侧。交

感神经的活动可以显著影响窦房结和房室结的传导与自律性，右心房的分布高于左心房。

2. 副交感神经纤维

副交感神经纤维主要起源于延髓的疑核，包括孤束核、迷走神经背核和迷走神经干。迷走神经分为上、中、下和后支。右迷走神经有 3 支：①喉返神经的返心支；②从胸迷走神经发出的胸颅侧迷走心神经；③自胸下部迷走神经发出的胸足侧迷走心神经。左迷走神经是从喉返神经发出的一些近心神经支（包括内侧支、外侧支及若干细支）。

（二）ICANS 的心外膜脂肪垫和心脏神经丛

1. 心外膜脂肪垫（FP）

心脏交感神经节后纤维发出颈上、中、下心支及胸心支，到主动脉弓后方和下方，与迷走神经的副交感纤维构成心脏神经丛（GP），其与心外膜脂肪和结缔组织共同构成心脏脂肪垫（FP）。经典 FP 的解剖定位和功能划分如下：①窦房结脂肪垫（上腔静脉-心房交界脂肪垫，SAN-FP），主要支配窦房结及其周围的心房肌组织。②房室结脂肪垫（肺静脉-左房脂肪垫，AVN-FP），主要支配房室结及其邻近的心房肌组织。③Chiou 等发现在犬心脏的上腔静脉与主动脉根部和右肺动脉之上分布的 FP（SVC-Ao-FP），有较多支配心房的迷走传出纤维穿过，并与 SAN-FP 和 AVN-FP 相互构成网络，此 FP 被称为"第三 FP"，并比喻为心脏传出神经的"门户"。目前尚无更多有关人类第三 FP 及其纤维支配的报道。近年已有不少关于犬、猪及人类心脏 FP 的研究报道。不同种属动物之间心脏 FP 的数量、大小、形状及分布可能略有差异，文献对各 FP 的描述也不尽一致，但主要 FP 的数目及分布比较接近。目前已知，存在于哺乳动物心外膜的 FP 主要有 7 个，其中 4 个主要与心房活动相关，3 个与心室活动相关。FP 的大小差异也非常大，小者仅存在一个或数个神经元，大者可包含数百个神经元。美国俄克拉何马大学 Scherlag 等将人类与心房活动

相关的脂肪垫进行了定义：①前右FP：位于右上肺静脉前的FP；②下右FP：位于右下肺静脉下的FP；③上左FP：位于Marshall韧带心外膜插入点附近和左上肺静脉上中的FP；④左FP：位于左下肺静脉之下的FP。

前右FP和下右FP是否是SAN-FP和AVN-FP，目前尚没有确定。

2. 心脏神经丛（GP）

心脏GP遍及整个心脏心外膜下的近心肌层处，心房多于心室，在心房以及心房后壁、房间隔和冠状沟等处密集分布。Singh发现人的心脏GP主要位于心房，窦房结和房室结周围分布较大的GP，而在左心房上表面、房间隔和心耳心房交界处，分布的GP较小，近大血管根部和心室基底部也有散在的GP分布，而心室和右心房游离缘、心耳和大血管干上未见有GP分布。心脏GP由进入心包的交感神经节后纤维、迷走神经元和迷走神经的传入和传出纤维交织组成。GP分为心浅GP和心深GP。心浅GP由左交感干颈上神经节的心上神经、迷走神经节和迷走神经的心下支组成，位于主动脉弓下和右肺动脉的前方，并发出轴突到心深GP、右冠状动脉GP和左肺前GP。心深GP由颈和上胸部交感神经节的心神经、迷走神经干和喉返神经的心支组成，位于气管分叉的前方、主动脉弓的后方和肺动脉分叉点的上方。心深GP发出轴突到右肺前GP、右冠状GP和左冠状GP。

犬和人心脏神经节大小差别很大，人的最大球形神经节不到0.3mm^2，平均含93±16个神经元；而犬最大球形神经节中1mm^{2}的面积内有多达2000个神经元，Pauza等将犬和人心外膜分为7个神经亚丛，其余5个是左右冠亚丛、右房腹侧亚丛、左房腹侧亚丛、左背亚丛，且犬和人各个亚丛支配心脏的入路不同。而人心门内的心脏基底神经节很少（犬的心门明显比人的宽大）。另外，人心室背侧壁的神经元源于三个亚丛（左背亚丛、中背亚丛、左冠亚丛），而犬的相应区域神经元仅源于左背亚丛。当前大多数临床研究者认为心房GP解剖划分如下：左上GP（LS-GP）、左下GP（LIGP）、右前GP（RAGP）、右下GP（RIGP）、Marshall韧带GP共五个群。有研究表明：GP主要分布于左房心外膜；四根肺静脉口部神经纤维的密度显著高于其远端部分；左上肺静脉显著高于右下肺静脉；左房自右向左、自前向

后神经纤维分布呈由低至高的分布梯度。

二、心脏自主神经网络调控

（一）ECANS协同ICANS调控心脏

Arora等研究发现，心脏接受来自大脑高级中枢与脑干或脊髓低级中枢的神经支配。解剖学将胞体位于脑干和脊髓内的神经元称为第一级神经元，亦称节前神经元，其轴突称节前纤维。而胞体位于周围自主神经节内的神经元，称为第二级神经元，亦称节后神经元，其轴突称节后纤维。节后神经元的数目较多，一个节前神经元可以与多个节后神经元构成突触。心脏交感神经节前纤维起自脊髓胸1～胸4、5节段的侧角，至交感干颈上、中、下节和上胸节交换神经元，自节发出颈上、中、下心支及胸心支，到主动脉弓后方和下方，与来自迷走神经的副交感纤维一起构成心脏神经丛（GP），后者再分支支配心脏。心脏副交感神经节前纤维由迷走神经背核和疑核发出，沿迷走神经心支行走，在心脏神经丛交换神经元后，分布于心脏。因此，交感神经自脑干发出后需经脊髓、颈胸部神经节到达心脏神经丛进而支配心脏，而副交感神经自脑干发出后直接到达心脏神经丛进而支配心脏（图13-1）。两者均选择性地影响窦房结、房室结及节段性心肌收缩功能。其中，右侧迷走神经主要支配窦房结，左侧迷走神经主要支配房室结。

（二）ICANS独立调控心脏

位于FP的GP有4种神经元共存：交感节后传出神经元、副交感节后传出神经元、局部回路神经元和心脏传入神经元。GP的不同神经元之间功能相互协调，对心脏传入和传出信息起局部整合作用，与大脑高级中枢和脑干或脊髓低级中枢共同调节、维持心脏的各种功能，包括心电节律的稳定与心肌的有效舒缩。1996年Randall等推测，心脏脂肪垫的GP相互构成网络。2000年Thompson等研究报道，右房脂肪垫（RAGP）交感神经和迷走神经，以心脏神经中枢的模式，网络调节窦房结心律和房室结的传导。另外，第三脂肪垫心脏神经中枢理论认为，第三脂肪垫控制上腔静脉-心房脂肪垫（支配窦房结）和肺静脉-左房脂肪垫（支配房室结）。目前有学者认为，心内可能存在以心内神经元为中心的心内局部神经-免疫-内分泌网络的"微脑调控系统"。

第十四章　内脏自主神经的相互作用

心律失常（包括房性和室性）是临床经常遇到的问题，严重影响患者的生活质量，甚至威胁生命。随着神经活性记录技术的发展，大量研究证实心脏自主神经活动异常的增加在心律失常的发生机制中起着重要作用。我们近年来研究发现通过对自主神经关键靶点进行调控来再平衡自主神经，可有效地减少心律失常的发生。此外，我们近期还提出无创迷走神经刺激、纳米技术干预自主神经、低频电磁场刺激等自主神经干预的新策略，这些新的干预手段具有相对安全、无创或微创等优势，更具有临床应用价值。本文将从心脏自主神经解剖、心律失常自主神经机制和自主神经调控防治心律失常的新策略这三个方面做一概述。

一、心脏自主神经系统解剖概述

心脏自主神经系统（CANS）主要由外源性CANS和内源性CANS所构成。连接大脑与心脏表面神经丛（GP）之间的神经纤维构成外源性CANS；而位于心房表面、大血管附近的GP以及连接这些GP的神经纤维构成了内源性CANS。

外源性CANS由交感成分和副交感成分组成（见图13-1）。交感神经起源于下丘脑后外侧，发出节前纤维并终止于颈上、颈胸（星状）和胸神经节。颈上神经节与$C_1 \sim C_3$连接，颈胸神经节与$C_7 \sim C_8$和$T_1 \sim T_2$连接，胸神经节与$T_3 \sim T_4$连接[1]。这些神经节发出上、中、下心支（节后纤维），沿着头臂干、颈总动脉和锁骨下动脉支配心脏。副交感神经起源于延髓内侧，由迷走神经干、迷走神经丛和迷走神经节后神经元组成。大部分迷走神经纤维都会在上腔静脉和主动脉之间的脂肪垫（即第三脂肪垫）聚集，支配窦房结和房室结[2]。

双侧心脏自主神经在支配心房前，常会在心房表面一定位置聚集，形成GP。Armour等[3]详细描绘了人类心脏自主神经分布情况。他们发现心脏有多个主要GP，分布于心脏和大血管附近，组成一个复杂的神经网络。Scherlag等[4]按照解剖位置总结了4个主要GP（图14-1）：①右前GP，位于右上肺静脉与右心房连接处，主要支配窦房结及周围心房的活动；②右下GP，位于下腔静脉与心房的连接处，主要支配房室结及周围心房的活动；③左上GP，位于左上肺静脉与左房连接处；④左下GP，位于左下肺静脉与左房的连接处。这些GP可能作为"集成中心"（integration centers），调控外源性CANS和内源性CANS之间错综复杂的交互作用[5]。

二、心律失常的自主神经机制（心律失常可能是心脏自主神经的"癫痫"）

目前心房颤动（简称房颤）早期的发生和维持机制尚不清楚。我们研究团队在快速心房起搏建立的房颤模型中首次发现心房自主神经（GP）重构与电重构二者相互促进，形成恶性循环，在房颤的诱发和维持中起着重要的作用[6]。这个发现有助于解释房颤初期的维持与发展。在后续的研究中，我们又在快速心房起搏的房颤模型中发现了GP和左侧星状神经节（left stellate ganglion，LSG）均显著性激活，进一步提示心脏自主神经的激活参与了房颤的发生[7]。此外，我们用不同的干预手段如低强度颈动脉窦刺激[8]、脊髓神经刺激[9]来抑制心脏自主神经活动，发现各种干预均可显著改善自主神经重构而抑制房颤的诱发，从而再次验证了心脏自主神经系统在心律失常事件发生中的关键作用。

自主神经系统在室性心律失常的发生中同样起着重要的作用。我们在由急性心肌梗死诱发的室性心律失常中记录到LSG的显著性激活[10]，为心脏交感神经的激活在室性心律失常发生中的作用提供了直接的证据。美国Chen PS研究团队也有着相似的发现，他们在慢性心肌梗死的动物模型中发现86.3%的恶性室性心律失常发生前15 s内均有LSG活性的急剧增加[11]，提示LSG的激活是恶性室性

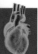

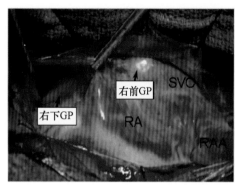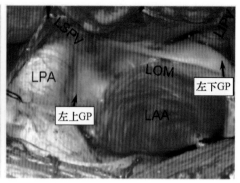

图 14-1　内源性 CANS 的主要 GP 分布。SVC：上腔静脉；RA：右心房；RAA：右心耳；LSPV：左上肺静脉；LIPV：左下肺静脉；LOM：Marshall 韧带；LAA：左心耳

心律失常的主要诱发因素。我们用不同的干预手段如低强度颈动脉窦刺激[12]、脊髓神经刺激[13]来抑制 LSG 活动，发现各种干预均可显著改善 LSG 重构，并抑制缺血性室性心律失常的发生。这些发现表明心脏交感神经的活性增高可能是室性心律失常事件发生的关键因素。

近年来的临床研究发现去肾交感神经（renal sympathetic denervation，RSD）可有效减少心肌梗死后室性电风暴的发作[14-15]，然而其具体机制不清楚。我们最近研究发现肾交感神经激活会引起心脏交感神经的激活，并增加急性心肌梗死后室性心律失常的发生[16]。在另一个研究中，我们还发现肾交感神经消融和心脏交感神经消融具有相似的电生理学效应，均可显著提高心室电生理的稳定性[17]。根据这些研究结果，我们首次提出"心-肾交感神经环路学说"，即肾交感神经与心脏交感神经之间可能存在一种双向正反馈的神经环路，该环路重构可能是交感神经系统过度激活和室性心律失常发生的重要环节。在后续的研究中我们发现 RSD 可以明显提高心室电生理的稳定性，减少急性心肌梗死后室性心律失常事件[18]，从而进一步验证了肾交感神经在室性心律失常发生中的作用。

三、自主神经调控防治心律失常的新策略

自主神经不平衡在心律失常发生中的作用已得到广泛证实。早在 20 世纪，就有学者提出可通过消融星状神经节来再平衡自主神经而治疗恶性心律失常。我们在近年来进行了大量的研究，发现通过对自主神经的关键靶点调控，如颈动脉窦压力感受器刺激[9-10,12,19]、脊髓神经刺激[7-8,13]、心房自主神经节刺激[20-21]、肾交感神经消融[17-18,22]等，均可达到

自主神经再平衡的作用，从而可以用于心律失常的防治（图 14-2）。我们近期还提出无创迷走神经刺激、纳米技术干预自主神经、低频电磁场刺激等自主神经调控的新策略，这些新的干预手段具有相对安全、无创或微创等优势，更具有临床应用价值。本文中我们将着重讲述这三种新策略。

（一）低强度无创迷走神经刺激

在过去一百多年来，迷走神经刺激一直被认为是诱发心房颤动的。我们团队研究发现低于阈值强度的迷走神经刺激（不引起心率减慢）（low-level vagus nerve stimulation，LL-VNS）非但不会诱发心房颤动，反而对心房颤动具有保护作用（如缺血预适应具有保护作用）[23]。后来许多研究进一步证实 LL-VNS 可调控心脏自主神经活动，抑制心房的电重构，从而具有抗房颤的作用[24-26]。这个发现为心房颤动的治疗提供了一种非药物、非消融的新策略。然而，传统的迷走神经刺激需要切开颈部皮肤，创伤较大，临床使用受到一定的限制。有解剖学证据显示，迷走神经耳支是迷走神经在体表的唯一分支，因此我们又提出低强度电刺激迷走神经耳支来达到低强度无创迷走神经刺激（low-level tragus stimulation，LL-TS），研究发现 LL-TS 同样可以抑制快速心房起搏诱导的心房急性电重构，抑制房颤的发生[27]。后来，美国 Stavrakis 等在临床阵发性房颤的患者中发现 LL-TS 可显著降低患者血清炎症因子水平，抑制房颤的诱发[28]。此外，我们还发现 LL-TS 可改善慢性心肌梗死后心脏交感神经重构、心肌纤维化和心室功能，并显著降低室性心律失常的诱发率[29-31]。LL-TS 是一种无创的神经调控策略，具有非常好的临床应用价值。在 2015 年欧洲

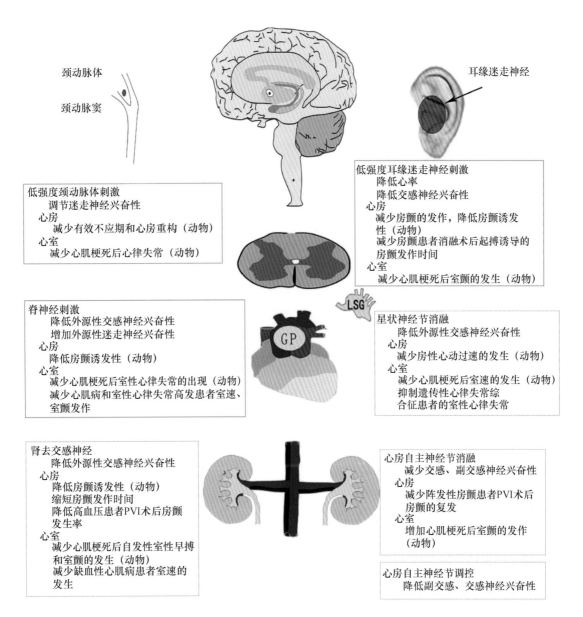

颈动脉体

颈动脉窦

耳缘迷走神经

低强度颈动脉体刺激
　　调节迷走神经兴奋性
心房
　　减少有效不应期和心房重构（动物）
心室
　　减少心肌梗死后心律失常（动物）

低强度耳缘迷走神经刺激
　　降低心率
　　降低交感神经兴奋性
心房
　　减少房颤的发作，降低房颤诱发性（动物）
　　减少房颤患者消融术后起搏诱导的房颤发作时间
心室
　　减少心肌梗死后室颤的发生（动物）

脊神经刺激
　　降低外源性交感神经兴奋性
　　增加外源性迷走神经兴奋性
心房
　　降低房颤诱发性（动物）
心室
　　减少心肌梗死后室性心律失常的出现（动物）
　　减少心肌病和室性心律失常高发患者室速、室颤发作

星状神经节消融
　　降低外源性交感神经兴奋性
心房
　　减少房性心动过速的发生（动物）
心室
　　减少心肌梗死后室速的发生（动物）
　　抑制遗传性心律失常综合征患者的室性心律失常

肾去交感神经
　　降低外源性交感神经兴奋性
心房
　　降低房颤诱发性（动物）
　　缩短房颤发作时间
　　降低高血压患者PVI术后房颤发生率
心室
　　减少心肌梗死后自发性室性早搏和室颤的发生（动物）
　　减少缺血性心肌病患者室速的发生

心房自主神经节消融
　　减少交感、副交感神经兴奋性
心房
　　减少阵发性房颤患者PVI术后房颤的复发
心室
　　增加心肌梗死后室颤的发作（动物）

心房自主神经节调控
　　降低副交感、交感神经兴奋性

图 14-2　自主神经多个关键靶点调控均可用于心律失常的防治。 LSG：左侧星状神经节；GP：心房自主神经节丛；PVI：肺静脉隔离术

心脏病学会年度创新奖的评比过程中，LL-TS 被评为电生理领域的最佳创新奖。

（二）纳米技术干预自主神经

　　传统射频消融术和外科手术切除都有一定的局限性，因此我们提出将纳米技术应用于自主神经的干预。我们研究发现携带神经毒素的磁性纳米颗粒（NIPA-M-MNPs）可在磁场引导下靶向移动到心房自主神经节区域（图 14-3），并经过数小时在局部释放其所携带的神经毒素 NIPA-M 达到去神经支配的作用，同时不影响全身各个器官的功能，具有很好的靶向性和安全性[32]。研究还发现这种新型纳米复

合物可明显抑制 LSG 活性，钝化 LSG 的电压刺激/血压变化曲线，降低 LSG 中神经活性蛋白 c-Fos 的表达，可明显减少急性心肌梗死后 LSG 刺激诱发的恶性室性心律失常。这些研究结果的科学价值在于这种新型纳米医学技术干预自主神经可能成为房性和室性心律失常防治的新策略。

（三）低频电磁场刺激

　　有研究发现低频电磁场刺激（low-frequency electromagnetic fields，LF-EMF）可引起神经网络系统的显著性改变。我们首次尝试用体外 LF-EMF 来调控心脏自主神经活动，研究发现 LF-EMF 可显

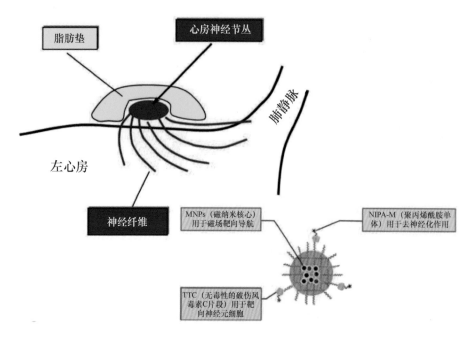

图 14-3　纳米技术消融心房神经节的示意图

（图中标注：脂肪垫、心房神经节丛、肺静脉、左心房、神经纤维、MNPs（磁纳米核心）用于磁场靶向导航、NIPA-M（聚丙烯酰胺单体）用于去神经化作用、TTC（无毒性的破伤风毒素C片段）用于靶向神经元细胞）

著抑制 GP 活性，逆转快速心房起搏导致的心房急性电重构，并抑制房颤的发生[33]。在后续的研究中，我们又发现 LF-EMF 可提高心室电生理稳定性，抑制心肌梗死后 LSG 的激活，并减少急性心肌梗死后室性心律失常的发生[34]。这些研究结果共同提示 LF-EMF 可调控心脏自主神经活动，有望成为心律失常防治的一种无创的新策略。

四、小结

心律失常的发生机制是非常复杂的，心脏自主神经失衡状态已被证实是心律失常的一个重要触发和维持机制。我们近年来研究发现，颈动脉窦压力感受器刺激、脊髓神经刺激、心房自主神经节刺激、肾交感神经消融等通过干预自主神经多个关键靶点，均可调控心脏自主神经活动，从而抑制心律失常的发生。最近研究发现无创迷走神经刺激、纳米技术干预自主神经、低频电磁场刺激等新型的自主神经干预策略同样能够有效地防治心律失常，而且具有安全、无创或微创的优势，具有非常好的临床应用价值，将来有望成为心律失常防治的一种新手段。

（江　洪　余锂镭　黄　兵）

参考文献

[1] Kawashima T. The autonomic nervous system of the human heart with special reference to its origin, course, and peripheral distribution. Anatomy and Embryology, 2005, 209: 425-438.

[2] Chiou CW, Eble JN, Zipes DP. Efferent vagal innervation of the canine atria and sinus and atrioventricular nodes. The third fat pad. Circulation, 1997, 95: 2573-2584.

[3] Armour JA, Murphy DA, Yuan BX, et al. Gross and microscopic anatomy of the human intrinsic cardiac nervous system. The Anatomical Record, 1997, 247: 289-298.

[4] Scherlag BJ, Nakagawa H, Jackman WM, et al. Electrical stimulation to identify neural elements on the heart: their role in atrial fibrillation. Journal of Interventional Cardiac Electrophysiology: an International Journal of Arrhythmias and Pacing, 2005, 13 (Suppl 1): 37-42.

[5] Hou Y, Scherlag BJ, Lin J, et al. Ganglionated plexi modulate extrinsic cardiac autonomic nerve input: effects on sinus rate, atrioventricular conduction, refractoriness, and inducibility of atrial fibrillation. Journal of the American College of Cardiology, 2007, 50: 61-68.

[6] Yu L, Scherlag BJ, Sha Y, et al. Interactions between atrial electrical remodeling and autonomic remodeling: how to break the vicious cycle. Heart Rhythm, 2012, 9 (5): 804-809.

[7] Wang S, Zhou X, Huang B, et al. Spinal cord stimulation suppresses atrial fibrillation by inhibiting autonomic

remodeling. Heart Rhythm，2016，13（1）：274-281.

［8］ Yu L，Huang B，He W，et al．Spinal cord stimulation suppresses focal rapid firing-induced atrial fibrillation by inhibiting atrial ganglionated plexus activity．J Cardiovasc Pharmacol，2014，64（6）：554-559.

［9］ Liao K，Yu L，Zhou X，et al．Low-level baroreceptor stimulation suppresses atrial fibrillation by inhibiting ganglionated plexus activity．Can J Cardiol，2015，31（6）：767-774.

［10］ Liao K，Yu L，He B，et al．Carotid baroreceptor stimulation prevents arrhythmias induced by acute myocardial infarction through autonomic modulation．J Cardiovasc Pharmacol，2014，64（5）：431-437.

［11］ Zhou S，Jung BC，Tan AY，et al．Spontaneous stellate ganglion nerve activity and ventricular arrhythmia in a canine model of sudden death．Heart Rhythm，2008，5（1）：131-139.

［12］ Liao K，Yu L，Yang K，et al．Low-level carotid baroreceptor stimulation suppresses ventricular arrhythmias during acute ischemia．PLoS One，2014，9（10）：e109313.

［13］ Wang S，Zhou X，Huang B，et al．Spinal cord stimulation protects against ventricular arrhythmias by suppressing left stellate ganglion neural activity in an acute myocardial infarction canine model．Heart Rhythm，2015，12（7）：1628-1635.

［14］ Hoffmann BA，Steven D，Willems S，et al．Renal sympathetic denervation as an adjunct to catheter ablation for the treatment of ventricular electrical storm in the setting of acute myocardial infarction．J Cardiovasc Electrophysiol，2013，24（10）：1175-1178.

［15］ Remo BF，Preminger M，Bradfield J，et al．Safety and efficacy of renal denervation as a novel treatment of ventricular tachycardia storm in patients with cardiomyopathy．Heart Rhythm，2014，11（4）：541-546.

［16］ Huang B，Yu L，Scherlag BJ，et al．Left renal nerves stimulation facilitates ischemia-induced ventricular arrhythmia by increasing nerve activity of left stellate ganglion．J Cardiovasc Electrophysiol，2014，25（11）：1249-1256.

［17］ Huang B，Yu L，He B，et al．Sympathetic denervation of heart and kidney induces similar effects on ventricular electrophysiological properties．Euro Intervention，2015，11（5）：598-604.

［18］ Huang B，Yu L，He B，et al．Renal sympathetic denervation modulates ventricular electrophysiology and has a protective effect on ischemia-induced ventricular ar-

rhythmia．Exp Physiol，2014，99（11）：1467-1477.

［19］ Zhou X，Chen M，Wang S，et al．Low-level carotid baroreceptor stimulation：a promising feasible modulator for ventricular and atrial arrhythmias．Int J Cardiol，2015，199：430-431.

［20］ Wang S，Li H，Yu L，et al．Anti-arrhythmic effects of atrial ganglionated plexi stimulation is accompanied by preservation of connexin43 protein in ischemia-reperfusion canine model．Int J Clin Exp Med，2015，8（12）：22098-22107.

［21］ He B，Lu Z，He W，et al．Effects of low-intensity atrial ganglionated plexi stimulation on ventricular electrophysiology and arrhythmogenesis．Auton Neurosci，2013，174（1-2）：54-60.

［22］ Huang B，Scherlag BJ，Yu L，et al．Renal sympathetic denervation for treatment of ventricular arrhythmias：a review on current experimental and clinical findings．Clin Res Cardiol，2015，104（7）：535-543.

［23］ Yu L，Scherlag BJ，Li S，et al．Low-level vagosympathetic nerve stimulation inhibits atrial fibrillation inducibility：direct evidence by neural recordings from intrinsic cardiac ganglia．J Cardiovasc Electrophysiol，2011，22（4）：455-463.

［24］ Sheng X，Scherlag BJ，Yu L，et al．Prevention and reversal of atrial fibrillation inducibility and autonomic remodeling by low-level vagosympathetic nerve stimulation．J Am Coll Cardiol，2011，57（5）：563-571.

［25］ Shen MJ，Shinohara T，Park HW，et al．Continuous low-level vagus nerve stimulation reduces stellate ganglion nerve activity and paroxysmal atrial tachyarrhythmias in ambulatory canines．Circulation，2011，123（20）：2204-2212.

［26］ Gao M，Zhang L，Scherlag BJ，et al．Low-level vagosympathetic trunk stimulation inhibits atrial fibrillation in a rabbit model of obstructive sleep apnea．Heart Rhythm，2015，12（4）：818-824.

［27］ Yu L，Scherlag BJ，Li S，et al．Low-level transcutaneous electrical stimulation of the auricular branch of the vagus nerve：a noninvasive approach to treat the initial phase of atrial fibrillation．Heart Rhythm，2013，10（3）：428-435.

［28］ Stavrakis S，Humphrey MB，Scherlag BJ，et al．Low-level transcutaneous electrical vagus nerve stimulation suppresses atrial fibrillation．J Am Coll Cardiol，2015，65（9）：867-875.

［29］ Wang Z，Yu L，Huang B，et al．Low-level transcutaneous electrical stimulation of the auricular branch of vagus nerve ameliorates left ventricular remodeling and dysfunction by downregulation of matrix metalloproteinase 9 and transforming growth factor beta1. J Cardiovasc Pharmacol，2015，65 (4)：342-348.

[30] Wang Z，Yu L，Wang S，et al. Chronic intermittent low-level transcutaneous electrical stimulation of auricular branch of vagus nerve improves left ventricular remodeling in conscious dogs with healed myocardial infarction. Circ Heart Fail，2014，7 (6)：1014-1021.

[31] Yu L，Wang S，Zhou X，et al. Chronic intermittent low-level stimulation of tragus reduces cardiac autonomic remodeling and ventricular arrhythmia inducibility in a post-infarction canine model. J Am Coll Cardiol Clinical Electrophysiology，2015，2 (3)：330-339.

[32] Yu L，Scherlag BJ，Dormer K，et al. Autonomic denervation with magnetic nanoparticles. Circulation，2010，122 (25)：2653-2659.

[33] Yu L，Dyer JW，Scherlag BJ，et al. The use of low-level electromagnetic fields to suppress atrial fibrillation. Heart Rhythm，2015，12 (4)：809-817.

[34] Wang S，Zhou X，Wang Z，et al. GW26-e2465 Low frequency electromagnetic fields in noninvasive left stellate ganglia stimulation prevents ventricular arrhythmia in myocardial infarction canine model. J Am Coll Cardiol，2015，66 (16)：217-222.

第二部分

临床篇

第十五章 自主神经与心房颤动

心房颤动（房颤）是最常见的快速性心律失常之一。在美国有近 250 万房颤患者。我国流行病学研究显示成人发病率达 0.77%，我国房颤患者已达 800 多万。房颤易导致反复快速、不规则的心室率，引起反复心悸，恶化心功能，降低生活质量，最严重的是显著增加血栓栓塞风险，房颤可使血栓栓塞的发生率增加 5～7 倍，是心血管疾病发病率和死亡率增加的重要因素，严重威胁着广大人民群众的生命健康。而且，随着年龄增加，房颤发病率逐渐增高，伴随着我国老龄化时代的来临，房颤发病率和危害日益严重。

人类对于房颤认识已达一个世纪，但由于其机制复杂，常规抗心律失常药物对房颤这个顽疾常常"无能为力"，且有致心律失常作用。近十余年来射频消融治疗房颤取得了突破性进展，使得房颤根治成为可能。但仍存在复发率较高等问题。深入理解房颤机制和探讨新的治疗方法是新世纪广大心血管医生面临的重大挑战。

近年来，随着基础实验和临床研究的深入，越来越多的证据显示自主神经与房颤密切相关。早在 70 多年前的动物实验中就已证明，刺激迷走神经可以诱发房颤。1972 年，EL-Sherif 等通过压迫颈静脉窦诱导出了房颤或使房扑转为房颤，从而进一步证实迷走神经对房颤的发生有重要作用。1978 年，Coumel 等又提出了迷走神经介导性心房颤动综合征的概念。而且很多动态心电图资料证实，迷走神经介导性房颤并非少见。Lombardi 等通过分析 65 名阵发性房颤患者的动态心电图记录，比较阵发性房颤发作前后的心率变异性。他们发现大多数患者在心率加速时交感神经和低频成分占优势、低频/高频比值升高，而阵发性房颤发作后低频/高频比值降低。Berg 等发现在基础状态下房颤组患者的心率变异性明显高于正常对照组，在应用普萘洛尔后两组的心率变异性均提高，在应用阿托品后对照组心率变异性接近零而房颤组又回到基线水平，提示迷走神经与房颤密切相关。近年来，通过心房去迷走神经效应治疗房颤的研究导致迷走神经与房颤的关系再次成为心血管研究领域的热点课题。

第一节 自主神经在心脏的解剖及组织学分布

一、自主神经丛在心房和肺静脉的解剖分布

自主神经丛（GP）在解剖、组织水平与心房密切相关。心脏自主神经丛常被心外膜脂肪结缔组织包绕，称为脂肪垫，是连接心内和心外自主神经系统的枢纽，调节心脏功能和电生理变化。Chiou 等对犬研究发现，分布到窦房结的迷走神经节后神经元位于右肺静脉和左心房交接处的心外膜脂肪垫内，通常称为第一脂肪垫；分布到房室结的迷走神经节后神经元位于下腔静脉和左心房交接处的心外膜脂肪垫内，通常称为第二脂肪垫；大部分分布到第一及第二脂肪垫的迷走神经首先经过右肺动脉上方主动脉根部和上腔静脉中部的心外膜脂肪垫，通常称

为第三脂肪垫（见图 1-1）。第三脂肪垫是迷走神经节后纤维分布到心房、窦房结和房室结的第一站，既控制第一及第二脂肪垫的神经支配，也控制部分支配左心房的神经分布。极少部分迷走神经纤维绕过第三脂肪垫直接连接到第一或第二脂肪垫或直接分布到心房肌。

Randal 对鼠的病理学研究表明心脏自主神经丛在心房主要分布于主动脉、肺动脉及心腔内静脉根部，左侧和右侧迷走神经投向窦房结和房室结的纤维分布路径不完全相同，左侧迷走神经投向窦房结和房室结的纤维分布路径较广泛，从右肺动脉至左上肺静脉之间穿入心肌，右侧迷走神经的投射纤维分布路径较窄，从右肺动脉至右上肺静脉之间穿入心肌。

此外，左上腔静脉闭锁形成的纤维条状结构——Marshall 韧带，也存在丰富的自主神经丛。Ulphani 等对 10 条犬病理学分析显示 Marshall 韧带主要含有迷走神经丛［迷走/交感神经：(12.6±3.9)：1］，分布于左房后壁、肺静脉、冠状窦、左心耳。从心丛发出，神经纤维沿主动脉与肺动脉干之间走行，再沿冠状动脉走行，并分叉支配心房和心室。

Scherlag 等通过高频刺激诱发迷走反射，发现与人体心房活动相关的 4 个脂肪垫，分布于左右肺静脉前庭，包括：右前脂肪垫，位于右肺静脉前方；右下肺静脉脂肪垫，位于右下肺静脉下方；左上肺静脉脂肪垫，毗邻 Marshall 韧带心外膜插入点附近，左上肺静脉上方；左下肺静脉脂肪垫，位于左下肺静脉下方。

二、自主神经丛在心房的组织学分布

PGP9.5 可进行神经特异染色。Leger 等通过神经元特异性蛋白 PGP9.5 标记神经丛发现，猪左房的 PGP9.5 阳性颗粒主要集中在肺静脉口，提示猪左房自主神经丛主要分布于肺静脉口部。Armour 等对 6 个人心脏通过亚甲蓝染色进行病理学观察，发现人体自主神经丛在心房走行主要分布于 5 个区域：右房上壁神经丛（位于右房后上方、毗邻上腔静脉和右房），左房上壁神经丛（位于左房后壁及肺静脉之间），右房后壁神经丛（右房后壁毗邻房间沟），左房后内侧神经丛（位于左房后壁内侧），左房后外侧神经丛（位于房室沟心房侧、左房后壁外侧）（图 15-1）。

Tan 等进行人体尸检病理研究，通过酪氨酸羟化酶和胆碱乙酰转移酶染色，分析了自主神经丛沿肺静脉-左房连接部纵轴与横轴分布的密度。纵向分布上，肾上腺素能与胆碱能神经密度在左房内以肺静脉-左房连接处 5mm 以内最高，高于肺静脉远段及左房近部；横向分布上，两种神经密度以左上肺静脉上段、右上肺静脉前上段、左下和右下肺静脉下段高于其他节段，心外膜高于心内膜。这些组织学上的分布特点有助于解释为何肺静脉的兴奋灶远远多于其他部位。提示自主神经在肺静脉-心房连接部和肺静脉内的不均匀分布，可能是自主神经作用于肺静脉的异质性及肺静脉内微折返形成的基质。研究还发现，在组织水平上，不存在单纯的以肾上腺素能或胆碱能神经为主导的分布区域，相反，肾上腺能和胆碱能纤维常共同组成神经丛；在细胞水平上，神经节内主要（超过 95%）含有迷走纤维，但 90% 以上的神经节内同时含有肾上腺素能与胆碱能神经成分。胆碱能神经和肾上腺素能神经在组织和细胞水平上共同存在。这些提示自主神经丛，包括迷走和交感神经，在心房内呈不均匀分布，主要分布于心脏大静脉，如肺静脉及上腔静脉周围；自主神经在心房分布以迷走神经占优势。

我们对犬进行病理学观察，同样显示自主神经丛在心房主要分布于肺静脉、右上肺静脉、上腔静脉周围，心外膜高于心内膜（图 15-2）。

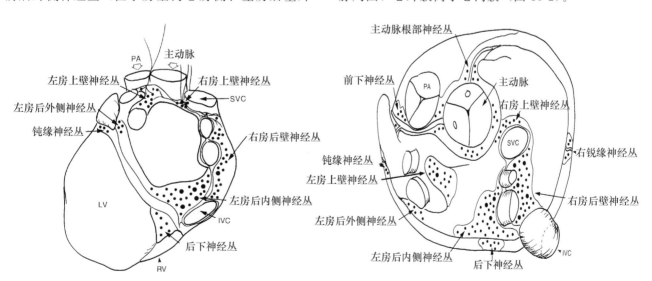

图 15-1 心房自主神经丛分布。 A. 心脏后面观；B. 心脏上面观。PA：肺动脉；SVC：上腔静脉；IVC：下腔静脉；LV：左心室；RV：右心室

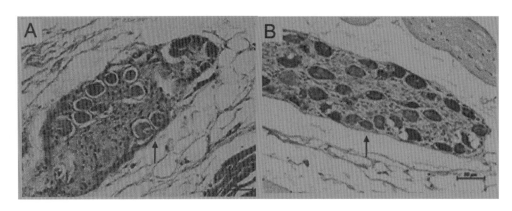

图 15-2 犬心房心外膜自主神经丛病理学分析。A. HE 染色；B. PGP 9.5 染色。箭头示自主神经丛

大连医科大学附属第一医院对 20 例人体心脏标本进行病理学检查，发现上腔静脉存在与心房肌相同的心肌组织，即心肌袖；且 PGP 染色显示在上腔静脉肌袖细胞之间分布有大量的自主神经纤维，提示人上腔静脉壁内有心肌袖的存在，是发生心律失常的结构基础。上腔静脉有丰富的自主神经纤维分布，可能引起肌袖细胞的电生理特征发生改变。

因此，在解剖学、组织学、细胞学的不同层面上，自主神经丛（包括迷走和交感神经）均与心房、肺静脉肌袖等存在着"千丝万缕"的联系，决定了自主神经丛对房颤发生起着重要的调控作用。

第二节 自主神经介导心房颤动发生的病理生理基础

一、自主神经导致心房颤动的病理生理基础

动物及人体标本研究证明肺静脉周围分布大量自主神经纤维。在人心脏的左房顶部和肺静脉周围广泛分布着大量无髓神经纤维。Schauerte 等研究发现肺静脉内有迷走神经丛，刺激肺静脉内的神经丛能够诱发房颤。对心房神经丛深入研究显示 44% 的神经元或神经丛位于肺静脉开口处，12% 在肺静脉远端，其中 12% 的心房神经丛位于左肺静脉。最近也有人发现人类肺静脉壁中含有神经节细胞和大量神经纤维。我们的研究发现左侧肺静脉及右下肺静脉口部消融可以导致左心房局部去迷走神经，单一右上肺静脉隔离不但可以导致左心房（以冠状静脉窦远端为代表）去迷走神经效应，也可以引起右心房（以右心房游离壁及窦房结区域为代表）去迷走神经效应，提示肺静脉周围区域是迷走神经节后纤维分布到左房的重要组成部分。Nakagawa 等最近通过心房内高频刺激观察迷走神经反射情况，发现迷走神经反射位点主要集中在肺静脉口部，提示肺静脉口部是迷走神经在心房内集中分布的主要区域。总之，肺静脉口周围的大量迷走神经节和迷走神经纤维，参与调节肺静脉血流、左心房压力和心率，影响心房肌的电生理特性。当肺静脉受到缺血、扩张或其他因素刺激时，肺静脉神经纤维空间分布和功能发生改变，这种空间分布的调整和功能的改变导致肌袖细胞电生理特征空间不均一性增加，可能是最终导致肺静脉源性心律失常发作的原因之一。

二、自主神经丛与心房电重构和心房颤动

传统子母环多折返机制不能完全解释房颤的发生。深入研究探讨房颤发生机制无疑是进一步突破目前房颤治疗瓶颈、彻底根治这一顽疾的重中之重。

自主神经在房颤发生和维持中起着重要作用。早在 20 世纪 90 年代，通过心率变异分析发现白昼出现的房颤主要表现为交感神经活性增强，夜间出现的房颤或年轻孤立性房颤患者常表现为迷走神经功能增强。应用数据传感器直接记录犬左颈胸神经节，结果显示阵发性房颤发作前迷走和交感神经活性均显著增强。

刺激迷走神经和静脉应用异丙肾上腺素可缩短犬心房和肺静脉有效不应期，同时刺激迷走神经还可将肺静脉高频激动（肺静脉起搏）转化为房颤。Po 等给犬右肺静脉脂肪垫注入乙酰胆碱或卡巴胆碱可诱发早搏或房颤，且在右肺静脉邻近的肺静脉-左

心房交界处记录到最快的高频电激动，与人体阵发性房颤发生相似，提示肺静脉-左房交界处自主神经丛的激活可能是肺静脉触发局灶性房颤的主要原因。刺激迷走神经可缩短心房 ERP，增加心房不应期离散度，缩短折返周长，从而促进房颤诱发和维持。Sharifov 等研究显示乙酰胆碱、肾上腺素、异丙肾上腺素均可诱发犬出现房颤，其中以乙酰胆碱诱发成功率最高，迷走神经抑制剂阿托品可预防儿茶酚胺诱发的房颤，提示迷走神经释放的乙酰胆碱在房颤发生和维持中起重要作用。交感神经阻滞剂普萘洛尔虽不能预防乙酰胆碱诱发的房颤，但诱发房颤所需的乙酰胆碱最低浓度增加，即房颤诱发阈值升高；异丙肾上腺素可促进乙酰胆碱诱发房颤，提示交感神经在房颤发生和维持中起重要调控作用。Scherlag 等对正常犬右上肺静脉在 330 ms 起搏基础上，给予连续 10 个期前刺激（周长 120 ms）以模拟来自肺静脉的冲动，在自主神经丛未激活的情况下仅能诱发短阵房速；当高频电刺激激活自主神经丛（表现为心率减慢）后，同样的刺激方案，仅需 1 个期前刺激即可诱发房颤；将神经阻滞剂利多卡因注射入右上肺静脉附近的脂肪垫（包含自主神经丛）后，再给予自主神经丛高频电刺激，则不能诱发出房颤。Patterson 等对犬左上肺静脉和邻近的左心房组织进行研究，左房 90% 动作电位时程（APD_{90}）为 144 ms，而与之相隔不足 1 cm 的左上肺静脉肌袖 APD_{90} 仅为 105 ms，基础状态下，左上肺静脉 APD_{90} 明显短于左心房；给予左房高频激动起搏以刺激自主神经丛，左上肺静脉和左心房动作电位均缩短，但左上肺静脉肌袖缩短更为明显，并且出现较多的早期后除极和高频触发活动，而左房早期后除极发生较少，也无触发活动。这提示肺静脉肌袖较左房对自主神经刺激更为敏感。给予阿托品可有效预防犬肺静脉肌袖 APD_{90} 的缩短，减少高频活动触发。给予阿替洛尔后，刺激自主神经丛，虽仍可缩短心房不应期，却不能触发高频电活动。在离体犬心脏灌注模型中，心房快速刺激显著缩短心房动作电位，且可出现由快速电刺激诱发的肺静脉肌袖高频激动，后者在电刺激终止后仍然持续；快速心房起搏中同时注入乙酰胆碱和去甲肾上腺素可缩短动作电位时程和加重钙超载，导致肺静脉 3 相早期后除极，并可触发房颤；阿托品可阻止大部分犬肺静脉肌袖组织动作电位时程的缩短和高频激

动的发放，阿替洛尔可抑制所有犬肺静脉肌袖组织高频激动的发放。

迷走神经激活引起的动作电位时程缩短和交感神经激活引起的早期后除极是肺静脉局灶放电的电生理机制。心房动作电位时程（心房不应期）缩短是急、慢性心房电重构的重要特征，后两者是阵发性房颤和持续性房颤发生和维持的重要基础。刺激迷走神经可引起和加重心房电重构。交感神经引发的早期后除极，导致肺静脉局灶高频放电，是房颤，特别是阵发性房颤的触发机制。因此，迷走神经和交感神经在心房电重构和房颤发生中均起着重要作用。

我们对犬动物实验研究显示，刺激自主神经丛或迷走神经，均可显著缩短上腔静脉、肺静脉、冠状窦等心房部位不应期，并使房颤易感窗口增大。

房颤发生中，心房某些部位可以记录到连续曲折且无明显等电位线的心房电活动，即碎裂电位（complex fractionated atrial electrograms，CFAE）。CFAE 提示局部心房肌传导减慢，心房不应期短，更容易形成折返。该方法首先由 Nademanee 等首先报道，121 例阵发性和慢性房颤患者，于房颤心律下通过 CARTO 系统重建左、右心房的三维构型，在心房内选择呈现为 CFAE 的部位进行消融。结果显示，房颤时 CFAE 主要分布于房间隔、肺静脉、左房顶部、二尖瓣左后侧及冠状窦口等部位，且慢性房颤的 CFAE 部位多于阵发性房颤。消融 CFAE 部位后，术中有 115 例（95%）房颤中止。目前将 CFAE 消融作为一种辅助消融手段。

CFAE 主要分布于肺静脉、左房前壁、间隔部、冠状窦、左房顶部和左后间隔二尖瓣峡部等部位，而这些部位紧邻心脏神经丛，因此可能是神经突触分布密度较高的部位。Robert 等通过三维标测发现，房颤患者 CFAE 发生部位与迷走神经反应区域几乎一致。Quan 等报道对肺静脉口附近心脏神经丛进行电刺激，可以缩短刺激部位附近心房有效不应期，而对刺激点 2 cm 以外区域影响减弱，提示心脏神经丛对心房的支配可能存在空间密度上的差异。在犬的实验中，Jackman 等报道 CFAE 的分布与心房的主要神经丛分布相一致。Scherlag 等和 Lin 等刺激犬心脏自主神经节时在邻近部位均记录到 CFAE，并进一步发现神经递质尤其是乙酰胆碱的释放显著缩短了局部的心房有效不应期，从而导致

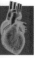
心房高频激动及 CFAE 的产生。向犬脂肪垫注入乙酰胆碱诱发房颤，局部电图符合 CFAE 特征，主要分布在毗邻神经丛区域及肺静脉-左房交界区域，提示 CFAE 可能是自主神经丛激活触发的房颤。通过快速傅立叶分析，在从神经丛到周围心房组织之间，CFAE 发生率和主频频率呈进行性下降，形成明显梯度。Sanders 等通过傅立叶变换，最大主频区域分布在左房后壁靠近肺静脉-左房交界区域，毗邻脂肪垫。

我们首次通过对犬房颤时 CFAE 区域标记，进行病理学观察，研究显示 CFAE 区域心房肌紊乱，并且富含自主神经丛，这些可能是 CFAE 和最大主频产生的基质。

三、自主神经对急性心房电重构和心房颤动调控的分子生物学机制

快速心房起搏引起心房电重构的基础是离子通道变化。钙超载在快速心房起搏引起的急性心房电重构中可能起主要作用。刺激迷走神经释放乙酰胆碱（ACh），通过作用于 M_2 毒蕈碱受体和 G 蛋白，激活 I_{K-ACh}，抑制肌苷酸环化酶和环磷酸腺苷（cAMP）合成，从而抑制 Ca^{2+} ATP 酶，增加细胞质内钙，细胞内外电化学梯度降低，使 L 型钙通道电流减少，后者可缩短心房 ERP。同时，细胞质内增加的 Ca^{2+} 作用于肌质网兰尼碱受体，通过 Ca^{2+} 诱发 Ca^{2+} 机制，使更多的 Ca^{2+} 从肌质网释放，造成钙超载。此外，迷走神经作用通过 M_2 毒蕈碱受体激活 I_{K-ACh}，缩短心房不应期，提高房颤易感性。刺激交感神经释放去甲肾上腺素增加 Ca^{2+} 瞬变，动作电位 3 相 Ca^{2+} 升高，激活 Na^+-Ca^{2+} 交换，诱发早期后除极。而早期后除极导致局灶放电和房颤发生。因此，刺激自主神经可引起钙超载和诱发早期后除极，加重心房电重构和诱发房颤发生。

因此，自主神经在心房电重构和房颤，特别是急性心房电重构和阵发性房颤发生中起着重要作用。

第三节　自主神经介导下的氧化应激与心房颤动的相关性

房颤的发病率呈上升趋势，严重影响了患者的生活质量，关于房颤的发病机制尚不明确，但目前国际上较为认可的是房颤的发生与和左房相连的肺静脉肌袖快速发放冲动及心房内的多发微折返相关。但最新研究发现，自主神经活性增高及体内氧化应激强度增加与房颤的发生及发展密切相关，自主神经活性及氧化应激强度除了单独参与房颤的发生及维持机制外，两者的联合作用更不能被忽视。

房颤是临床上最常见的快速性心律失常之一，人群中房颤的总发病率为 0.3%～0.4%，且随着年龄的增长，房颤的发病率呈上升趋势。Framingham 研究表明 50～59 岁人群中房颤发生率为 0.5%、60～69 岁为 1.8%、70～79 岁为 4.8%、80～89 岁为 8.8%，60 岁后显著增加。随着社会老龄化程度的加剧，将有越来越多的房颤患者出现。房颤严重影响了患者的生活质量，使脑卒中的发生率增加了 1.6～3.5 倍，病死率增加了 50%～90%。这都迫切需要广大的临床医师对房颤发生机制及其治疗进行更深层次的研究，以便临床工作更顺利地开展。目前对房颤的发生及维持机制仍不是太明确，既往研究认为，房颤的发生与和左房相连的肺静脉肌袖快速发放冲动及心房内的多发微折返相关，而房颤的维持机制则与心房的电生理、组织结构和离子通道的重构关系密切。近年来多项国内外的最新研究都明确指出，氧化应激在房颤的发生及维持中都起着重要的作用，并且自主神经功能紊乱的作用也不能被忽视，且两者的联合作用在房颤的发生及发展机制中也不能被忽视，两者的联合作用可能比任何一种单一作用更为强烈。

氧化应激（oxidative stress）是指在疾病发生时，机体促氧化和抗氧化失衡，相对于健康人体，体内的氧自由基产生增加、抗氧化能力减弱，导致活性氧（reactive oxygen species，ROS）在体内增加，从而引起细胞损伤，甚至死亡的病理过程。

心脏受到交感神经和副交感神经的双重支配，自主神经系统（ANS）分为内源性和外源性两大部分。外源性 ANS 包括来自大脑高级中枢、脑干和脊髓低级中枢的神经支配，心脏交感神经的节前纤维起自脊髓胸段 1～5 节段的侧脚，至交感神经干颈上、中、下节和上胸节交换神经元，至主动脉弓后下方与来自迷走神经的副交感纤维一起组成心脏神经丛。而心脏的副交感神经节前纤维由迷走神经背

腔镜指导下进行肺静脉电隔离，在此基础上，联合消融心外膜自主神经丛可提高房颤消融成功率。Mehall 等在胸腔镜下进行肺静脉电隔离，通过心外膜高频刺激识别自主神经丛进行消融，随访 6 个月，93.3％患者维持窦律。Bagg 等在胸腔镜指导下行肺静脉电隔离和自主神经丛消融，随访 12 个月，76.1％患者无房颤复发，生活质量明显改善。Edgerton 等对 52 名房颤患者在胸腔镜指导下行肺静脉电隔离，并通过高频刺激对自主神经丛定位并消融，随访 6 个月，78％患者维持窦律，随访 12 个月，63.8％患者维持窦律。这些提示无论是传统的 Maze 手术，还是胸腔镜指导下的肺静脉电隔离联合神经丛消融，都可产生去神经效应，并可能提高房颤消融成功率。

二、心内膜消融

Schauerte 等通过犬右肺动脉处高频刺激对自主神经丛进行心内膜定位和射频消融，可明显减弱迷走神经诱发的心房不应期缩短和心房离散度增加，去除迷走神经诱发的房颤。心外膜脂肪垫高频刺激也可诱发房颤，在心内膜近脂肪垫的左上肺静脉和右上肺静脉消融可去除迷走神经诱发的房颤。Razavi 等对犬肺静脉口消融显著降低了迷走神经刺激引起的心房率减慢，降低了房颤易感窗口。我们中心的研究显示对犬肺静脉或上腔静脉电隔离或应用自主神经阻滞剂或消融房室结慢径区，均可损伤心外膜脂肪垫，产生去神经效应，抑制心房电重构和降低房颤易感性。意大利 Pappone 等对 497 名房颤患者行环肺静脉消融，术中 34.3％患者出现迷走反射（心动过缓或血压下降），而进一步消融可完全去除迷走反射，随访 12 个月，该组患者较术中无迷走神经反射患者房颤复发率显著降低。通过高频刺激诱发迷走反射，识别自主神经丛并进行消融，自主神经丛消融可提高房颤消融成功率。此外，根据 Armour 等对人心脏自主神经丛的定位描述，Pokushalov 等对 58 名房颤患者直接消融左房神经丛，而未常规进行环肺静脉消融，随访 7.2±0.4 个月，86.2％患者无房颤复发，且无需应用抗心律失常药物。Yamada 等对 101 名阵发性房颤患者进行节段性肺静脉电隔离或环肺静脉电隔离，通过心率变异测定自主神经张力，随访 1 年，33 名患者房颤复发，两种方法术后 HF（反映迷走神经张力）和

LF/HF（反映交感神经张力）无明显差异，但多因素回归分析显示 HF 和 LF/HF 是远期房颤复发的独立预测因子。Lu 等对神经丛消融可减轻 CFAE 分布，消除主频分布差异，这可能是 CFAE 消融和主频消融的机制。对犬右心耳注入乙酰胆碱诱发房颤，并记录到 CFAE，在神经丛消融中，CFAE 转为规整的同时，房颤即刻终止。Lemola 等研究发现肺静脉电隔离不能抑制迷走神经引起的犬心房不应期缩短，而通过高频刺激，识别和消融肺静脉口周围自主神经丛，可抑制迷走神经刺激引起的心房 ERP 缩短和房颤诱发，并显著降低最高主频，成功抑制迷走神经诱发的房颤有赖于消除高频激动灶。

我们通过动物实验研究显示，上腔静脉、肺静脉或心外膜脂肪垫消融，均可延长心房有效不应期，抑制心房电重构，及预防房颤诱发，降低房颤易感性。此外，通过碎裂电位消融，同样可延长心房有效不应期，降低房颤易感性。

在临床中，我们通过心率变异性评价自主神经张力，研究显示导管消融可产生去神经效应，长期随访显示，消融成功组术后心率变异性较复发组进一步降低。这提示房颤导管消融产生去神经效应，提高远期成功率。

三、肾去神经化

肾与心脏在自主神经的介导下关系密切，包括下丘脑在内的大多数控制心血管系统的大脑区域，均接受肾神经传入的信号。因此，肾的神经活性能够直接影响心血管系统。RAAS 中醛固酮及血管紧张素Ⅱ可能参与心房的电重构及结构重构。其中醛固酮可促进心肌纤维化，而血管紧张素Ⅱ可使心房局灶纤维化加重并促进心房扩大，有研究显示抑制 RAAS 可以减少心房的重构，延缓房颤的发生及发展。交感神经兴奋是肾释放肾素激活 RAAS 的主要原因，因此，有学者尝试调整肾交感神经张力以预防房颤的发生和发展。Sobotka 等认为以消融肾神经传入纤维与传出纤维为基础的肾去神经化（renal sympathetic denervation，RDN）可以明显降低全身交感神经的活性，从而减少房颤的发作。Linz 等在猪快速心房起搏模型中发现 RDN 可以抑制心脏交感神经活性，出现负性传导和负向变时，延长房室结有效不应期，增加顺向文氏点周长，有助于房颤中心率的控制。RDN 组能够明显缩短每次房颤持续

的时间，然而有趣的是，RDN 组与对照组相比并未能减少房颤的诱发率，但该研究提出了 RDN 在控制房颤心室率中的作用。Linz 等还在猪呼吸睡眠暂停模型中发现 RDN 可以防止缺氧造成的心房不应期缩短，通过此机制减少在呼吸睡眠暂停模型中房颤的发生率。有学者在犬快速心房起搏模型中也得到了类似的结果。Hou 等通过刺激左侧星状神经节加心房快速刺激制造犬房颤模型，RDN 可以减少在建模过程中出现的心房有效不应期缩短、不应期离散度增加以及去甲肾上腺水平增加，从而降低房颤的诱发率。Liang 等研究了 RDN 在轻度肾损伤房颤犬模型中的作用，他们发现 RDN 不仅可以逆转由急性肾损伤造成的心率增快、血压增高及 P 波增宽，还可以延长模型的心房不应期、前向文氏点，减少房颤的诱发率，并可以降低房颤时心室率。目前也有学者逐渐探索临床中 RDN 对于房颤的作用，Pokushalov 的前瞻性、单中心、随机、对照、双盲试验中，27 例有症状性房颤合并顽固性高血压的患者随机分为两组，一组行肺静脉隔离术，另一组行肺静脉隔离术＋肾去神经化，随访 1 年，发现后者与前者相比可以降低房颤复发风险。

四、神经节去除术

基于自主神经活性对房颤的影响，人们也尝试去除交感或迷走神经节以减少房颤的发生。早在 1991 年，Schwartz 等就尝试在犬模型中使用冷冻球囊的方法消融胸腔交感神经节，他们选择单纯消融 $T_2 \sim T_4$ 的双侧下部神经节，减少了 Horner 综合征发生的概率，为这一术式奠定了基础。Tan 等通过消融犬左胸交感神经上支发现有以下作用：①交感及迷走神经对心率的支配作用减弱；②心房快速起搏难以诱发房颤；③心房起搏后房性早搏以及阵发性房颤、房速的发生率降低。他们以此推断去除星状神经节具备抑制房颤的作用。Ogawa 等在犬快速起搏致心力衰竭模型中冷冻消融双侧星状神经节及 $T_2 \sim T_4$ 神经节，也发现能够明显减少阵发性房速、房颤事件。以上研究说明消融神经节可能有助于抑制房颤的发生，但目前的研究仍存在一些局限性：①上述研究仅仅说明神经节去除术能够延缓房颤的发生，但并未降低房颤的发生率；②研究均基于犬快速起搏模型，而房颤的发生源于年龄、性别、心功能、血压、心肌供血、瓣膜、血糖等多方面因素，

单纯的神经节去除研究难以在人体复制；③在人体中消融星状神经节和 $T_2 \sim T_4$ 交感神经节并不容易，但借助胸腔镜技术可以完成；④神经系统重塑性较强，去除神经节后神经重新分布可能导致治疗失败；⑤外科切除星状神经节或许可以造成交感神经系统不可逆的损伤，但远期结果尚无定论。

上述不同术式均可产生去神经效应，降低房颤易感性，提高房颤消融疗效，提示去神经效应可能是不同术式消融房颤的共同机制之一。

五、去神经效应对急性心房电重构和房颤调控的分子生物学机制

药物或消融引起的去神经效应，可减少乙酰胆碱和去甲肾上腺素释放，抑制 I_{K-ACh}，抑制钙超载和 Na^+-Ca^{2+} 交换，细胞内外电化学梯度增加，L 型钙通道电流增加，从而延长心房 ERP，减少 3 相后除极，防止房颤触发。

总之，自主神经与心房肌存在着千丝万缕的联系。自主神经与房颤的发生和维持密切相关，去自主神经效应有望成为房颤治疗的有效手段之一。

本章结语

目前国际上较为认可的房颤发生机制是肺静脉肌袖内快速发放的冲动及心房内的多发微折返。但是，越来越多的临床试验证实自主神经及氧化应激的作用不能被忽视，并且两者在房颤的发病机制中有联合作用，这种联合作用可能会导致房颤发展的恶性循环，比两者中任何一种的单一作用都要强烈。目前临床上对这种联合作用的研究尚少，有必要以更多的临床试验去证实两者之间的联合作用。

（常 栎 杨延宗 李 健 单兆亮）

参考文献

[1] 张树龙，肖明，董颖雪，等. 上腔静脉隔离对迷走神经功能及心房颤动易感性的研究. 中华心律失常学杂志，2007，(6)：452-456.

[2] 董颖雪，张树龙，高连君，等. 肺静脉电隔离对犬急性心房电重构影响的实验研究. 中华心律失常学杂志，2007，11（2）：112-114.

[3] Chang D，You DJ，Zhang SL，et al. The substrate of complex fractionated atrial electrograms：evidence by pathologic analysis. Chin Med J（Engl），2012，125

(24): 4393-4397.

[4] Zhang SL, Dong YX, Jiang P, et al. Effect of Ablation of Complex Fractionated Atrial Electrogram on Vagal modulation in Dogs. Chin Med J (Engl), 2010, 123 (22): 3288-3292.

[5] Liu Y, Zhang S, Dong Y, et al. Impact of right upper pulmonary vein isolation on atrial vagal innervation and vulnerability to atrial fibrillation. Chin Med J (Engl), 2006, 119 (24): 2049-2055.

[6] Razavi M, Zhang S, Yang D, et al. Effects of pulmonary vein ablation on regional atrial vagal innervation and vulnerability to atrial fibrillation in dogs. J Cardiovasc Electrophysiol, 2005, 16 (8): 879-884.

[7] Scherlag BJ, Patterson ES, Po SS. The neural basis of atrial fibrillation. Journal of Electrocardiology, 2006, 39: S180-S183.

[8] Scherlag BJ, Patterson ES, Po SS. The intrinsic cardiac nervous system and atrial fibrillation. Current Opinion in Cardiology, 2006, 21: 51-54.

[9] Chen L, Zhou S, Fishbein M, et al. New perspectives on the role of autonomic nervous system in the genesis of arrhythmias. J Cardiovasc Electrophysiol, 2007, 18: 123-127.

[10] Verma A, Saliba WI, Lakkireddy D, et al. Vagal responses induced by endocardial left atrial autonomic ganglion stimulation before and after pulmonary vein antrum isolation for atrial fibrillation. Heart Rhythm, 2007, 4: 1177-1182.

[11] Chen PS, Tan AY. Autonomic nerve activity and atrial fibrillation. Heart Rhythm, 2007, 4: S61-S64.

[12] Hou Y, Scherlag BJ, Lin J, et al. The interactive atrial neural network: determining the connections between ganglionated plexi. Heart Rhythm, 2007, 3: 56-63.

[13] Chiou CW, Eble JN, Zipes DP. Efferent vagal innervation of the canine atrial and sinus and atrioventricular nodes: the third fat pad. Circulation, 1997, 95: 2573-2584.

[14] Razavi M, Zhang S, Yang D, et al. Effects of pulmonary vein ablation on regional atrial vagal innervation and vulnerability to atrial fibrillation in dogs. J Cardiovasc Electrophysiol, 2005, 16: 879-884.

[15] Schauerte P, Scherlag BJ, Pitha J, et al. Catheter ablation of cardiac autonomic nerves for prevention of vagal atrial fibrillation. Circulation, 2000, 102: 2744-2780

[16] Chevalier P, Obadia JF, Timour Q, et al. Thoracoscopic epicardial radiofrequency ablation for vagal atrial fibrillation in dogs. Pacing Clin Electrophysiol, 1999,

22: 880-886.

[17] Liu L, Nattel S. Differing sympathetic and vagal effects on atrial fibrillation in dogs: role of refractoriness heterogeneity. Am J Physiol, 1997, 273: H805-H816.

[18] Elvan A, Pride HP, Eble JN, et al. Radiofrequency catheter ablation of the atria reduces inducibility and duration of atrial fibrillation in dogs. Circulation, 1995, 91: 2235-2244.

[19] Pappone C, Santinelli V, Manguso F, et al. Pulmonary vein denervation enhances long-term benefit after circumferential ablation for paroxysmal atrial fibrillation. Circulation, 2004, 109: 327-334.

[20] Wijffels MC, Kirchhof CJ, Dorland R, et al. Atrial fibrillation begets atrial fibrillation: a study in awake chronically instrumented goats. Circulation, 1995, 92: 1954-1968.

[21] Fareh S, Villemaire C, Nattel S. Importance of refractoriness heterogeneity in the enhanced vulnerability to atrial fibrillation induction caused by tachycardia-induced atrial electrical remodeling. Circulation, 1998, 98: 2202-2209.

[22] Yamashita T, Murakawa Y, HayamiN, et al. Short-term effects of rapid pacing on mRNA level of voltage-dependent K^+ channels in rat atrium. Circulation, 2000, 101: 2007-2017.

[23] Goette A, Honeycntt C, Langberg JJ, et al. Electrical remodeling in atrial fibrillation time course and mechanisms. Circulation, 1996, 94: 2968-2974.

[24] Jayachandran V, Sih HJ, Winkle W, et al. Atrial fibrillation produced by prolonged rapid atrial pacing is associated with heterogeneous changes in atrial sympathetic innervation. Circulation, 2000, 101: 1185-1192.

[25] Verma A, Patel D, Famy T, et al. Efficacy of adjuvant anterior left atrial ablation during intracardiac echocardiography-guided pulmonary vein antrum isolation for atrial fibrillation. J Cardiovasc Electrophysiol, 2007, 18 (2): 151-156.

[26] Miyauchi M, Kobayashi Y, Miyauchi Y, et al. Parasympathetic blockade promotes recovery from atrial electrical remodeling induced by short-term rapid atrial pacing. PACE, 2004, 27 (1): 33-37.

[27] Nademanee K, McKenzie J, Kosar E, et al. A new approach for catheter ablation of atrial fibrillation mapping of the electrophysiologic substrate. J Am Coll Cardiol, 2004, 43: 2044-2053.

[28] Rostock T，Rotter M，SandersP，et al. High-density activation mapping of fractionated electrograms in the atria of patients with paroxysmal atrial fibrillation. Heart Rhythm，2005，2：27-34.

[29. Sanders P，Berenfeld O，Hocini M，et al. Spectral analysis identifies sites of high-frequency activity maintaining atrial fibrillation in humans. Circulation，2005，112：789-797.

[30] Lemery R，Birnie D，Tang ASL. Feasibility study of endocardial mapping of ganglionated plexuses during catheter ablation of atrial fibrillation. Heart Rhythm，2006，3（4）：387-396.

[31] Oh S，Zhang Y，Bibevski S，et al. Vagal denervation and atrial fibrillation inducibility：epicardial fat pad ablation does not have long-term effects. Heart Rhythm，2006，3（6）：701-708.

[32] Liu Y，Zhang S，Dong Y，et al. Impact of right upper pulmonary vein isolation on atrial vagal innervation and vulnerability to atrial fibrillation. Chinese Medical Journal，2006，119：2049-2055.

[33] Jais P，Haissaguerre M，Shah DC，et al. A focal source of atrial fibrillation treated by discrete radiofrequency ablation. Circulation，1997，95：572-576.

[34] Cai H，Li Z，Goette A，et al. Down regulation of endocardial nitric oxide synthase expression and nitric oxide production in atrial fibrillation：potential mechanisms for atrial thrombosis and stroke. Circulation，2002，10（6）：2854-2858.

[35] Mihm MJ，Yu F，Carnes CA，et al. Impaired myofibrillar energetics and oxidative injury during human atrial fibrillation. Circulation，2001，10（4）：147-180.

[36] 黄从新，向晋涛. 对 Haissaguerre 和 Pappone 方法消融和治疗心房颤动的认识和评价. 中国心脏起搏与电生理杂志，2004，18（4）：241-245.

[37] Samuel C，Dudley JR，Nyssa E，et al. Atrial fibrillation increases production of superoxide by the left atrium and left atrial appendage-role of the NADPH and xanthine oxidases. Circulation，2005，11（2）：1266-1273.

[38] Robert B，Heather L，Irfan S，et al. Oxidative stress markers are associated with persistent atrial fibrillation. Clin Chem，2007，53（9）：1652-1657.

[39] Kim YH，Lim DS，Lee JH，et al. Gene expression profiling of oxidative stress on atrial fibrillation in humans. Exp Mol Med，2003，35（5）：336-342.

[40] Kim YM，Kattach H，Ratnatunga C，et al. Association of atrial nicotinamide adenine dinucleotide phosphate oxidase activity with the development of atrial fibrillation after cardiac surgery. J Am Coll Cardiol，2008，51：68-74.

[41] Lin PH，Lee SH，Su CP. Oxidative damage to mitochondrial DNA in atrial muscle of patients with atrial fibrillation. Free Radic Biol Med，2003，35（10）：1310-1318.

[42] Rude MK，Duhaney TA，Kuster GM，et al. Aldosterone stimulates matrix metallo-proteinases and reaction oxygen species in adult rat ventricular cadiomyocytes. Hypertension，2005，46（3）：555-561.

[43] Ray SK，Fidan M，Nowak MW，et al. Oxidative stress and Ca^{2+} influx upregulate calpain and induce apoptosis in PC12 cells. Brain research，2000，852（2）：326-345.

[44] Muria S，Violeta GV，Isabel M，et al. Oxidative stress-induced，apoptosis in retinal photoreceptor cells is mediated by calpains and caspases and blocked by the oxygen radical scavenger CR-6. J Biol Chem，2004，279（38）：39268-39279.

[45] Scherlag BJ，Nakagawa H，Jackman WM，et al. Electrical stimulation to indentify neural elements on the heart：their role in atrial fibrillation. Interventional Cardiac Electrophysiology，2005，13：37-42.

[46] Quan KJ，Lee JH，Gehe AH，et al. Characterization of sinoatrial parasympathetic innervation in human. Cardiovasc Electrophysiol，1999，10：1060-1065.

[47] Quan KJ，Lee JH，Van Hare JF，et al. Indentification and characterization of atrioventricular parasympathetic innervation in human. Cardiovasc Electrophysiol，2002，13：735-740.

[48] Tan AY，Li H，Wachsmann Hogiu S，et al. Autonomic innervation and segmental muscular disconnections at human pulmonary vein-atrial junction：implications for catheter ablation of atrial-pulmonary vein junction. J Am Coll Cardiol，2006，48（1）：132-143.

[49] 程晋芳，王玉堂，单兆亮. 迷走神经兴奋与心房颤动的相互关系和影响. 心血管病学进展，2007，28（3）：406-408.

[50] 马丽，侯月梅. 心脏自主神经与心房颤动. 国际心血管病杂志，2007，34（2）：94-95.

[51] 左俊荣. 心脏自主神经系统与阵发性心房颤动. 医学综述，2007，13（16）：1260-1264.

[52] Elvan A，Pride HP，Eble JN，et al. Radiofrequency catheter ablation of the atria reduces inducibility and duration of atrial fibrillation in dogs. Circulation，1995，91（8）：2235-2239.

[53] Schauerte P，Scherlag BJ，Scherlag MA，et al. Catheter ablation of cardiac autonomic nerves for prevention of

vagal atrial fibrillation. Circulation, 2000, 102 (22): 2774-2780.

[54] 侯应龙, Scherlag BJ, 周菁, 等. 心脏神经丛消融在心房颤动治疗中的作用. 中国心脏起搏与心电生理杂志, 2005, 19 (6): 427-429.

[55] Jayachandran JV, Hanish S, Winkle W, et al. Homogeneous sympathetic denervation prevents sustained atrial fibrillation in a rapid atrial paced model. PACE, 1998, 21 (N4, Pt2): 830-835.

[56] Sharifov OF, Fedorov VV, Beloshapko GG, et al. Roles of adrenergic and cholinergic stimulation in spontaneous atrial fibrillation in dogs. J Am Coll Cardiol, 2004, 43: 483-490.

[57] Patterson E, Lazzara R, Szabo B, et al. Sodium-calcium exchange initiated by the Ca^{2+} transient: an arrhythmia trigger within pulmonary veins. J Am Coll Cardiol, 2006, 47: 1196-1206.

[58] Yi Z, Zhang HC, Zhang P, et al. The relationship of paroxysmal atrial fibrillation and regional sympathetic innervations in the atria and pulmonary vein: experiment with dogs. Zhonghua Yi Xue Za Zhi, 2007, 87 (48): 3433-3440.

[59] de la Monte SM, Neely TR, Cannon J, et al. Oxidative stress and hypoxia-like injury cause Alzheimer-type molecular abnormalities in central nervous system neurons. Cell Mol Life Sci, 2000, 57: 1471-1481.

[60] Olivieri G, Otten U, Meier F, et al. Oxidative stress modulates tyrosine kinase receptor A and p75 receptor (low-affinity nerve growth factor receptor) expression in SHSY5Y neuroblastoma cells. Neurol Clin Neurophysiol, 2002, 2: 2-10.

[61] Abe Y, Akeda K, An HS, et al. Proinflammatory cytokines stimulate the expression of nerve growth factor by human intervertebral disc cells. Spine, 2007, 32: 635-642.

[62] von Boyen GB, Steinkamp M, Reinshagen M, et al. Nerve growth factor secretion in cultured enteric glia cells is modulated by proinflammatory cytokines. J Neuroendocrinol, 2006, 18: 820-825.

[63] Hiltunen JO, Arumäe U, Moshnyakov M, et al. Expression of mRNAs for neurotrophins and their receptors in developing rat heart. Circ Res, 1996, 79: 930-939.

[64] Lei S, Dryden WF, Smith PA. Involvement of Ras/MAP kinase in the regulation of Ca^{2+} channels in adult bullfrog sympathetic neurons by nerve growth factor. J Neurophysiol, 1998, 80: 1352-1361.

[65] Cao JM, Chen LS, KenKnight BH, et al. Nerve sprouting and sudden cardiac death. Circ Res, 2000, 86: 816-821.

[66] Zhou S, Chen LS, Miyauchi Y, et al. Mechanisms of cardiac nerve sprouting after myocardial infarction in dogs. Circ Res, 2004, 95: 76-83.

[67] El-Helou V, Proulx C, Gosselin H, et al. Dexamethasone treatment of post-MI rats attenuates sympathetic innervation of the infarct region. J Appl Physiol, 2008, 104: 150-156.

[68] Berry C, Brosnan MJ, Fennell J, et al. Oxidative stress and vascular damage in hypertension. Hypertens, 2001, 10 (2): 247-255.

[69] Cifuentes ME, Pagano PJ. Targeting reactive oxygen species in hypertension. Hypertens, 2006, 15 (2): 179-186.

[70] Nava E, Farré AL, Moreno C, et al. Alterations to the nitric oxide pathway in the spontaneously hypertensive rats. Hypertens, 1998, 16 (5): 609-615.

[71] Prast H, Philippu A. Nitric oxide as modulator of neuronal function. Neurobiol, 2001, 64: 51-68.

[72] Diz DI, Jessup JA, Westwood BM, et al. Angiotensin peptides as neurotransmitters/ neuromodulators in the dorsomedial medulla. Clin Exp Pharmacol Physiol, 2002, 29: 473- 482.

[73] Paton JFR, Kasparov S. Sensory channel specific modulation in the nucleus of the solitary tract. J Auto Nerves Syst, 2000, 80: 117-129.

[74] Lambeth JD. NOX enzymes and the biology of reactive oxygen. Nature Rev Immunol, 2004, 4: 181-189.

[75] Hoyal CR, Gutierrez A, Young BM, et al. Modulation of p47PHOX activity by site-specific phosphorylation: Akt-dependent activation of the NADPH oxidase. Proc Natl Acad Sci USA, 2003, 100: 5130-5135.

[76] Wang G, Anrather J, Huang J, et al. NADPH oxidase contributes to angiotensin II signaling in the nucleus tractus solitarius. J Neurosci, 2004, 24: 5516-5524.

[77] Harrison DG, Gongora MC. Oxidative stress and hypertension. Med Clin North Am, 2009, 93: 621-635.

[78] Hitomi H, Kiyomoto H, Nishiyama A. Angiotensin II and oxidative stress. Curr Opin Cardiol, 2007, 22: 311-315.

[79] Zimmerman MC, Dunlay RP, Lazartigues E, et al. Requirement for Rac1-dependent NADPH oxidase in the cardiovascular and dipsogenic actions of angiotensin II in the brain. Circ Res, 2004, 95: 532-539.

[80] Dudley SC Jr, Hoch NE, McCann LA, et al. Atrial fibrillation increases production of superoxide by the left atrium and left atrial appendage: role of the NADPH

and xanthine oxidases. Circulation，2005，112（9）：1266-1273.

［81］ Nakashima HKK，Urata H，Gondo N，et al. Angiotensin Ⅱ antagonist prevents electrical remodeling in atrial fibrillation. Circulation，2000，101（22）：2612-2617.

［82］ Healey JS BA，Crystal E，Morillo CA，et al. Prevention of atrial fibrillation with angiotensin-converting enzyme inhibitors and angiotensin receptor blockers：a meta-analysis. Journal of the American College of Cardiology，2005，45（11）：1832-1839.

［83］ The GISSI-AF Investigators. Valsartan for prevention of recurrent atrial fibrillation. N Engl J Med，2009，360（16）：1606-1617.

［84］ Sobotka PA，Mahfoud F，Schlaich MP，et al. Sympatho-renal axis in chronic disease. Clinical Research in Cardiology，2011，100（12）：1049-1057.

［85］ Linz D，Mahfoud F，Schotten U，et al. Renal sympathetic denervation provides ventricular rate control but does not prevent atrial electrical remodeling during atrial fibrillation. Hypertension，2013，61（1）：225-231.

［86］ Linz D，Hohl M，Nickel A，et al. Effect of renal denervation on neurohumoral activation triggering atrial fibrillation in obstructive sleep apnea. Hypertension，2013，62（4）：767-774.

［87］ Hou Y HJ，Po SS，Wang H，et al. Catheter-based renal sympathetic denervation significantly inhibits atrial fibrillation induced by electrical stimulation of the left stellate ganglion and rapid atrial pacing. PloS one，2013，8（11）：e78218.

［88］ Liang Z，Shi XM，Liu LF，et al. Renal denervation suppresses atrial fibrillation in a model of renal impairment. PloS one，2015，10（4）：e0124123。

［89］ Schwartz PJ，Locati EH，Moss AJ，et al. Left cardiac sympathetic denervation in the therapy of congenital long QT syndrome. A worldwide report. Circulation，1991，84：503-511.

［90］ Tan AY，Zhou S，Ogawa M，et al. Neural mechanisms of paroxysmal atrial fibrillation and paroxysmal atrial tachycardia in ambulatory canines. Circulation，2008，118：916-925.

［91］ Ogawa M，Tan AY，Song J，et al. Cryoablation of extrinsic cardiac sympathetic nerves markedly reduces atrial arrhythmias in ambulatory dogs with pacing-induced heart failure. Heart Rhythm，2008，5：S54.

［92］ Chen PS，Chen LS，Fishbein MC，et al. Role of the autonomic nervous system in atrial fibrillation：pathophysiology and therapy. Circ Res，2014，114（9）：1500-1515

［93］ Park HW，Shen MJ，Han S，et al. Neural control of ventricular rate in ambulatory dogs with pacing-induced sustained atrial fibrillation. Circ Arrhythm Electrophysiol，2012，5：571-580.

［94］ Grassi G，Quarti-Trevano F，Seravalle G，et al. Early sympathetic activation in the initial clinical stages of chronic renal failure. Hypertension，2011，57（4）：846.

［95］ Gould PA，Yii M，McLean C，et al. Evidence for increased atrial sympathetic innervation in persistent human atrial fibrillation. Pacing Clin Electrophysiol，2006，29（8）：821.

［96］ Pokushalov E，Romanov A，Corbucci G，et al. A randomized comparison of pulmonary vein isolation with versus without concomitant renal artery denervation in patients with refractory symptomatic atrial fibrillation and resistant hypertension. J Am Coll Cardiol，2012，60（12）：1163.

［97］ Amann K，Koch A，Hofstetter J，et al. Glomerulosclerosis and progression：effect of subantihypertensive doses of alpha and beta blockers. Kidney Int，2001，60（4）：1309.

［98］ Suzuki H，Moriwaki K，Kanno Y，et al. Comparison of the effects of an ACE inhibitor and alphabeta blocker on the progression of renal failure with left ventricular hypertrophy：preliminary report. Hypertens Res，2001，24（2）：153.

［99］ Hausberg M，Tokmak F，Pavenstadt H，et al. Effects of moxonidine on sympathetic nerve activity in patients with end-stage renal disease. J Hypertens，2010，28（9）：1920.

［100］ Ye S，Zhong H，Yanamadala V，et al. Renal injury caused by intrarenal injection of phenol increases afferent and efferent renal sympathetic nerve activity. Am J Hypertens，2002，15（8）：717.

［101］ Krum H，Sobotka P，Mahfoud F，et al. Device-based antihypertensive therapy：therapeutic modulation of the autonomic nervous system. Circulation，2011，123（2）：209.

［102］ Mahfoud F，Cremers B，Janker J，et al. Renal hemodynamics and renal function after catheter-based renal sympathetic denervation in patients with resistant hypertension. Hypertension，2012，60（2）：419.

［103］ Jayachandran JV，Sih HJ，Winkle W，et al. Atrial fibrillation produced by prolonged rapid atrial pacing is associated with heterogeneous changes in atrial sympathetic innervation. Circulation，2000，101（10）：1185.

第十六章　自主神经与房性心动过速

迷走神经释放的递质乙酰胆碱，可以使心房的不应期缩短，并促进房性心律失常的发生。有研究显示迷走神经在心房内各部分的分布密度存在明显不同，导致迷走神经调节下的心房各部分不应期出现一定程度的差异，具体表现为由神经节分布的区域向其他部位逐渐延长。例如，由肺静脉心房连接处向肺静脉远端，不应期逐渐延长。该现象在刺激神经丛后表现得更加明显，提示这种不同部位心房肌间不应期的梯度是由自主神经在局部分布的梯度差异造成的。迷走神经刺激下测量心房各部位的不应期，有的部位对迷走神经刺激反应强烈，不应期明显缩短，但有的部位对迷走神经刺激反应不明显，提示迷走神经对心房不同部位之间作用强度不同。黄从新等的研究发现犬心房肌各部位乙酰胆碱 M_2 受体和 I_{K-ACh} 分布不均匀，心耳多于心房，左房多于右房。其他研究也显示神经递质在心房某些区域内集中分布，可能诱发快速的异位激动，成为房性心律失常发作的驱动灶。上述证据表明，迷走神经不但使心房的不应期缩短，而且还造成心房各部位之间不应期的差异，即不应期的离散度加大，从而为房性心律失常的发生提供基础。根据经典的多子波折返理论，心肌组织体积过小是不能产生并维持房颤的，如小鼠的心脏。但有学者通过刺激迷走神经，却能够在小鼠的心脏中重复诱发可持续的房颤，最长持续时间可达 35 min，这种效应在应用阿托品后不再出现，说明迷走神经效应能够增加心房发生房颤等房性心律失常的易感性。以下介绍几种特殊类型的迷走神经相关性房性心动过速（房速）。

第一节　吞咽性房性心动过速

在某些情况下，由于迷走神经的兴奋性升高，房性心动过速的发生率增加，如夜间或者就餐进行吞咽时，有学者将其称之为"吞咽性房速"。

由吞咽诱发的房速较为少见，多见于中老年人，男性多于女性，通常不伴有器质性心血管疾病，如心肌缺血或血栓栓塞等，通常也不伴有食管疾患。关于吞咽引起快速心律失常的诱因报道不一，有报道认为与艾森门格尔综合征室间隔缺损有关，在心室动脉瘤切除术和心脏移植后也有报道；个别患者因食管裂孔疝诱发；有的患者仅在吞咽固体食物时发生，有的仅在进食冷或热的食物发生，还有的患者空口吞咽、嗳气也可以引起。

吞咽引起的心律失常表现不一，可以是早搏、交界性心动过速、房速、房颤或房扑中的一种或几种，心率可以达到 $130\sim260$ 次/秒，持续时间从数秒到数小时不等，还有的患者同时有以上几种表现。大多数伴有胸闷、心悸、气短，可以自行缓解，但会反复发作。

该特殊类型房速的具体机制尚不清楚，但许多学者认为其发生与迷走神经相关。这些患者可能存在心房内微小的折返环，并由迷走神经反射诱发。Shirayama T 等研究了 3 例房速患者，第 1 例用阿托品可以抑制，用普萘洛尔可以强化；第 2 例用普萘洛尔可以抑制，但使用阿托品和儿茶酚胺则可以增强，说明交感神经可能参与发病；第 3 例却要联合上述两种药物才能抑制，单独使用无效。这说明迷走神经紧张或交感神经紧张或两者同时参与都可以诱发房性心动过速。

有研究采用球囊在食管中左房水平充气可以诱发快速性心律失常，而当球囊放松后，心律失常即刻消失。还有的患者通过经肋间食管复位术将食管和左房分离后可以治愈，提示这种心律失常更可能是由机械刺激引起而不是反射。但食管扩张引起快速心律失常也并不全在心脏水平，对咽部处理使其反应迟钝后也可以消除快速心律失常，因此不排除迷走神经介导的反射。有的病例抗胆碱能药物不能抑制房速发生,所以还可能包括一种非乙酰胆碱的神经介质参与发病。总的来说,存在以下几种机制假说:副交感神经、交感神经、直接物理刺激、心脏旁道,或这些因素联合参与发病。

治疗方法有外科手术干预食管周围的神经等,但最确切的方法仍然是接受射频消融治疗。以下是笔者所在中心接受射频消融的一例吞咽性房速病例。

患者,男性,35岁,3个月前于吞咽食物时突发心悸、胸闷、气短,无胸痛,无头晕、黑矇及晕厥。自测心率在140~150次/分,休息30~40 min后可逐渐缓解;取蹲位或者平卧可立即缓解。心电图检查显示,患者吞咽食物,尤其是较为干燥的食物时,心电图可记录到房速(图16-1)。几乎每次就餐均发作房速,严重影响生活质量,于我院住院治疗。行 Holter 结果报告短阵房速,几乎均为夜间和就餐时发作。

征得患者同意后,进行了心内电生理学检查,术中通过静点异丙肾上腺素并不能诱发房速,提示该心律失常的发作与交感神经关系不密切。通过吞咽食物的方法可以稳定诱发房速。标测显示,房速起源于右上肺静脉(图16-2)。遂进行了右上肺静脉的电隔离治疗。此后反复吞咽食物均不能诱发房速。术后通过 Holter 和症状随访 1 年,均未再出现房速。

从该病例可以看出,吞咽性房速的发作基础是心房内存在异位兴奋灶。该兴奋灶的电活动与吞咽诱发的迷走神经张力改变有关。通过导管消融去除异位兴奋灶的方法可以有效根治该心动过速。

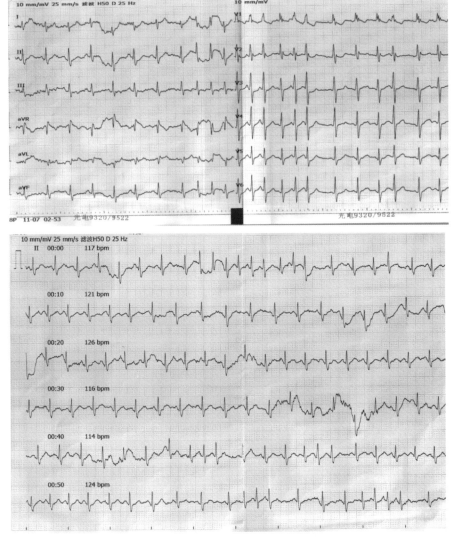

图 16-1　患者吞咽时,心电图即出现房速

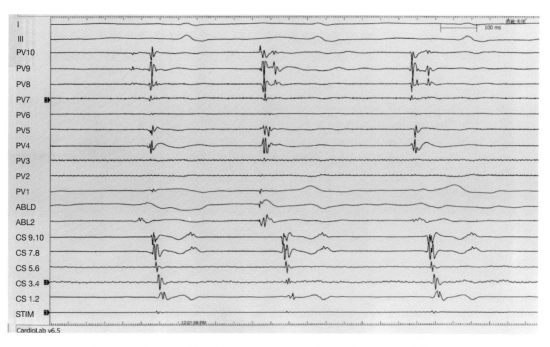

图 16-2 心内电生理检查显示，吞咽时，房性早搏起源于右上肺静脉内

第二节　不适当窦性心动过速

不适当窦性心动过速（inappropriate sinus tachycardia，IST）又称为非阵发性窦性心动过速，是一种临床上相对少见的综合征。但也有研究报道其实际发生率在中年人中可达 1.16%。该类患者表现为休息时心率持续性增快或窦性心率增快，与体力、情感、病理或药物的作用程度不相关或不成比例，通常没有器质性心脏病和其他导致窦性心动过速的继发原因。不适当的窦性心动过速患者中大约 90% 为女性，且常见于年轻女性，年龄一般在 20～45 岁，平均年龄为 38±12 岁，且卫生工作者的比例很高。其主要症状有心悸、气短、胸痛、头晕或近乎晕厥，有时不适当的窦性心动过速可引起反复晕厥，因而可严重影响患者的生活质量。极少数情况下可导致心动过速性心肌病。

该心律失常的发生与自主神经密切相关。其发病机制主要为交感神经张力过高，而副交感神经张力减退。还有研究发现 IST 的发生可能与乙酰胆碱敏感性钾通道和腺苷敏感钾通道的功能缺陷有关。但这些机制在 IST 的发生中起多大作用，目前尚不清楚，而且对窦房结进行支配的神经在生理和非生理情况下对窦房结的调控作用可能也不一样。

Scherlag 等将肾上腺素注入靠近窦房结的神经丛（GP）可以模拟出 IST 的发生，而采用甲醛化学消融该神经丛可以阻断相应心动过速的发生而不损伤窦房结的功能。这就提供了 IST 是由支配窦房结的心脏交感神经高反应所引起的直接证据。同时，其他研究也发现，刺激右侧神经节间神经可以模拟 IST 的发生，消融前述 GP 可阻断相应心动过速的发生而不损伤窦房结功能。

IST 的治疗方式主要是应用 β 受体阻滞剂等药物。如果无效则可采用射频消融改良窦房结的方法。主要做法是标测 IST 发作中或异丙肾上腺素诱发的窦性心动过速的最早激动点并进行消融，标测点的局部激动时间一般较体表心电图 P 波起始点提前 25～45 ms，消融终点为基础心率下降至 90 次/分以下，以及在异丙肾上腺素作用下窦性心率下降 20% 以上[21]。由于该心律失常主要与自主神经相关，也有学者提出针对神经节进行消融等策略，但疗效还有待进一步证实。

（洪　丽　王莹琦）

参考文献

[1] Zhou J，Scherlag BJ，Edwards J，et al. Gradients of

atrial refractoriness and inducibility of atrial fibrillation due to stimulation of ganglionated plexi. J Cardiovasc Electrophysiol，2007，18：83-90.

[2] Quan KJ，Lee JH，Geha AS，et al. Characterization of sinoatrial parasympathetic innervations in humans. J Cardiovasc Electrophysiol，1999，10：1060-1065.

[3] Quan KJ，Lee JH，Van Hare GF，et al. Identification and characterization of atrioventricular parasympathetic innervation in humans. J Cardiovasc Electrophysiol，2002，13：735-739.

[4] Chevalier P，Tabib A，Meyronnet D，et al. Quantitative study of nerves of the human left atrium. Heart Rhythm，2005，2：518-522.

[5] Zhao QY，Huang CX，Liang JJ，et al. Effect of vagal stimulation and differential densities of M_2 receptor and I_{K-ACh} in canine atria. Int J Cardiol，2008，126（3）：352-358.

[6] Patterson E，Po SS，Scherlag BJ，et al. Triggered firing in pulmonary veins initiated by in vitro autonomic nerve stimulation. Heart Rhythm，2005，3：624-631.

[7] Hoffman BF，Cranefield PF. Electrophysiology of the heart. New York：McGraw-Hill，1960.

[8] de Bakker JMT，Ho SY，Hocini M. Basic and clinical electrophysiology of pulmonary vein ectopy. Cardiovasc Res，2002，54：287-294.

[9] Cranefield PF，Aronson RS. Cardiac arrhythmias：the role of triggered activity and other mechanisms. NY：Futura Publishing Co，1988.

[10] Chen Y，Chen S，Chang M，et al. Arrhythmogenic activity of cardiac muscle in pulmonary veins of the dog：implication for the genesis of atrial fibrillation. Cardiovasc Res，2000，48：265-273.

[11] Arora R，Verheule S，Scott L，et al. Arrhythmogenic substrate of the pulmonary veins assessed by highresolution optical mapping. Circulation，2003，107：1816-1821.

[12] Jalife J. Rotors and spiral waves in atrial fibrillation. J Cardiovasc Electrophysiol，2003，14：776-780.

[13] Wakimoto H，Maguire CT，Kovoor P，et al. Induction of atrial tachycardia and fibrillation in the mouse heart. Cardiovasc Res，2001，50：463-473.

[14] Goldberger AL，Johnson AD. Swallowing-induced paroxysmal supraventricular tachycardia. J Electrocardiol，1980，13（1）：83-84.

[15] Mirvis DM，Bandura JP，Brody DA. Symptomatic swallowing-induced paroxysmal supraventricular tachycardia. Am J Cardiol，1977，39（5）：741-743.

[16] Terasaka R，Takemoto M，Haraoka S. Swallowing-induced paroxysmal supraventricular tachycardia. Jpn Heart J，1987，28（4）：555-560.

[17] Shirayama T，Inoue D，Omori I，et al. Swallowing-induced tachycardia：three modalities of autonomic nervous effects. Jpn J Med，1989，28（5）：647-650.

[18] Bauemfeind RA，Amat YL，Dhingra RC，et al. Chronic nonparoxysmal sinus tachycardia in otherwise healthy persons. Ann InternMed，1979，91：702.

[19] Still AM，Raatikainen P，Ylitalo A，et al. Prevalence，charaeteristics and natural course of inappropriate sinus tachycardia. Europace，2005，7：104.

[20] 方丕华. ACC/AHA/ESC 关于诊治室上性心律失常的指南（上）. 中国医刊，2004，39：46.

[21] Man KC，Knight B，Tse HF，et al. Radiofrequency catheter ablation of inappropriate sinus tachycardia guided by activation mapping. J Am Coil Cardiol，2000，35：451

[22] Lee ILl，Kalman JM，Fizpatrick AP，et al. Radiofrequency catheter modification of the sinus node for "inappropriate" sinus tachycardia. Circulation，1995，92：2919.

[23] Lin D，Callans DJ. Sinus rhythm abnormalities//Zipes DP，Jalife J. Cardiac electrophysiology：from cell to bedside. 4th ed. Philadelphia：Saunders，2004：479-484.

[24] 李蕙君，张明，张薇薇，等. 不适当的窦性心动过速致心动过速性心肌病二例. 中华心律失常学杂志，2004，8：284.

[25] Morillo CA，Klein GJ，Thakur RK，et al. Mechanism of "inappropriate" sinus tachycardia：role of sympathovagal balance. Circulation，1994，90：873.

[26] Scherlag BJ，Yamanashi WS，Amin R，et al. Experimental model of inappropriate sinus tachyeardia：initiation and ablation. J Interv Card Eleetrophysiol，2005，13：21.

[27] Zhou J，Scherlag BJ，Yamanashi WS，et al. Anatomy and physiology of the right interganglionic nerve：implications for the treatment of inappropriate sinus tachycardia. Circulation，2005，112（suppl）：990.

第十七章　自主神经与阵发性室上性心动过速

一、自主神经与房室结折返性心动过速

早在 1956 年，Moe 等即在犬模型中发现了房室结双径路现象，Denes 等在 1973 年描述了由于存在房室结双径路，而在阵发性室上性心动过速（室上速）中出现的房室结折返现象。目前，房室结双径路，即房室传导的纵向分离，已被证实为房室结折返性心动过速的基础。采用慢径区消融的办法能够确切地去除双径路现象，使得房室结折返性心动过速不再发生。但是，时至今日，许多有关房室结折返性心动过速的电生理现象仍然无法解释，房室结折返环路的构成及其存在的组织学基础依然未能完全阐明。

（一）房室结折返性心动过速的本质

如前所述，房室传导的双径路或多径路现象，其解剖组织学基础并未得到充分的证明，而迷走神经可能在其中发挥一定程度的作用。临床上部分患者中存在房室传导的双径路现象，却无相应的房室结折返性心动过速。慢径区消融作为治疗房室结折返性心动过速的治疗手段，其有效性无需怀疑。部分接受慢径区消融的房室结折返性心动过速患者，尽管术后仍存在房室传导的跳跃现象，但心动过速却不再出现。特别是，临床上存在部分房室传导曲线平滑，即无房室结双径路现象的房室结折返性心动过速患者，慢径区消融同样能够有效地消除这部分患者的心动过速。上述现象提示慢径区消融的治疗机制可能不只是简单阻断了折返环路中的一条路径。也就是说，房室结折返性心动过速，其机制可能不仅仅是简单的房室结快慢径折返，而房室传导的纵向分离现象，其机制及存在基础目前并不明确。

（二）快慢径分布的解剖组织学基础

根据快慢径的电生理特点和折返环的激动顺序，一般可将房室结折返性心动过速分为：慢-快、快-慢以及慢-慢三种类型。不同类型的折返环，快慢径的分布也有所不同。同时还有许多研究表明，房室结折返性心动过速患者其房室传导曲线可以出现多次跳跃，在纵向上同时存在多条传导通路，即多径路现象。Heinroth 等报道有 40% 的房室结折返性心动过速患者存在两条以上的径路。Katritsis 等报道在消融了慢径路甚至快径路后，仍能发现多径路现象。

早前的研究显示房室结折返性心动过速，其逆传心房的最早激动点在 Koch 三角的顶点，即希氏束区。近来，更精确的研究则发现在典型的房室结折返性心动过速，即慢-快型中，有 7.6% 的快径最早逆行心房激动点可以分布在后间隔，甚至左房。Engelstein 等也发现 5% 的快径位于冠状窦口，4% 患者的心动过速中希氏束与冠状窦口同时激动。Chen 等也有类似的发现。而 Nam 等发现冠状窦远端激动居然早于冠状窦口，提示发生在左侧的快径逆传比此前预计的要高。不典型的房室结折返性心动过速，即快径前传、慢径逆传的形式中，较早的研究认为逆传最早心房激动点在 Koch 三角的基底部。而近期大量研究的详细标测结果显示，代表慢径位置的最早逆传心房激动点可以位于冠状窦口、低位右房、房间隔右侧，甚至冠状窦和房间隔同时激动。Nam 等还发现最早逆行激动点位于冠状窦口以远 10～20 mm，呈向心性激动。在慢-慢型的折返形式中，通常最早的逆传激动点位于冠状窦口，但仍有相当数量的病例最早逆行激动点位于左后间隔。

快慢径分布的区域多种多样，甚至并不只分布在房室结区。早先的研究多认为房室结折返性心动过速的折返环是局限在房室结区的，是具有递减传导特性的通道，并无普通心房肌参与。但随着研究的进展，越来越多的研究发现该心动过速的折返环构成还涉及房室结周围的心房肌。Schuger 等的研究甚至认为快径并不在房室结区，当插入一个隐匿的前向激动时，快径的逆传表现为全或无的特性，这并不符合房室结的电生理性质。甚至在一例成功

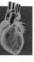

进行了慢径消融的患者中，研究发现房室结也并未受到任何损伤。在快-慢型房室结折返中，希氏束和冠状窦口之间的心房肌被认为是折返环的共同通路。房室结逆传径路在一些药物（如奎尼丁）的作用下，所表现出的反应特点与房室旁道相同，提示其性质与普通心房肌相似。一些人体和动物的病理学研究也提示普通心房肌参与了房室结折返性心动过速的折返环构成。

关于双径路组织学存在基础的研究已经深入到分子水平，缝隙连接蛋白和离子通道是其中的热点。应用光学标测的手段，从更加微观的角度观察，发现连接蛋白（connexin-43，45，40）在房室交界区的分布是不均匀的，可能引起传导速度的不均匀，造成房室传导的纵向分离，从而为折返的发生提供基础。但上述研究均局限于健康动物标本，结论尚属推测，仍需更进一步检验。

总之，房室传导的纵向分离，即双径路或多径路，其折返机制是复杂的，折返环也不仅仅局限于房室结，心房肌也可能参与其中，其确切的分布范围仍然存在较大的争议，其组织学基础尚未得到充分证实。

（三）迷走神经的作用

Chuen-Wang 等发现迷走神经刺激能使房室结快径区的前向传导不应期明显延长，而快径区的后向传导和慢径区的前向传导不应期不受影响，这就使得慢径前传、快径逆传的折返环路，即房室结折返性心动过速中最常见的类型在迷走神经刺激下更容易发生。Mazgalev 等在离体动物标本中发现，在迷走神经刺激作用下，可以诱发房室结折返性心动过速。

临床实践中，如颈动脉窦按摩等迷走神经刺激手段能使得房室结折返性心动过速终止，以往的研究结果也证实迷走神经刺激的确能够使房室传导明显延长，有助于折返环的终止。Chuen-Wang 等和 Mazgalev 等的研究采用不引起心肌兴奋的阈下迷走神经刺激强度，均发现一定强度的迷走神经刺激有利于房室结折返的发生。以上矛盾结果提示我们迷走神经对于房室传导的作用效果与刺激的强度相关，即一定强度的刺激可能增加传导的纵向分离，而过强的刺激可能导致房室传导的不应期发生明显延长而导致折返终止。因此房室结区不同部位迷走神经作用强度的不均匀可能成为折返性心动过速发生的基础。

大量的研究显示部分患者慢径区消融后出现窦性心动过速，心率变异性分析提示迷走神经的调节功能发生了改变。射频消融治疗房室结折返性心动过速中出现加速性交界心律，即交界反应，是消融部位有效的指标。William 等的研究发现，加速性交界心律的出现与自主神经作用的失平衡有关，即迷走神经作用减弱，交感神经作用增强。这也从另一个方面提示，慢径区消融之所以有效，实际上是造成了局部区域迷走神经作用的减弱。

根据以前的研究结果，分布到窦房结的迷走神经节后神经元位于邻近右肺静脉和左心房交接处的脂肪垫内（RPV），通常称为第一脂肪垫；分布到房室结的迷走神经节后神经元位于下腔静脉和左心房交接处的脂肪垫（IVC-LA），通常称为第二脂肪垫。迷走神经传出到心房常是经右肺动脉上方的主动脉根部和上腔静脉中部的脂肪垫（SVC-AO）即第三脂肪垫，到前述的两个脂肪垫，然后到达两侧心房。而慢径区在解剖上接近第二脂肪垫，这就为慢径区消融所造成的房室传导去迷走神经效应提供了解剖学基础。

笔者中心对房室结与迷走神经的功能进行了临床和基础的深入研究。通过比较慢径消融前后，迷走神经刺激下心房各个部位不应期的变化，评价慢径区消融对心房迷走神经支配的影响，以及心房电生理性质的改变。结果显示，慢径区域消融没有明显改变迷走神经对窦房结的调节作用。慢径区域消融对高位右房及窦房结区域的迷走神经调节功能无明显影响，对冠状静脉窦远端区域的迷走神经调节功能有一定程度的影响。而低位右房和冠状窦近端则在消融后表现出明显的去迷走神经效应。

同时，消融前迷走神经刺激使房室传导时间明显延长，且传导曲线出现类似跳跃的现象，提示迷走神经使房室传导出现纵向分离。消融后基础状态及迷走神经刺激状态下房室传导时间无明显差别，迷走神经刺激导致的房室传导纵向分离现象消失。也就是说，一定强度的迷走神经刺激能增加房室传导的纵向分离程度，慢径区消融损伤了局部的迷走神经，消除了该区域迷走神经调节导致的房室传导功能改变。随后的组织病理学检查也证实慢径区有丰富的迷走神经分布，射频消融的确造成了迷走神经的损伤。

综上所述，迷走神经参与了房室结折返性心动过速发病基础的形成，也必然会影响房室结折返性心动过速的发作和维持。临床上可以看到，房室结折返性心动过速的患者夜间多发，发作时频率变化范围大，显示出该心动过速受到迷走神经的重要调节。

二、自主神经与房室折返性心动过速

房室折返性心动过速的病理基础是房室旁路，其折返环由房室结和房室旁路构成。房室旁路的电生理性质与心房肌相似，表现为"全或无"的特点，较少受到自主神经的影响，而房室结的电生理特点明显受到自主神经，特别是迷走神经的调节。如前所述，在交感神经的作用下，表现为传导加速，不应期缩短。而在迷走神经作用下，变现为传导延缓，不应期延长。因此，自主神经可以通过影响房室结的电生理性质，影响折返环的其中一条径路，进而影响心动过速的周长和发作特点。最直接的例子就是临床上可以通过刺激迷走神经的方法，使房室结的不应期延长，甚至阻断房室传导，达到终止心动过速的目的。

（尹晓盟　夏云龙）

参考文献

[1] Moe GK, Preston JB, Burlington H. Physiologic evidence of a dual AV transmission system. Circ Res, 1956, 4: 357-375.

[2] Denes P, Dhingra RC, Chuquimia R, et al. Demonstration of AV node pathways in patients with paroxysmal supraventricular tachycardia. Circulation, 1973, 48: 549-555.

[3] Tai CT, Chen SA, Chiang CE, et al. Electrophysiologic character and radiofrequency catheter ablation in patients with multiple atrioventricular node tachycardias. Am J Cardiol, 1996, 77: 52-58.

[4] Heinroth KM, Kattenbeck K, Stabenow I, et al. Multiple AV nodal pathways in patients with AV nodal reentrant tachycardia: more common than expected? Europace, 2002, 4: 375-382.

[5] Katritsis D, Slade A, Camm AJ, et al. Atrioventricular junctional reentrant tachycardia utilizing multiple retrograde fibres ablation of the slow pathway. Clin Cardiol, 1993, 16: 889-891.

[6] Engelstein ED, Stein KM, Markowitz SM, et al. Posterior fast atrioventricular node pathways: implications for radiofrequency catheter ablation of atrioventricular node reentrant tachycardia. J AM Coll Cardiol, 1996, 27: 1098-1105.

[7] Chen J, Anselme F, Smith TW, et al. Standard right atrial ablation is effective for atrioventricular nodal reentrant with earlist activatation in the coronary sinus. J Cardiovasc Electrophysiol, 2004, 15: 2-7.

[8] Nam G-B, Rhee K-S, Kim J, et al. Left atrionodal connections in typical and atypical atrioventricular node reentrant tachycardia: activation sequence in the coronary sinus and results of radiofrequency catheter ablation. J Cardiovasc Electrophysiol, 2006, 17: 1-7.

[9] Nawata H, Yamamoto N, Hirao K, et al. Heterogeneity of anterograde fast-pathway and retrograde slow pathway conduction patterns in patients with the fast-slow form of atrioventricular node reentrant tachycardia: eletrophysiologic and electrocardiographic considerations. J AM Coll Cardiol, 1998, 32: 1731-1740.

[10] Goldberger J, Brooks R, Kadish A. Physiology of "atypical" atrioventricular junctional reentrant tachycardia occurring following radiofrequency catheter modification of the atrioventricular node. Pacing Clin Electrophysiol, 1992, 15: 2270-2282.

[11] Sakabe K, Wakatsuki T, Fujinaga H, et al. Patient with atrioventricular node reentrant tachycardia with eccentric retrograde left-sided activation: treatment with radiofrequency catheter ablation. Jpn Heart J, 2000, 41: 227-234.

[12] Vijayaraman P, Kok LC, Rhee B, et al. Unusual variant of atrioventricular nodal reentrant tachycardia. Heart Rhythm, 2004, 2: 100-102.

[13] Anselme F, Hook B, Monahan K, et al. Heterogeneity of retrograde fast-pathway conduction pattern in patients with atrioventricular nodal reentry tachycardia: observations by simultaneous multisite catheter mapping of Koch's triangle. Circulation, 1996, 93: 960-968.

[14] McGuire MA, Lau K-C, Johnson DC, et al. Patients with two types of atrioventricular junctional (AV nodal) reentrant tachycardia. Evidence that a common pathway of nodal tissue is not present above the reentrant circuit. Circulation, 1991, 83: 1232-1246.

[15] Schuger CD, Steinman RT, Lehmann MH. Recovery of retrograde fast pathway excitability in the atrioventricular node reentrant circuit after concealed antegrade impulse penetration. J Am Coll Cardiol, 1991, 17: 1129-

1137.

[16] McGuire MA，de Bakker JM，Vermeulen JT，et al. Atrioventricular junctional tissue：discrepancy between histological and electrophysiological characteristics. Circulation，1996，94（3）：571-577.

[17] Efimov IR，Nikolski VP，Rothenberg F，et al. Structure-function relationship in the AV junction. Anat Rec A Discov Mol Cell Evol Biol，2004，280（2）：952-965.

[18] Chuen-Wang Chiou，Shih-Ann Chen，Ming-Ho Kung，et al. Effects of continuous enhanced vagal tone on dual atrioventricular node and accessory pathways. Circulation，2003，107：2583-2588.

[19] Mazgalev T，Dreifus LS，Michelson EL，et al. Effect of postganglionic vagal stimulation on the organization of atrioventricular nodal conduction in isolated rabbit heart tissue. Circulation，1986，74：869-880.

[20] Soejima K，Akaishi M，Mitamura H，et al. Increase in heart rate after radiofrequency catheter ablation is mediated by parasympathetic nervous withdrawal and related to site of ablation. J Electrocardiol，1997，30（3）：239-246.

[21] Uchida F，Kasai A，Omichi C，et al. Effect of radiofrequency catheter ablation on parasympathetic denerva-tion：a comparison of three different ablation sites. Pacing Clin Electrophysiol，1998，21（11 Pt 2）：2517-2521.

[22] Jinbo Y，Kobayashi Y，Miyata A，et al. Decreasing parasympathetic tone activity and proarrhythmic effect after radiofrequency catheter ablation—differences in ablation site. Jpn Circ J，1998，62（10）：733-740.

[23] Hucker WJ，Nikolski VP，Efimov IR. Optical mapping of the atrioventricular junction. J Electrocardiol，2005，38（4 Suppl）：121-125.

[24] Chiou CW，Eble JN，Zipes DP. Efferent vagal innervation of the canine atrial and sinus and atrioventricular nodes：the third fat pad. Circulation，1997，95：2573-2584.

[25] 尹晓盟，张树龙，高连君，等. 房室结慢径区域消融对迷走神经功能及心房颤动易感性的影响. 中华心律失常学杂志，2009，13（3）：217-222.

[26] 尹晓盟，张树龙，杨东辉，等. 迷走神经对犬房室传导的调节作用及 Koch's 三角底部消融对其影响. 中华心律失常学杂志，2009，13（4）：287-292.

[27] 尹晓盟，张树龙，高连君，等. 房室结慢径消融对心房电生理性质的影响. 中华心律失常学杂志，2010，14（3）：204-207.

第十八章　自主神经与缓慢心律失常

第一节　自主神经与病态窦房结综合征

病态窦房结综合征这一术语是指包含多种窦房结功能异常的综合征，这些异常通常包括：①与生理状况不相适应的非药物性的持续性的自发性的窦性心动过缓；②窦性静止与窦房传导阻滞；③合并存在窦房结或房室结传导异常；④阵发性的快速的心律失常与缓慢的房性心律失常或室性心律失常交替出现，即慢快综合征。相同的患者往往可在不同时期记录到一种甚至一种以上的心电异常，发生机制目前认为与房室传导异常和自律性异常相关。快速的心房率可"重塑"或抑制窦房结的自律性，因此部分窦房结功能低下是可逆的。

窦房结疾病可分为与自律性异常无关的原发性窦房结疾病或合并自律性异常的窦房结疾病。有症状的窦性停搏或窦房传导阻滞在电生理检查过程中往往能检查到异常，其房颤的发生率很高。在儿童，窦房结功能障碍往往来源于先天性心脏病或获得性心脏病，特别是在先天性心脏病手术治疗后，发生窦房结功能障碍的概率明显增加。病态窦房结综合征的病程往往是间断的而且具有不可预测性，其变化程度取决于其潜在心脏疾病的严重程度。即使在正常人，尤其是运动员，过多的体育锻炼会增加迷走神经张力，导致窦性心动过缓或房室传导异常。

病态窦房结综合征的病理基础包括全部或几乎全部窦房结组织被破坏，窦房区域不连续，窦房结周围神经或神经节退行性变或炎症改变，以及心房壁的病理改变。自主神经功能的改变或者损伤在病态窦房结综合征的发生和发展过程中起着重要的作用。

一、窦房结的解剖结构

人类窦房结是一个梭形结构，由纤维组织基质和紧密连接的细胞组成，它长 10～20 mm，厚为 2～3 mm。尾端向下腔静脉延伸的过程中逐渐变窄。它位于心外膜下不到 1 mm 处，在右心房界沟外侧，上腔静脉和右心房的连接处。供应窦房结的动脉 55%～60% 来源于右冠状动脉，40%～45% 起源于左冠状动脉回旋支，它们分别沿顺时针方向或逆时针方向沿上腔静脉-右心房到达窦房结。窦房结内可能没有一个细胞可以作为起搏点，而是窦房结细胞在功能上像一个电偶联的振荡器，由于相互连接而同步发放。因而，快反应细胞因慢反应细胞而发放频率下降，后者又因前者发放频率增加最终产生一个综合衍生频率。其效应取决于电偶联的程度和个体窦房结的电生理特性。在人类，窦性节律可能源自各自分散区域的冲动所产生的两个或三个独立的前沿波，经融合而形成一个具有异向性的综合波，实质是由并行心律经整合而产生。

二、窦房结的自主神经支配

窦房结由丰富的节后肾上腺素和胆碱能神经末梢支配。散在的迷走神经传出通路支配狗和非人灵长类的窦房结和房室结。许多传至心房的迷走神经传出纤维，首先在位于上腔静脉和主动脉根部之间、右肺静脉之上的单薄脂肪垫处会合，随后分别延伸至位于下腔静脉-左房交界处和右肺静脉-心房交界区的两个脂肪垫，再进入双侧心房。支配窦房结和房室结的迷走纤维于上腔静脉-主动脉根部的脂肪垫会合后进入右肺静脉和下腔静脉脂肪垫。在犬和豚鼠心脏，心房的去甲肾上腺素浓度比心室高 2～4 倍。虽然窦房结区域的去甲肾上腺素含量相当于右心房的其他部位，乙酰胆碱、乙酰胆碱酯酶和胆碱乙酰化酶（该酶为合成乙酰胆碱所必需）在窦房结的浓度最高，然后按浓度高低，依次为右心房、左心房。乙酰胆碱在心室的浓度仅为心房的 20%～50%。

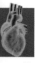

神经递质通过刺激 β 肾上腺素能和受体来调节窦房结的冲动发放频率。窦房结中同时存在 β_1 和 β_2 两种肾上腺素能受体亚型。在人类，窦房结中的 β 肾上腺素能和胆碱能受体的密度是周围邻近心房组织的 3 倍。至于窦房结中 β 肾上腺素能受体不同亚型的功能意义尚不明了，当交感神经末梢释放的受体激动剂结合于受体时，通过 β_1 肾上腺素能激活途径，其中包括 Gs 调节蛋白调整 GTP 的生成、腺苷酸环化酶的激活、环磷酸腺苷（cAMP）在细胞内的积聚、依赖 cAMP 的蛋白激酶 A 激活、目标蛋白磷酸化［包括 L 型钙通道、I_f 电流离子通道以及存在于肌质网膜上对 ryanodine 敏感的钙释放通路（即 ryanodine 受体）］，从而产生正性变时反应。第二信使途径通过 β_2 受体的兴奋激活介导心率的增加，其主要相关蛋白目前还不清楚，但很可能包括 GTP 抑制性调节蛋白（Gi）。迷走神经的负性变时作用是通过乙酰胆碱结合并进而激活毒蕈碱受体而介导。毒蕈碱受体通过乙酰胆碱和腺苷敏感的钾电流［$I_{K(ACh,Ado)}$］、$I_{Ca,L}$ 和 I_f 引起膜电位的重整。$I_{K(ACh,Ado)}$ 可导致窦房结膜电位的超极化，并减少舒张期除极的频率。毒蕈碱受体激活对 $I_{Ca,L}$ 和 I_f 的影响主要源于细胞内 cAMP 浓度的下降，进而对抗 β 肾上腺素能受体激活所致的正性变时作用。

除了负性变时作用以外，乙酰胆碱可减缓窦房结内的传导，直至发生结内传导阻滞。乙酰胆碱增加窦房结中间区域的不应期，而去甲肾上腺素则降低该区域不应期。心脏周期中迷走神经兴奋发放时限以及基础状态交感神经活动状况，影响迷走神经兴奋对窦房结频率和传导的效应。停止迷走神经兴奋刺激后，窦房结频率会自动一过性地增加（去迷走后心动过速）。在交感和副交感神经末梢，分别存在着神经递质神经肽 Y（NPY）和血管活性肠肽（VIP）。VIP 可逆性地增加 I_f 电流，而 NPY 则减少 I_f 电流。其他外周神经递质（如降钙素基因调节多肽、P 物质）对窦房结的电生理效应目前还不明了。

三、结间及结内传导

冲动由窦房结传导至房室结是否通过优先传导通路，目前尚存在争议。有研究根据解剖学证据认为存在三条房内通路。前结间通路在窦房结前缘，呈曲线向前围绕上腔静脉进入被称作 Bachmann 束的前心房内带。该带继续向前到达左心房，进入房室结上缘。Bachmann 束是一个大的肌束，它似乎是将心脏冲动优先从右心房传到左心房。中结间束起自窦房结的上缘和后缘，并在上腔静脉的后面走行至房间隔的脊，然后在房间隔内下行到房室结上缘。后结间束起自窦房结后缘，在上腔静脉后面走行，沿中脊到 eustachian 三角，然后在冠状窦上方进入房间隔，和房室结后部汇合。所有三条束都有一些纤维绕过房室结的脊，进入其更为远端的部分。

四、自主神经干预对窦房结功能的影响

1973 年 Lazzara 等最早提出脂肪垫（FP）中含有丰富的支配心房的副交感神经节，电刺激这些神经节可减慢心率和导致不同程度的房室阻滞。近期 Cui 等也提出双侧迷走神经刺激可显著抑制窦房结和房室结功能。周祁娜等研究发现刺激犬的颈部左右侧迷走神经干，均能产生明显的窦性节律（sinus rhythm，SR）降低的迷走效应，右侧迷走神经干刺激引起 SR 减慢的幅度最大可达到 75%，1V 及以上电压刺激右迷走神经干均可引起 SR 显著下降；左侧迷走神经干刺激引起 SR 减慢的幅度最大为 41%，2V 及以上电压刺激左迷走神经干均可引起 SR 显著下降。可见右侧迷走神经干刺激产生的迷走效应强于左侧，且阈电压低于左侧。这一点与以往的研究认为右侧迷走神经干控制窦房结和左侧迷走神经干调控房室结的结论一致。此外 SAN-FP 刺激引起 SR 减慢的最大幅度可以达到 13%，AVN-FP 仅在 4V 电压刺激下引起 SR 轻度减慢。可以看出单纯刺激心外膜 FP 有一定的迷走效应，但迷走效应不及单纯刺激迷走神经干显著。Randall 等对自主神经支配 SAN 和 AVN 功能影响的研究中，发现静息心率在 RAGP 外科消融后显著增加，且房室传导能力在选择性 AVN 区域（含 RIGP）去神经后显著增强。然而 Randall 等在 2003 年报道 RAGP 和（或）心房后部 GP 切除后静息心率无明显变化，AVN 间期也无明显变化。Cui 等的研究显示双侧迷走神经刺激对窦房结和房室结功能的抑制作用在 LSGP＋LIGP 或 LSGP＋LIGP＋RAGP＋RIGP 联合消融后减弱或消失，提示 GP 是自主神经传入 SAN 和 AVN 的重要通路。

国内研究者对 6 例阵发性房颤合并快慢性病态窦房结综合征的研究显示经过环肺静脉电隔离后，动态心电图或心电图检查发现 5 例患者平均心率明

显提高，窦房结功能明显改善，仅有 1 例仍为严重

窦性心动过缓而植入心脏起搏器。

第二节　自主神经与房室传导阻滞

当房室结未处于不应期时心房激动向心室传导延迟或完全不能传至心室称为房室传导阻滞。临床上根据阻滞程度不同分为：一度房室传导阻滞、二度房室传导阻滞和完全性房室传导阻滞

一、房室交界区的解剖结构

正常房室交界区可被分为清晰的区域：过渡细胞带，也称近结区；紧密部，或房室结本身；房室束（希氏束）的穿透部分，即房室束的一个非分支部分。

房室结的紧密部是一个浅表结构，位于右心房心内膜下，在冠状窦口前方和三尖瓣间隔叶插入部的正上方，它在三尖瓣环和 Tadaro 腱组成的三角尖部。在 85%～90% 的人类心脏，供应房室结的动脉是右冠状动脉的分支，它起自房室和室间沟后面的交切处（crux）。在其余人类的心脏，房室结动脉起自冠状动脉回旋支的分支。

二、房室结、希氏束的自主神经支配

房室结和希氏束区域有丰富的胆碱能和肾上腺素能神经纤维支配，其密度超过对心室肌的支配。神经节、神经纤维和神经网位于房室结近处。到房室结区的副交感神经纤维在狗的心脏位于下腔静脉和左心房下部交界处，邻近冠状窦入口处进入心脏。

一般来说，神经进入心脏表现出某种程度的"偏侧性"：右侧交感和迷走神经影响窦房结多于房室结，而左侧交感和迷走神经影响房室结多于窦房结。神经进入窦房结和房室结的分布是复杂的，因为神经支配有丰富的交互重叠。但尽管如此，迷走和交感神经的特殊分支仍存在某些优先支配的区域，同时交感和迷走神经对窦房结的作用可以被分离中断而不影响房室结神经支配。同样，迷走或交感神经对房室结的输入能被中断而不影响窦房结的神经支配。刺激右侧星状神经节引起窦性心动过速而对房室结传导的效应较少；而刺激左侧星状神经节一般引起窦房结内起搏点转移到异位部位，恒定地缩短房室传导时间和不应期，但不恒定地加速窦房结发放频率。在"偏侧性"存在的条件下，刺激右侧

颈部迷走神经首先减慢窦房结发放频率，而刺激左侧颈部迷走神经首先延长房室结传导时间和不应期。虽然刺激交感和迷走神经都不影响希氏束正常传导，但是两者都影响房室传导。迷走神经的负性传导作用由 $I_{K(ACh,Ado)}$ 介导，后者因能引起房室结细胞的超极化而延长房室结的传导。交感神经兴奋引发的正性传导是由被激活的 L 型钙离子流（$I_{Ca,L}$）所介导。

1. 迷走神经效应。迷走神经通过接头前或接头后部位调节去甲肾上腺素的释放量，或抑制 cAMP 诱导的心脏蛋白质磷酸化而调变心脏交感神经作用。后一种作用可发生在系列反应的不同水平上，包括腺苷酸环化酶、依赖 cAMP 的蛋白激酶系统。两种自主神经末梢释放的神经肽也调节自主神经反应。由交感神经末梢释放的神经肽 Y 抑制心脏迷走效应。

2. 交感神经效应。刺激交感神经节对左室游离壁的心外膜面和其下面的心内膜面同样程度地缩短不应期，但是恢复性质各不相同，去甲肾上腺素的分布不一致性可能部分参与了不一致的电生理效应。

三、一度房室传导阻滞

一度房室传导阻滞是每个心房冲动都可以传导到心室产生规律的 QRS 波形，但 P-R 间期在成人超过 0.20 s。临床上有意义的 P-R 间期延长可源于房室结（A-H 间期）或希氏束-浦肯野纤维系统（H-V 间期），或者上述两个部位同时传导延迟。如果体表心电图 QRS 形态和时间均正常，则阻滞部位几乎均位于房室结内，很少位于希氏束本身；如果 QRS 波群呈束支传导阻滞图形，传导延迟可能发生在房室结和（或）希氏束-浦肯野纤维系统。对于后者需做希氏束点图确定传导延迟的部位。

心房率加速或按摩颈动脉窦提高迷走神经张力可使传导阻滞进展为二度房室传导阻滞，相反，心房率减慢后可使二度房室传导阻滞改善为一度房室传导阻滞。

四、二度房室传导阻滞

二度房室传导阻滞在临床上分为二度 I 型房室

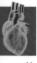
传导阻滞和二度Ⅱ型房室传导阻滞。典型的心电图表现为二度Ⅰ型房室传导阻滞的 P-R 间期逐渐延长，直至一个 P 波不能下传，而二度Ⅱ型房室传导阻滞是不能下传的 P 波前 P-R 间期固定。两种类型的房室传导阻滞通常为间歇性或反复发生，都可出现 P 波不下传。虽然有人指出Ⅰ型和Ⅱ型房室传导阻滞为同一电生理机制的不同表现，只是增量的差异，但临床上区分Ⅰ型和Ⅱ型房室传导阻滞还是有意义的。Ⅱ型房室传导阻滞通常可发展成为阿-斯综合征和完全性房室传导阻滞，而 QRS 波群形态正常的Ⅰ型房室传导阻滞一般预后良好。急性心肌梗死患者中Ⅰ型房室传导阻滞通常发生于下壁梗死时（可能更常见于合并发生右室梗死），多为暂时性，不需临时起搏治疗。而Ⅱ型房室传导阻滞常见于急性前壁心肌梗死，可能需要临时起搏或永久起搏，其死亡率较高，往往与泵衰竭相关。Ⅰ型房室传导阻滞普遍存在，可发生于在体或离体心脏组织的任何部位；Ⅱ度房室传导阻滞特别是伴有束支传导阻滞，其阻滞部位在希氏束-浦肯野纤维系统。

五、完全性房室传导阻滞

完全性房室传导阻滞发生于心房激动不能下传心室而心房、心室有各自独立的起搏点控制，因此完全性房室传导阻滞为完全性房室分离的一种类型。心房起搏点可为窦性或异位。心室起搏点恰在阻滞部位下方，可在希氏束分叉处的上方或下方。位于或接近希氏束内的起搏点活动恒定，比心室传导系统中位置较远者稳定，产生逸搏节律也较快。获得性完全性房室传导阻滞心室率＜40 次/分，而先天性患者中可更快。心室率通常规则，但由于室性期前收缩或起搏点放电不规则或自主神经功能等因素也可能有所变化。

阵发性房室传导阻滞有时可因房室结对迷走神经张力反射过度所致，手术、电解质紊乱、心内膜炎、肿瘤、Chagas 病、风湿结节、钙化性主动脉狭窄、黏液性水肿、多发性肌炎、心肌浸润性病变等均可引起房室传导阻滞。

对于间歇性或阵发性房室传导阻滞通常可出现晕厥或近乎晕厥的患者，有时诊断很困难，动态 24 h 心电图可能有用，但长期的事件监测可能是必需的。因此有时需要植入式回放记录仪来确定诊断。对有症状的心脏阻滞患者，不能仅依赖药物提高心率持续超过几小时甚至几天。可能需要植入临时或永久起搏器治疗。当阻滞为暂时性的但仍需治疗或植入起搏器之前的短时间内可应用改善自主神经功能的药物，如阿托品等抗迷走神经的药物对房室传导阻滞有效，而异丙肾上腺素等儿茶酚胺类药物可暂时性地作用于心脏任何部位的阻滞，对于急性心肌梗死的患者应用此类药物应谨慎。

（董颖雪　张树龙）

参考文献

[1] Haissaguetre M, Jais P, Shah Dc, et al. Spontaneous initiation of atrial fibrillation by ectopic beats originating in the pulmonary veins. N Engl J Med, 1998, 339: 659-666.

[2] Sehauerte P, Scherlag BJ, Patterson E, et al. Focal atrial fibrillation: experimental evidence for a pathophysiologic role of the autonomic nervous system. J Cardiovascular Electrophysiologic, 2001, 12: 592-599.

[3] Schlager, YamanashiWS, Patel U, et a1. Autonomically induced conversion of pulmonary vein focal firing into atrial fibrillation. J Am Coll Cardiol, 2005, 45: 1878-1886.

[4] Seherlag BJ, Nakagawa H, Jackman WM, et al. Electrical stimulation to identify neural elements on the heart: their role in atrial fibrillation. J Interv Card Electrophysio1, 2005, 13 (Suppl1): 37-42.

[5] PokushalovE, TumvA, Shugayev P, et al. Catheter ablation of left atrial ganglionated plexi for atrial fibrillation. Asian Cardiovase Thomc Ann, 2008, 16: 194-201.

[6] PoSS, NakagawaH, Jackman WM. Localization of left atrial gangliousted plexi in patients with atrial fibrillation. J Cardiovasc Electrophysiol, 2009, 20: 1186-1189.

[7] HunY, Scheflag BJ, Lin J, et al. Interactive atrial neural network: determining the connections between ganglionated plexi. Heart Rhythm, 2007, 4: 56-63.

[8] Ardell, Randall WC. Selective innervation of sinoatrial and atrioventricular nodes in canine heart. Am J Physiol, 1986, 25l: H764-773.

[9] Quan KJ, LeeJH, GehaAS, et al. Characterization of sinoatrial parasympathetic innervation in humans. J Cardiovasc Electrophysio1, 1999, 10: 1060-1065.

[10] Billman GE, Hoskins RS, RandallDC, et al. Selective vagal post ganglionic innervation of the sinoatrial and atrioventricular nodes in the non-human primate. J Auton Nerv Syst, 1989, 26: 27-36.

[11] Qoan KJ，LeeJH，Van Hare GF，et al．Identification and characterization of atrioventricular parasympathetic innervation in humans．J Cardiovasc Electrophysiol，2002，13：735-739．

[12] Hou Y，Scherlag BJ，LinJ，et al．Ganglionated plexi modulate extrinsic cardiac autonomic nerve input：effect on sinus rate，atrioventricular conduction，refractoriness，and inducibility of atrial fibrillation．J Am Coll Cardiol，2007，50：61-68．

[13] Lazzara R，Seherlag BL，Robinson MJ，et al．Selective in situ parasympathetic control of the canine sinoatrial and atrioventricular nodes．Cire Res，1973，32：393-401．

[14] Cui B，Luz，Hc B，et al．Acute effects of ganglionated plexi ablation on sinoatrial nodal and atrioventricular nodal functions．Auton Neumsci，2011，161：87-94．

[15] Randall DC，Randall WC，Brown DR，et al．Heart rate control in aware dog after selective SA nodal parasympathectomy．Am J Physiol，1992，262：H1128-1135．

[16] Randall DC，Brown DR，McGuirt AS，et al．Interactions within the intrinsic cardiac nervous system contribute to chronotropic regulation．Am J Physiol Regul Integr Comp Physiol，2003，285：R1066-1075．

[17] Coumel P．Paroxysmal atrial fibrillation：a disorder of autonomic tone？Eur Heart J，1994，15（SupplA）：9-16．

[18] de Vos CB，Nieuwlaat R，Cfijns HJ，et al．Autonomic trigger pattern S and anti-arrhythmic treatment of paroxysmal atrial fibrillation：data from the Euro Heart Survey．Eur Heart J，2008，29：632-639．

[19] Oral H，Chugh A，Seharf C，et al．Pulmonary vein isolation for vagotonic，adrenergic，and random episodes of paroxysmal atrial fibrillation．J Cardiovasc Electrophysiol，2004，15：402-406．

[20] Rosso R，Sparks PB，Morton JB，et al．Vagal paroxysmal atrial fibrillation：prevalence and ablation outcome in patients without structural heart disease．J Cardiovasc Electrophysiol，2010，21：489-493．

[21] Armour JA，Murphy DA，Yuan BX，et al．Gross and microscopic anatomy of the human intrinsic cardiac nervous system．Anat Rec，1997，247：289-298．

[22] Po SS，Nakagawa H，Jaekman WM．Localization of left atrial ganglionated plexi in patients with atrial fibrillation．J Cardiovasc Electrophysiol，2009，10：1186-1189．

[23] Zhang Y，Schedag BJ，Lu Z，et al．Comparison of atrial fibrillation inducibility by electrical stimulation of either the extrinsic or the intrinsic autonomic nervous systems．J Interv Card Electrophysiol，2009，24：5-10．

[24] Po SS，Sehedag BJ，William S，et al．Experimental model for paroxysmal atrial fibrillation arising at the pulmonary vein atrial junctions．Heart Rhythm，2006，3：201-208．

[25] Pappone C，Santinelli V，Manguso F．et al．Pulmonary vein denervation enhances long-term benefit after circumferential ablation for paroxysmal atrial fibrillation．Circulation，2004，109：327-334．

第十九章 自主神经与交感风暴现象

交感风暴最初于 20 世纪 90 年代提出，又称电风暴、室性心动过速风暴、室颤风暴、儿茶酚胺风暴、埋藏式心脏复律除颤器（implanted cardioverter defibrillator，ICD）风暴，是临床极其凶险的恶性心律失常，一旦发作则使病情恶化甚至猝死，需要临床医生及时发现、诊断和治疗。部分患者的电风暴呈顽固发作，严重影响患者的生活质量和生命。因此有必要进一步提高电风暴临床诊疗水平。

一、定义

2006 年美国心脏病学会（ACC）/美国心脏协会（AHA）/欧洲心脏病学会（ESC）《室性心律失常的诊疗和心源性猝死预防指南》中定义电风暴是指 24 h 内自发的室性心动过速或室颤≥2 次，需要紧急治疗的临床症候群。2009 年欧洲心律协会（EHRA）/美国心律学会（HRS）《室性心律失常导管消融专家共识》认为，室性心动过速风暴是指 24 h 内自发的持续性室性心动过速≥3 次，需要紧急干预治疗。2014 年 EHRA/HRS/亚太心脏节律学会（APHRS）《室性心律失常专家共识》解读再次提出，室性心动过速和室颤电风暴是指 24 h 内发生 3 次或 3 次以上室性心动过速或室颤，需抗心动过速起搏（anti-tachyarrhythmia pacemaker，ATP）或电复律/除颤治疗。目前对 ICD 电风暴尚缺乏公认的定义，多数作者定义为 24 h 之内发生≥3 次互不关联，需要 ICD 干预（包括 ATP 治疗和除颤治疗）的室性心动过速和（或）心室颤动事件，是植入 ICD 后特有的现象。该定义强调每次室性心律失常的不连续性。有学者更为严格地认为两次室性心律失常发作的间隔时间至少 5 min 以上。

二、病因和促发因素

（一）器质性心脏病

1. 心脏解剖结构异常性心脏病。包括急性心肌缺血及心肌梗死、心肌病（如扩张型心肌病、致右

室心律失常性心肌病、Takotsubo 心肌病）、各种心脏病引起的左心室扩大伴心功能不全、瓣膜性心脏病、急性心肌炎、先天性心脏病、急性心包炎、急性感染性心内膜炎等。其中以急性心肌梗死的交感风暴发生率最高。据统计急性冠状动脉综合征的恶性室性心律失常发生率为 6.9%，其中室性心动过速为 1.8%，室颤或心搏骤停为 5.1%。在 MADIT Ⅱ试验中，有心肌梗死或心绞痛发作史的患者，其发生交感风暴的概率是对照组的 3.1 倍。

2. 心脏解剖结构正常性心脏病。包括原发性长 QT 综合征及短 QT 综合征、Brugada 综合征、儿茶酚胺敏感性多形性室性心动过速、特发性室性心动过速、家族性阵发性心室颤动、家族性猝死综合征等。起搏器不适当起搏导致 QT 间期或复极离散度增加等均可诱发交感风暴。

（二）非器质性心脏病

1. 急性疾病，如颅脑损伤、呼吸衰竭、呼吸窘迫综合征、肺动脉栓塞、重症胰腺炎、心脏型过敏性紫癜、嗜铬细胞瘤危象、肾衰竭等急性发作时。上述疾病可引起严重的自主神经功能紊乱、低氧血症、炎症、氧化应激、血流动力学障碍或电解质失衡等，诱发电风暴。研究发现超过 80% 的蛛网膜下腔出血患者出现心电图异常。meta 分析显示 ST 段下移和巨大倒置的 T 波是蛛网膜下腔出血患者 3 个月内死亡的独立危险因素。

2. 某些精神心理障碍性疾病的患者，在极度愤怒、恐惧、悲痛、绝望等状态时，由于儿茶酚胺过度分泌增加、冠状动脉痉挛或阻塞、自主神经功能严重失衡等，可诱发电风暴。

3. 药物源性因素，如洋地黄、β 受体兴奋剂、抗心律失常等药物。

4. 某些电解质紊乱，如重度低血钾、镁过低或过高、重度酸中毒等，可使心肌细胞处于电病理状态（如自律性增高、心室颤动阈值降低等），加剧原有的心肌病变和（或）增加某些药物对心肌的毒性

作用，极易诱发心室扑动、心室颤动和交感风暴。

（三）医源性交感风暴

医源性交感风暴常在围术期、药物中毒和某些创伤性临床诊治操作时发生，特别是当患者有炎症、心肌缺血损伤、原发性或获得性离子通道功能异常及肝、肾功能不全时更易发生。

多数交感风暴的发生有促发因素。因此对怀疑交感风暴的患者，应该详细地询问病史。心肌缺血是导致发作的重要原因，部分支架术后发作应警惕再狭窄或再梗死；心力衰竭可导致交感神经过度激活，心肌应激性和电不稳定性增加；药物使用，如胺碘酮增加复极异常者的心室复极离散度，利多卡因有负性肌力作用，利尿剂导致低血钾和儿茶酚胺过度激活，以及儿茶酚胺类血管活性药物等。上述原因均可促发交感风暴。

三、发生机制

动物实验研究显示，右侧交感神经支配左室前壁，左侧交感神经支配左室后壁。刺激左侧星状神经节可引起 T 波倒置、QT 间期延长，阻断或切除左侧星状神经节可消除这些异常。各种疾病（包括蛛网膜下腔出血等脑血管病、心肌梗死等）或持续时间较长的阿斯综合征均可引起交感神经过度兴奋，过量的儿茶酚胺刺激下丘脑或星状神经节出现巨大的倒置 T 波和 QT 间期显著延长。当各种原因导致脑组织损伤、坏死时，中枢交感神经兴奋，交感神经强烈而广泛的刺激能引起心肌细胞的直接损伤，并可引起冠状动脉痉挛，引发广泛的心肌缺血，类似于心肌缺血后的心肌顿抑，左室游离壁外膜肌层复极时程明显延长，心室复极离散度增加，使中胸和左胸导联 T 波倒置。缺血性心肌细胞主要的电生理异常表现为：①缺血早期膜电位降低和动作电位时程缩短，引起异位自律性增高和不应期缩短，易于发生快速性心律失常。②动作电位振幅和 V_{max} 降低以及不应期离散，引起传导性降低，易发生折返性心律失常和传导阻滞。③膜电位震荡，引起早期后除极和延迟后除极，易发生触发性心律失常。④心室颤动阈值下降，易发生致命性室性心律失常等。

交感风暴时，上述作用进一步增强，引起巨大倒置 T 波，即 Niagara 瀑布样 T 波。另外，急性冠状动脉综合征发作、运动、情绪波动、心力衰竭急性发作、围术期等应激导致交感神经过度激活，过

量儿茶酚胺与受体结合，通过一系列的酶促反应，使细胞膜离子通道构型发生改变，其主要有 4 个方面影响，即：①自律性细胞 4 相舒张期自动去极化起搏电流，使自律性明显增高。②增加心室肌细胞 2 相 Ca^{2+} 内流，诱发触发激动和 2 相折返性心律失常。③增强心室肌细胞 1～3 位相 K^+ 外流，使不应期缩短，易于发生快速性心律失常。④降低心室颤动阈值。恶性心律失常又可引起严重脑缺血，进一步导致中枢性交感神经兴奋，形成恶性循环，使交感电风暴加剧。

植入 ICD 患者，针对室性心动过速的反复电除颤，亦可加重交感神经的过度激活，进一步恶化心律失常。部分心肌梗死、心力衰竭或肾上腺素水平增加患者，β 受体的反应性增高，心室复极离散度增加。希氏-浦肯野系统的异位激动能触发和驱动室性心动过速或室颤，其逆向传导阻滞，阻止了窦性激动下传，促使室性心动过速或室颤反复发作，不易终止。房室传导阻滞伴束支阻滞、H 波分裂、HV 间期＞170 ms 等均为发生心室电风暴的电生理基础。故应尽早识别希氏-浦肯野系统传导异常参与的心室电风暴。病态心肌尤其是心肌梗死后存在瘢痕组织亦可引起折返性室性心动过速，进而诱发室颤。此外，ICD 反复放电也可进一步激活交感神经系统，诱导和加重交感风暴。

四、临床特点和诊断

交感风暴患者常常突然起病，病情凶险，一旦发作病情急剧恶化，部分患者未来得及发现和治疗就发生猝死，因此需要及时发现和诊断。以下特点往往提示电风暴的发作：①发作性晕厥，有床旁、动态或远程心电图记录的室性心动过速或室颤的发作。发作前常有交感神经兴奋的表现，如血压增高、心率增高、呼吸加快、情绪激动或严重焦虑等。②基础疾病恶化的相应表现。如缺血性胸痛，提示心肌缺血加重或再发梗死；心力衰竭患者呼吸困难急性发作，或严重的体液潴留；颅脑损伤、电解质紊乱、酸中毒或者精神障碍症状加重等。无器质性心脏病患者各种检查可未见异常，需详细询问家族史，确定是否存在遗传性心律失常。器质性心脏病患者常有相关体征，查体有心脏增大、心脏杂音，心脏超声提示心肌肥厚、扩大或室壁运动异常。需详细了解患者临床用药情况，尤其抗心律失常药物使用

情况，如胺碘酮、利多卡因等，以及是否过度使用利尿剂和儿茶酚胺类血管活性药物。

交感风暴主要与交感神经系统的过度激活相关，表现为反复室性心动过速或室颤，因此发作前常有交感神经激活的心电图特征性或预警性表现，在临床工作中应注意发现和识别。心电图特征如下：①室性心动过速、心室颤动发生前常有窦性心率加快，提示交感神经激活，可能是交感风暴的前兆。室性心动过速可以是多形性或尖端扭转型，也可能是快速单形性或心室颤动。②频发室性早搏，尤其是短联律间期呈 R-on-T（图 19-1），或者心肌缺血联律间期较前缩短，也可呈短-长-短联律间期变化（图19-2），也可在交感风暴前出现联律间期逐渐缩短进而促发室性心动过速、室颤（图 19-3）。③室性早搏可伴有 ST-T 段改变，可以抬高呈"巨 R 型或墓碑型"、压低和累及导联数增加（图 19-4、图 19-5 和图 19-6）。④室性早搏常源于缺血心肌，12 导联 R波形态与缺血的部位有关。如左后乳头肌周围缺血，室性早搏呈右束支阻滞和左前分支阻滞图形；左前乳头肌周围缺血，室性早搏呈右束支阻滞和左后分支阻滞图形。⑤出现缺血性 J 波或异常 J 波，呈慢频率依赖性。⑥T 波电交替。⑦Niagara 瀑布样 T波（图 19-7），即倒置 T 波宽大畸形，振幅多超过

1.0 mv，部分可达 2.0 mv 以上。倒置 T 波常出现在胸前导联，集中在中胸及左胸 $V_1 \sim V_6$ 导联，特别是 $V_3 \sim V_6$ 导联，也可出现在肢体导联。而在aVR、V_1 和 III 等导联上可能出现宽而直立的 T 波。异常宽大 T 波的形成与 T 波前肢和 ST 段融合有关，也与 T 波后肢和隐匿、倒置的 U 波融合有关。T 波常不对称，开口和顶部均增宽，T 波最低点常呈钝圆形。T 波的演变，可持续数日后自行消失。不伴有 ST 段的偏移以及病理性 Q 波。QTc 间期显著延长是重要特点，常延长 20% 或更多，最长可达 0.7～0.95 s。U 波的幅度常＞0.15 mV。⑧长、短QT 间期，Brugada 综合征（图 19-8），或早期复极综合征（图 19-9）。⑨U 波异常增高或深倒。

交感风暴的特点是：室性心动过速或室颤反复发作，呈连续性，需及时药物干预或多次电除颤；发作间隔呈逐渐缩短趋势；促发室性心动过速的早搏与室性早搏相似；多数为多形性、尖端扭转型室性心动过速，极易恶化为室颤；室性心动过速频率极快，一般在 250～350 次/分，心室节律不规则；电除颤效果不佳，或转复后不能维持窦性心律，室性心动过速或室颤反复发作；静推 β 受体阻滞剂可有效终止室性心动过速或室颤发作。

根据交感风暴的临床表现一般不难诊断，但交

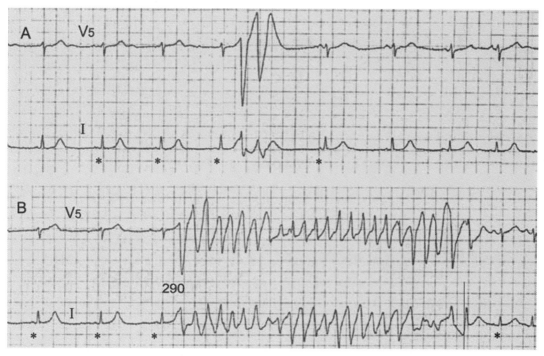

图 19-1 短联律间期现象促发室性心动过速。[摘自 Chiladakis JA，Spiroulias G，Koutsogiannis N，et al. Short-coupled variant of torsade de pointes as a cause of electrical storm and aborted sudden cardiac death：insights into mechanism and treatment. Hellenic J Cardiol，2008，49（5）：360-364.]

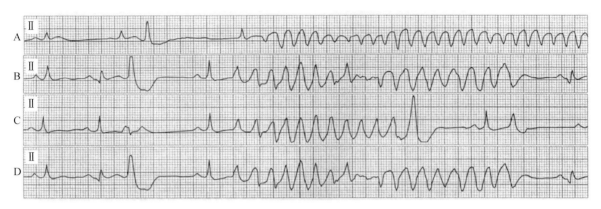

图 19-2　男性，63 岁，临床诊断：冠心病，急性前壁心肌梗死（ST 段抬高型）。室性期前收缩、阵发性室性心动过速，心室电风暴，符合短-长-短周期现象。［摘自杨启明，田文建，王力明．短-长-短周期现象致心室电风暴 1 例．实用心电学杂志，2008，17（3）：222.］

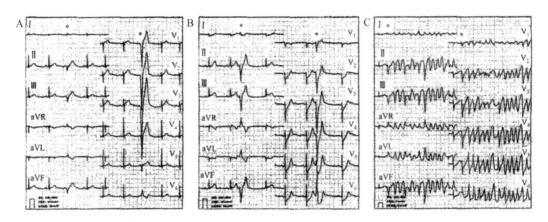

图 19-3　**A.** 室性早搏。**B.** 频发室性早搏二联律，伴联律间期缩短和 ST 段下移。**C.** 同形态的室性早搏促发室颤。［摘自汪康平．心室电风暴．临床心电学杂志，2007，6（5）：395-399.］

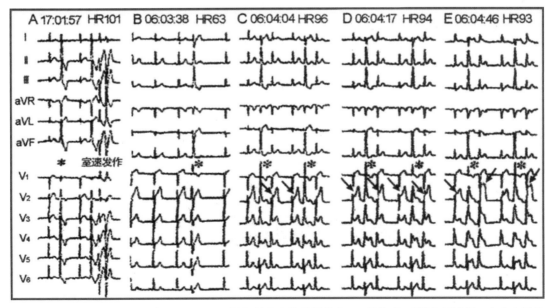

图 19-4　**A.** 频发室性早搏和室性心动过速；**B～E.** 晨起频发室性早搏伴有 ST 段抬高。［摘自汪康平．心室电风暴．临床心电学杂志，2007，6（5）：395-399.］

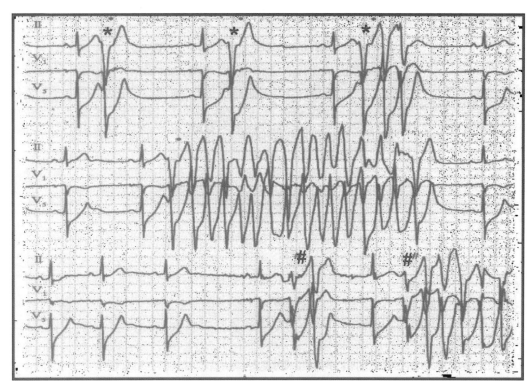

图 19-5 冠心病患者（非心肌梗死），存在 2 种类型室性早搏伴 ST 段下移，反复出现室性心动过速/室颤。[摘自郭成军，吕树铮，阎方明，等. 经皮冠状动脉介入治疗防治冠心病无心肌梗死患者的电风暴. 中华心血管病杂志，2005，33（9）：806-809.]

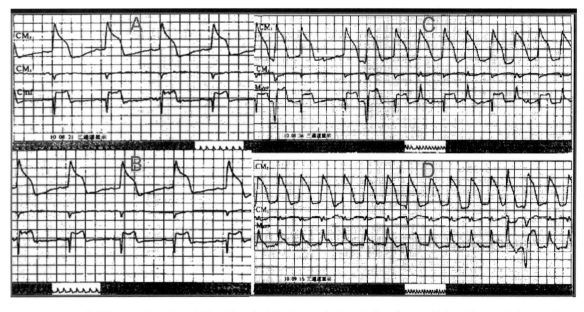

图 19-6 巨 R 波。患者男性，49 岁。因阵发性心前区疼痛就诊，入院查心肌酶正常，诊断为变异型心绞痛。予扩张冠状动脉、改善血液循环等治疗，症状消失出院。**A 和 B** 图连续记录：$V_1 \sim V_3$ 高耸。同步三导联动态心电图示间歇性 CM 导联 QRS 波群与抬高的 ST 段由低到高逐渐融为一体，形成单一三角形宽 QRS 波，即"巨 R 波形" ST 段抬高。**C.** 室早二、三联律。**D.** 室性心动过速。[摘自袁美中，朱明华."巨 R 波形" ST 段抬高并室性心律失常一例. 中国心脏起搏与心电生理杂志，2006，20（4）：375.]

感风暴时的室性心动过速多表现为宽 QRS 波心动过速，而某些室上性心动过速伴束支传导阻滞、心室内差异传导、经旁道下传、心肌弥漫性病变、药物中毒或电解质紊乱等亦可表现为宽 QRS 波心动过速。鉴别诊断时常使用 Brugada 法，但应该注意少数室性心动过速伴室房逆行传导时也可表现为房

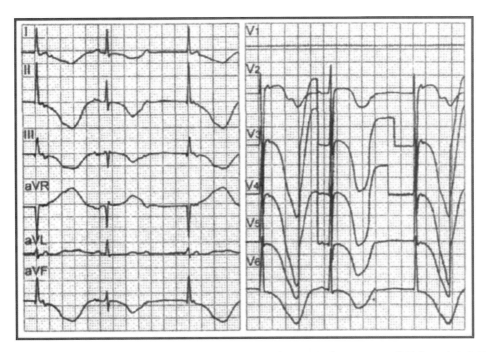

图 19-7　患者女性，81 岁，脑出血第 2 天各导联均出现巨大倒置 T 波，QT 间期 0.84 ms，并伴有 T 波电交替。[摘自郭飞. 尼加拉 T 波. 临床心电学杂志，2008，17（5）：402.]

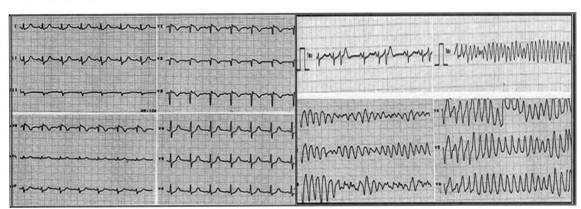

图 19-8　Ⅰ型 Brugada 综合征：$V_1 \sim V_2$ 的 ST 段抬高，心率 104 次/分。该图为一例 22 岁年轻女性，怀孕后激素变化引起室性早搏，导致心室交感风暴发作。[摘自 Sharif-Kazemi MB，Emkanjoo Z，Tavoosi A，et al. Electrical storm in Brugada syndrome during pregnancy. Pacing and Clinical Electrophysiology，2011，34（2）：e18-21.]

室不分离，而房室结折返性心动过速在以不同比例或不同速率逆传心房和下传心室时，却可表现为房室分离的假象，故必要的心电生理检查仍是确定心动过速性质的金标准。

五、治疗

交感风暴一旦发作，患者病情迅速恶化，进而导致死亡。因此需要及时发现、诊断和治疗。治疗手段包括药物、射频消融和器械治疗。

（一）尽快电除颤和电复律

在交感风暴发作期，尽快进行电除颤和电复律是恢复血流动力学稳定的首要措施。在转复心律后，必须进行合理的心肺脑复苏治疗，以对重要脏器提供基础的血液供应。对于高危患者需转入重症监护病房给予镇静、气管插管及血流动力学支持等治疗。

（二）及时静脉应用有效的抗心律失常药物

交感风暴患者的焦虑和不适会进一步增加交感神经张力，导致室性心律失常更容易发作，所以交感风暴即刻治疗的关键就是抑制交感神经兴奋。及时给予大剂量 β 受体阻滞剂阻断交感神经活性，可有效控制交感风暴的发作。2006 年 ACC/AHA/ESC《室性心律失常的诊疗和心源性猝死预防指南》明确指出交感风暴治疗首选药物为 β 受体阻滞剂（常选用美托洛尔），次选为胺碘酮、索他洛尔。β

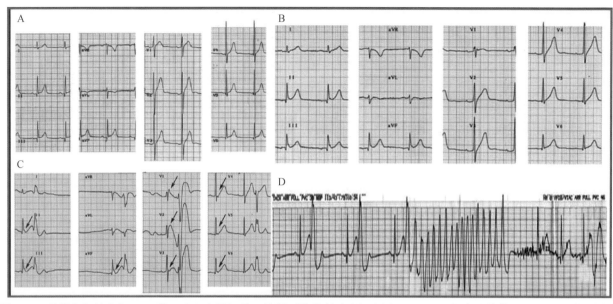

图 19-9　早期复极综合征。**A.** 第一次心电图记录。诊断"特发性室颤"置入 ICD。**B.** 交感风暴前 4 h。**C.** 交感风暴前 10 min，前胸导联和下壁导联均出现 J 波抬高，伴有 R-on-T 室性早搏。**D.** 交感风暴发作，短联律的室性早搏二联律促发交感风暴，联律间期 380 ms。[摘自 Nam Gi-Byoung, Kwan-Ho Ko, Jun Kim, et al. Mode of onset of ventricular fibrillation in patients with early repolarization pattern vs. Brugada syndrome. European Heart Journal，2009，3（13）：330-339.]

受体阻滞剂能逆转心室交感风暴时的多种离子通道异常，抑制 Na^+、Ca^{2+} 内流增加及 K^+ 外流增加；能作用于交感神经中枢，抑制交感神经过度激活，降低心率，使室颤阈值升高 60%～80%；具有治疗基础心脏病的作用，如降低心肌耗氧量，预防心肌缺血；逆转儿茶酚胺对心肌电生理方面的不利影响，使缺血心肌保持电的稳定性；拮抗 RAAS 系统的不良作用及抗高血压作用；抑制血小板的聚集；减少儿茶酚胺对粥样斑块的破坏等。2014 年 EHRA/HRS/APHRS《室性心律失常专家共识》解读也指出 β 受体阻滞剂可改善患者短期预后。短效药物，如艾司洛尔用于有急性低血压倾向的重症患者。即使已经口服 β 受体阻滞剂的室性心动过速和室颤交感风暴患者，静脉应用 β 受体阻滞剂有助于减少交感风暴的发生。β 受体阻滞剂与胺碘酮联用可改善交感风暴患者心律的稳定性。血流动力学稳定的室性心动过速，静脉应用利多卡因相对无效，预防性应用可增加死亡率，故短期治疗中利多卡因为继 β 受体阻滞剂和胺碘酮之后的第三选择。

目前交感风暴时的推荐应用药物为：①多数病例首选 β 受体阻滞剂（常选用美托洛尔），次选为胺碘酮、索他洛尔，必要时 β 受体阻滞剂和胺碘酮联合应用。在 MADIT-Ⅱ 研究中缺血性心肌病患者接受大剂量 β 受体阻滞剂（如美托洛尔、阿替洛尔、卡维地洛等）治疗，室性心动过速和室颤接受 ICD

和 β 受体阻滞剂联合治疗组与未接受 β 受体阻滞剂治疗组对比，降低 52% 再发率。Credner 等研究报道，急性期静脉使用胺碘酮，可使大部分患者的交感风暴在较短的时间内获得稳定，中位时间为 3.5 h。Nadenumee 等对近期心肌梗死患者的研究中发现，$β_1$ 受体阻滞剂治疗与胺碘酮口服合用，明显提高患者的生存率，显著改善预后。②对于部分难治性交感风暴可酌情选用溴苄铵、非选择性阻滞 I_{Kr} 的抗心律失常药阿奇利特。③无器质性心脏病患者由极短联律间期室性期前收缩引发的交感风暴应用维拉帕米可取得良好疗效。④急性心肌梗死患者的交感风暴可选用艾司洛尔和利多卡因。⑤Brugada 综合征发生交感风暴时首选异丙肾上腺素，在病情稳定后，可选用口服异丙肾上腺素、奎尼丁、地诺帕明、磷酸二酯酶抑制剂西洛他唑或长效广谱非特异性钙拮抗剂苄普地尔等。⑥原发性长 QT 综合征 1、2、3 型均可选用 β 受体阻滞剂，2 型可选用钾通道开放剂尼可地尔、钾盐和选择性 H_1 受体阻滞剂特非那定，3 型可选用美西律等。⑦原发性短 QT 综合征首选奎尼丁，次选氟卡尼或维拉帕米等。

对于交感神经过度兴奋的患者可以考虑采取冬眠疗法，甚至全身麻醉等方法。对于选择性 β 受体阻滞剂无效的患者应该考虑应用非选择性 β 受体阻滞剂如普萘洛尔。

(三) 加强基础疾病治疗，祛除交感风暴病因和诱因

注意寻找和纠正可逆触发因素，如电解质紊乱、心肌缺血、急性心脏瓣膜病和服用致心律失常药物等。大样本临床研究显示发生交感风暴患者的高死亡率基本是后期非心律失常原因所致。DINAMIT研究也发现植入ICD的患者心律失常性死亡减少，而死于心力衰竭的患者增加。交感风暴可能只是致心律失常基质不断恶化的标志，而不是导致死亡率增加的直接原因。针对基础心脏疾患进行病因治疗，去除诱因，改善心肌供血，降低交感神经紧张性，纠正心力衰竭和电解质紊乱，应用抗心律失常药或尝试射频消融治疗都是交感风暴治疗的重要措施。ACEI和他汀类药物通过改善电重构，可能有助于减少交感风暴。

(四) ICD治疗

植入ICD是目前及时纠治交感风暴发作的最佳非药物治疗方法。对于低射血分数、左右室收缩不同步的心力衰竭患者建议采用心脏再同步疗法（cardiac resynchronization therapy，CRT）治疗，有利于降低交感风暴的发生率，明显优于此类患者单纯进行ICD治疗。但ICD植入术后交感风暴多以室性心动过速多见，在病因治疗基础上，开展抗心动过速起搏（ATP）治疗，即ICD的无痛治疗。酌情调整ATP的VV间期和阵数、短阵快速起搏（Burst）和阵内递减起搏（Ramp）联律间期及起搏周期等，可达到更合理的分层治疗和防治交感风暴。可自行终止的短暂室性心动过速不进行电击，情况允许时优先选择ATP治疗。

(五) 射频消融

2006年ACC/AHA/ESC《室性心律失常的诊疗和心源性猝死预防指南》指出，相似形态的室性早搏所致交感风暴，采用射频消融治疗，消融浦肯野纤维电位是合理的（Ⅱb，C）。2008年ACC/AHA/HRS《心律失常器械治疗指南》建议，心肌梗死患者置入ICD后仍然反复发生交感风暴，或药物或抗心律失常起搏模式（ATP）治疗无效，应进行射频消融治疗（Ⅰ，C）。2014年EHRA/HRS/APHRS《室性心律失常专家共识》解读指出，在纠正急性期代谢、呼吸、循环等失衡及抗心律失常药物治疗后仍反复需除颤治疗的交感风暴患者，宜尽早考虑导管消融治疗（入院48h内）。消融后程序刺激无室性心动过速诱发可显著降低患者术后复发，显著降低心血管死亡率。在高危和低危的交感风暴患者中，导管消融术可预防室性心动过速的复发和降低死亡率。极度严重的患者可考虑心脏辅助支持或心脏移植。

消融的策略主要针对交感风暴的触发灶。多数需要使用激动标测，部分病例可采用起搏标测。标测到低幅高频的浦肯野纤维电位，提示为可靠消融靶点。消融至浦肯野纤维电位消失，静脉异丙肾上腺素或起搏下无异位触发点发作。Carbucicchio等对95例药物难治的交感风暴患者，前瞻性评估导管消融的疗效。在随访中位数为22个月的随访期间，87例（92%）未再发作交感风暴，63例（66%）未再发生室性心动过速，8例（8%）交感风暴复发，尽管其中4例适时植入了ICD，仍发生猝死，说明射频消融术对交感风暴患者的短期疗效满意，而长期疗效尚需联合应用相关药物和ICD等。Kozeluhova等对50例伴有结构性心脏病、反复发作交感风暴患者的心脏局部进行消融，通过应用CARTO XP和EnSiteNavX三维电解剖图的标测，对瘢痕区域用不同颜色电解剖标测，在室性心动过速、室颤的最早激活部位进行消融，结果表明，心脏局部消融后能够在急性期抑制交感风暴，长期来看，能够减少室性心动过速、室颤的复发。

一些有经验的电生理中心的小样本随访结果提示消融治疗有效，包括心肌梗死后、右室流出道室性心动过速、Brugada综合征（图19-10和图19-11）和长QT综合征相关的交感风暴。消融过程中，术者可以通过起搏标测、激动标测、拖带标测寻找合适的消融靶点。最近研究显示，通过CARTO系统对冠心病相关的交感风暴患者进行电压标测，对高电压部位进行线性消融，室性心动过速终止；也可以通过CARTO和Ensite3000系统激动标测到室性心动过速的最早除极部位（即起源），然后在室性心动过速出口处标测到缓慢传导区，线性消融后室性心动过速终止（图19-12和图19-13）。

此外，有学者对星状神经节或肾交感神经进行消融，也取得了一定疗效。Wilde等对长QT的高危患者及儿茶酚胺敏感性室性心动过速患者的研究显示，左侧星状神经节的外科切除对于减少室颤、室性心动过速的发生有效。目前对交感神经消融的方法，有单侧和双侧、传入和传出的消融。Lujan

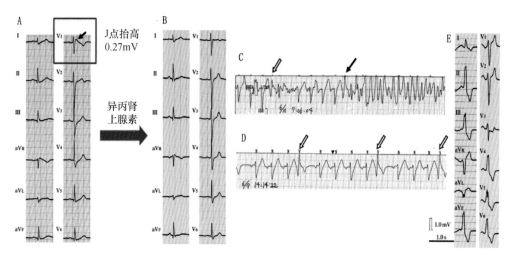

图 19-10　心室交感风暴消融。一名 41 岁男性患者，病史 37 年，曾在看电视和开车时出现 2 次晕厥，无家族史，体表 ECG 提示 Brugada 综合征，植入 ICD 治疗。出现交感风暴，静脉异丙肾上腺素治疗无效，反复室性早搏促发交感风暴。**A.** 可见 J 点抬高 0.27 mV；**B.** 静脉异丙肾上腺素后心电图正常；**C、D 和 E.** 频发室性早搏，反复出现短联律间期促发室颤；室性早搏为左束支阻滞图形，异丙肾上腺素治疗无效。同时 ICD 记录也提示上述室性早搏反复促发室颤。〔摘自 Nakagawa E，Takagi M，Tatsumi H，et al. Successful radiofrequency catheter ablation for electrical storm of ventricular fibrillation in a patient with Brugada syndrome. Circulation，2008，72（6）：1025-1029.〕

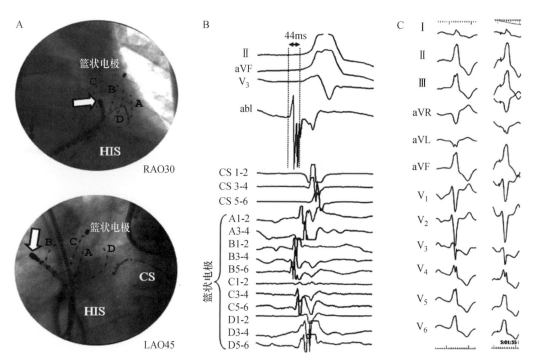

图 19-11　心室交感风暴消融（与图 19-10 为同一患者）。A. 借助冠状窦（CS）和篮状电极 A、B、C 和 D 配合 ABL 电极多点标测。**B.** B 电极 V 波最早，ABL 在其附近（右室流出道游离壁后部）标测到最早激动电位，比 V₃ 的 QRS 波和其他电极 V 波提早 44 ms，在此点 ABL 起搏。**C.** 体表心电图的室性早搏图形与罪犯室性早搏类似，提示为消融靶点。在此处消融成功。随访 29 个月未再发作交感风暴。室性早搏促发的室颤可采用消融治疗。〔摘自 Nakagawa E，Takagi M，Tatsumi H，et al. Successful radiofrequency catheter ablation for electrical storm of ventricular fibrillation in a patient with Brugada syndrome. Circulation，2008，72（6）：1025-1029.〕

等在心肌梗死后大鼠的模型中，通过双侧切除 T₁～T₅ 背侧神经根从而阻滞交感传入神经，结果表明室性心动过速、室颤的发生率减少。这种去神经后快速室性心律失常的易感性减少与去神经后的缺血心

第二十一章　自主神经与心肌病

第一节　自主神经与致心律失常性右室心肌病

致心律失常性右室心肌病（arrhythmogenic right ventricular cardiomyopathy，ARVC）是以右心室心肌细胞局灶性或弥漫性被脂肪和纤维组织替代而继发室性心律失常为主要临床特征的一种遗传性原发性心肌病，严重者可发生心脏性猝死（sudden cardiac death，SCD）及心力衰竭。

一、流行病学

ARVC 的发病率约为 1/5000，男性多见，首次发病年龄 15～35 岁，多见于青年人和运动员。ARVC 是年轻人和运动员猝死的主要原因。美国，65 岁以下无法解释的心脏性猝死病例中 ARVC 占 5%，占运动员猝死病例的 3%～4%。

二、病因学

（一）遗传学

ARVC 中 30%～50% 的患者具有家族遗传倾向，表现为外显率不同的常染色体显性遗传（少数为常染色体隐性遗传），并伴有表型的多态性。根据染色体定位，目前研究发现 12 种与常染色体显性遗传相关的致病基因及相关位点。少部分为常染色体隐性遗传，表现为伴掌跖角化病、羊毛状发的 ARVC，称为 Naxos 病或 Carvajal 综合征，染色体定位于 17q21。

目前发现大多数 ARVC 与编码桥粒蛋白的基因突变有关，桥粒功能丧失被认为是 ARVC 发生的最后通路。桥粒对于缝隙连接功能的正常发挥必不可少。基因突变导致桥粒蛋白表达减少，造成细胞间通道连接破坏，闰盘处的心肌细胞分离，尤其在机械压力和牵拉作用下（运动、锻炼）细胞连接中断，随后心肌细胞进行性凋亡和坏死，由脂肪和纤维组织修补替代。

与常染色体显性遗传 ARVC 相关的非桥粒蛋白基因有 TGF-β3 和 RyR2。TGF-β3 刺激细胞外基质产生，导致心肌纤维化。RyR2 编码肌质网钙离子释放受体，该基因突变可以导致交感神经兴奋时肌质网钙离子过多释放，容易发生后除极，产生室性心动过速。晚近的研究显示，TMEM43、LMNA、CTNNA3、结蛋白等可能参与了由 PPAPγ 调节的脂肪形成通路，与 ARVC 的致病相关。

（二）退行性变学说及炎症学说

退行性变学说认为由于某些代谢或超微结构缺陷引起进行性心肌细胞变性坏死，使脂肪和纤维组织替代正常心肌细胞。炎症学说认为心肌炎症反应导致慢性炎症过程，引起后天性损伤，并进行修复演变过程，心肌细胞被淋巴细胞、浆细胞浸润和纤维化改变。

三、病理组织学

ARVC 的病理特点为局部或整体的心肌细胞被脂肪或纤维脂肪组织进行性替代，右室室壁变薄，心外膜最先受累，逐步进展至心内膜下。心室弥漫性扩张、收缩运动减弱，当病变广泛、室壁很薄时称为"羊皮纸心"。心脏表现为右室扩大、右室室壁瘤、局限性或整体室壁运动障碍（图 21-1 和图 21-2）。尸检发现，右室心肌局部受累主要在右室前壁漏斗部、心尖部及后下部，构成"发育不良三角区"。部分病变可累及室间隔和左心室，而瓣膜和冠脉无形态异常，当心脏自主神经和传导系统受累时，可造成心电不稳定，这可能是致死性心律失常的基础。

四、临床特征

ARVC 多发于青年人和运动员，临床表现多样，可无明显症状或表现为心律失常引起的心悸、

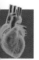

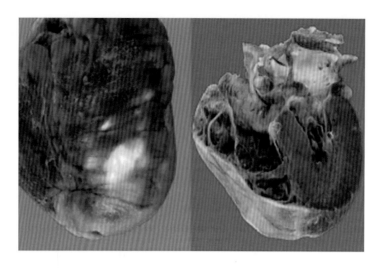

图 21-1　致心律失常性右室心肌病的病理标本：右室明显扩大，心肌细胞被脂肪替代

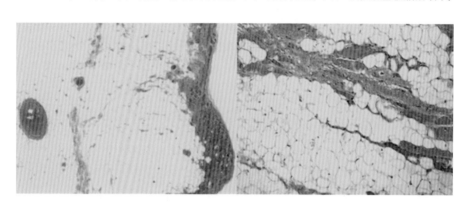

图 21-2　致心律失常性右室心肌病的病理标本：心肌细胞被纤维脂肪组织严重替代

头晕、胸痛、运动相关的晕厥及心力衰竭，部分患者以心脏性猝死为首发表现。因此，一些亚临床表现的 ARVC 容易被漏诊。了解 ARVC 有助于及时诊断和预防心脏性猝死的发生。

心电图主要表现为右胸 $V_1 \sim V_3$ 导联 T 波倒置，但特异性差；或表现为右束支传导阻滞，这可能与右室激动延迟有关；33% 的患者心电图中存在 Eplison 波，位于 QRS 波终末部分，为右室激动传导减慢所致。

室性心律失常是 ARVC 的常见表现，主要表现为持续性或非持续性室速，多起源于右心室，呈左束支阻滞形态，可发展为室颤。

右室造影是 ARVC 诊断的"金标准"，表现为动脉圆锥部、右室心尖部及三尖瓣下区域的运动障碍。心脏 MRI 是目前理想的无创检查手段，可区分正常的心肌组织和脂肪组织，可以发现早期脂肪浸润、肌小梁紊乱稀薄化以及室壁变薄等特征性改变。然而，部分心脏正常的老年患者存在单纯的脂肪浸润，并不代表 ARVC，因此，过度依赖 MRI 诊断

ARVC 误诊率较高。延迟增强 MRI 能够对心肌纤维脂肪区域定位，具备筛查早期亚临床 ARVC 的优势。此外，超声心动图可以发现右室扩大、运动能力减退、室壁变薄、室间隔矛盾运动等，并且简单、易行、无创，是 ARVC 家族成员筛查的首选。

五、自主神经与 ARVC 心律失常的关系

心脏具有完备的自主神经调节系统，当交感神经兴奋性异常增高时，可能引起致命性心律失常。动物实验及人体的病理生理学资料证实，心脏交感神经对缺血非常敏感，极易发生缺血后损伤，修复活动也十分活跃，形成交感神经的形态及功能重构。[131]I 间碘苄胍（MIBG）是一种可被交感神经摄取的去甲肾上腺素类似物，MIBG 扫描可显示在体心脏交感神经。当心肌细胞出现交感神经去支配时，则表现为心肌局部该物质摄取的减少；相反，当心肌局部出现交感神经受损后的新生或高支配时，可在心肌局部出现该物质的摄取增加。对人类心脏进行

的 MIBG 或组织学研究资料显示，心肌损伤可引起去神经支配诱发神经重塑，即心脏交感神经的新生。心肌损伤后的神经重塑可导致交感神经的不均匀分布，出现受损部分区域性的去神经支配及邻近部位的神经高支配。

对 ARVC 患者进行 MIBG 扫描时也发现[131]I MIBG 摄取缺损的现象，在这些患者中交感神经去支配现象的发生率为 33%～88%。Moise 等报道了有较高自发性室速和心脏性猝死发生率的德国牧羊犬的研究结果，研究显示交感神经活性在心律失常发生中的作用，同时观察到这种犬的心脏有 MIBG 摄取的不均匀分布，提示区域性的交感神经去支配很可能与室速的发生有因果关系。去神经超敏反应可能是去神经支配诱导的心律失常的发生机制。

Cao 等对心脏移植患者研究发现，心脏移植伴室速、心脏性猝死的患者，心室肌交感神经的密度明显高于心脏移植后无心律失常的患者，其心肌组织的纤维化与正常心肌细胞混合存在，同时伴大量纤维组织分布。研究提示交感神经高支配现象与患者发生室速、心脏性猝死明显相关。

对于 ARVC 患者由于心肌局部的纤维脂肪组织替代正常心肌细胞，形成心室肌区域性的交感神经去支配现象，而在纤维脂肪组织周围区域的心肌可能出现交感神经高支配现象，因此在心室肌局部出现交感神经密度与功能的显著性差异与离散，形成心律失常发生的基质。同时，交感神经功能学重构也起到进一步作用，包括交感神经的芽生程度大大超过迷走神经，造成局部交感神经与迷走神经间的失衡。此外，交感神经高支配可诱导局部心肌对儿茶酚胺产生超敏反应，使不同区域的心肌交感兴奋性离散度增加，这些都能构成触发、启动，甚至维持恶性室性心律失常的重要因素。

注射儿茶酚胺或体育活动可以诱发交感活性升高，有研究发现体育活动是 ARVC 发生室速的诱因。Corrado 等报道在 ARVC 患者中交感活性的升高与猝死发生有关，而 Leclercq 等报道在交感活性升高的 ARVC 患者中使用 Holter 记录的室速发生率升高。有研究显示在 ARVC 患者中使用异丙肾上腺素滴定模拟儿茶酚胺效应刺激交感活性可诱发室速。

尽管现今对 ARVC 的认识有了很大的进展，仍有许多问题需要进一步研究：①ARVC 基因检测的临床意义如何？②如何提高临床表现不典型的 ARVC 的识别和诊断？③如何改进对 ARVC 的危险分层？

第二节 自主神经与应激性心肌病

应激性心肌病也称为 Tako-Tsubo 心肌病、左室心尖球囊样综合征（apical ballooning syndrome，ABS）、心碎综合征。最早在古罗马时期就有描述，在 20 世纪 60 年代，有学者用伤心综合征、"悲伤心脏"描述心理应激与死亡的关系。20 世纪 80 年代初，Ceblin 通过尸检研究应激与猝死的关系，提出了应激性心肌病的概念。由于该病发病时左心室收缩常呈现特征性章鱼瓶形态，90 年代日本学者 Sato 等首先用章鱼瓶心肌病描述本病典型特征。由于其左心室收缩末期的形态很像日本渔民用来捕捉章鱼的鱼篓，所以也将其命名为 Tako-Tsubo 综合征、Tako-Tsubo 心肌病（图 21-3）。应激性心肌病是较常见的急性心血管病事件，心理、躯体应激、疾病、药物等多种病因均可诱发。由于本病常以强烈的心理应激刺激为诱因，2006 年美国心脏病学会称之为应激性心肌病。与扩张型心肌病的心室渐进性扩大不同，应激性心肌病的心室扩大及异常室壁运动具有可逆性，预后良好。主要在绝经后的中老年女性中发病。发病前多有精神或躯体应激事件，应激距发病时间数分钟到数小时不等，临床表现类似急性冠状动脉综合征的剧烈胸痛、胸骨后压榨、呼吸困难和晕厥，部分患者以心力衰竭为首发症状，但冠状动脉造影未发现有意义的狭窄。近 10 余年来世界各地的相关临床病例报道逐年增加，观察到多种不同心室累及特征的亚型，因此其诊断标准也不断完善。

一、发病机制

关于应激性心肌病的准确病理生理机制尚不明确。目前发现的可能机制有儿茶酚胺水平介导的心肌顿抑、冠状动脉痉挛、冠状动脉微循环功能异常、雌激素缺乏、遗传学倾向等，但均有争议。

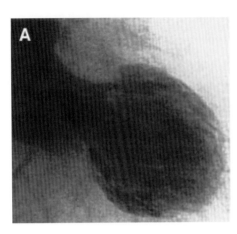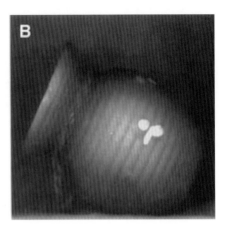

图 21-3 左心室造影示底部圆形（A），颈部细窄，很像日本人用来捕捞章鱼的瓶子（B），因此命名为 Tako-Tsubo 综合征

（一）交感神经系统和儿茶酚胺介导的心肌顿抑

Wittstein 等在 13 例患者中进行了神经体液因子的测定，发现在住院的第 1～2 天内，其血浆儿茶酚胺水平是急性心肌梗死（Killip Ⅲ级）患者的 2～3 倍，是正常人的 7～34 倍。在住院第 7～9 天，应激性心肌病患者多数血浆儿茶酚胺、神经代谢产物和神经肽恢复至峰值的 1/3～1/2，但仍高于急性心肌梗死患者相应的血浆浓度。关于血中儿茶酚胺过度增高的来源，最初 Wittstein 认为血浆儿茶酚胺的增高，是由于交感神经过度激活所致，但 Kume 等检测了 5 例应激性心肌病患者主动脉根部和冠状窦处儿茶酚胺的浓度，发现冠状动脉窦部的儿茶酚胺浓度明显高于主动脉根部，说明过度的儿茶酚胺来源于心脏本身。

Wittstein 等认为，交感神经的过度激活在发病过程中起关键作用，其机制可能是儿茶酚胺对心肌细胞的直接损伤导致心肌顿抑。高浓度的儿茶酚胺通过钙超载、氧自由基释放等使心肌细胞受损，导致心脏收缩功能降低，表现为室壁运动异常和心功能不全（图 21-4）。有研究表明，心尖部心肌对交感神经刺激的反应性强，可能使得心尖部更容易受到血儿茶酚胺水平升高的影响。这一现象也许可以解释应激性心肌病患者的心尖部室壁运动减低甚至消失的现象。另外 Spes 等报道 1 例反复发生应激性心肌病的患者，发现该患者有嗜铬细胞瘤，该现象支持儿茶酚胺在应激性心肌病发病中起主要作用。

Pereira 等研究发现与健康人群相比，应激性心肌病患者中枢自主神经系统的调节功能明显异常，岛叶皮质、杏仁核和海马回的自主神经反应性下降。

新近，Kaufmann 等比较了应激性心肌病患者康复期和健康人群在静息时、压力反射刺激（倾斜试验和 Valsalva 动作）、认知刺激和情感刺激时的交感神经和副交感神经的反应性。结果显示应激性心肌病患者对认知刺激和情感刺激均表现出过度的升压反应。与健康人群相比，应激性心肌病组患者 Valsalva 动作所诱发的升压反应的幅度和持续时间均明显升高和延长。而两组间的血浆儿茶酚胺水平没有显著差异。与健康组相比，应激性心肌病组患者的副交感神经系统对心率及心脏迷走压力反射增益的调节能力明显下降。

典型的应激性心肌病表现为心尖部室壁运动减弱或消失，而基底部室壁运动增强。这一现象主要是由于心尖部 β_2AR/β_1AR 比基底部高，且心尖部肾上腺素受体对肾上腺素的敏感性更高。Izumi 等后续在人类心脏的研究中发现，与基底部相比，心尖部 β_2AR/β_1AR 更大。并且 Izumi 等发现心尖部 β_2 肾上腺素受体 mRNA 的表达水平比基底部至少高 2 倍。而 lyon 等学者提出了"stimulus trafficking"理论，即血儿茶酚胺水平过高可使 β_2 受体偶联的细胞内信号传导蛋白 Gs 转化为 Gi，从而使心肌收缩力降低，导致室壁运动减低，因心尖部 β_2 受体密度高，因而室壁运动异常以心尖部为主。这实际上是一种自我保护机制，因为儿茶酚胺过度激活 Gs 蛋白可诱导心肌细胞凋亡，而转化为 Gi 蛋白后则保护了心肌细胞，血清肌钙蛋白的轻中度升高则可能是心肌早期微小坏死的反映。

（二）雌激素水平减低

应激性心肌病好发于绝经后妇女，占到 90% 以上。这种性别优势的原因尚不清楚，可能与不同性

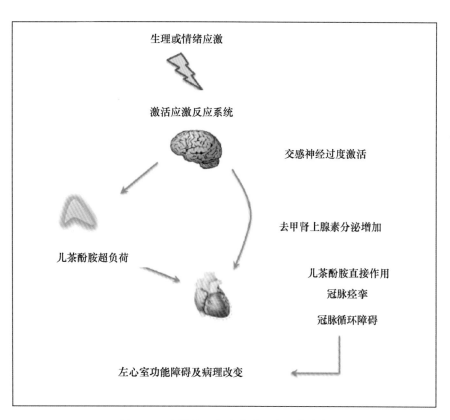

图 21-4　应激性心肌病的病理生理学改变

别对应激的易感性不同，或不同的雌激素水平使心肌对儿茶酚胺毒性作用的敏感性不同有关。Ueyama 等对卵巢切除和卵巢切除＋雌激素替代治疗的大鼠，同时给予一定的应激，可复制应激性心肌病的动物模型。应激前后分别行左心室造影和心电图作为对照。结果表明，卵巢切除的大鼠，应激后射血分数显著降低，卵巢切除＋雌激素替代治疗的大鼠射血分数降低不明显。有研究发现雌激素能促进心脏保护性物质如心房利钠肽和热休克蛋白 70 的转录，因而能对抗儿茶酚胺的心肌毒性作用。不过雌激素在应激性心肌病发病机制中的作用较复杂，还有待进一步研究明确。

（三）脂肪酸代谢障碍

　　近来，Kurisu 等对 14 例应激性心肌病患者进行了静息 ^{201}Tl 和 ^{123}I-BMIPP 两种同位素的单光子发射计算机断层显像（SPECT）。结果显示，早期〔（5±3）d〕的 SPECT 显像显示 BMIPP 总的灌注缺损评分显著高于 ^{201}Tl 的摄取减少（$P<0.01$）。BMIPP 摄取减少与心尖部运动消失区域一致，而该区域通常有 ^{201}Tl 的摄取。因此，Kurisu 等认为，心肌的脂肪酸代谢障碍比心肌灌注缺损更为严重。

（四）冠状动脉痉挛

　　在血管造影中，70％的患者可诱发出单支或多支血管痉挛。Kurisu 等认为心外膜冠状动脉痉挛和交感神经兴奋导致血管收缩在应激性心肌病的发病中起到一定作用。某些应激性心肌病患者在过度通气或麦角新碱（或乙酰胆碱）激发试验后，出现多支冠状动脉痉挛时间延长的现象支持该观点，不过这种现象仅出现于 28％的应激性心肌病患者中，并不能解释其余大部分应激性心肌病患者出现超过一支冠状动脉供血区域的左室室壁运动减弱现象。

（五）冠脉微血管功能障碍

　　应激性心肌病患者急性期行冠状动脉造影时，至少有 2/3 的患者心肌呈色分级低于 3 级，提示存在微血管功能障碍，并且三支主要的冠状动脉 TIMI 指数是延长的。Sadamatsu 等的研究支持冠状动脉血流储备下降和局部灌注缺损，提示交感神经介导的微循环功能障碍在应激性心肌病发病中起到主要作用。另外，Bybee 等报道在应激诱导的心肌病患者中，无明显狭窄的冠状动脉也存在灌注减低，考虑为微血管痉挛所致。Kurisu 等研究显示

SPECT 和 PET-CT 也证明室壁运动异常区域，血流灌注是下降的。近期 Patel 等对 10 例既往有应激性心肌病病史的女性患者，冠脉内注射乙酰胆碱，发现与内皮功能正常者相比，冠脉内血液峰流速增加的比率及冠状动脉血流储备功能是降低的，并且这种现象在左室功能恢复正常后仍存在，说明应激性心肌病患者存在微血管功能障碍。其次，在应激性心肌病的急性期，给予冠脉内注射腺苷，随着微血管功能障碍暂时恢复正常，心功能也恢复正常。这些证据说明冠脉微血管功能障碍可能是应激性心肌病重要的发病机制之一。

(六) 病毒感染

目前有少数个案报道，支持应激性心肌病与病毒感染相关。包括巨细胞病毒和微小病毒 B19。

综上所述，目前关于应激性心肌病发病机制的认识还不够明确、尚未统一，其确切的病理生理变化亦有待进一步的研究。

二、流行病学

应激性心肌病主要在绝经后的中老年女性中发病，据报道，女性患者占 82%～100%，其中绝经后的女性占 94%～96%。由于最早的文献上都是日本患者，所以曾一度认为它是一种独特的地域性或是种族性分布的疾病，被西方医务工作者所忽视，后来北美、澳洲、中欧和东欧，包括亚裔、非裔美国人和白人等均有报道。Pilliere 等在回顾了 1613 例诊断为急性冠状动脉综合征的患者造影资料后，发现有 0.7% 的患者符合应激性心肌病。德国学者 Koeth 等报道，在 2003—2007 年间共发现 20 例应激性心肌病，年龄为 (62±8) 岁 (43～78 岁)，90% 为女性 (18/20)。意大利学者 Buja 等收集了 1999—2006 年间的急性冠状动脉综合征 (ACS) 患者进行分析，发现女性多于男性 (78.6% *vs.* 21.4%)，但 <61 岁者则女性少于男性 (42.9% *vs.* 57.1%)。Gianni 等综合了 14 个研究的数据显示，该心肌病占急性 ST 段抬高型心肌梗死的 2%，大部分病例为绝经后女性。Mehmoodtl 提供最新数据显示急性 ST 段抬高型心肌梗死患者中高达 5.7% 最终诊断为应激性心肌病. 主要与近年冠状动脉导管技术提高了对冠状动脉病变的认识有关。Abhishek 等统计了美国 2008 年住院患者中应激性心肌病的发病率，发现美国所有住院患者中有 0.02% 诊断为应激

性心肌病。绝大多数绝经期后女性，与吸烟史、酗酒、焦虑状态和高脂血症相关。

三、临床表现

应激性心肌病患者发病前常有强烈的精神或躯体应激，如亲人亡故、惊吓、情绪激动、医疗过程中的恐惧、遭遇车祸等，或由于其他躯体疾病发作或突然加重，如蛛网膜下腔出血、脑卒中、癫痫发作、支气管哮喘、急腹症等诱发。应激距发作时间数分钟至数小时不等，出现类似急性冠状动脉综合征的剧烈胸痛、胸骨后压榨感、呼吸困难和晕厥，部分患者以心力衰竭为首发症状，少部分患者可出现左心室血栓及全身栓塞，还有报道一例出现暂时性起搏器功能障碍。

心肌损伤血清标志物轻度升高，但迅速下降。心电图表现为典型 ST 段抬高型 ACS 改变。冠状动脉造影无明显心外膜冠状动脉狭窄或存在与病变无关的冠状动脉狭窄病变。典型左心室造影改变为心尖及附近区域收缩减弱或消失并扩张呈球形改变，而基底部收缩时细窄；不典型者则可表现为左心室基底和中间段运动异常，而心尖部运动代偿性增强。超声心动图检查所见与左心室造影相同。

四、辅助检查

(一) 心电图特点

应激性心肌病患者主要表现有 ST 段抬高 (11%～70%)、ST 段压低 (24%)、T 波倒置 (82%～100%)、异常 Q 波 (26%～45%)、QTc 延长 (26%) 和左束支传导阻滞 (6%) 等。Wittstein 等人在其 19 例应激性心肌病研究序列中发现：发病早期，所有患者心电图均为窦性心律，平均心率 85 次/分，26% 的患者具有 P-R 间期延长，26% 患者 QTc 延长，11% 患者 ST 段抬高至少 1 mm，16% 患者 T 波倒置。37% 患者在 $V_1 \sim V_3$ 出现病理性 Q 波，26% 在 aVL 出现病理性 Q 波。症状起始后 48 h，所有患者均表现为 QTc 延长 (平均 0.542 s)，除 1 例患者外，其他患者均表现为对称性 T 波深倒。在绝大多数患者，QTc 会在 1～2 天内变为正常，然而 T 波倒置恢复较慢，并且多数为部分恢复。胸前导联病理性 Q 波多在出院前消失，R 波逐渐恢复。

（二）超声心动图检查

Wittstein 等人在其 19 例应激性心肌病研究中发现：发病早期（住院第 1 天），左心室平均射血分数为 20%（15%～30%），所有患者表现出类似的收缩类型，即基底部收缩功能保存良好，心室中部则中重度受损，心尖部运动消失或呈现反向运动。在住院的第 3、4、5、6、7 天，左心室射血分数逐渐恢复，住院第 4 天时，平均恢复至 45%，心尖部运动明显恢复但仍然较弱。发病 21 天后，左心室射血分数恢复至 60%，室壁运动恢复至正常。

（三）心肌酶测定

Wittstein 等人在其 19 例应激性心肌病研究中发现：肌钙蛋白 I 峰值水平只是中度升高（平均 0.18 ng/ml，正常值＜0.06 ng/ml），有 2 例患者测不出肌钙蛋白 I 增高；肌酸激酶峰值 133 IU/L（正常值＜170 IU/L）；肌酸激酶同工酶 MB 平均值 10 ng/ml（正常值＜7 ng/ml）。

（四）磁共振成像（MRI）

Harkey 等研究提示心脏 MRI 对于阐明其潜在的病理生理机制有一定的价值，MRI 可发现 95% 的患者异常室壁运动区域超出了任何单支血管供血区域。Fischer 等发现心脏磁场映像技术可显示出不均一的磁场分布，提示应激性心肌病存在的复杂紊乱，而这种异常的病理改变要比磁共振和心电图的异常持续时间更长。有些学者认为，心脏 MRI 作为一种无创检查可协助诊断应激性心肌病，并排除心肌梗死或心肌炎。

Wittstein 等人在其 19 例应激性心肌病患者中 5 例接受了 MRI 检查，见到与超声心动图一致的表现，在对比剂增强显像时，未见到心肌坏死的证据。

（五）冠状动脉造影的特点

应急性心肌病患者冠状动脉造影一般正常，仅有少数患者存在冠状动脉明显狭窄。

（六）左心室造影特点

急性期左心室造影提示严重的左心室功能不全。Wittstein 等人在其 19 例应激性心肌病患者中 13 例在入院时接受了急诊心导管检查，其余患者在住院第 3～6 天接受了心导管检查，18 例患者冠状动脉造影正常或是管壁轻度不规整，1 例患者左前降支近段有 1 处 70% 局限性狭窄，未见到心脏表面冠状动脉痉挛现象。住院第 1 天，测得左室舒张末压为 30 mmHg，左室造影显示心底部收缩正常，心尖部收缩消失或示反向运动，左室射血分数为 25%。住院第 3～6 天造影，可见到左室舒张末压和左室射血分数与住院第 1 天相比较，有明显改善。

（七）神经体液因素测定

神经体液因素测定主要是针对血浆儿茶酚胺和神经肽的测定。Wittstein 等人在其 19 例应激性心肌病患者中，有 13 例患者接受了神经体液因素测定，并与 7 例急性心肌梗死 Killip Ⅲ 级患者的测定值进行了对比，发现在应激性心肌病患者，住院第 1 天或第 2 天，血浆儿茶酚胺水平是急性心肌梗死患者的 2～3 倍，是正常人的 7～34 倍。在住院第 7～9 天，应激性心肌病患者，血浆多数儿茶酚胺、神经代谢产物和神经肽恢复至峰值的 1/3～2/3，但是仍高于急性心肌梗死患者相应的血浆浓度。相反，应激性心肌病患者，发病早期血浆脑利钠肽水平明显升高，随后却迅速下降，与左心室收缩功能的快速恢复相一致；在住院第 7～9 天，便降至急性心肌梗死患者血浆浓度以下。

（八）心内膜心肌活检

Wittstein 等人在其 19 例应激性心肌病患者中，有 5 例患者接受了心内膜心肌活检，其中 4 例患者在细胞间质见到单核淋巴细胞和巨噬细胞浸润，未见到心肌收缩带坏死现象；另一例患者除了见到广泛的淋巴细胞浸润性炎症外，还见到了多个局灶性心肌收缩带坏死现象。

五、诊断

应激性心肌病有如下的突出特点：①女性居多（日本文献报道的所有患者均为女性）；②酷似急性心肌梗死，但是造影冠状动脉没有固定狭窄；③有强烈的心理应激作为发病诱因；④康复迅速。有研究提示心脏 MRI 对于澄清其潜在的病理生理机制有益，MRI 可发现 95% 的患者异常室壁运动区域超出了任何单支血管供血区域。由于心肌水肿明显，钆对比剂增强用途不大。该研究采用延迟的超增强技术（delayed hyperenhancement），发现除了 1 例患者存在心肌梗死，心尖部形成小瘢痕外，其余未发现有心肌梗死。由于应激性心肌病临床表现多样且与急性心肌梗死非常相似，给该病的诊断带来很大困难。目前，比较公认的应激性心肌病诊断标准是 2008 年 Mayo 临床诊疗中心所修订：

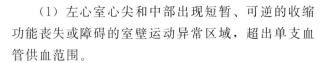

（1）左心室心尖和中部出现短暂、可逆的收缩功能丧失或障碍的室壁运动异常区域，超出单支血管供血范围。

（2）无冠状动脉管径狭窄＞50%或血管造影无急性斑块破裂的证据。

（3）出现新的 ST 段抬高或 T 波倒置的心电图异常。

（4）除外最近的头部外伤、颅内出血、嗜铬细胞瘤、阻塞性心外膜冠状动脉疾病、心肌炎、肥厚型心肌病。

除了前述表现外，还有研究发现某些患者临床无任何不适，仅在运动激发试验时出现暂时性心尖运动丧失，但心肌灌注检查无异常。这是否提示应激性心肌病还存在隐性或亚临床表现？如果此情况属实，则该病的发病率将比目前报告的要大大增加。

六、治疗

应激性心肌病起病时，由于左心室心尖部呈室壁瘤样扩大，收缩功能受损严重。日本的 Tsuchihashi 等报道，急性肺水肿、心源性休克、室性心动过速/心室颤动的发生率分别为 22%、15%、9%。而多个研究的综合数据显示，心源性休克发生率为 4.2%，心室颤动发生率为 1.5%。大部分患者有严重心功能不全，部分患者甚至以心力衰竭为首发症状。因此应激性心肌病患者同急性心肌梗死一样需要严密监测。药物治疗方面，急性期和慢性期均建议使用 β 受体阻滞剂，可能同时有预防复发的作用。研究表明该心肌病发病过程中有大量儿茶酚胺释放，因此应避免使用儿茶酚胺类药物和 β 受体激动剂。此外硝酸酯类药物亦应避免使用，可根据经验使用利尿剂。严重血流动力学障碍者可使用机械循环辅助装置。据报道，有 1/5～1/3 的患者需要升压药物或主动脉内球囊反搏来维持血流动力学稳定。少数病例出现三度房室传导阻滞，需要置入起搏器。

应激性心肌病目前尚无有效的治疗方法，对症和支持疗法是目前通用的治疗。此外，有人建议长期应用 β 受体阻滞剂、ACEI 和利尿剂。

应激性心肌病的预后通常良好，病情多在数周或数月内完全恢复，少数复发，最长复发时间可长达 11 年。但如果有严重并发症者，多提示预后不良。Dib 等报告 6 例并发恶性心律失常的女性患者，2 例死亡，1 例需安装永久心脏起搏器。de Gregorio 等报告 15 例并发左心室血栓的患者，3 例出现脑卒中，1 例肾梗死，1 例下肢动脉栓塞，栓塞发生率达 33.3%。

七、预后

应激性心肌病起病急骤，急性期可由于多器官功能衰竭、心源性休克、心室颤动、心室破裂而死亡。文献报道平均住院死亡率为 1.1%～1.7%。但急性期存活者的心功能及左心室运动异常一般在数周内迅速而完全地恢复。部分患者可能有再次发作。Elesber 等对 100 例应激性心肌病的患者进行了平均 4.4 年的随访，发现该心肌病复发率为 11.4%，且 31 例患者仍有胸痛，17 例患者在 （4.7±4.8）年的随访期内死亡，年龄和性别与生存率无关。Gianni 等综合多个研究的数据指出，该心肌病的平均复发率为 3.5%。避免应激是主要的预防措施。

综上所述，应激性心肌病作为一种新发现的临床综合征，正成为心脏病学领域的研究热点。其临床表现类似急性冠状动脉综合征，但临床治疗和预后又与后者有很大区别。因此，作为急性冠状动脉综合征的鉴别诊断，应激性心肌病应当受到关注。

总之，应激性心肌病是一种预后良好的不明原因心肌疾病，临床表现与急性心肌梗死非常相似，但冠状动脉造影无明显狭窄，左心室造影为心尖部球囊样改变。该病目前无有效的治疗方法，死亡率及复发率低，多于发病后数周或数月内完全恢复。因此，临床医师应提高对该病的警觉性，与急性心肌梗死仔细鉴别，以免误诊误治。

（栾 红 孙志军 葛利军）

参考文献

[1] Cao JM, Fishbein MC, Han JB, et al. Relationship between regional cardiac hyperinnervation and ventricular arrhythmia. Circulation, 2000, 101: 1960-1969.

[2] Chen PS, Chen LS, Cao JM, et al. Sympathetic nerve sprouting electrical remodeling and the mechanism of sudden cardiac death. Cardiovasc Res, 2001, 50 (2): 409-416.

[3] Cao JM, Chen LS, KenKnight BH, et al. Nerve sprouting and sudden cardiac death. Circ Res, 2000, 86: 816-821.

心率时的心脏事件发生情况，结果发现较低的静息心率或者相对较弱的压力反射对于 KCNQ1-A341V 携带者是一个保护机制，可以通过较为迟缓的自主反射，避免心率改变过快，以及由此产生的 I_{Ks} 减低所致心律失常作用。

早在 20 世纪 90 年代就已经发现，心室肌中层肌细胞即 M 细胞可延长动作电位时程。但 M 细胞并不是分布在心肌中层，而是分布在左心室前壁靠近心内膜，以及左心室后壁靠近心外膜，为心肌复极离散度不均一分布提供了条件。近年，关于 LQT1、LQT2 和 LQT3 的猪模型已经建立，使用血管灌流左室楔块模型。这些模型显示在这三种 LQTS 中，主要是 M 层细胞的动作电位时程延长，从而导致 QT 间期延长，跨室壁复极离散度（transmural dispersion of repolarization，TDR）增加，最终容易刺激诱发 TdP。在 LQT1 发病过程中，交感神经兴奋使 M 细胞 APD_{90} 延长，产生早期后除极（EAD），但同时使外层心室肌细胞 APD 缩短，增加 TDR，利于折返环的形成，这可能是交感神经兴奋致使 LQT1 患者发生室性心律失常的电生理机制之一。研究发现 LQT1 和 LQT2 患者交感神经影响复极离散度的增大，使这种基因型的患者对肾上腺素刺激极度敏感。

LQT3 患者常在休息或睡眠时发生心脏事件，夜间迷走神经介导的 QT 间期延长增加了 LQTS 患者的风险性。很多临床研究发现 LQT3 的患者携带有 Na^+ 通道突变，而且副交感神经的兴奋能导致 TdP，对 β 受体阻滞剂无明显效果。Fabritz 通过在体和离体实验，研究自主神经对心律失常发生的影响，同时评价交感神经在 SCN5A 编码 Na 通道敲除的杂合小鼠（LQT3 小鼠）的作用。他们发现在 LQT3 模型的小鼠中，胆碱能刺激能诱发 TdP。但是运动负荷、精神紧张、异丙肾上腺素或者阿托品均未能诱发心律失常。在离体跳动的心脏中，胆碱不能延长动作电位本身，但是能够产生心动过速和心率依赖性动作电位的延长。蕈毒碱抑制剂能够抑制胆碱类药物对心率和心律失常产生的影响，β 肾上腺素受体激动剂可以抑制心律失常，减低心率矫正后的 APD，加快心率。LQT3 患者中 β 肾上腺素受体密度较低，无论体内或者体外，短效或者长效 β 肾上腺素受体阻滞剂均不能抑制心律失常，而使用氟卡尼进行预处理则能抑制心律失常发生。因此

得出结论，对于 LQT3 患者来说，胆碱能刺激能够诱发心律失常，由于其体内肾上腺素能受体的减低，故 β 受体阻滞剂不能降低心律失常的发生，相反其激动剂和 Na 通道阻滞剂通过缩短复极时间，减少晚钠电流的差异而对患者有益。

对于获得性 LQTS 的患者来说，临床观察到交感神经参与及其发生和发展的假设并未得到进一步验证，其中有一类为心肌顿抑导致的 QT 间期延长，多见于蛛网膜下腔出血，引起自主神经功能紊乱，导致心肌细胞受损和功能障碍。另外，由情绪紧张或应激所致的应激性心肌病，由室壁运动异常导致心肌复极顺序变化引起 QT 间期延长，但致死性 TdP 并不常见。交感神经刺激对伴有心动过缓和心脏停搏的获得性 LQTS 有益。

三、针对自主神经的干预

了解自主神经在 LQTS 相关室性心律失常中的作用，对指导临床治疗具有一定的意义。目前，针对自主神经，我们常用以下方法预防室性心律失常：

（一）应用药物阻滞交感神经

事实表明，对于 LQT1 的患者来说，交感神经刺激的不利电生理结果，可能对致心律失常的基质产生作用，且拮抗交感神经活动可减少有害电重构的程度，进一步降低猝死危险性。Viitasalo 等通过 24 h 心电图证实 β 受体阻滞剂能够降低 LQT1 患者的复极离散及早期后除极，对减少室性心律失常的发生是有益的。而且，β 受体阻滞剂可以有效预防 59％的 LQT2 患者发生心脏事件。Chochalingam 等研究显示，普萘洛尔缩短 QT 间期和防止心脏事件的效果明显优于美托洛尔和纳多洛尔，究其原因可能与普萘洛尔有阻滞晚钠电流的作用有关。既往认为 β 受体阻滞剂治疗 LQT3 患者不能产生保护作用，但新的研究结果报道，若出生后 1 年内未发生心脏事件的 LQT3 患者，无论单独接受 β 受体阻滞剂或左侧交感神经切除治疗，或二者联合治疗，都能够表现出良好的治疗效果。而且，钠通道阻滞剂如美西律等对 LQT3 患者有一定疗效。

（二）左侧交感神经切除术

切除左侧交感神经是一种能够有效平衡交感神经兴奋的外科方法。星状神经节是交感神经通向心脏的重要通路，其兴奋性的变化与心律失常的发生密切相关。既往曾出现过左侧星状神经节切断术、

左侧颈胸神经节切断术、高位左侧交感神经切断术三种手术方式，但因前两种手术方式易并发 Horner 综合征，故目前多采用高位左侧交感神经切除术（LCSD）。LCSD 能一定程度缩短 QTc、增加室颤的阈值，延长心室肌不应期，减少猝死率。同时要注意，行 LCSD 仍需联合使用 β 受体阻滞剂降低交感高兴奋。

（三）脊髓刺激

通过位于脊柱旁的传入电极可能影响交感功能的神经兴奋，因此应用脊髓刺激有可能干预心律失常。Lopshire 等发现犬在心力衰竭后，给予脊髓刺激能够明显改善心肌收缩功能及室性心律失常的发生，但是目前还没有关于脊髓刺激在 LQTS 模型中的研究。

（四）神经节消融

关于狗的实验研究发现，右侧和左侧迷走神经干能够影响交感神经对心率的控制，但两侧控制都需要特定的连接方式和连接途径，每侧神经节都不同，而且在不同个体中这些通路又具有一定的变异性，如果在消融这些神经节时没有完全减轻自主神经调节反应，说明这种对心脏神经的影响，是通过其他传导通路发挥调节作用的。

目前已有的临床数据和实验结果都提示自主神经和 LQTS 有很紧密的关系，但其具体机制还未完全阐明，仅是推测由于离子通道功能异常，对自主神经系统的敏感性发生变化，提供了发生心律失常的基质。在临床中处理 LQTS 相关室性心律失常时，除安装埋藏式心脏复律除颤器（ICD）以及纠正缺血、纠正电解质紊乱等治疗外，还需针对自主神经进行相应的治疗，才能达到理想的效果。相信随着心脏电生理研究的深入，自主神经与 LQTS 的关系将进一步得到揭示。

第二节　自主神经与短 QT 综合征

短 QT 综合征（short QT syndrome，SQTS）是近年来发现的一种心肌离子通道病，伴或不伴有心房颤动、室性心动过速、心室颤动、晕厥、心源性猝死。按其病因可分为特发性 SQTS 和继发性 SQTS。继发性 SQTS 包括酸中毒、自主神经张力异常、药物的应用（地高辛中毒）、电解质紊乱（高钙血症）以及其他一些病理生理状态（如高温等）。

一、流行病学特征

与 LQTS 相比，SQTS 的发病率极低。Akashi 等对大规模 QT 间期缩短的住院人群进行流行病学调查及随访长期预后，他们选取了 427 例短 QT 间期患者，大多数为男性，是女性的 1.2 倍，这可能与女性雌激素延长 QT 间期有关。SQTS 在不同年龄阶段的分布是不同的，发病的高峰年龄是年轻人及老年人。SQTS 易并发房颤和早期复极，长期随访显示 SQTS 早期复极的患者具有潜在的发生恶性心律失常的风险。

二、SQTS 的基因学进展

SQTS 是一个基因相关性心律失常综合征，轻者只有轻微的心悸，重者可以导致猝死。编码心脏钾离子通道、钙离子通道和钠离子通道的基因突变（*KCNH2*、*KCNQ1*、*KCNJ2*、*CACNA1c*、*CACNB2b*、*CACNA2D1* 和 *SCN5A*）在 SQTS 中起到至关重要的作用。前三个基因通过"功能获得（gain-of-function）"机制发挥作用，后四个基因通过"功能丧失（loss-of-function）"机制发挥作用，分别导致钾电流和钙电流增强、钠电流降低，并与相应短 QT 型相关。按照基因发现的先后顺序，分别命名为 SQT1、SQT2、SQT3、SQT4、SQT5、SQT6、SQT7。7 个致病基因中，*KCNH2* 致病基因在国人患者中得到证实。

2004 年，Brugada 等对三个具有室速及 QTc 小于 300 ms 家族史的家庭进行基因学检查，发现编码快速延迟钾通道蛋白的 *KCNH2* 基因，协助驱动心肌细胞复极，在这个家系中发现了两个错义突变，导致氨基酸序列（N588K）的改变，影响膜蛋白 S5 片段的 P 环，引起 I_{Kr} 获得性功能异常，增强动作电位 2、3 期钾离子外流，从而使动作电位和不应期不均一缩短，而这个突变在所有的患病成员中均可发现，在未患病的家族成员中无表达。*KCNH2* 突变引起 SQT1，由于增加 I_{Kr}，使得 I_{Kr} 通道与 I_{Kr} 阻断剂的亲和力降低。Hideki 等在一个 34 岁 SQTS 患者中，发现 *KCNH2* C 末端的突变 R1135H，能够引起 I$_{Kr}$ 通道表达获得性功能突变，这种突变产生临床上的 SQT1 表型。尽管有报道在静息状态下可发生心脏事件，但 SQT1 心脏事件的触发多为肾上腺素依赖性。

2004 年，Bellocq 等发现一个散发的 70 岁老人存在 *KCNQ1* 的 V307L 突变，表现为短 QT 间期及短阵室颤发作，这种突变导致在 20 mv 电压时，兴奋位点及加快的激动时间移动至突变通道，使得在较低电压中获得兴奋，引起 I$_{Ks}$ 获得性功能突变，缩短动作电位。SQT2 由 *KCNQ1* 突变所引起，可增加 I$_{Ks}$ 并缩短 QT 间期。Hong 等随后报道了另一个自身产生的 *KCNQ1* 基因突变 V141M，遗传和生物物理分析揭示突变通道功能增强，并同时引起心房肌和心室肌动作电位的缩短。Sun 等发现另外一个比较重要的 *KCNH2* 突变位点是 T618I，在一个中国的 SQTS 家系中，具有 SQTS 表型的患者都具有这种突变，通过全细胞电压钳的研究发现，与野生型相比，突变型的 I$_{Kr}$ 功能失活较慢而失活后又较快复活。奎宁丁和索他洛尔对于治疗这种突变引起的 SQTS 具有一定的作用。

2005 年，Priori 等最初在一个心电图表现有短 QT 间期的无症状 5 岁儿童及其 35 岁父亲中发现了 *KCNJ2* 的功能获得性突变，因此命名为 SQT3，他们发现 *KCNJ2* 的突变 D172N，纯合的 D172N 突变蛋白与野生型相比，外向电流明显增大，而杂合的突变性通道则介于两者之间。在 D172N 纯合和杂合的个体中，Kir2.1 的内向整合功能是保留的。然而在杂合 M301K 突变中，内向整合电流明显降低，在正电势的情况下允许更多的钾离子外流。另外，需要强调的是纯合 M301K 突变是没有功能的，而这种由于 Kir2.1 内向整合功能的损害导致外向电流增大很可能是 *KCNJ2* 功能获得性突变引起短 QT 的新的机制。SQT3 由 *KCNJ2* 基因突变引起，编码内向整流 Kir2.1（I$_{K1}$）通道。SQT3 多表现为晚上突然惊醒和心悸可触发心脏事件。心电图表现出短 QT 间期和有正常上升支快速终末期的不对称 T 波。Hattori 等对一个伴有阵发性房颤的 8 岁女孩（QT = 172 ms，QTc = 194 ms）进行基因学检测，发现了杂合突变 M301K 位于 *KCNJ2* 基因上，功能学研究发现，当仅有 M301K 突变型的通道蛋白表达时，Kir2.1 没有电流通过；然而，当

M301K 与野生型共同表达时，在 −30mV 电压下能产生较大的外向电流。这些结果显示，通道功能的获得可能与内向电流的减少有关。

SQT4 和 SQT5 与 *CACNA1c* 和 *CACNB2b* 突变相关，与 SQT1、SQT2、SQT3 的功能获得性突变相反，SQT4、SQT5 表现为表达 L 型钙通道 α$_1$ 和 β 亚基的 *CACNA1c* 和 *CACNB2b* 基因的功能缺失性突变。这种突变减少 L 型钙通道电流，缩短 QT 间期，并与不对称 T 波相关，减弱 QT-心率关系，促发房颤。SQT5 患者也有高尖的 T 波，这些患者胸前导联可出现 Brugada 波形，或可通过药物激发显现出来，提示 SQTS 和 Brugada 综合征同样均基于 L 型钙通道电流的减少。

Templin 等对一个短 QT 家系研究发现，心电图示 QT 间期约 317 ms（QTc 329 ms），T 波升降支对称、高尖，电生理检查示心室不应期缩短，易发室颤，对已知的 SQTS 基因进行 DNA 检测未发现突变，却在 *CACNA2D1* 基因上发现一个新的杂合突变（nucleotide c.2264GC；amino acid p.Ser755Thr）。通过将编码 L 型钙通道的 Cava2d-1 亚基，与其他两种 L 型钙通道亚基（Cav1.2a1 和 Cavb2b）共表达来研究此突变的作用，记录 I$_{Ba}$ 电流，突变型与野生型相比，I$_{Ba}$ 电流减少了 70%，通过蛋白免疫印记方法来研究三个亚基的蛋白表达，与其余两个野生型的亚基相比，p.Ser755Thr 突变的 Cava2d-1 亚基表达水平相当，但是由于 Cava2d-1 突变亚基并不修饰 L 型钙通道的核孔蛋白亚基（Cav1.2a1）的表达，因此这种突变，可以改变 L 型通道的单个通道生物特性，这种位于 *CACNA2D1* 基因上的突变称为 SQT6。

在动作电位的不同时期，不同的离子通道起到各自的作用，电流 I$_{Kr}$、I$_{Ks}$ 和 I$_{K1}$ 都参与动作电位 2 期和 3 期的外向电流组成。上述基因突变引起离子通道功能的增强，使这些电流异常增加，复极速度加快，APD 缩短，QT 间期以及心房、心室的有效不应期缩短，心肌易损性增加，从而容易导致恶性心律失常的发生。另外，考虑到各种离子通道在心脏各层心肌细胞上的分布是不均一的，因此推测 SQTS 中 APD 的缩短可能是不均一的，导致复极离散度增大。虽然并不是所有的患者都具有上述特异性的突变，但这些发现证实了与 LQTS 类似，SQTS 是一种遗传异质性疾病。

三、SQTS 的临床表现

不同家系甚至相同家系中不同患者具有不同的临床特征。SQTS 的心电图一般表现为 QT 间期缩短，且心率变化时 QT 间期无明显变化，往往合并对称或不对称（降支比升支陡峭）的 T 波高尖、Tp-e 延长、Tp-e/QT 比值增大等，尤其见于交感兴奋型患者。SQT4、SQT5 和 SQT7 除了 SQTS 的基本心电图特征外，还伴有胸前导联 V$_1$、V$_2$ 呈 Brugada 波形。SQTS 与年龄、性别无明显关系，多呈家族聚集性，提示为常染色体显性遗传性疾病。侵入性电生理检查显示，SQTS 患者心房和心室的有效不应期极度缩短，有发生心律失常的风险，早搏是开始阶段最常见的心律失常。在最初的几年里，猝死是可以发生的，因此短 QT 有可能是婴儿猝死综合征的病因之一。晕厥不常发生，但一旦发生，则是恶性事件发生的警报，这可能是心律失常疾病的首发临床症状。另外，30% 不同年龄阶段的 SQTS 患者记录到房颤发生，在对心房进行程序刺激时心房有效不应期是短的（<160 ms），因此，房颤有可能是 SQTS 的首要表现，所以在年轻孤立性房颤的患者中，需要警惕有无 SQTS。

一项包括 29 例 SQTS 患者的研究发现，25 例来自于 8 个 SQTS 家系，4 例为散发病例，所有病例的心电图都记录到短 QT 间期以及心搏骤停，甚至猝死。最常见的症状是心搏骤停（34%），而且 28% 的患者最初的临床症状是心搏骤停。临床发病年龄多样，从 4 月到 62 岁不等。3 例患者中，最初的临床症状在出生后第一年就发生，其中 2 例患者猝死，这也说明 SQTS 是婴儿猝死综合征的一个原因。心悸是第二个比较常见的症状（31%），然后是晕厥（24%）。由于心房有效不应期的缩短，约有 17% 的患者首发症状是房颤。很多患者有频发的室性早搏。大约 38% 的患者无症状，仅仅是由于家族史而被诊断，说明这种疾病可以发生于各种年龄，而且在首发症状出现前无明显临床症状。

四、SQTS 致心律失常作用

2000 年 Gussak 等首次提出 SQTS，QT 间期代表了心室除极和复极的总时间，是心室电兴奋过程的标志。使心室电兴奋过程加速，缩短心室除极和复极时间的生理和病理因素均可导致 QT 间期缩短

和短 QT 现象。在器官和组织水平上，影响 QT 间期的主要因素为兴奋在心肌间的传导速度和距离；在细胞水平，决定 QT 间期的主要因素为动作电位的时限；在分子水平上，QT 间期的长短取决于心室肌细胞的复极时间，而 Na^{2+}、Ca^{2+} 内流和 K$^+$ 外流的平衡，决定复极时间的长短。当 Na^{2+}、Ca^{2+} 内流减少和（或）K$^+$ 外流增加，则导致细胞复极加速，QT 间期缩短。短 QT 间期意味着心肌的有效不应期短，容易促发快速的室性心律失常，如室速和室颤。由于 SQTS 临床和心电图表现的多样性，推测可能还有与短 QT 相关的其他离子通道异常。

心室心肌的电生理特性不是均一性的，在心外膜、心内膜及两者之间 M 细胞的复极化时间不同，从而产生跨壁电压梯度，在心电图上形成 T 波。在正常心室壁上，不同层心肌细胞的动作电位持续时间的差异不明显。M 细胞的复极表现在 T 波的终末，而心外膜复极的动作电位表现在 T 波波峰。很多研究表明，Tp-e 的差异表示复极跨壁离散度，在 LQTS 患者中跨壁离散度增加，是室性心律失常尤其是 TdP 的发生基质。Extramiana 等发现在 SQTS 左室楔形模型中，动作电位异质性偏移，复极跨壁离散度增加。SQTS 患者的 T 波高尖且对称，Tp-e 间期延长说明跨壁离散度增加。应用吡那地尔（ATP 敏感性钾通道的激动剂），通过延长 Tp-e、缩短 QT 间期，增大复极的跨壁离散度，增加了室速的风险。而对 QT 间期正常的对照组，吡那地尔没有上述作用。QT 间期缩短在心率慢时较为明显，因此，在安静或者睡眠中，一个室性期前收缩是发生室颤的潜在诱因。由室颤导致心源性猝死的报道很多，室颤或多形性室速似乎与室性早搏伴有短 QT 间期有关。石亮等应用吡那地尔在家兔左室楔形灌注组织建立短 QT 模型，分别应用吡那地尔、吡那地尔与异丙肾上腺素、奎尼丁、格列本脲后，测定心外膜下、心内膜下及中层心肌细胞 APD、细胞 APD$_{90}$ 及 TDR 的变化。采用程序刺激，观测在各种条件下心律失常的诱发状况，结果发现吡那地尔及异丙肾上腺素增大 TDR，程序刺激后可见短阵异常动作电位，而奎尼丁及格列本脲可以逆转上述作用。该研究表明在短 QT 条件下，提前发出的激动由于跨壁复极不均一性的增加而易于折返，这种折返的形成与维持，是心律失常易于发生的原因之一。

而 Patel 等首次使用选择性的 I$_{Kr}$ 激动剂（PD-

118057）建立 SQT1 的模型，他们同样发现 PD-118057（10 μmol/L）缩短 APD（主要缩短心外膜 APD）、QT 间期和有效不应期，增大 Tp-e 期间和 TDR；由于心外膜起搏能够改变左心室的激动方向，进而增大 TDR，明显提高 I_{Kr} 激动剂增加 TDR 的作用，因此易发多形性室速；奎尼丁（10 μmol/L）通过逆转 PD-118057 对 QT 间期以及有效不应期的作用，来抑制多形性室速的发生。

自主神经功能异常等心外因素，也可通过改变心肌细胞膜离子流，导致一过性短 QT 和心律失常。但是自主神经系统在 SQTS 患者中的具体作用并不十分清楚。

五、SQTS 诊断

SQTS 是一种比较罕见的临床综合征。即使基因突变方面的研究提示疾病根源的异质性，但认识上的不足尚难以形成统一的诊断标准。目前，SQTS 诊断主要基于一些表现，包括：QTc 缩短（男性患者 QTc≤360 ms；女性患者 QTc≤370 ms；两种性别典型者 QTc≤320 ms）、晕厥、室颤或多形性室速发作、有晕厥、短 QT 间期或室颤家族史、房颤发作、无明显心脏疾病或非心脏疾病造成短 QT 间期的因素。

短 QT 间期是 SQTS 的基本特征，其判定完全依赖单纯的心电图检查，因此心电图在 SQTS 的诊断中起到重要作用，越来越多的学者研究心电图对于 SQTS 诊断的意义。目前，短 QT 间期的判定标准也未统一，包括 Bazett 提出的 QTc，以及 Gussak 倡导的 QT 间期预计值（QTp）。

但是，由于健康人正常 QT 间期的可变范围较大，因此 SQTS 心电图的诊断面临挑战。Redpath 等报道了 1 例患者，22 岁男性，开车时突发晕厥，之前没有心悸、胸痛症状，无抽烟、饮酒及疾病史，没有心血管疾病的家族史。心电图显示窦律 60 次/分，QT 间期、QTc 分别是 364 ms 和 381 ms，电解质、心脏超声、心脏 MRI 及心肌灌注显像未见明显异常，多次心电图检查示最短 QT 及 QTc 分别是 334 ms 和 366 ms，大于 SQT 诊断标准中的 QTc 少于 360ms，检查显示患者在运动等心率加快后会缺少心率适应性的 QT 间期改变。这些观察均提示该患者可能属于 KCNH2 突变的 SQTS，行基因检测，发现位于 KCNH2 基因的高度保守区域存在一个新的突变

——Glu50Asp。因此对于心电图诊断不明的 SCD 高危患者，快速的基因学检测有助于疾病诊断。

然而，仍然没有对大量人群研究制订 QT 间期的正常下限。无论使用哪种方法，判定短 QT 间期还需要同时排除引起 QT 间期缩短的可逆性因素，包括发热、交感神经兴奋、低钾血症、高钙血症、低氧血症、药物（如洋地黄类药物）。目前根据专家意见定义 QTc＜340 ms 为 SQTS 诊断标准。

六、SQTS 治疗

即使对于 SQTS 的研究时日尚短，诊断标准还没有统一，对于疾病治疗的探索亦同步开展起来。SQTS 是与基因突变有关的疾病，其治疗分为以下三个方面。

（一）埋藏式心脏复律除颤器（ICD）治疗

与恶性室性心律失常相关的猝死发生率高是 SQTS 的主要特点，而近年来 ICD 在临床的大量应用，其转复室性心律失常的作用得到了公认。值得注意的是，电生理检查诱发室速的敏感性仅为 50%，而未诱发室速的患者并不排除将来其无猝死的风险。因此，无论是一级还是二级预防，针对 SQTS 患者，均强烈建议植入 ICD，除非有绝对禁忌证或患者拒绝。

ICD 应用于治疗 SQTS，需要注意的是 SQTS 患者体表心电图中 T 波高尖，即心脏复极活动异常活跃，可能造成 ICD 的误感知，导致窦性心律下不适当放电治疗。新近的研究表明 ICD 的测试和合理设置，能减少不适当放电的发生。

（二）药物治疗

目前药物治疗主要作为 ICD 植入患者的联合治疗，以减少放电治疗次数，或者用于无法行 ICD 植入（婴幼儿）、暂不行 ICD 植入（无症状的低危患者）或拒绝行 ICD 植入的患者。药物治疗能否替代 ICD 治疗还需要更长期的随访研究。

在 KCNH2 基因功能获得性突变的患者中，有一些抗心律失常药物得到应用，I_{Kr} 通道阻滞剂如索他洛尔、依布利特具有的抗心律失常作用正在试验中。在 3 例患者中口服或者静脉应用索他洛尔，QT 间期并没有延长，另 2 例患者应用依布利特也未发现 QT 间期延长。另一个 I_{Kr} 阻滞剂氟卡尼（钠通道阻滞剂），能阻滞 I_{Kr} 通道以及 I_{to} 钾离子通道，延长心室不应期，快速静注氟卡尼确实能延长不应期，

但是仅仅轻度延长 QT 间期。在有 *KCNH2* 功能获得性突变的患者中，奎宁丁（ⅠA 类抗心律失常药物）能延长心室有效不应期，从而使 QT 间期正常。

从理论上推断，Ⅰ类及Ⅲ类抗心律失常药物，如奎尼丁、氟卡尼、索他洛尔、伊布利特和普罗帕酮应该有效。但基础研究及临床试验表明，索他洛尔和伊布利特不能延长 QT 间期，氟卡尼只能轻度延长 QT 间期，可能是突变后的通道蛋白与受体阻滞剂的亲和力明显减弱，造成 SQTS 患者接受治疗无效。只有奎尼丁能有效地使 SQTS 患者的 QT 间期恢复正常，因而作为 SQTS 患者药物治疗的首选。但有研究发现，低浓度的奎尼丁（3～5 mol/L）表现为阻断 I_{Kr} 的作用，延长 M 细胞动作电位的程度大于心外膜及心内膜。而高浓度的奎尼丁（10～30 mol/L）则表现为对 I_{Na} 的阻断及抑制晚期 I_{Ks} 电流，故其对心外膜及心内膜动作电位的延长作用更明显，而对 M 细胞动作电位的延长较少。因此尽管奎尼丁能够有效延长 QT 间期，但是低浓度的奎尼丁延长 TDR，而高浓度的奎尼丁则不伴有 TDR 的增大。这或许就是低浓度奎尼丁容易产生 TdP，而高浓度则少见的原因。另外，普罗帕酮是治疗 SQTS 合并房颤比较有效的药物，但对 QT 间期无影响。

有研究发现 N588K 突变不仅增大了 I_{Kr} 密度，而且降低了通道与Ⅲ类抗心律失常药物的结合力达 20 倍，例如与索他洛尔。同样，另一个选择性 I_{Kr} 阻滞剂 E-4031，与Ⅲ类抗心律失常药物结合力也降低，导致 I_{Kr} 阻滞剂的敏感性下降。在正常情况下，未激活状态的离子通道可以稳定通道与大多数 I_{Kr} 阻滞剂之间的作用，而当通道激活时，产生整流电流，使 I_{Kr} 阻滞剂对 N588K 突变无效。相似的研究发现，突变的通道对开放状态下的通道阻滞剂如奎宁丁的亲和力相对较高，因为 N588K 突变只降低奎宁丁与通道的亲和力 5.8 倍。最近，Mcpate 等发现 N588K 突变仅降低与丙吡胺的亲和性 1.5 倍，由此表明丙吡胺可能将会是治疗 SQTS 的潜在有效药物。体外研究证实，丙吡胺对具有 N588K-HERG 突变的 SQTS 有效。近来，Schimpf 等证实丙吡胺在治疗 SQT1 中的有效性，2 例患者在口服或静脉应用丙吡胺后，均能够延长 QT 间期以及心室有效不应期，缩短 Tp-e 间期。与奎宁丁相似，丙吡胺的

有效性不仅在于其能够阻断 I_{Kr}，还包括 I_{to}、I_{K1}. 特别是 I_{Ks}。尽管仅有实验证实上述两种药物在 SQT1 患者中有效，但有理由相信对于其他类型的 SQTS 患者也有相似的作用。事实上，有研究发现奎宁丁能够延长 SQT4 患者的 QT 间期，与 SQT1 患者不同，包括索他洛尔在内的其他Ⅲ类抗心律失常药物，用于临床中治疗不同类型 SQTS 的有效性也有陆续报道。

洪葵等报道了与 QT 间期缩短有关的阵发性室速患者 2 例。患者均为青年男性，QT 间期分别为 0.28 s 和 0.30 s，QTc 分别为 0.33 s 和 0.36 s，实际 QT 间期分别小于预期 QT 间期的 79% 和 86%。当给予胺碘酮治疗使 QT 间期延长后，室性心律失常消失。胺碘酮可以减少心律失常事件的发生，而且能够延长 QT 间期。Bierregaard 等应用普罗帕酮治疗 SQTS 伴有房颤的患者，除 QRS 增宽外并未延长 QT 间期。目前，SQTS 合并房颤患者的治疗，建议首选普罗帕酮，但具体机制不明。

对于 SQT3 的 D172N 突变，Harchi 等使用膜片钳的技术发现 D172N 表达的 Kir2.1 通道钾离子外流更加明显，而氯喹可以抑制上述作用。因此，对于 SQT3 携带 Kir2.1 突变的患者，氯喹可能有效。

尽管如此，鉴于 SQT 综合征的基因异质性，药物治疗有着一定的风险，进一步对药物治疗研究是必要的。

（三）射频消融治疗

国内郭成军等 2005 年即开展了射频消融治疗 SQTS 的研究。他报道的 1 例 22 岁男性 SQTS 患者，除外了器质性心脏病，心电图 QT 间期≤280 ms，QTc 间期随心率增快反而延长，自发室性早搏的联律间期短和多变，且自发多频率室速和室颤，行导管消融治疗。在左室乳头肌和室间隔相交处，窦性心律下于心室波前、后标记到高频电位信号，而室速发作时该电位总在心室波之前，消融使多个高频电位逐一传出阻滞直到消失，电生理检查不能再诱发出室速和室颤。随访近两年，患者未再发生室性心律失常。这提示消融的关键点为逆传支的慢传导区，而非前传支的快传导区，对指导成功消融有益。2008 年郭成军再次对 2 例 SQTS 患者进行射频消融治疗，患者分别随访 3 年和 4 个月，在未服用任何抗心律失常药物的情况下，未见室性心律失

常发作。他们在行电生理检查时发现这 2 例患者在窦性心律时，室性早搏出现较早的心内膜标测可在心室波前、后记录到多个细小的碎裂电位，即浦肯野电位，室速时浦肯野电位总是在心室波前，此处消融可造成浦肯野电位传出阻滞，室速频率逐渐减慢，最终终止。尽管射频消融没有改变基因突变，但消除了室性心律失常的折返基质，从而达到治疗室性心律失常的目的。这显示浦肯野纤维可能是构成 SQTS 左心室室性心律失常的必要成分。但同时也不能除外浦肯野纤维以自动除极的方式导致自身节律性增高出现室性早搏，进而触发室性心律失常。

这一探索提示了 SQTS 发作室性心律失常可能存在触发位点，射频消融的治疗方式可能带来满意的远期疗效，患者的生活质量较 ICD 和药物治疗大大提高。

七、有待研究的问题

目前，对短 QT 综合征的心电图诊断面临巨大挑战。短 QT 综合征在人群中的发病率尚不清楚，有待于进行大规模的临床调查。短 QT 综合征的发病机制目前还未彻底研究清楚，基因治疗有待于探索。

第三节　自主神经与 Brugada 综合征

1992 年西班牙的 Brugada 兄弟首先报道了 Brugada 综合征（Brugada syndrome，BrS），此后在世界各地皆有陆续报道，部分地区 BrS 是引起年轻人猝死的首要原因，在中国也有散发病例。BrS 是近年来被广泛关注的一类原发性心脏电异常疾病，特征性心电图表现是右侧胸导联（$V_1 \sim V_3$）的 ST 段呈穹隆型抬高。这类患者大多既往身体健康且无心脏结构的异常。作为一种遗传性心律失常疾病，约 50% 的患者有常染色体显性遗传伴各种外显率，现已发现 70 多个相关的突变基因，多数与心脏钠通道相关，约 20% 的病例存在 SCN5A 的基因突变，其他还包括钾离子及钙离子通道，以及调节这些通道的基因突变。患者可表现出各种心律失常，包括室上性心动过速、房室传导延缓或阻滞、室速及室颤等。该病在突发致死性心律失常前可能发作晕厥，可作为预警。鉴于 BrS 患者与猝死的密切相关性，如何识别该类患者以及评价其猝死的危险程度突显重要。

一、流行病学特征

有资料显示，BrS 发病率为 5/10 000 ～ 66/10 000。在欧洲 BrS 发病率为 1/10 000～5/10 000，在东南亚其发病率相对较高，发病率是 12/10 000。大多数（约 80%）BrS 患者是男性，平均诊断年龄在 40～45 岁，绝大多数心律失常事件发生在休息、睡眠及大量进餐后。Hong 等报道在心脏结构正常的猝死患者中，近 1/3 是由 BrS 导致，故有东南亚突发性原因不明夜间猝死综合征之称。我国的杨兵

等共收集 BrS 患者 376 例，男性占 95.74%，主要分布于沿海与经济较发达地区。

二、临床特征

BrS 患者多由于多形性室速或者室颤而产生晕厥或者导致猝死。典型的症状多发生在夜间或者休息的时候，交感与迷走神经平衡周期的变异、激素分泌和其他一些代谢因素的昼夜节律改变可能是主要原因。单形室速是极其少见的，但在婴儿或者幼儿中却较为常见，发热是最多见的诱因。BrS 的诊断可以基于对患者家庭成员的筛查或者行常规心电图检查。成年患者中 80% 是男性，但是在婴幼儿中男女比例基本相似，性别相关的差异可能和男性的瞬时外向钾电流（I_{to}）比女性更为显著，以及性激素的影响有关。由于猝死而不能及时在症状发生前行心电图检查，或者虽然已行心电图检查，但由于心电图表现的可变性而不易被发现，导致 BrS 的患者多数未能被及时诊断。

近来发现 10%～20% 的 BrS 患者会发生房颤、病态窦房结综合征及心房静止。日本学者发现具有房颤表现的 BrS 患者，其晕厥及猝死的发生率是增高的。他们同时发现右室流出道的传导延迟等一些电生理的改变，提示右室流出道存在微小的结构变化。研究显示，右室流出道为 ANS 触发室性心律失常的发生和维持提供了可能基质，而且，心律失常的起源点往往位于右室流出道心外膜，射频消融可以获得成功。

BrS 最明显的临床表现是体表心电图改变。患

者体表心电图有特征性变化，其右胸导联呈不典型的右束支传导阻滞，但这不是诊断 BrS 的必需条件。BrS 按心电图表现可分为 3 型：Ⅰ型，$V_1 \sim V_3$ 导联上有至少一个导联其 ST 段呈穹窿样（以 J 点算起）抬高≥2mm，随之为明显的负向 T 波；Ⅱ型，$V_1 \sim V_3$ 导联上有至少一个导联其 ST 段呈马鞍型抬高≥2mm（以 J 点算起），ST 段的"谷点"处抬高≥1mm，T 波正向或者正负双向；Ⅲ型，ST 段马鞍型抬高但幅度＜1mm。具有Ⅰ型心电图特点的患者，BrS 的可能性大，而具有Ⅱ、Ⅲ型心电图特点的患者则是可疑 BrS。有以上表现的胸前导联波形称为 Brugada 波，值得注意的是同一患者的心电图波形可能会有动态性变化，即三型之间相互转换或者变为完全正常的心电波形。2012 年的专家共识对诊断 BrS 的心电图特征提出了新的标准。根据这一新的专家共识，BrS 的心电图表现仅分为两型：Ⅰ型，等同于过去的Ⅰ型（穹窿型）心电图特征；Ⅱ型相当于结合原来的Ⅱ型和Ⅲ型（马鞍型）心电图。之所以采取这种新的分类方法的原因是，既往的Ⅱ、Ⅲ型心电图之间形态差异很小，即使药物激发试验使Ⅲ型变为Ⅱ型心电图，对于预后判断和危险分层也没有意义，所以将两者进行合并。

根据 BrS 指南，心电图对于 BrS 的诊断要点在于，在至少两个右胸导联（$V_1 \sim V_3$）看到Ⅰ型 Brugada 波形。然而，对 186 个 BrS 患者的研究发现，V_3 导联并不提供诊断信息，只在一个右胸导联显示Ⅰ型 Brugada 波形的患者（V_1 或者 V_2）与多于 1 个右胸导联具有 Brugada 波形的 BrS 患者相比，具有相似的临床特征及心律失常风险。

对于其他类型的患者，例如电复律后的患者可以有上述的心电图改变。早期复极综合征、运动员心脏、右束支阻滞、急性心包炎、心肌梗死、不稳定心绞痛、致心律失常性右室心肌病、心肌炎、Duchenne 肌营养不良、电解质紊乱、低温等易被误诊为 BrS。因此，需对具有 Brugada 波形的患者进行鉴别诊断。Ⅰ型可以诊断 BrS，但是Ⅱ、Ⅲ型不具有诊断意义，可以通过药物激发试验进行鉴别诊断。

近些年来，大量研究试图发现新的心电图特征和可能的预后意义。Pitzalis 等发现 BrS 患者的右胸导联 QT 间期（QTc）延长，特别是在使用钠离子阻滞剂后，当 V_2 的 QTc≥460 ms 时，患者预后差。

aVR 征，即 aVR 导联 R 波≥3 mm 或 R/q≥0.75，常伴有室性心律失常的增加。研究认为 R 波提示增加的心室传导延迟和电异质性。T 波电交替是复极离散度的一个指标，也可在使用钠离子阻滞剂后的 BrS 患者身上发现，在随访中有更高的室颤风险。另外，有报道约 11％的患者在下壁和侧壁导联有早期复极，出现晕厥或猝死的概率较大。传导系统异常有时也能在 BrS 患者身上发现。SCN5A 突变基因检测阳性患者的 PQ 间期、QRS 或 HV 间期比该基因检测阴性的患者要长，而且女性患者比男性患者更容易有传导异常。

三、自主神经在 BrS 中的作用

（一）自主神经在致病性中的作用

临床发现，BrS 患者发生致命性室速常在睡眠或者迷走神经张力升高时，典型的心电图表现是可以变化的，尤其是在运动、迷走神经刺激或者应用钠离子通道阻滞剂（如氟卡尼、普鲁卡因胺等）时。相反，交感神经刺激，尤其是刺激 β 肾上腺素能受体时可以拮抗上述变化。因此，基于以上观察，对于反复发生室速的患者来说，为了治疗这种电风暴以及对于已经植入 ICD 经历多次电击的患者，静注异丙肾上腺素可能是较为有效的治疗。

越来越多的实验表明在 BrS 患者中，ANS 功能失调在其致心律失常的病理生理活动中起着协同作用。Nakazawa 等通过使用 24 h 动态心电图对具有症状的 BrS 患者、没有症状的 BrS 患者及健康人的心率变异性进行分析，发现具有症状的 BrS 患者迷走神经功能亢进而交感神经活性下降。Kasanuki 等通过心率变异性分析发现，BrS 患者在发生室颤前迷走神经活性突然增高。BrS 患者植入 ICD 后发现，多在夜间 2 或 3 点放电，提示迷走神经参与室速和室颤发生。Ramet 等在 4 个不同时间段内通过三叉神经气流刺激试验和眼部按压试验来刺激迷走神经，发现心脏对迷走神经刺激的反应也在上述两个时间段内最强。鉴于高迷走张力在 BrS 患者室性心律失常发生中所起的重要作用，而食物摄取可改变迷走张力，Ikeda 等用饱餐试验筛选 BrS 高危患者。35 例患者中，13 例患者既往有 30 次威胁生命（猝死与晕厥存活者）的事件，均发生在夜间和餐后。饱餐试验在 17 例患者中为阳性（即饱餐后特征性的心电图异常更为明显，占 49％），与阴性试验相比，阳性试验患者中既往发生威胁生命事件的概率显著增高。结论提示，BrS 特征性的心电图变化可因饱餐而显著，并与致命性心脏事件有关，进一步提示迷走神经张力增加在这些事件中起重要作用。

Wichter 等研究 17 例 BrS 患者心脏交感神经突触前对去甲肾上腺素的再摄取功能，使用去甲肾上腺素类似物——放射性核素 ^{123}I-MIBG，然后通过 SPECT 影像评估。研究显示 47% 的 BrS 患者具有区域性的 ^{123}I-MIBG 摄取降低，而这在对照组中无一例发生。这种区域性的减少主要分布于左室下壁及间隔，这种异常的 ^{123}I-MIBG 摄取表明心脏交感神经突触前功能异常，这可能是 BrS 患者产生心律失常的机制。2004 年 Kies 等使用去甲肾上腺素类似物 11C-HED、非选择性的 β 受体阻滞剂 11C-CGP12177 以及 PET 评价突触前和突触后交感神经的功能。他们发现心脏神经元突触前 11C-HED 增加，这可能是由于突触前 11C-HED 的再摄取增加或释放减少，从而导致突触间隙的浓度降低，而突触后的 β 肾上腺素能受体密度未见明显改变。尽管其受体密度未见明显改变，但是由于突触间隙的儿茶酚胺水平降低，影响 G 蛋白信号转导通路，使细胞内 cAMP 水平降低，从而产生心律失常。而副交感神经递质乙酰胆碱能够影响 I_{to} 及 I_{Ca}，而这些离子通道在心外膜分布较多，也从另一方面解释了动作电位形成穹窿样形态的原因。自主神经的失衡——交感神经活性降低，迷走神经起主导作用，会影响心外膜电流，从而产生右胸导联的 ST 段上抬。这种改变会导致跨壁离散度增加，也会增加心律失常的风险。近来，研究者不仅从影像学上对自主神经进行研究，越来越多的人通过心肌活检病理学检查来进一步探讨。PAUL 等对 8 例 BrS 患者进行心内膜活检，测定去甲肾上腺素、肾上腺素、去甲肾上腺素转运蛋白、cAMP、抑制性 G 蛋白、肌钙蛋白-I、磷酸化的肌钙蛋白-I 浓度。与对照组相比，BrS 患者 cAMP 和去甲肾上腺素浓度降低，从而得出结论，BrS 患者交感神经功能不良。由于去甲肾上腺素的浓度降低能够减少对 β 肾上腺素受体的刺激，使 cAMP 浓度降低，最终改变其后的信号转导通路，是产生心律失常的潜在机制。这可能是使用异丙肾上腺素后 BrS 患者 ST 段下降，并能预防室颤风暴，以及由于迷走神经张力增高，夜间晕厥和猝死发作的原因。

（二）自主神经对其危险分层的作用

Brugada 等首先发现以猝死为首发症状的患者复发猝死的风险很高（69%），以晕厥及典型 Brugada 心电图为主要症状的患者复发率为 19%，大约 8% 的心血管事件发生于无症状患者。Babaee Bigi 等研究了 ANS 在 BrS 患者危险分层中的作用，对 115 例具有 BrS 心电图特征的患者进行四项无创检测以评估自主神经功能：Valsalva 呼吸和深呼吸时的心率变异性（检测副交感神经功能）、体位变动后的血压情况、持续握力试验（评估交感神经功能）。存在 2 项及 2 项以上的异常定义为心脏自主神经病（cardiac autonomic neuropathy，CAN）。46% 具有 Ⅰ 型 Brugada 波形的患者具有 CAN，所有的 CAN 均为男性。相比之下，女性及具有 Ⅱ、Ⅲ 型 Brugada 心电图表现的患者未发现 CAN。84% 的 CAN 患者既往有心脏病史，而只有 13% 没有 CAN 的患者既往具有心脏病史。因此，男性、具有 Ⅰ 型 Brugada 波形、存在 CAN 的患者具有较高的心律失常事件发生率，而女性、具有 Ⅱ 或 Ⅲ 型 Brugada 波形、没有 CAN 的患者预后较好。

四、BrS 的基因学分类

目前认为 BrS 是一种常染色体显性遗传疾病，家族中不完全外显率十分普遍，有将近 60% 的患者为散发病例，其相关基因已达到 16 种（SCN5A、GPD1L、SCN1B、SCN2B、SCN3B、RANGRF、SLM4P、KCNE3、KCNJ8、KCNE4、KCNE5、KCND3、CACNA1C、CACNB2b、CACNA2D1 和 TPPM4）350 个突变。这些基因分别编码心脏钠、钾和钙通道，以及在这些通道交通或调节中被涉及的蛋白质。虽然基因突变的种类很多，但大约只占 35% BrS 患者的遗传原因，SCN5A 基因突变近似 30%，其他基因突变总共占大约 5% 的 BrS 患者，而剩下 65% 的 BrS 患者查不出遗传源。所以对于 BrS 的基因筛查，仍然首选 SCN5A。1998 年 Chen 等首次证实了编码钠离子通道 α 亚单位的 SCN5A 基因缺陷与 BrS 的关系。在随后的几年里，大量的 SCN5A 突变基因被发现及报道。迄今为止，发现至少有 300 个 SCN5A 突变基因与 BrS 相关，其中大多数为功能缺失性突变。GPD1L 影响心脏表面钠通道的转运，减低 50% 的内向钠离子电流。编码 L 型钙通道 α_1、β_{2b} 亚基的 CACNA1C、CAC-

NB2b 基因突变导致钙离子电流的减少，能够产生 BrS 及 SQTS 复合型。近来报道的另一个与 BrS 相关的基因是 *SCN1B*，编码心脏钠离子通道的 β_1 和 β_{1b} 亚基，通过影响钠通道的转运而降低钠离子电流。*KCNE3*，编码 MiRP2，作用于 Kv4.3 通道，其突变可以导致外向整流钾离子 I_{to} 密度增高，电流降低及电流加速失活。*SCN3B* 编码钠通道的 β_3 亚基，其突变导致钠通道的功能缺失，从而产生 BrS。*MOG1* 基因突变通过影响细胞膜表面钠通道的转运来减低钠离子电流。*KCNE5* 和 *KCND3* 这两种基因突变能增强 I_{to} 电流，和 BrS 的发生相关。BrS 可能和外遗传因子也有关，主要是 DNA 甲基化、翻译后修饰和 RNA 机制，所有这些因子至少部分地解释 BrS 轻度不完全外显和变化不定的表达特征。

五、BrS 的诊断

由于 BrS 患者的心电图是可变的，对于同一患者，三种心电图表现可以同时存在，而且患者可以显示出正常的心电图，因此心电图对于 BrS 的诊断就局限于某些情况（发热、使用刺激迷走神经的药物及 I 类抗心律失常药物）。氟卡尼、普鲁卡因胺、普罗帕酮、丙吡胺可以用来做药物激发试验。2006 年朱刚艳等报道 10 例疑诊 BrS 患者的普罗帕酮激发试验的结果，并探讨高位右侧胸前导联心电图在普罗帕酮激发试验中的价值。他们对室颤获救、晕厥或晕厥先兆者，以及无症状但有阳性猝死家族史者，经详细的病史询问、体格检查、心电图、X 线胸片和超声心动图检查排除器质性心脏病，收集 10 例疑诊 BrS 患者。将同期因阵发性室上性心动过速行射频导管消融术、无器质性心脏病依据和猝死家族史的 15 例患者设为对照。发现若仅凭常规胸前导联心电图，阳性例数为 4 例，结合常规导联与高位右胸导联心电图，阳性例数增加为 8 例。对照组无一例符合阳性诊断标准。因此普罗帕酮激发试验用于诊断 BrS 的敏感性与特异性均较好，加做高位右侧胸前导联心电图可提高诊断阳性率，且极为便捷。普罗帕酮试验中可考虑加做高位右侧胸前导联心电图，以避免漏诊。

因此，2005 年关于 BrS 的诊断标准如下：一旦在右胸导联看到 I 型 BrS 波形（自发记录到或者药物激发后记录到的 ECG 改变），并且已经除外可以导致该心电图表现的其他情况，如果患者具有以下三种临床表现的至少 1 种，则可诊断为 BrS：①家族史。家族里有小于 45 岁的年轻人猝死，家族成员中有 I 型 Brugada 波形表现。②心律失常相关症状。包括晕厥、癫痫发作、夜间濒死呼吸。③记录到室性心律失常，如多形室速、室颤。需注意，所有 I 型心电图改变的患者，即使无症状也有猝死可能，被认为是高危的。

尽管有些 BrS 患者通过基因学检查已经被证实，但由于心电图记录的方便性，现在越来越多的学者通过 ST 段升高形态的变化以及典型的穹窿样上抬对 BrS 患者进行筛查。由于 V_1、V_2 和 V_3 导联可以置于第二、第三肋间，能够发现典型的 Brugada 样波形，若患者通过常规心电图怀疑有 BrS 或者对于有 BrS 家族史的家族成员进行筛查，则应该加做第二、第三肋间的右胸导联心电图。12 导联的 Holter 记录是将 V_1、V_2、V_3 导联放置于第二、第三肋间，对于 BrS 的诊断是有帮助的，而且在夜间发作心动过速时容易发现典型的 BrS 波形。有时可以在餐后发现 BrS 患者的心电图改变，但是在下壁及侧壁导联极少可以见到 ST 改变。

心电图右侧胸前导联 ST 段抬高的机制仍不十分清楚。第一个假说为复极理论，即右室心外膜和心内膜（由于 I_{Na} 和 I_{to} 的不均衡）动作电位时程的异质性，形成跨壁电压梯度，引起复极化的跨壁扩散，导致 ST 段抬高，使处在易损期内联律间期极短的室性期前收缩通过 2 相折返机制触发室速及室颤。犬动物模型显示，在右室流出道心外膜处，通过双极电图记录到低电压碎裂电位以及高频晚电位，反映复极异常。第二个假说为除极理论，即右室流出道优先传导变缓慢，引起 ST 段在右胸导联抬高，右室心外膜由于 I_{Na} 的减少，会加大局部传导速度的差异，并触发心外膜激动折返。此外，Boukens 等又提出右室胚胎学发育（神经嵴细胞参与胚胎心脏发育）来解释心室心肌，包括右室流出道部位的电生理异质性。

六、BrS 的治疗

（一）ICD 植入治疗

在 BrS 患者中，ICD 是唯一被证实有效预防猝死的手段，对于曾有猝死、晕厥、猝死先兆等发作的患者，无需再做电生理检查，都需植入 ICD 进行二级预防，这一意见已达成共识。ICD 预防猝死的优势不仅体现在成人 BrS 患者中，在儿童中仍然有效。杨宝平等对电生理刺激诱发出 I 型 Brugada 波、反复晕厥、抽搐的 11 岁男性患者进行经皮穿刺腋静脉植入 ICD，随访 2 个月，ICD 无放电，患者一般情况良好。

Sacher 等对 1993—2005 年间 14 个中心的 220 例具有 I 型 Brugada 波形、并植入 ICD 的患者进行研究。ICD 植入指征包括：猝死复苏成功者 18 例，晕厥 88 例，电生理检查阳性的无症状患者 99 例，剩余的 15 例是因为具有猝死家族史或者具有非持续性室性心律失常的患者。在为期 38 个月的随访中，所有患者存活，18 例患者恰当地放电治疗；并发症的发生率是 28%，包括 45 例患者的不恰当放电。经过随访，植入 ICD 后，心律失常每年的发生率是降低的，仅有 2.6%。但设备相关并发症的发生率是显著的，每年达到 8.9%，不适当放电频率是恰当放电频率的 2.5 倍。而不适当放电的原因大多是由于 T 波过度感知。另外，由于 BrS 多是年轻患者，尤其对于一些无症状的患者，ICD 植入后带来的精神压力更为突出。因此，指南并不推荐 ICD 用于无症状的患者。

关于 ICD 参数设置的问题也尤为重要。很多关于植入 ICD 的研究发现 BrS 患者具有较高的除颤和起搏阈值。他们发现在 22 例 BrS 患者中，18% 的人群除颤阈值大于 25 J，而器质性心脏病植入 ICD 患者的除颤阈值均小于 25 J。导致这一现象发生的原因可能是：①右室流出道在 BrS 患者中是极为重要的区域，需要很大的能量达到所需的电流强度以延长大部分心肌的不应期，特别是右室流出道的心外膜；②一次电除颤导致的心肌有效不应期的改变不能够阻止室颤的再次发生，这是由于室颤周期和心室有效不应期较短的缘故。单腔 ICD 可以用于所有的 BrS 患者，而双腔 ICD 用于需要心房或者心室起搏的患者中。

（二）药物治疗

药物治疗存在以下 3 种情况。

1. 禁忌应用的药物。I 类抗心律失常药物能够抑制钠离子内流，使 I_{to} 电流相对增加，因此对 BrS 患者禁用，包括普鲁卡因胺、氟卡尼、普罗帕酮、丙吡胺等药。但特异性 I A 类药物如奎尼丁和替地沙米因为可以阻滞 I_{to} 而具有潜在治疗作用。

2. 治疗无效的药物。治疗无效的药物包括胺碘酮和 β-受体阻滞剂。

3. 治疗有效的药物。I_{to} 在参与形成 BrS 的细胞电生理机制中起着重要作用，因此，具有心脏选择性和特异性阻断 I_{to} 的药物将作为治疗 BrS 的首选。目前在美国市场上有明显 I_{to} 阻滞特性的药物仅有奎尼丁一种，被推荐为治疗 BrS 的首选药物。研究表明奎尼丁可恢复 BrS 患者心外膜动作电位的平台期而使 ST 段恢复正常，以及抑制 2 相折返和多形性室速的发生；并证明奎尼丁是对植入 ICD 后多次放电，以及 BrS 电风暴的一个很好的辅助治疗。替地沙米是一种实验用的抗心律失常药物，可能比奎尼丁更有优势，因为它没有前者所具有的相对较强的内向 Na 电流阻断作用。此外，增加 L 型钙通道（I_{Ca}）钙内流的药物，如异丙肾上腺素也可能同样有效，同样可使 BrS 患者抬高的 ST 段恢复正常。Maury 等报道 1 例因 BrS 而反复发生电风暴的患者，应用异丙肾上腺素后抑制了电风暴的发生。最新的一种能治疗 BrS 的药物是磷酸二酯酶抑制剂西洛他唑，它通过增强钙离子内流和减少 I_{to} 外流来提高心率，使 ST 段正常化。但这些药物治疗的循证医学资料目前尚少，其确切的疗效还待确定。

由于自主神经在 Brugada 综合征患者的发病中起到一定作用，因此一些影响自主神经功能的药物对其有效。Konstantinos Kyriazis 等报道了 1 例具有症状的 BrS 患者植入 ICD 后发生电风暴，右室联律间期较短的室早能够反复诱发室颤，心电图表现出 II 型 Brugada 波形，小剂量的奥西那林（间羟异丙肾上腺素）静脉应用后明显抑制室颤复发，使心电图正常化，而口服小剂量奎宁丁则对升高的 ST 段作用较小。异丙肾上腺素和奥西那林是 β 受体激动剂，β 受体激动后能够增强 L 型钙通道的钙离子内流，从而使穹窿样的动作电位恢复，降低升高的 ST 段。

（三）射频消融治疗

杨宝平等行电生理检查时发现起搏诱发室颤时，起搏停止后的第一个 QRS 波表现为右束支传导阻滞、电轴左偏，考虑触发室颤的第一个室性搏动可能来源于左侧希氏-浦肯野区，可以尝试射频消融治疗。Haissaguerre 等报道定点射频消融室性早搏，治疗 Brugada 综合征发作室性心动过速、心室颤动，取得了一定效果。目前认为 BrS 致心律失常的电生理基质就位于右室流出道。近来，Nademanee 等对

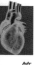

已经植入 ICD 的有症状的 BrS 患者进行研究发现，ICD 经常放电，电生理检查中发现持续性的自发的Ⅰ型 Brugada 波以及可诱发的室速及室颤，心内膜及心外膜电解剖标测在心外膜的右室流出道前壁附近发现异常低电压区，碎裂晚期电位，消融这些位点使 78% 的患者室速、室颤不再诱发，使 89% 的患者心电图恢复正常，在随访期（20±6 个月）中未再发生心律失常事件。因此，阐明 BrS 发生心律失常的机制更有助于提高消融的成功率，减低复发率。

第四节　自主神经与早期复极综合征

早期复极综合征（early repolarization syndrome，ERS）这一概念由 Shipay 在 1936 年首先提出，是一种特发性心电图改变，至少 2 个相邻导联出现明显的 J 波抬高≥1mm，多位于下壁和（或）侧壁导联，常见于无器质性心脏病的人群。由于缺少相应的临床症状，过去认为早期复极（ER）是一种"良性变异"。而近年来，不断有 ERS 者发生猝死的报道，尤其是 Haissaguerre 等对特发性心室颤动心搏骤停幸存者的多中心前瞻性队列研究，有力地揭示了 ERS 患者存在发生心脏性猝死的风险。之后的一系列大规模研究及病例报告，使 ERS 与心脏性猝死的相关性逐渐得到证实，颠覆了其良性预后的认识。2013 年发表的遗传性心律失常国际专家共识中，ERS 首次以独立的遗传性心律失常被提出，并被定义为：当患者存在 ER 的心电图改变，并同时存在恶性室性心律失常或猝死后尸检结果阴性而既往心电图存在 ER 波时，可诊断为 ERS。由于 ER 在一般人群的检出率为 1%～13%，在自发性室颤患者中检出率高达 15%～70%，因此其潜在的致心律失常作用需要警惕。

一、流行病学

ERS 流行病学特点包括：①性别及年龄分布。国外文献报道的患病率为，男性 4.8%，女性 0.5%；77% 的 ERS 年龄小于 50 岁。国内王晓嘉等通过对我国甘肃省嘉峪关市 19 795 例钢铁厂职工采用整群抽样完成的普查工作显示，自然人群发病率为 3.40%，其中男性 3.99%，女性 0.46%。这提示雄性激素与早复极波的检出相关。ERS 在小于 30 岁的年轻人中较为普遍，而随着年龄升高，发生率降低。②种族分布。黑人 ERS 的患病率较高，但是在黑人中 ERS 的致心律失常性风险至今没有相关报道。其次多于亚裔和拉丁美裔。③运动状态影响。研究发现 ERS 中体力活动的人群占大多数，而安静状态下人群占少数。④脊索损伤。脊索损伤患者 ERS 的发生率较高，这是由于损伤能够影响心脏交感神经中枢（在颈 5、颈 6 水平），导致迷走神经张力增高，交感神经功能下降。⑤基因及地理因素。在一些家族性猝死的有症状的 ERS 患者中发现基因有一定作用；对于 ERS 相关猝死患者的分布研究发现，地理因素影响其分布，尤其是东南亚人，ERS 发病率高。

影响 ERS 的流行病学因素之间的相互作用至今未明。例如，年轻人、男性、体力运动者、种族差异、迷走神经功能、慢心率等在 ERS 发病中的作用以及每个因素单独的致病作用仍然值得研究。

二、心电图特征

J 点抬高形成 J 波或平滑移行曲线的心电图特点，在正常人群和某些疾病中可以出现。心脏外因素包括低温、高钙血症、迷走神经兴奋以及脊神经节损伤导致的交感去神经。心脏原因包括变异性心绞痛、急性透壁性心肌梗死和原发性电生理异常如 BrS。自主神经功能紊乱会导致 J 波形态改变，活动时或者注射异丙肾上腺素后心率增加会使 J 波消失或者振幅减低。年龄、性别、心率及种族因素影响侧壁导联的 ER 发生率，但却很少影响其在下壁导联的发生率。

一些非特异性的心电图表现包括：①窦性心动过缓，尤其在运动员中，与对照组的 36% 相比，窦性心动过缓的发生率达到 89%。②一度房室传导阻滞在有 ER 的职业运动员中发生率为 5%～39%，非运动员中为 0.65%，另外 PR 间期缩短及 PR 段下降也有报道。③额面 QRS 轴、ST 轴及 T 波轴同向。④QRS 波时限延长。⑤QRS 波终末具有切迹或者圆滑，在左胸导联出现明显的窄深 q 波。⑥J 点抬高。已经报道的 ER 心电图表现是在 25 mm/s 走纸速度下，Ⅱ、Ⅲ、aVF 以及 V₂～V₆ 导联出现弓箭样J波改变。当把心电图放大后，会看到箭头可能指向R波下斜至基线段或者在R波下斜至基线的前后出现切迹。⑦广泛导联的ST段抬高（胸前导联较肢体导联明显），ST段呈穹窿形抬高，在V_4导联明显，相反在aVR导联是下凹的，ERS的胸前导联ST段抬高常<2mm（但是极少情况下>5mm），而且这种ST段抬高在中间至左胸导联的表现比较明显，而肢体导联的ST段常<0.5mm。⑧T波振幅增大，主要见于V_2~V_4或者V_5导联，有时常见于Ⅱ、Ⅲ、aVF导联；当出现窦性心动过缓时，在迷走紧张性或者高尖T波后会出现U波，但是这种高尖的、正向的、对称或者不对称的T波不仅出现在ERS中，也常见于心肌梗死的极早期和高钾血症患者。⑨ERS最大QT间期、QT起点到T波波峰的时间（QTp）高于对照组，而QTc缩短。

三、发病机制

严干新等收集20例ST段抬高的ERS患者，研究发现ERS猝死1例。和J波综合征的其他类型一样，J波和ST段抬高也明显受到心率和自主神经张力等因素的影响。然而ERS可能并不总是良性的，在某种条件下可能发病，目前还不得而知，它可能在一定条件下与心脏性猝死有某种潜在联系。既往的报道主要有以下几种解释：①心室复极顺序异常；②自主神经张力异常，迷走神经张力增高，交感神经张力降低；③显性预激综合征房室旁路加速传导；④心外膜机械牵张作用；⑤遗传性因素。新近有报道冠状动脉心肌桥、左心室纤维肌束均是导致ERS的原因，而隐匿性预激综合征则与之无关。

（一）心室复极顺序异常

1991年，Antzelevitch等首次发现心脏动作电位的早期（1期、2期）存在跨壁离散度的异常，这可能是产生心电图上J波的原因。随后1996年他们通过狗心室楔型灌注模型获得了这个假说的直接证据，简单而言，是由于心外膜心肌I_{to}、I_{K-ATP}、I_{K-ACh}突变导致内向钠离子电流或者钙离子电流的减少或者外向钾离子电流的增加造成的复极不成比例扩大而产生致心律失常的基质。而心电图上J波形成的离子流机制是I_{to}的增加。

Yan等对ERS进行了模拟研究，用钾通道开放剂Pinacidil灌注犬左心室心肌组织块时发现，外膜动作电位圆顶部分缺失，内膜动作电位变化不明显，

且跨壁心电图呈现出ST段马鞍型抬高。ST段抬高与部分心室肌提早复极有关，心室除极尚未结束，部分心室肌便开始提早复极，QRS环体未能闭合，产生的ST段向量向左、向下、向前，投影在相应的Ⅱ、Ⅲ、aVF、V_1~V_6导联，表现为ST段抬高，这是一种非病理性心电活动不均匀的表现。电生理基础是内外膜电位差和复极离散度增大，产生2相折返。

（二）自主神经功能异常

戴伟川等在健康飞行员中进行ERS患病普查中发现，飞行员ERS较一般人群高，迷走神经张力增高是一个重要原因。刺激迷走神经可使心肌纤维复极加速，从而引起ERS；相反，患者运动或服用异丙肾上腺素提高交感神经张力时，心电图ER特征消失。陈勋等对ERS患者心率变异各项指标进行分析后，得出迷走神经张力增高而交感神经张力降低是ERS发生的可能机制。2007年王晓嘉等对ERS患者进行大规模的流行病学调查，探讨其患病率与性别、年龄及自主神经的关系。他们发现相同年龄段的两性相比，男性患病率远远高于女性，中度以上体力劳动者患病率高于轻度体力劳动者。ERS与体力劳动强度有明显的相关性。由此可以看出，ERS与机体有氧活动量应具有直接联系。因为体力劳动强度大，意味着机体耗氧量大，即有氧活动量增加；而有氧活动量高，则与机体迷走神经张力增高有关。女性由于自身生理特点，体力活动相对较少，有氧活动量较少，迷走神经张力相对较低，故而其患病率较低。Riad等对ERS患者与同龄对照组进行运动试验，结果显示，ERS组的最大耗氧量明显高于对照组。研究者认为，迷走神经张力改变使心肌局部动作电位1相和2相振幅的不一致程度加深，增加了心外膜和心内膜心肌纤维电压梯度，导致心肌除极和复极的时间顺序改变，心室复极波提前，部分抵消了除极波终末电位，使J点ST段抬高，形成ER。这也部分解释了运动员ER明显增加的原因。

王晓立等对65例ERS患者研究发现，心电图均有ST段凹面向上抬高，肢体导联抬高<0.1mv，胸前导联抬高<0.5mv，部分患者可见肢体导联、胸前导联同时抬高，高耸直立的T波与抬高的ST段并存。运动试验可恢复等电位线，其发生机制可能与通过运动等提高交感神经兴奋性，改变自主神

经的平衡，消除迷走神经兴奋性过高对复极的影响有关。迷走神经导致 ST 段抬高的机制可能是，当心率缓慢时心室充盈增加导致除极延迟，复极相对提前，发生心室不同步的早期复极所致。其特点是：90％患者胸前导联 ST 段抬高可单独出现，而肢体导联 ST 段抬高必与胸前导联同时出现；另外当左心室纤维肌束位于左心室游离壁中段时更易使其对局部心肌的牵拉力加重，局部心肌更加被拉长，造成左心室游离壁中段心内膜下心肌更进一步提前复极，导致 ST 段抬高。ST 段抬高可持续几年甚至几十年，此间抬高的幅度可有变化，随年龄增大，抬高的幅度可有下降趋势。胸前导联有高大对称的 T 波，T 波与 ST 段方向一致，一般表现在 $V_2 \sim V_4$ 导联。运动后 ST 段恢复是由于运动时血流加速或交感神经兴奋使心室复极过程趋于同步造成。当自主神经调节障碍时，心外膜复极离散度增加和不应期离散，易诱发 2 相折返和室速，甚至猝死。

（三）房室旁路

ERS 可能存在房束旁道，是预激综合征的一个亚型。此束由心房下行绕过房室结与左前分支相连接，窦性激动可经旁道下传直接抵达左前分支，由于心房与左前分支有一较长的距离，激动虽由左前分支支配的室间隔前半部及左室前壁心肌最先除极，复极也是最先自此处开始，表现为典型的 ERS。部分 ERS 患者可见 P-R 间期缩短，常伴有室性心律失常，如室性反复早搏或室性反复心动过速，但目前尚无组织学的发现证实。

（四）心外膜机械牵张

据报道 ERS 中有部分患者存在膈疝、食管憩室或左侧膈肌顶部松弛，认为 ERS 的产生可能与心外膜受刺激所致。

（五）遗传因素

针对 505 个英国家庭的调查研究发现，如果父母中至少一方有 ERS，下一代发生 ERS 的概率是父母没有 ERS 的 2.5 倍。另一项研究观察了发生心律失常猝死事件者的一级亲属的心电图，共 144 个家庭的 363 名家属为研究对象，下侧壁导联 J 点抬高发生率为 23％，明显高于对照组。这些研究提示，ER 具有一定的遗传易感性及家族遗传倾向。

最先发现与 ERS 及心源性猝死相关的基因是与电流失衡相关的，能够加速复极，产生特征性的心电图改变，从而易发心律失常。迄今为止，已发现 8 个 ERS 的基因突变，包括钾通道的 *KCN5S*、钙通道的 *CACNA1C*、*CACNB2B*、*CACNA2D1*，以及钠通道的 *SCN5A* 等。*KCNJ8* 基因编码 ATP 敏感性钾离子通道，该基因突变是第一个在 ER 相关的室速患者中发现的突变。Hector 等发现 ER 患者存在 *KCNJ8* 基因的 S422L 位点错义突变，导致对细胞内 ATP 敏感度下降，使得 ATP 敏感钾通道功能增强。Haissaguerre 等在一名 14 岁反复出现室颤的 ERS 女孩身上发现了编码 $I_{K\text{-}ATP}$ 亚基的 *KCNJ8* 基因的外显子 3（NC-000012）错义突变。这名患者反复出现超过 100 次室颤，在室颤发生之前记录到 J 点和 ST 段明显抬高。Medeiros-Domingo 等对 101 例 J 波综合征患者进行研究，其中包括 87 例 BrS 患者，14 例 ERS 患者，发现 1 例患者具有 *KCNJ8*-S422L 错义突变。Burashnikov 等通过对 205 例诊断 BrS、特发性室颤及 ERS 的先证者进行 Cav1.2 的 α_1、β_2 及 $\alpha_{2\delta}$ 亚基的突变研究，发现了 23 个突变，BrS、特发性室颤及 ERS 患者突变率分别是 12.3％、5.2％和 16％，当包括较少的多态性时，突变率分别为 17.9％、21％和 29.1％。研究者得出结论，在 J 波综合征的先证者中，钙离子通道突变的检出率较高，表明编码钙离子通道的基因检测对诊断、明确患者风险有一定价值。这些结果表明 *CACNA1C*、*CACNB2* 和 *CACNA2D1* 可能是 ERS 的易感基因，也说明了 ER 的离子通道病变是多变的、多基因的。

（六）冠状动脉心肌桥

张代富等对冠状动脉造影患者进行回顾性研究，试图探讨心肌桥和 ERS 的关系，20％的心肌桥患者表现为 ERS。该研究结果提示，临床诊断为 ERS 的患者中可能包含部分心肌桥患者。至于部分心肌桥患者为何心电图示 ST 段抬高，尚待进一步探讨。

（七）左室纤维肌束

左心室纤维肌束是左心室腔内除连接乳头肌和二尖瓣叶的腱索外附着于其他部位的纤维样结构，内含的传导组织可能成为希氏束的延伸，分布于室壁，能够快速传导窦房结发出的兴奋，并有效协调左心室收缩及舒张运动。当纤维肌束内的传导组织受到刺激或左心室纤维肌束对心肌局部牵拉，均可使心肌自律性增高，从而引起多种心电异常，最常见为室性心律失常等。武彩娥等对 ERS 患者研究发现，与健康对照组相比，左室纤维肌束的位置及夹角是导致 ERS 的独立危险因素，推测其原因主要与左室纤维肌束对起止点的牵拉引起部分内膜下心肌较正常激动顺序提前复极，造成复极不一致有关。

四、治疗

至今，对于 ERS 患者的管理没有进行大规模研究，仅在一些小规模研究及病例对照研究中进行探索。

（一）一级预防

对于无症状 ERS 患者的猝死一级预防具有一定挑战。目前很少有可靠的标准对 ERS 猝死风险进行分层。下壁导联 J 波升高超过 2 mm 意味着发生猝死的风险增高 3 倍。心电图上一些反映复极的指标，如 T 波变异度、QT 离散度等在 ERS 患者中对猝死风险的分层没有帮助。无论 ER 部位，对于有症状及无症状的 ERS 患者在运动状态下，其心电图表现会减少甚至消失。因此，对于这部分患者，运动试验不能提供预后信息。在一些高强度运动的运动员中，ER（特别是在 $V_2 \sim V_6$ 导联）占 90%，这种 ER 类型是否意味着心律失常风险的增高至今未明。由于缺乏可靠性的数据支持，建议无症状的 ERS 患者停止运动是不合理的。2015 年欧洲心脏病学会（ESC）发表了《室性心律失常和心脏猝死的预防管理指南》，该指南定义 ERS 伴猝死高危者的特征是：J 波幅度 $\geqslant 0.2$ mm，有早复极波的导联广泛，J 波形态呈顿挫或切迹型，J 波振幅有动态变化，J 波后 ST 段呈水平或下斜型等。

心电图 ER 的类型和不明原因猝死之间的关系仍然未明确。由于缺乏明确的分层标准，因此，指南对于猝死的管理包括以下几方面：猝死的家族史，晕厥前有心悸，仰卧位时出现晕厥能够增加猝死风险。ERS 及猝死患者的电生理检查灵敏度较低，仅为 34%。目前仍然建议，对有高危 ER 图形的患者及有晕厥史或心源性猝死家族史的患者应考虑植入 ICD 作为一级预防，电生理检查诱发出室速/室颤的患者也应植入 ICD。

（二）二级预防

ICD 是曾发生室速/室颤的 ERS 患者二级预防的首选方法。对已经植入 ICD、反复发生非持续性室速和（或）ICD 放电的患者，辅助性应用奎宁丁等抗心律失常药治疗是有效的。Haissaguerre 等发现 33 例反复室颤患者中，9 例使用奎尼丁治疗 3 年后室颤发作次数从原来平均 33 次降至 0，而使用 β 受体阻滞剂、美西律、维拉帕米、胺碘酮、ⅠC 类抗心律失常药物均无效。

静脉应用异丙肾上腺素可有效控制室速/室颤的发作。异丙肾上腺素是一种选择性 β 受体激动剂，通过激动 β 受体增加 I_{Ca}，从而保持了心外膜动作电位的"圆顶"，减小心肌层之间的电离散。Haissaguerre 等通过队列研究发现异丙肾上腺素可有效控制 ERS 患者急性恶性心律失常事件的发生。但 Roten 等的研究发现，不同类型 ERS 对 β 受体激动剂的反应不同，异丙肾上腺素可有效改善心电图侧壁导联 J 波，但对右胸导联及下壁导联出现的 J 波效果不佳，这种反应的异质性提示不同类型 ERS 在复极异常及离子通道敏感性方面仍存在不同的机制。

Iguchi 等报道 1 例因 ERS 而反复发生室颤的患者，在应用小剂量奎尼丁及苄普地尔无效后，改用磷酸二酯酶抑制剂西洛他唑，有效地控制了室颤发生，这也是第 1 例关于西洛他唑在 ERS 中有效性的报道。同样，Kohei 等对 1 例给予奎尼丁后仍有室颤、反复受到 ICD 电击的老年女性应用西洛他唑治疗，随访 1 年无 ICD 电击。而 Shinohara 则提出联合使用西洛他唑及苄普地尔不仅可以有效控制 ERS 患者室颤的发生，而且苄普地尔还可以减轻西洛他唑引起的心悸症状。

此外，针对引起室颤的心室异位触发点进行射频消融，也可以预防由室速/室颤导致的反复 ICD 电击，但目前缺乏长期随访结果的证据支持。

第五节 自主神经与特发性室性心动过速和心室颤动

特发性室性心动过速（室速）是指不伴有明显的器质性心脏病，亦排除了其他原因如代谢或电解质异常，以及离子通道病的室性心动过速（ventri-cular tachycardia，VT）。1922 年 Gallavardin 最先描述了一组无心脏病临床证据的反复单形室速的患者。随后一些研究均证实存在这种特发性室速。据一项美国研究报道，在接受电生理检查的全部室速患者中，特发性室速约占 10%。Hein 等报道 706 例因室速接受临床电生理检查的患者中特发性室速患者为 75 例。

特发性室速可以起源于心室内的任何部位，例如希氏束区域、左室流出道、右室后外侧及后基底部等处，但最常见于右室流出道（right ventricular outflow tract，RVOT）和左室间隔部。因此，临床上最为接受的特发性室速的分类是根据心动过速起源部位，分为特发性右室流出道室速（ROVT VT）和特发性左室室速（ILVT）。

特发性室颤（idiopathic ventricular fibrillation，IVF）是指发生室颤或心源性猝死，而心脏结构和功能正常。这类患者占心脏性猝死幸存者的 5%～10%。研究显示，特发性室颤多起源于右室流出道和左室乳头肌基底部的浦肯野纤维与心肌连接处。确诊 IVF 的患者，47% 存在基因突变。

一、室性心律失常的解剖学及组织学基础

（一）心室肌解剖学特点

心室组织结构存在异质性，而结构的各向异性是电活动发生紊乱的结构基础。右室流出道在心脏发育早期属于慢反应组织，以后插入右室肌中逐渐转变为快反应细胞，这种细胞间电生理学的差异可能引起除极和复极离散度增加。乳头肌起源于心室壁，由心室的肉柱演化而来，成柱状或分叉状与心室肌延续，这增加了心室肌纤维走行的空间异质性。浦肯野纤维是特殊分化的心肌纤维，能快速传导心脏电活动，保证心脏的电-机械同步性。浦肯野纤维在左室后乳头肌最为丰富，尤其是乳头肌基底部的浦肯野纤维与心肌连接处，其在心室内分布的异质性是诱发和维持室性心律失常的重要结构基础。

目前离体和在体研究均已证实，浦肯野纤维的自发电冲动参与缺血性心律失常、尤其是室颤的触发和维持。特发性室颤多由起源于浦肯野纤维的室性早搏触发，经消融室性早搏可使室颤不再发作；而这种组织学异常与成功消融的位点相对应，提示该部位可能是室颤或室速的起源点。用复方碘溶液处理犬心内膜，即化学消融浦肯野纤维，能使诱发的左室室颤很快自行终止，提示浦肯野纤维在室颤的维持中起作用。Haissaguerre 等报道 27 例特发性室颤患者，研究结果发现 23 例患者室颤起源于远端

浦肯野纤维，4 例来自 RVOT。

尽管特发性室速诊断的一个重要前提是无器质性心脏病，但目前发现，这类患者的心肌也存在一定程度的异常。White 等研究发现，在排除了成人右室发育不良性心肌病（ARVD）之后，76% 的 RVOT 室速患者和 39% 的病因不明的室速患者存在右室解剖学的异常。通过磁共振和组织学检查发现，RVOT 部位存在心室壁变薄、心肌细胞的纤维化、脂肪组织替代、退行性增厚或运动减低等轻微异常。MarkOwitx 等研究也获得类似结果，70% 的 RVOT 室速患者有上述的右室异常。因此，目前有学者认为，轻度的右室异常可能是导致特发性 RVOT 室速的病理基础。

（二）心室肌电生理学特点

动物实验显示，流出道和左室乳头肌的组织结构差异导致其电生理学特性也存在着显著差异，成为室性心律失常发生的基质。

缝隙连接蛋白（connexin，Cx）是细胞间进行电-化学通讯的重要通道蛋白。正常时，缝隙连接部位为低电阻区，激动可通过这一细胞间连接迅速传播，保持心脏的电同步性。Ou 等在正常兔的左室游离壁、左室乳头肌、右室流出道游离壁和间隔侧检测到 Cx43 的表达和分布情况，结果显示在左室游离壁、左室乳头肌处 Cx43 表达丰富、均匀，但在 RVOT 却存在显著差异。在右室游离壁和右室侧壁，Cx43 表达减少，分布不足，并有未染色区，以细胞间侧侧连接为主；而 RVOT 间隔侧类似左室区域，Cx43 表达丰富。RVOT 的这种差异可能为特发性室性心律失常提供了良好基质。

另一项研究比较了兔 RVOT 和右室游离壁的单个心肌细胞的电生理学差异。与右心室游离壁细胞相比，RVOT 心肌细胞的短暂外向电流离散度大、非特异性阳离子流较小、甚至部分细胞缺如，使流出道细胞动作电位平台期延长，APD 离散度增加，可以在正常情况下就记录到早后除极和晚后除极。快速刺激加重这种电异质性，使流出道更易形成折返性心律失常。

对兔正常灌流心脏进行室颤诱发实验，显示局部最高主导频率靠近乳头肌，并稳定在乳头肌，提示为乳头肌是室颤发生的潜在解剖结构。普萘洛尔能将兔心脏的多子波室颤转化为乳头肌折返的慢室颤，在此局部消融能终止心动过速，提示为乳头肌

起源的室颤。对犬灌流心脏诱发室颤的研究发现，切开左室直接标测左前乳头及心内膜，局部浦肯野纤维电活动在室颤前 10 min 高度活跃，除了有心肌向浦肯野纤维的逆传外，还有浦肯野纤维向心肌的顺传，提示浦肯野纤维在室颤维持中具有重要作用。

（三）心脏自主神经解剖学特点

临床资料显示，ANS 在室性心律失常的发生、维持和终止中起着重要作用。但目前尚缺乏关于自主神经在右室流出道、左室乳头肌的分布和功能情况，有关这些部位与心室其他部位的差异等组织学资料也缺乏。

交感神经纤维分布于心外膜下，与主要冠脉血管相伴行；而迷走神经在跨过房室沟后则分布于心内膜下。心室肌神经末梢分布较少，主要为交感神经，且心底部多于心尖部，心室内传导系统神经支配稀少。

心脏自主神经支配心脏的部位侧重不同，右侧迷走神经主要支配右心房及窦房结，左侧迷走神经主要支配房室结；而右侧交感神经支配右心房及左室前壁，左侧交感神经主要支配左心房及心室后壁。在绝大多数情况下，交感神经递质儿茶酚胺可引起心脏收缩、电学和力学特性的急性改变，也能引起心室结构、电学和力学特性的慢性重构。因此，交感神经的激活常可诱发或加重室性心律失常，而迷走神经张力增强则抑制室性心律失常的发生。动物实验和人体的病理生理学资料都已证实，心脏交感神经对缺血十分敏感，因而极易发生缺血性损伤，损伤后修复又十分活跃，形成交感神经在形态与功能学上的重构。

[131]I 间碘苄胍是一种能被交感神经末梢摄取的去甲肾上腺素类似物。心肌梗死发生时，在梗死区域发生交感神经纤维的坏死或损伤，此时心室肌出现[131]I 间碘苄胍摄取的减少，称为交感神经去支配现象。该现象在心肌梗死后将持续很长一段时间，同时还可检测到该区域存在纤维化组织的增多。而在心肌梗死周围区域的心肌却常出现活跃的交感神经再生，[131]I 间碘苄胍扫描可见该物质摄取量显著增加。大量明显的"神经芽生"使心肌梗死中心区的周围出现交感神经高支配现象。心肌梗死中心区域存在交感神经去支配，而梗死周围区域呈现交感神经高支配，引起交感神经密度和功能在空间分布上的显著性差异与离散，为室速或室颤的发生提供基质。

自主神经的这种功能学重构本身也存在着差异，

如交感神经的芽生现象明显高于迷走神经的芽生；高支配现象也存在不对称性，左侧交感神经高支配现象发生时 QTc 间期增加更明显，2 相折返引起的室速及心脏性猝死发生率更高；出现高支配时其所支配的心肌组织对儿茶酚胺的敏感性增强。心肌交感兴奋性离散度的增加，是触发和维持恶性室性心律失常的重要因素。

目前已证实，不仅心肌梗死患者存在这种心脏交感神经的重构，在扩张型心肌病、心力衰竭、Brugada 综合征以及 ARVD 患者中亦检测到交感神经去支配现象，其发生率可达 33%～88%。Cao 等发现心脏移植患者存在交感神经高支配现象，并与患者发生的室速或心脏性猝死明显相关。

Chen 等研究发现在犬心肌梗死模型中，局部注射神经生长因子和星状神经节刺激可以增加神经密度以及室性心律失常的发生，而且在室速或室颤发作之前观察到星状神经节发放高频冲动显著增加。新近研究者又发现，将神经生长因子注射到星状神经节可导致 QT 间期延长，使室性心律失常持续时间延长。这些结果提示，自主神经重构在室性心律失常的发生和维持中具有重要意义。

通过检测标志轴突生长的增生相关蛋白抗体，已经证实在小鼠心肌梗死后，交感神经去支配区域周围存在神经芽生。同样，通过对增生相关蛋白 43 进行染色分析，研究者证实在导管射频消融术后，犬的右房游离壁、右房峡部和右室均有神经芽生出现。近年来还发现，应用电生理的方法刺激左侧星状神经节也可诱导交感神经重构。Liu 等对伴有高胆固醇血症的家兔进行分析发现，心肌组织也存在交感神经的芽生及电生理特征的重构，而且这种重构具有高度的致心律失常性。

近年来有学者报道，与对照组相比，在 IVF 患者中也观察到心脏下壁区域[131]I 间碘苄胍摄取减少，即存在交感神经功能不良的去支配现象。尽管两组患者的生存率没有差异，但[131]I 间碘苄胍摄取减少患者的室性心律失常发生率显著增加，提示交感神经功能不良在室性心律失常的发生中起着重要作用。另一项研究对特发性室速或 RVOT 室速患者进行[131]I 间碘苄胍扫描，也发现区域性[131]I 间碘苄胍摄取减少，提示心肌存在区域性交感神经去支配现象。

在不同的动物模型和临床患者中（如心力衰竭、冠心病、离子通道病、无器质性心脏病的室性心律

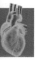

失常的患者）均可观察到类似的交感神经形态学和功能重构的表现。因此推测，交感神经的异质性可能是产生电学异质性和促使室性心律失常发生的重要原因。但是心律失常发生机制可能更加复杂，因为采用β受体阻滞剂抑制交感活性的反应并不是完全一致的。

二、特发性流出道室速

1983 年 Buxton 首次发现反复单形性室速（RMVT）起源于 RVOT。国外资料显示，RVOT室速占全部特发性室速的 60%～70%。流出道室速包括起源于 RVOT 和左室流出道的特发性室速，其中 RVOT 室速更为多见。特发性流出道室速也被称为运动诱发的室速、腺苷敏感性室速。

研究显示，绝大多数的流出道室速均为腺苷敏感性室速，其机制为儿茶酚胺所介导的延迟后除极和触发活动。此类型的触发活动是由环磷酸腺苷（cAMP）刺激介导，导致细胞内钙增加，以及钙从肌质网中释放，Na^+-Ca^{2+} 交换产生一过性的内向电流及相应的延迟后除极。多数 RVOT 室速可被维拉帕米或地尔硫䓬所终止，也提示该心动过速是由触发机制所致。

交感神经活性增高，可促进流出道室速的发生。电生理检查中常用静点异丙肾上腺素诱发 RVOT 室速。Zimmermann 等分析了 14 例 RVOT 室速患者的自主神经变化，发现在室速发作之前 25 min 内 RR 间期呈现缩短，而低频/高频比显示增加趋势；进一步分析室速发作前 8 min 内，这种变化更加显著，而高频成分没有变化。这一结果提示，RVOT室速发作之前存在时间依赖性的交感神经张力改变，而迷走神经张力无明显变化。心率变异性分析也提示，反映交感及迷走神经张力平衡状态的指数比率在 RVOT 室速发作前增高。Watanabe MA 等对 78名特发性室速植入 ICD 的患者进行研究，分析室速/室颤记录前 1000 个 RR 间期（其中含有≥2 个室性期前收缩）的心率震荡（HRT），结果发现，发生室速/室颤前震荡斜率均值及其标准差均较无室速/室颤发生者减低。这些结果均提示自主神经张力的改变在室性心律失常的发生中起着重要作用。

流出道室速主要表现为 RMVT、阵发性持续性单形室速，以及流出道室性早搏三种。其中 RMVT类型占大多数，患者多合并有形态相同的室性早搏；

运动诱发型室速常发生于运动时或运动后恢复期，也有部分患者表现为静息时发作。阵发性持续性单形室速多由运动诱发，25%～50% 的患者可经运动试验而重复诱发出来。

几乎所有抗心律失常药物均对流出道室速有一定效果。大多数流出道室速可被腺苷终止；β受体阻滞剂对 RVOT 室速的有效性为 25%～50%，并且较容易耐受；钙拮抗剂的有效性报道不一，为20%～60% 不等。β受体阻滞剂与钙拮抗剂合用有协同作用。Ⅰ类抗心律失常药物中氟卡尼、恩卡尼、普罗帕酮等均有较好反应；Ⅲ类抗心律失常药物中，胺碘酮和索他洛尔有效率达 50% 以上。

除了药物治疗以外，提高迷走神经张力可终止流出道室速。临床上常首先通过迷走神经刺激的方法来终止，如 Valsalva 动作或按摩颈动脉窦。如前所述，触发机制是流出道室速的重要机制之一，那么，通过心内电生理标测找到触发心律失常的局部靶点，可通过导管消融根治这一心律失常。目前，射频消融已成为特发性 RVOT 室速的首选治疗。

三、特发性左室室速 （ILVT）

ILVT 最早由 Zipes 于 1979 年报道，1981 年Belhassen 等证实该型室速可被静脉注射维拉帕米所终止，亦被称为维拉帕米敏感性室速。无论是在发生机制上或是在对药物的反应方面，ILVT 均与RVOT 室速不同。国内临床接受电生理检查和射频消融治疗的特发性室速患者，ILVT 所占比例要明显高于国外。

一项多中心研究发现，与 RVOT 室速相比，ILVT 患者出现症状的比例较高，达到 67%；动态心电图记录中常表现为阵发性，且一直持续到静脉使用抗心律失常药物时方可被终止；且较少因运动诱发。此型室速的 QRS 波相对较窄，呈阵发性，对维拉帕米敏感性好，因此常易被误诊为室上速。电生理研究证实 ILVT 的最早激动部位多位于室间隔下部近心尖处，少数患者心动过速发作时电轴向下，最早激动部位则位于左室前外侧壁。

ILVT 易被心室程序刺激诱发，并且能被快速心室起搏一过性地拖带，因此其发生机制被认为是折返机制。ILVT 的折返径路可能与左后分支的浦肯野纤维系统有关，少数患者也可能涉及左前分支。Nakagawa 等报道，在 ILVT 患者左室间隔后半部分（从心尖到基底部的 $1/4 \sim 1/3$ 处 $3cm^2$ 大小区域）常记录到尖锐的高频收缩前电位，亦即分支电位，这意味着远端浦肯野纤维参与折返环路的组成。此外，在标测中常可记录到舒张中期电位，亦提示其位于折返环路上。少数情况下，ILVT 也可能由自律性机制所致。其心动过速不能由心脏程序刺激诱发，而静点异丙肾上腺素后可自发出现心动过速，且腺苷或维拉帕米均不能使之终止。

事实上，如果从发生机制及心动过速起源部位来看，可将 ILVT 进一步分为三种：首先是临床最常见的所谓维拉帕米敏感性室速，此型起源于左束支的左后分支区域，对腺苷敏感，亦可被拖带，为折返性机制；第二类则类似于 RVOT 室速，起源于室间隔内较深部位并从左侧传出，维拉帕米亦有效，为 cAMP 介导的触发活动；还有一类则对普萘洛尔敏感，持续刺激既不能诱发也不能终止它，维拉帕米也无效，但可被腺苷一过性地抑制，这些表现提示其为自律性机制。

自主神经张力的变化对 ILVT 的发生有着重要影响。对心动过速发作前心率变化的研究发现，无论是折返性、自律性或触发活动机制所致特发性室速，在心动过速发作前均有心率加快，提示交感神经张力增高对这三种机制的室速发生均有影响。

ILVT 发作时，首选静脉推注维拉帕米，也可使用地尔硫䓬。临床偶尔也可见到静脉注射维拉帕米无法终止的 ILVT，这种情况尤其多见于心动过速已持续了较长时间，已产生大量儿茶酚胺物质的患者，此时可以给予普罗帕酮静脉推注，也可考虑静脉注射胺碘酮。与 RVOT 室速相同，射频消融可以根治 ILVT，目前已成为首选治疗。

四、特发性室颤（IVF）

2013 年欧洲心律失常学会的专家共识认为在心脏结构正常的基础上，只有当经过详尽的临床检查和遗传学检测，排除了目前已知的致心律失常因素后，仍旧无法确定病因时才可诊断为 IVF。早在 1929 年，Dock 就率先报告了首例特发性室颤，直到 1987 年，IVF 才重新受到重视。1990 年，Viskin 回顾性研究了 54 例 IVF 患者的早期症状及室速、室颤电风暴的高发率，提出单个短联律间期室性早搏诱发室速、室颤的特征。2003 年，Haissaguerre 证实，这种短联律间期及能触发室速、室颤的室性

早搏实际起源于浦肯野纤维。

IVF 多在成年人早期发病，首次发作的平均年龄为 $35 \sim 45$ 岁，约 2/3 的患者为男性。IVF 发作时患者交感神经的兴奋性程度不高，不是显著的交感神经兴奋促其发生，与精神情绪的应激和劳累也无明显关联。25% 的 IVF 患者发生过电风暴，不少病例与患者发热有关。IVF 患者每次心脏事件的发作形式、心室率及心室波的形态变化均有相似之处，每次发作之初常为多形性室速，而且相当比例的多形性室速能自行终止。

IVF 静息 12 导联心电图无 QT 间期的延长或缩短，没有 Epsilon 波等异常改变。常伴早复极心电图改变，下壁导联多见，J 波振幅高，Tp-e 间期正常。Aizawa 等对 91 例 IVF 患者进行随访，其中 14 例发作室颤电风暴，室颤发作前 J 波振幅增加，并在室颤发作前达到最高。研究者认为，室颤电风暴前心电图 J 波的动态改变在一定程度上提示了 IVF 发生的电生理机制，是 IVF 患者室颤发作的预警心电图改变。一项观察性研究发现，伴有 J 波抬高的 IVF 患者的室颤事件大部分发生在夜间，提示与迷走神经张力有关；而且，在同样的 ANS 张力下，相对于正常人群，IVF 患者更容易受到 J 波抬高的影响，即心律失常的易感性更高。Mizumaki 等最近报道，与对照组相比，IVF 患者 J 波抬高与迷走神经活性增高有关。这些研究结果为心脏 ANS 影响 IVF 的发生和发展提供了证据支持。

另外，IVF 主要表现为下壁导联早复极，推测下壁导联的 I_{to} 异常是导致 IVF 的原因，此时动作电位 2 相心内膜和心外膜电位差加大，有利于 2 相折返。而且，每次触发多形性室速及室颤的室早联律间期均较短，形态常一致，且紧随其后的第 2 或第 3 个心室波形态都极为相似，提示多形性室速与室颤起源于同一部位。QRS 波常较窄，提示其可能起源于希氏-浦肯野系统内。运动后室性早搏仅轻度增加。而且，室性早搏触发室速、室颤时，其上游心律中常不存在短长短心电现象。

根据目前 IVF 定义，最符合 IVF 发病表现的是二肽基肽酶-6（DPP6）基因突变，DPP6 是心肌细胞瞬时外向钾通道的调控单位，突变患者 DPP6 基因的 mRNA 转录水平是正常人的 20 倍，通过膜片钳实验发现，当 DPP6 过表达时，可以增加浦肯野纤维细胞瞬时外向钾电流，提示了 DPP6 突变致心

律失常的潜在机制。此外，最近的研究还发现编码ATP敏感性钾通道的基因 *KCNJ8*、编码 L 型钙通道 α 亚基的 *CACNA1C* 基因、编码瞬时外向钾通道的 *KCND3* 及亚单位的 *KCNE5* 突变、编码心脏快钠通道 *SCN5A* 等基因突变均与 IVF 相关。而 IVF 多发于男性，部分突变在女性携带者上无明显临床症状及心律失常事件的发生，而男性患者却出现心脏性猝死。原因可能是女性的 XX 染色体中一条失活可导致突变基因功能部分丧失，据 Carrel 等报道，约 15% 的 X 连锁基因可从失活状态逃逸。虽然 IVF 相关的基因突变没有明显的心电图改变，但是这些突变多导致钠电流降低及瞬时外向钾电流增高，与 BrS 及 ERS 的发生有一定相似之处。

IVF 一旦确诊，治疗措施包括 ICD 植入、奎尼丁药物治疗、射频消融或以上治疗的联合应用。ICD 是预防患者因多形性室速、室颤发作而猝死的最有效方法。奎尼丁治疗 IVF 的机制是抑制多种离子流，包括 I_{to} 电流。早在 1929 年和 1949 年就有应用奎尼丁治疗 IVF 取得良好疗效的报告，服用奎尼丁可使 IVF 不再被诱发，并有预防再次发作的明显作用。射频消融是减少室颤发作的另一重要治疗措施，由于触发 IVF 的短联律间期室性早搏多位于存在早复极改变心肌区域的希氏-浦肯野系统，起源部位相对固定而局限，为有效的射频消融治疗提供了可能。Haissaguerre 对 IVF 消融进行了深入的探索，通过心内标测发现，在室性早搏起源部位的希氏-浦肯野系统远端可记录到比心室肌激动提前 10～15 ms 的浦肯野纤维电位，其可产生短联律间期的室性早搏，进而诱发室颤。通过室性早搏的射频消融治疗，能明显抑制室颤的发作。在不服用任何药物的情况下随访发现，90% 的患者未再发生室速、室颤。

五、心脏交感神经系统与特发性室性心律失常

支配心脏的节前交感神经发自脊髓的胸 4 或胸 5 段，穿过白交通支进入交感神经干，终止于颈上神经节、颈中神经节和星形神经节。心脏的自主神经系统就是由这些神经节发出心脏交感神经和迷走神经的心脏支共同构成。其中，颈中神经节和星形神经节发出的腹正中心脏交感神经和腹外侧心脏神经从主、肺动脉穿行，其分支支配邻近肺动脉和 ROVT 的心肌组织。

几项研究证据均显示增加心脏交感神经活性的任何干预措施均可增加致命性心律失常的发生。精神应激、剧烈运动均可增加交感活性，同样可以增加缺血时心律失常的形成。实际上，运动开始时心率的过度增加（心脏交感活性的指标）与缺血性心脏病患者的室颤易感性增加是相关的。例如，在运动开始时表现为心率过度增快的冠心病患者，与心率中等增加患者相比，其心脏事件（心源性死亡和非致命性心肌梗死）的风险也显著增加。

动物模型中常采用神经刺激和神经记录来评价增强心脏交感神经活性的致恶性心律失常作用。最早的研究是由 Schwartz 及其同事在 40 年前进行的缺血诱发实验，心脏交感输出活性的增加，直接导致室性心动过速的发生。新近 Chen 及其同事研究证实，清醒犬在发生室性快速性心律失常前常伴有交感神经活性的增加。直接电刺激心脏交感神经，尤其是左侧神经节，可降低室颤阈值、增加心室不应期和动作电位恢复曲线的异质性，进而诱发室性心律失常。交感神经的芽生以及心肌梗死后代偿性的交感神经去支配化均可改变心脏局部的电学特性，从而易化室性心律失常的形成。研究亦证实，拟交感活性药物可卡因增强自主神经对急性心肌缺血的反应，使 76.4% 原先不能诱发出室颤的清醒犬诱发出恶性心律失常。

Zhou 等通过刺激交感神经成功构建了 ROVT 室速的动物模型。作者自犬股静脉穿刺将篮状电极导管送入右室流出道近肺动脉根部，在心室绝对不应期，对邻近肺动脉的交感神经给予 50 ms、200 Hz 的高频刺激，诱发出室性早搏和室速，形态为左束支传导阻滞和电轴右偏，酷似临床上的 ROVT 室速波形。应用 β 受体阻滞剂后室性早搏和室速的发生率明显减少，说明交感神经在右室流出道 VT 的发生中起重要作用。Can 等在 9 个无室速病史的成人身上也诱发出了 ROVT 心动过速，为临床特发性室性心律失常的进一步研究和治疗提供了理论依据。有关心率变异性的研究表明在特发性室性心律失常出现之前就表现出交感神经的张力增加。Michael 等运用正电子发射断层扫描技术研究了特发性 ROVT 室速患者的交感神经支配情况。结果发现，发生 ROVT 室速时，心脏突触前儿茶酚胺的再摄取和突触后 β 肾上腺素受体的密度在 ROVT 均显著降低，由此表明，发生 ROVT 室速时，儿茶酚胺再摄

取受损引起局部的儿茶酚胺水平升高，导致心脏β肾上腺素受体的下调。

Paul 等利用[131]I-MIBG SPECT 方法对 20 例 IVF 进行了平均长达 7 年多的随访研究，试图研究交感神经功能障碍对 IVF 发病的影响。结果显示，13 例患者[131]I-MIBG 摄取异常，占 65%；随访期间，有 18 次室颤或快速多形性室速发生在 4 例摄取异常的 IVF 患者；而仅 2 次单形性室速发生在仅 1 例摄取正常的 IVF 患者，提示交感神经支配受损是 IVF 患者反复发生致命性室性心律失常的高危因素。

相反，降低或阻断交感神经活性的干预措施对心律产生良性效应。β 受体阻滞剂可以降低心肌梗死患者的全因死亡率 20%，猝死率 30%～50%，尤其对降低心肌梗死早期（1h～7d）心源性死亡最为有效。但必须强调，无论是患者或动物模型，β 受体阻滞剂不能提供完全保护作用。例如，伴有心力衰竭的心肌梗死患者，尽管已接受充分的 β 受体阻滞剂治疗，其 1 年死亡率仍可达 10%，甚至更高，猝死可占总死亡的 1/3。

外科去除心脏交感神经的干预可以为患者和动物模型提供更彻底的心脏保护。Schwartz 曾写了一篇精彩的关于左交感神经切除术治疗室性心律失常的历史回顾。早在 1899 年就有人提出切断颈胸交感神经以缓解心绞痛。1916 年，这一设想在一例合并顽固性心绞痛和心律失常患者身上得到实现，左星状神经节的切断不仅治疗了心绞痛，也消除了心律失常。之后，许多临床研究均证实了这一假设。

尽管现在药物治疗心绞痛已替代交感神经切除术治疗，但临床研究和动物实验均证实了心脏交感神经去除治疗具有潜在的抗心律失常效应。一项猝死犬模型研究中显示，去除左星状神经节可增加室颤阈值，减少心肌缺血诱发的心律失常。研究中，左星状神经节切除术彻底抑制了所有 11 只犬缺血诱发室颤的发生。同样，临床研究也获得了相似结果；目前，左侧交感神经去除术已经成功用于降低高危患者的室性心律失常发作，包括心肌梗死、LQTS 及儿茶酚胺敏感性多形性室速患者。

六、β₂ 肾上腺素受体激活与室颤的敏感性

增强交感神经活性可以降低心脏电稳定性，诱发室颤。由此推测，肾上腺素能受体（包括突触前和突触后受体）的激活可以通过交感神经末梢释放儿茶酚胺来介导致心律失常效应。

在正常心脏中，β_1 受体是主要的受体亚型，并介导交感神经激活的正性肌力效应。但在某些病理状态下，心脏可能更多地依赖 β_2 受体的激活产生正性支持作用。现在已经明确，β_1 受体敏感性在心力衰竭时显著降低，而 β_2 受体数量相对稳定且敏感性增加。β_2 受体激活促进钙电流的增加，但却不改变肌质网对钙的摄取，导致细胞内钙超载。后者使细胞膜电位发生改变，进而触发室颤等恶性心律失常。因此，在病态心脏中 β_2 受体的激活具有降低心脏电稳定性的倾向，并增加恶性心律失常形成的可能性。

Billman 及其同事证实心肌梗死愈合犬模型中，非选择性 β 受体激动剂异丙肾上腺素对室颤敏感性犬不仅可引起显著的心率增快，而且增加周围心肌纤维的缩短速度（心肌收缩的一个指标）。与这些结果相一致，注射选择性 β_2 受体激动剂净特罗（zinterol）可诱发兔心肌梗死心力衰竭模型的室性快速心律失常。临床研究尚未广泛评价 β_2 受体对心脏性死亡的作用。一项小型临床研究发现，β_2 受体激动剂沙丁胺醇增加心力衰竭患者室性心动过速的发作。

更多的研究证实，β 受体阻滞剂对心肌缺血或梗死导致的心律失常具有显著的预防和保护作用。研究显示，选择性 β_2 受体阻滞剂 ICI 可显著降低室颤易感动物模型对异丙肾上腺素的反应。在体犬模型中，β_2 受体阻滞剂对室颤易感性犬可几乎完全抑制缺血诱发的室颤。临床相关研究更为广泛，β 受体阻滞剂降低心源性死亡率的效应至少在 32 项研究、29 000 例患者中得到证实。

研究发现，β_2 受体上的 Gly16 等位基因和 Gly16Gln27 单倍型与特发性流出道室速显著相关。在校正年龄、性别和其他可能的危险因素后，β_2 受体 Arg16Gly 基因突变与特发性流出道室速的相关性仍然很显著，表明 Arg16Gly 基因突变是特发性流出道室速独立的发病危险因素。同样，Ulucan 等也发现 β_1 受体上 Arg389Arg 基因型、Arg389Gly49 和 Arg389Ser49 单倍型，以及 β_2 受体上 Gly16Gly 和 Glu7Glu 基因型、Gly16Gln27Thr164、Gly16Glu27Thrl64 和 Gly16Glu27Ile164 单倍型都与特发性室速显著相关。另外，研究者指出，在其入选的患者中，有一半以上的心律失常患者携带 β_2 受体 Gly16 野生型等位基因。因此，β_2 受体上的

Gly16Gly 基因型不可能是导致特发性流出道室速表型的直接原因，而更可能是携带 Gly16Gly 的患者对特发性流出道室速的病因具有修饰作用，从而使特发性流出道室速更易发生，起促进疾病产生的作用。

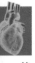

七、心脏副交感神经系统与特发性室性心律失常

在生理情况下，交感神经和迷走神经对心脏的作用是相互依存、相互对抗、相互协调的，以维持 ANS 的平衡。目前普遍认为，心脏副交感神经控制的减少与猝死风险的增加相关。Eckberg 等首先证实了患者在严重疾病状态下副交感神经功能不全。Billman 等报道，压力感受器介导的心率降低功能（压力感受器反射敏感性）可因心肌梗死而发生障碍，猝死易感性越高则这一功能受损程度越显著。

心率变异性是临床评价心脏自主神经变化的指标。各种心血管危险因素和疾病状态均可降低心率变异性，包括糖尿病、吸烟、高血压、心力衰竭。尤其值得一提的是，心率变异性在心肌梗死恢复期患者也降低，而且，那些心率变异性最小的患者具有最高的猝死风险。有研究显示，RR 间期变异率 <50 ms 患者的死亡相对风险是变异率 >100 ms 患者的 5.3 倍。这一结果在之后的许多临床研究中均得到证实。La Rovere 等报道，心肌梗死后伴有较低心率变异性或对压力感受器反射敏感性降低的患者，其猝死风险较迷走神经功能正常的患者显著增加。死亡风险最高的患者是那些迷走神经张力下调最显著的患者。

在室颤易感动物模型中，运动后心率恢复功能是一项独立预测死亡率的指标。一项多中心大样本研究证实，无论在亚极量运动还是急性心肌缺血时，室颤易感犬均显示出非常显著的迷走神经调节功能减低。同样，易感犬在运动后心率的恢复功能也受到抑制，提示副交感神经调节功能受损。亚极量运动后异常的心率恢复情况，即使经过多因素校正，也是预测死亡的指标。

增加迷走神经张力，对心律具有明确的保护效应。几项动物实验已经证实迷走神经的电刺激可以提高室颤阈值，拮抗交感神经刺激的效应，降低室颤发生率。早在 1860 年，Einbrodt 等就已证实电刺激迷走神经可提高诱发室颤所需的电流量。这一结果被后来的 Garrey 证实，他进一步报道了迷走刺激可以终止室颤。最近一项研究显示，急性迷走神经刺激可提高细胞间的电偶联，刺激迷走神经后，实验犬的室颤诱发率由 92% 下降至 12%；而且，在一半以上的犬模型中这一保护效应独立于心率的降低。在麻醉猫模型中也显示，注射去氧肾上腺素后（压力感受器反射激活）心脏传出迷走神经的活性显著增高，确保了心肌缺血时迷走神经的活性，而且对室颤诱发具有抵抗作用。长期持续性的迷走神经刺激可以减少心律失常的发生，降低死亡率，改善心力衰竭动物模型的心脏功能。临床研究中也获得相类似的结果。心脏迷走神经活性增加可以终止患者室性心动过速。

通过脊髓刺激来调节心律失常的可能性尚不确定。在一项探讨通过刺激胸段脊髓-迷走机制缓解心绞痛的研究中，Olgin 等证实在 $T_1 \sim T_2$ 段进行脊髓刺激可增强副交感活性，而这一作用是通过迷走神经实现的。这些结果提示，胸段脊髓刺激可能通过对自主神经张力的作用预防室性心律失常。根据这一假设，有学者建立自发的室性心律失常犬模型。通过结扎左前降支动脉构建梗死犬模型，并植入心室永久起搏器。在 2 周恢复期后，通过持续快速心室起搏 2~3 周诱发心力衰竭。再通过短暂结扎左回旋动脉的近端制作缺血模型。在快速起搏存活的犬模型中，72% 在急性结扎左回旋支期间或之后的 1~2 min 里出现室速或室颤。但刺激 $T_1 \sim T_2$ 节段脊髓后，观察到室速或室颤的发生率降低到 23%。另一项研究评价了鞘内注射可乐定（一种可以降低儿茶酚胺浓度的 α_2 拮抗剂）对室性心律失常的作用。在注射药物前，9/12 只犬出现了缺血诱发的室速或室颤，而注射这一药物后仅有 3/12 只犬出现心律失常，其有效性与刺激脊髓相似。

胆碱能激动剂可以激活迷走神经，但由于其显著的胃肠道副作用限制了这类药物的治疗应用。一项观察研究显示，低剂量的胆碱能拮抗剂反而可以增加心脏迷走神经活性，可以用作加强心脏副交感神经活性的方法。几项独立的临床研究显示，低剂量东莨菪碱可以增强心肌梗死后患者的心脏迷走神经活性。但是，尽管低剂量胆碱能拮抗剂可以增加基础的心脏迷走活性（用 RR 间期变异率评价），这一治疗却不能改变心肌缺血诱发的室颤发生率。Halliwill 等进一步研究证实，增强的基础迷走神经活性在心脏运动或缺血应激状态时不能够得到维持。

因此，这一治疗不能预防室颤是可以理解的。

总之，自主神经在特发性室性心律失常的发生和维持中具有重要意义，自主神经张力的调节——交感神经张力减弱和（或）迷走神经张力增强，可能在防治室性心律失常和心源性猝死中起到一定作用。

第六节　自主神经与儿茶酚胺敏感性室性心动过速

1975年有研究首次报道了儿茶酚胺敏感性室性心动过速（catecholaminergic polymorphic ventricular tachycardia，CPVT），在人群中的发病率约为1∶10000，多发生于儿童和年轻人群，平均发病年龄为6～10岁，发病年龄越小预后越差。约30%呈家族性发病，以体力活动或情绪激动等引起交感肾上腺素系统兴奋的因素诱发，多表现为发作性晕厥及猝死。在未接受治疗的情况下，35岁以前患者CPVT致死率为30%～50%。CPVT患者的典型临床表现为劳累后晕厥或猝死。通常，CPVT患者心脏结构正常，静息状态下心电图大致正常或轻度的窦性心动过缓，心律失常发作时表现为典型的双向性室速、多形性室速，甚至室颤。平板运动试验可以重复诱发其室性心律失常。

CPVT为家族性遗传性离子通道疾病，有潜在的致心律失常特点，其发作与交感神经兴奋性增高、基因突变导致心肌细胞内钙稳态失衡相关。CPVT的遗传学研究始于1999年，到目前为止，共发现5种基因（RyR2、CASQ2、CALM1、TRND、KC-NJ2）和189种突变位点与CPVT的发病有关，其中，RyR2基因相关的CPVT患者达到65%。近年来，越来越多的RyR2基因等位突变点被报道，CPVT是由RyR2基因突变引起的一种常染色体显性遗传病。RyR2基因位于1号染色体q42-43，编码心肌肌质网膜上的钙通道蛋白。当体内儿茶酚胺水平升高时，突变的RyR2通道过度开放，肌质网大量钙离子外漏，细胞质内的钙离子异常增加，致电基质不稳定，引起延迟后除极和触发活动，临床表现为室性心律失常。另外，Watanabe等研究显示CASQ2编码的心肌集钙蛋白减少或缺失也是CPVT发病的基础，占到3%～5%。CASQ2是与常染色体隐性遗传密切相关的基因，位于人1号染色体1p13-21。DiBarletta等发现，位于CASQ2上的突变位点L167H，能够降低肌质网内钙离子的存储量，同时减小钙离子转运和自发释放的幅度。

CPVT发病机制的阐明以及交感神经兴奋作为发病至关重要的诱因，使得人们对于防治CPVT心脏性猝死找到了突破口。然而，尽管基因检测是一种经典可靠的诊断方法，但因CPVT遗传隐蔽性、发作突然性等临床特征，使其易被误诊或来不及诊治。据统计，20～30岁未经治疗的CPVT患者，死亡率为30%～50%。目前针对CPVT的主要治疗方法包括药物治疗、植入ICD和左心交感神经切除术（left cardiac sympathetic denervation，LCSD）。

一、药物治疗

（一）β受体阻滞剂

β受体阻滞剂是治疗CPVT的基石。自1978年第一次命名并认识该病以来，大部分临床试验证实β受体阻滞剂对多数患者有效。Van der Werf等对CPVT的治疗现状进行meta分析显示，在不同研究中β受体阻滞剂减少心律失常事件的比例并不相同，其中11个不同研究中心的数据表明，在β受体阻滞剂治疗基础上，心律失常事件发生率为0%～50%，这可能与遗传异质性、β受体阻滞剂剂量及依从性有关。β受体阻滞剂治疗CPVT的疗效评估表明，规律的药物治疗、负荷剂量长期维持、良好的依从性是β受体阻滞剂治疗的关键。

（二）Ⅰc类抗心律失常药物

最近的研究证实Ⅰc类抗心律失常药可以用于CPVT患者，并且能有效弥补β受体阻滞剂的不足。Biernacka等研究表明，氟卡尼可用于不能耐受β受体阻滞剂的患者，并且效果很明确。一项多中心调查显示，在β受体阻滞剂治疗基础上联合氟卡尼，可以更有效降低运动诱发的室性心律失常发生率。有关氟卡尼的作用机制仍存在争议，有研究者指出，氟卡尼可抑制RyR2受体，阻断钙离子通道开放，并可直接作用于分子缺陷靶点。但Bannister等人认为，氟卡尼主要还是通过抑制钠通道，调节细胞内钙平衡，从而改善受损的RyR2受体功能。在2013年的遗传性心律失常综合征专家共识中，氟卡尼以

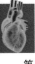
Ⅱa 类适应证被推荐用于 β 受体阻滞药治疗不佳的 CPVT 患者，但能否联合氟卡尼和 β 受体阻滞剂作为治疗 CPVT 的一线药物，仍需大样本临床研究评价其疗效和安全性。

（三）钙离子通道阻滞剂

Swan 等对 *RyR2* 基因型 CPVT 患者的研究发现，在 β 受体阻滞剂治疗基础上，联用维拉帕米能够减少运动诱发的室性心律失常，并且能够提高心律失常发作的阈值。虽然没有大型临床研究证实钙离子通道阻滞剂能够有效降低 CPVT 患者的心脏事件，但对于 *CASQ2* 基因突变型 CPVT 患者，维拉帕米的疗效较理想。有学者认为维拉帕米联合 β 受体阻滞剂能够有效降低心律失常事件的发生率，但两者联用对患者长期预后有无影响尚不明确。

二、ICD 治疗

尽管指南和临床均强烈推荐 ICD 治疗 CPVT，但 ICD 治疗的机制、适应证及并发症同样需引起重视。Miyake 等研究表明 ICD 治疗的有效率仅 50%，电击对于最初触发的心律失常几乎无效，但对随后出现的室颤能有效终止，且 ICD 的不适当放电（CPVT 往往并发室上性心律失常）、电风暴及并发症较常见。因此，提示临床医生要注意个体化治疗，使 ICD 治疗最优化，避免不适当放电和过度治疗带来的危险。

三、左心交感神经切除术（LCSD）

（一）LCSD 的理论基础

动物和人体试验表明，切除右侧星状神经节会明显减低室颤阈值从而易于引起室颤，而切除左侧星状神经节则产生相反的结果，可显著提高室颤阈值。Zhou 等研究证实交感神经的高支配对 QTc 间期的不同作用，即对左侧星状神经节刺激或右侧星状神经节切除可导致 QTc 间期延长，然而，左侧星状神经节切除或右侧星状神经节刺激可引起 QTc 间期缩短。其机制可能是右侧星状神经节的传入交感神经对左侧星状神经节的交感神经有抑制作用。这说明左、右交感神经对心脏支配具有不平衡性，左侧交感神经为相对优势侧。晚近的研究证实了左侧交感神经纤维致心律失常的高度特异性。此为左交感神经节切除治疗 CPVT 的理论基础。

（二）LCSD 的研究进展及治疗机制

对于 CPVT 患者通常选用 β 受体阻滞剂或植入 ICD 治疗，但总体疗效欠佳。ICD 放电可以引起患者疼痛及恐惧感，进而可能诱发交感风暴导致 ICD 反复放电，给患者带来严重的心理阴影。LCSD 可以阻断心室水平去甲肾上腺素释放的主要途径，增加室颤阈值并延长心室不应期。此外，LCSD 主要为节前神经纤维去神经效应，而不会影响节后神经纤维，因此 LCSD 不会完全去除心室儿茶酚胺，也不会导致术后去神经超敏反应。Arthur 等报道了 3 例年轻 CPVT 患者行 LCSD 治疗，术后心律失常相关症状均消失。最近，Christopher 等报道经胸腔镜微创技术行 LCSD 治疗 CPVT 是安全、有效的。以上研究表明 LCSD 是 CPVT 的有效治疗方法之一，但是总体上样本量较小，需要大样本及长期随访研究证实。

（三）LCSD 方法

手术切除第二及第三胸神经节是最基本的。主要术式包括：左星状神经节切除术、左颈胸交感神经节切除术以及左胸高位交感神经节切除术。前两种术后不可避免出现 Horner 综合征，已经弃用。目前常用左胸高位交感神经节切除术，范围包括左星状神经节下半部分及 $T_2 \sim T_4$ 或 $T_2 \sim T_5$ 交感神经节。此方法既可达到治疗目的，又可有效防止 Horner 综合征。随着胸腔镜技术的发展，有经验的中心多采用胸腔镜微创技术行 LCSD 治疗。Christopher 等认为，对患者来讲，与传统的 LCSD 相比，经胸腔镜 LCSD 提供了一个安全、有效的个体化治疗方式选择，但是其明确的手术效果及适应证仍需进一步研究。

四、基因和干细胞治疗

2007 年，Takahashi 等突破性地将人体终末分化的体细胞重新编程，诱导分化为多能干细胞（iPSC），并验证其具有定向分化为多种体细胞的潜能。Itzhaki 等利用 iPSC 技术建立了 CPVT 疾病模型，研究了其病理机制以及多种治疗 CPVT 药物的作用机制。研究提示 iPSC 技术可为 CPVT 的药物筛查和最优化治疗策略的发展提供一个很好的体外载体。但目前基因和干细胞技术尚处在复制出疾病模型的阶段，如何在基因和细胞水平进行干预，消除心律失常发生的先决条件，仍需要进一步探索。

五、迷走神经松弛和心房超速起搏

目前认为，运动和情绪激动等引起 β 肾上腺素能神经兴奋可诱发CPVT，因此提出迷走神经松弛和心房超速起搏可以治疗CPVT的假说。在给予18例患者心房超速起搏后，有33%的患者终止了室性心律失常，只有1例患者经历心房超速起搏后出现了室性异位节律。与心室电起搏治疗相比，心房起搏可能会是CPVT较为理想的选择。但还需要更多的临床试验来评估其安全性和有效性。

本章结语

心律失常的发生基质是目前电生理领域研究的热点问题之一。在离子通道疾病所致室性心律失常的发生过程中，心肌组织、遗传因素、心脏传导系统以及自主神经系统等其他心脏组织共同组成了其发生的基质。有效治疗室性心律失常以及预防心源性猝死的发生，有待于深入研究各种基质在这种心律失常发生中的不同作用，尤其是自主神经系统在离子通道病相关室性心律失常发生中的作用。室性心律失常的发生有些与交感活性增强有关，有些则与迷走张力升高有关，尽管结论并不完全一致，但自主神经系统功能失衡在离子通道病相关室性心律失常发生中的作用是确定的。用药物或者介入治疗手段进行干预，将为各种反复发作的难治性室性心律失常提供新的治疗方法。

（彭　晖　谢莲娜　吴永全）

参考文献

[1] Samuels MA. The brain-heart connection. Circulation，2007，116：77-84.

[2] Verrier RL，Antzelevitch C. Autonomic aspects of arrhythmogenesis：the enduring and the new. Curr Opin Cardiol，2004，19：2-11.

[3] Cummings JE，Gill I，Akhrass R，et al. Preservation of the anterior fat pad paradoxically decreases the incidence of postoperative atrial fibrillation in humans. J Am Coll Cardiol，2004，43：994-1000.

[4] Zhou S，Chen LS，Miyauchi Y，et al. Mechanisms of cardiac nerve sprouting after myocardial infarction in dogs. Circ Res，2004，95：76-83.

[5] Piccirillo G，Magnanti M，Matera S，et al. Age and QT variability index during free breathing，controlled breathing and tilt in patients with chronic heart failure and healthy control subjects. Transl Res，2006，148：72-78.

[6] Han J，Moe GK. Nonuniform recovery of excitability in ventricular muscle. Circ Res，1964，14：44-60.

[7] Priori SG，Napolitano C，Diehl L，et al. Dispersion of the QT interval：a marker of therapeutic efficacy in the idiopathic long QT syndrome. Circulation，1994，89：1681-1689.

[8] Armour JA. Cardiac neuronal hierarchy in health and disease. Am J Physiol Regul Integr Comp Physiol，2004，287：R262-271.

[9] Hildreth V，Anderson RH，Henderson DJ. Autonomic innervation of the developing heart：origins and function. Clin Anat，2009，22：36-46.

[10] Saburkina I，Rysevaite K，Pauziene N，et al. Epicardial neural ganglionated plexus of ovine heart：anatomic basis for experimental cardiac electrophysiology and nerve protective cardiac surgery. Heart Rhythm，2010，7：942-950.

[11] Wood SK，Woods JH. Corticotropin-releasing factor receptor-1：a therapeutic target for cardiac autonomic disturbances. Expert Opin Ther Targets，2007，11：1401-1413.

[12] Matsuda JJ，Lee H，Shibata EF. Enhancement of rabbit cardiac sodium channels by beta-adrenergic stimulation. Circ Res，1992，70：199-207.

[13] Clancy CE，Tateyama M，Kass RS. Insights into the molecular mechanisms of bradycardia-triggered arrhythmias in long QT-3 syndrome. J Clin Invest，2002，110：1251-1262.

[14] Tateyama M，Kurokawa J，Terrenoire C，et al. Stimulation of protein kinase C inhibits bursting in disease-linked mutant human cardiac sodium channels. Circulation，2003，107：3216-3222.

[15] Gaborit N，Le Bouter S，Szuts V，Vet al. Regional and tissue specific transcript signatures of ion channel genes in the non-diseased human heart. J Physiol，2007，582：675-693.

[16] Jacques F，Cardinal R，Yin Y，et al. Spinal cord stimulation causes potentiation of right vagus nerve effects on atrial chronotropic function and repolarization in canines. J Cardiovasc Electrophysiol，2011，22（4）：440-447.

[17] Okin PM，Devereux RB，Howard BV，et al. Assessment of QT interval and QT dispersion for prediction of all-cause and cardiovascular mortality in American indians：the Strong Heart Study. Circulation，2000，101：61-66.

[18] Grassi G，Cattaneo BM，Seravalle G，et al. Effects of

chronic ACE inhibition on sympathetic nerve traffic and baroreflex control of circulation in heart failure. Circulation, 1997, 96: 1173-1179.

[19] Barr CS, Naas AA, Fenwick M, et al. Enalapril reduces QTc dispersion in mild congestive heart failure secondary to coronary artery disease. Am J Cardiol, 1997, 79: 328-333.

[20] Conrath CE, Opthof T. Ventricular repolarization: an overview of (patho) physiology, sympathetic effects and genetic aspects. Prog Biophys Mol Biol, 2006, 92: 269-307.

[21] Asai H, Hirano M, Udaka F, et al. Sympathetic disturbances increase risk of sudden cardiac arrest in sporadic ALS. J Neurol Sci, 2007, 254: 78-83.

[22] Shimizu W, Antzelevitch C. Effects of a K (+) channel opener to reduce transmural dispersion of repolarization and prevent torsade de pointes in LQT1, LQT2, and LQT3 models of the long-QT syndrome. Circulation, 2000, 102: 706-712.

[23] Ueda N, Zipes DP, Wu J. Functional and transmural modulation of M cell behavior in canine ventricular wall. Am J Physiol Heart Circ Physiol, 2004, 287: H2569-2575.

[24] Ueda N, Zipes DP, Wu J. Prior ischemia enhances arrhythmogenicity in isolated canine ventricular wedge model of long QT3. Cardiovasc Res, 2004, 63: 69-76.

[25] Murakawa Y, Inoue H, Nozaki A, et al. Role of sympathovagal interaction in diurnal variation of QT interval. Am J Cardiol, 1992, 69: 339-343.

[26] Schwartz PJ, Priori SG, Spazzolini C, et al. Genotype-phenotype correlation in the long-QT syndrome: gene-specific triggers for life-threatening arrhythmias. Circulation, 2001, 103: 89-95.

[27] Terrenoire C, Clancy CE, Cormier JW, et al. Autonomic control of cardiac action potentials: role of potassium channel kinetics in response to sympathetic stimulation. Circ Res, 2005, 96: e25-34.

[28] Silva J, Rudy Y. Subunit interaction determines I_{Ks} participation in cardiac repolarization and repolarization reserve. Circulation, 2005, 112: 1384-1391.

[29] Schwartz PJ, Vanoli E, Crotti L, et al. Neural control of heart rate is an arrhythmia risk modifier in long QT syndrome. J Am Coll Cardiol, 2008, 51: 920-929.

[30] Antzelevitch C. Role of spatial dispersion of repolarization in inherited and acquired sudden cardiac death syn-

dromes. Am J Physiol Heart Circ Physiol, 2007, 293: H2024-2038.

[31] Fabritz L, Damke D, Emmerich M, et al. Autonomic modulation and antiarrhythmic therapy in a model of long QT syndrome type 3. Cardiovasc Res, 2010, 87: 60-72.

[32] Huikuri H. Dispersion of repolarisation and the autonomic system-can we predict torsade de pointes? Cardiovasc Drugs Ther, 2002, 16: 93-99.

[33] Gohl K, Feistel H, Weikl A, et al. Congenital myocardial sympathetic dysinnervation (CMSD) -a structural defect of idiopathic long QT syndrome. Pacing Clin Electrophysiol, 1991, 14: 1544-1553.

[34] Ikeda T, Abe A, Yusu S, et al. The full stomach test as a novel diagnostic technique for identifying patients at risk of Brugada syndrome. J Cardiovasc Electrophysiol, 2006, 17: 602-607.

[35] Smith AH, Norris KJ, Roden DM, et al. Autonomic tone attenuates drug-induced QT prolongation. J Cardiovasc Electrophysiol, 2007, 18: 960-964.

[36] Viitasalo M, Oikarinen L, Swan H, et al. Effects of beta-blocker therapy on ventricular repolarization documented by 24-h electrocardiography in patients with type 1 long-QT syndrome. J Am Coll Cardiol, 2006, 48: 747-753.

[37] Khan IA. Long QT syndrome: diagnosis and management. Am Heart J, 2002, 143: 7-14.

[38] Lopshire JC, Zhou X, Dusa C, et al. Spinal cord stimulation improves ventricular function and reduces ventricular arrhythmias in a canine postinfarction heart failure model. Circulation, 2009, 120: 286-294.

[39] Hou Y, Scherlag BJ, Lin J, et al. Ganglionated plexi modulate extrinsic cardiac autonomic nerve input: effects on sinus rate, atrioventricular conduction, refractoriness, and inducibility of atrial fibrillation. J Am Coll Cardiol, 2007, 50: 61-68.

[40] Miyamoto A, Hayashi H, Yoshino T, et al. Clinical and electrocardiographic characteristics of patients with short QT interval in a large hospital-based population. Heart Rhythm, 2012, 9 (1): 66-74.

[41] Hong K, Bjerregaard P, Gussak I, et al. Short QT syndrome and atrial fibrillation caused by mutation in kcnh2. J Cardiovasc Electrophysiol, 2005, 16: 394-396.

[42] Brugada R, Hong K, Dumaine R, et al. Sudden death associated with short-QT syndrome linked to mutations in herg. Circulation, 2004, 109: 30-35.

[43] Itoh H, Sakaguchi T, Ashihara T, et al. A novel kcnh2

mutation as a modifier for short QT interval. Int J Cardiol, 2009, 137: 83-85.

［44］Bellocq C, van Ginneken AC, Bezzina CR, et al. Mutation in the *kcnq1* gene leading to the short QT interval syndrome. Circulation, 2004, 109: 2394-2397.

［45］Hong K, Piper DR, Diaz-Valdecantos A, et al. De novo *kcnq1* mutation responsible for atrial fibrillation and short QT syndrome in utero. Cardiovasc Res, 2005, 68: 433-440.

［46］Sun Y, Quan XQ, Fromme S, et al. A novel mutation in the *kcnh2* gene associated with short QT syndrome. J Mol Cell Cardiol, 2011, 50: 433-441.

［47］Priori SG, Pandit SV, Rivolta I, et al. A novel form of short QT syndrome (sqt3) is caused by a mutation in the *kcnj2* gene. Circ Res, 2005, 96: 800-807.

［48］Hattori T, Makiyama T, Akao M, et al. A novel gain-of-function *kcnj2* mutation associated with short-QT syndrome impairs inward rectification of kir2.1 currents. Cardiovasc Res, 2012, 93 (4): 666-673.

［49］Antzelevitch C, Pollevick GD, Cordeiro JM, et al. Loss-of-function mutations in the cardiac calcium channel underlie a new clinical entity characterized by st-segment elevation, short QT intervals, and sudden cardiac death. Circulation, 2007, 115: 442-449.

［50］Templin C, Ghadri JR, Rougier JS, et al. Identification of a novel loss-of-function calcium channel gene mutation in short QT syndrome (SQTS6). Eur Heart J, 2011, 32: 1077-1088.

［51］Marban E. Cardiac channelopathies. Nature, 2002, 415: 213-218.

［52］Schimpf R, Borggrefe M, Wolpert C. Clinical and molecular genetics of the short QT syndrome. Curr Opin Cardiol, 2008, 23: 192-198.

［53］Giustetto C, Di Monte F, Wolpert C, et al. Short QT syndrome: Clinical findings and diagnostic-therapeutic implications. Eur Heart J, 2006, 27: 2440-2447.

［54］Gussak I, Brugada P, Brugada J, et al. Idiopathic short qt interval: a new clinical syndrome? Cardiology, 2000, 94: 99-102.

［55］洪葵, 苏海. 程晓曙, 等. 短 QT 综合征的研究进展. 中华心血管病杂志, 2004, 32 (10): 947-947.

［56］Antzelevitch C, Oliva A. Amplification of spatial dispersion of repolarization underlies sudden cardiac death associated with catecholaminergic polymorphic VT, long QT, short QT and brugada syndromes. J Intern Med, 2006, 259: 48-58.

［57］Extramiana F, Antzelevitch C. Amplified transmural dispersion of repolarization as the basis for arrhythmogenesis in a canine ventricular-wedge model of short-QT syndrome. Circulation, 2004, 110: 3661-3666.

［58］Gaita F, Giustetto C, Bianchi F, et al. Short QT syndrome: a familial cause of sudden death. Circulation, 2003, 108: 965-970.

［59］Schimpf R, Bauersfeld U, Gaita F, et al. Short QT syndrome: successful prevention of sudden cardiac death in an adolescent by implantable cardioverter-defibrillator treatment for primary prophylaxis. Heart Rhythm, 2005, 2: 416-417.

［60］石亮, 杨新春, 刘秀兰, 等. 短 QT 间期发生室性心律失常的电生理机制探讨. 中国心脏起搏与心电生理杂志, 2006, 20 (2): 117-119.

［61］Patel C, Antzelevitch C. Cellular basis for arrhythmogenesis in an experimental model of the SQT1 form of the short QT syndrome. Heart Rhythm, 2008, 5: 585-590.

［62］Schimpf R, Wolpert C, Gaita F, et al. Short QT syndrome. Cardiovasc Res, 2005, 67: 357-366.

［63］Viskin S, Zeltser D, Ish-Shalom M, et al. Is idiopathic ventricular fibrillation a short QT syndrome? Comparison of QT intervals of patients with idiopathic ventricular fibrillation and healthy controls. Heart Rhythm, 2004, 1: 587-591.

［64］Funada A, Hayashi K, Ino H, et al. Assessment of qt intervals and prevalence of short QT syndrome in Japan. Clin Cardiol, 2008, 31: 270-274.

［65］Gallagher MM, Magliano G, Yap YG, et al. Distribution and prognostic significance of QT intervals in the lowest half centile in 12,012 apparently healthy persons. Am J Cardiol, 2006, 98: 933-935.

［66］Kobza R, Roos M, Niggli B, et al. Prevalence of long and short QT in a young population of 41,767 predominantly male Swiss conscripts. Heart Rhythm, 2009, 6: 652-657.

［67］Extramiana F, Maury P, Maison-Blanche P, et al. Electrocardiographic biomarkers of ventricular repolarisation in a single family of short qt syndrome and the role of the bazett correction formula. Am J Cardiol, 2008, 101: 855-860.

［68］Schimpf R, Wolpert C, Bianchi F, et al. Congenital short QT syndrome and implantable cardioverter defibrillator treatment: inherent risk for inappropriate shock delivery. J Cardiovasc Electrophysiol, 2003, 14: 1273-1277.

［69］Gaita F, Giustetto C, Bianchi F, et al. Short QT syndrome: pharmacological treatment. J Am Coll Cardiol, 2004, 43: 1494-1499.

[70] McPate MJ, Duncan RS, Witchel HJ, et al. Disopyramide is an effective inhibitor of mutant herg k+ channels involved in variant 1 short QT syndrome. J Mol Cell Cardiol, 2006, 41: 563-566.

[71] Cordeiro JM, Brugada R, Wu YS, et al. Modulation of I (kr) inactivation by mutation n588k in *kcnh2*: a link to arrhythmogenesis in short QT syndrome. Cardiovasc Res, 2005, 67: 498-509.

[72] Dumaine R, Antzelevitch C. Disopyramide, although potentially life-threatening in the setting of long QT, could it be life-saving in short QT syndrome? J Mol Cell Cardiol, 2006, 41: 421-423.

[73] Schimpf R, Veltmann C, Giustetto C, et al. In vivo effects of mutant *herg* k+ channel inhibition by disopyramide in patients with a short QT-1 syndrome: a pilot study. J Cardiovasc Electrophysiol, 2007; 18: 1157-1160.

[74] 陈静, 洪葵, 苏海程, 等. 与 QT 间期缩短有关的阵发性室性心动过速发作二例. 中国心脏起搏与心电生理杂志, 2008, 22 (4): 372-373.

[75] Bjerregaard P, Gussak I. Short QT syndrome: mechanisms, diagnosis and treatment. Nat Clin Pract Cardiovasc Med, 2005, 2: 84-87.

[76] El Harchi A, McPate MJ, Zhang Y, et al. Action potential clamp and chloroquine sensitivity of mutant kir2.1 channels responsible for variant 3 short QT syndrome. J Mol Cell Cardiol, 2009, 47: 743-747.

[77] 郭成军, 张英川, 方冬平. 短 QT 综合征多频率室性心动过速和心室颤动的机理与消融治疗. 中国心脏起搏与心电生理杂志, 2005, 19 (1): 23-28.

[78] 李海宴, 郭成军, 任学军. 短 QT 综合征的诊断与治疗. 中华心律失常, 2008, 12 (5): 335.

[79] Wilde AA, Antzelevitch C, Borggrefe M, et al. Proposed diagnostic criteria for the Brugada syndrome: consensus report. Circulation, 2002, 106 (19): 2514-2519.

[80] Sinner MF, Pfeufer A, Perz S, et al. Spontaneous Brugada electrocardiogram patterns are rare in the German general population: results from the KORA study. Europace, 2009, 11 (10): 1338-1344.

[81] Miyasaka Y, Tsuji H, Yamada K, et al. Prevalence and mortality of the Brugada-type electrocardiogram in one city in Japan. J Am Coll Cardiol, 2001, 38 (3): 771-774.

[82] Probst V, Veltmann C, Eckardt L, et al. Long-term prognosis of patients diagnosed with Brugada syndrome: results from the FINGER Brugada syndrome registry. Circulation, 2010, 121 (5): 635-643.

[83] Vohra J. Diagnosis and management of Brugada syndrome. Heart Lung Circ, 2011, 20 (12): 751-756.

[84] Morita H, Kusano KF, Miura D, et al. Fragmented QRS as a marker of conduction abnormality and a predictor of prognosis of Brugada syndrome. Circulation, 2008, 118 (17): 1697-1704.

[85] Gussak I, Antzelevitch C, Bjerregaard P, et al. The Brugada syndrome: clinical, electrophysiologic and genetic aspects. J Am Coll Cardiol, 1999, 33 (1): 5-15.

[86] Richter S, Sarkozy A, Paparella G, et al. Number of electrocardiogram leads displaying the diagnostic coved-type pattern in Brugada syndrome: a diagnostic consensus criterion to be revised. Eur Heart J, 2010, 31 (11): 1357-1364.

[87] Antzelevitch C, Brugada P, Borggrefe M, et al. Brugada syndrome: report of the second consensus conference: endorsed by the Heart Rhythm Society and the European Heart Rhythm Association. Circulation, 2005, 111 (5): 659-670.

[88] Wichter T. What role for autonomic dysfunction in Brugada Syndrome? Pathophysiological and prognostic implications. Europace, 2008, 10 (7): 782-783.

[89] Watanabe A, Fukushima Kusano K, et al. Low-dose isoproterenol for repetitive ventricular arrhythmia in patients with Brugada syndrome. Eur Heart J, 2006, 27 (13): 1579-1583.

[90] Maury P, Couderc P, Delay M, et al. Electrical storm in Brugada syndrome successfully treated using isoprenaline. Europace, 2004, 6 (2): 130-133.

[91] Nakazawa K, Sakurai T, Takagi A, et al. Autonomic imbalance as a property of symptomatic Brugada syndrome. Circ J, 2003, 67 (6): 511-514.

[92] Wichter T, Matheja P, Eckardt L, et al. Cardiac autonomic dysfunction in Brugada syndrome. Circulation, 2002, 105 (6): 702-706.

[93] Kies P, Wichter T, Schafers M, et al. Abnormal myocardial presynaptic norepinephrine recycling in patients with Brugada syndrome. Circulation, 2004, 110 (19): 3017-3022.

[94] Paul M, Meyborg M, Boknik P, et al. Autonomic dysfunction in patients with Brugada syndrome: further biochemical evidence of altered signaling pathways. Pacing Clin Electrophysiol, 2011, 34 (9): 1147-1153.

[95] Bigi MA, Aslani A. Significance of cardiac autonomic

neuropathy in risk stratification of Brugada syndrome. Europace，2008，10（7）：821-824.

[96] Watanabe H，Koopmann TT，Le Scouarnec S，et al. Sodium channel beta1 subunit mutations associated with Brugada syndrome and cardiac conduction disease in humans. J Clin Invest，2008，118（6）：2260-2268.

[97] Delpon E，Cordeiro JM，Nunez L，et al. Functional effects of KCNE3 mutation and its role in the development of Brugada syndrome. Circ Arrhythm Electrophysiol，2008，1（3）：209-218.

[98] Benito B，Brugada R，Brugada J，et al. Brugada syndrome. Prog Cardiovasc Dis，2008，51（1）：1-22.

[99] Chen Q，Kirsch GE，Zhang D，et al. Genetic basis and molecular mechanism for idiopathic ventricular fibrillation. Nature，1998，392（6673）：293-296.

[100] Kapplinger JD，Tester DJ，Alders M，et al. An international compendium of mutations in the SCN5A-encoded cardiac sodium channel in patients referred for Brugada syndrome genetic testing. Heart Rhythm，2010，7（1）：33-46.

[101] Zimmer T，Surber R. SCN5A channelopathies-an update on mutations and mechanisms. Prog Biophys Mol Biol，2008，98（2-3）：120-136.

[102] London B，Michalec M，Mehdi H，et al. Mutation in glycerol-3-phosphate dehydrogenase 1 like gene （GPD1-L）decreases cardiac Na^+ current and causes inherited arrhythmias. Circulation，2007，116（20）：2260 -2268.

[103] Antzelevitch C，Pollevick GD，Cordeiro JM，et al. Loss-of-function mutations in the cardiac calcium channel underlie a new clinical entity characterized by ST-segment elevation，short QT intervals，and sudden cardiac death. Circulation，2007，115（4）：442-449.

[104] Hu D，Barajas-Martinez H，Burashnikov E，et al. A mutation in the beta 3 subunit of the cardiac sodium channel associated with Brugada ECG phenotype. Circ Cardiovasc Genet，2009，2（3）：270-278.

[105] Kattygnarath D，Maugenre S，Neyroud N，et al. MOG1: a new susceptibility gene for Brugada syndrome. Circ Cardiovasc Genet，2011，4（3）：261-268.

[106] Ohno S，Zankov DP，Ding WG，et al. KCNE5（KCNE1L）variants are novel modulators of Brugada syndrome and idiopathic ventricular fibrillation. Circ Arrhythm Electrophysiol，2011，4（3）：352-361.

[107] Giudicessi JR，Ye D，Tester DJ，et al. Transient outward current（I（to））gain-of-function mutations in the KCND3-encoded Kv4. 3 potassium channel and Brugada syndrome. Heart Rhythm，2011，8（7）：1024-1032.

[108] Veltmann C，Schimpf R，Echternach C，et al. A prospective study on spontaneous fluctuations between diagnostic and non-diagnostic ECGs in Brugada syndrome: implications for correct phenotyping and risk stratification. Eur Heart J，2006，27（21）：2544-2552.

[109] Berne P，Brugada J. Brugada syndrome. Circ J，2012，76（7）：1563 -1571.

[110] Nademanee K，Veerakul G，Mower M，et al. Defibrillator versus beta-blockers for unexplained death in Thailand（DEBUT）: a randomized clinical trial. Circulation，2003，107（17）：2221-2226.

[111] 杨宝平，杨莉，秦立军. 经皮穿刺腋静脉植入埋藏式心脏转复除颤器治疗儿童 Brugada 综合征一例. 中国心脏起搏与心电生理杂志，2012，26（1）：90-91.

[112] Sacher F，Probst V，Iesaka Y，et al. Outcome after implantation of a cardioverter-defibrillator in patients with Brugada syndrome: a multicenter study. Circulation，2006，114（22）：2317-2324.

[113] Watanabe H，Chinushi M，Sugiura H，et al. Unsuccessful internal defibrillation in Brugada syndrome: focus on refractoriness and ventricular fibrillation cycle length. J Cardiovasc Electrophysiol，2005，16（3）：262-266.

[114] Morita H，Fukushima-Kusano K，Nagase S，et al. Site-specific arrhythmogenesis in patients with Brugada syndrome. J Cardiovasc Electrophysiol，2003，14（4）：373-379.

[115] Antzelevitch C，Brugada P，Borggrefe M，et al. Brugada syndrome: report of the second consensus conference. Heart Rhythm，2005，2（4）：429-440.

[116] Yang F，Hanon S，Lam P，et al. Quinidine revisited. Am J Med，2009，122（4）：317-321.

[117] Kyriazis K，Bahlmann E，van der Schalk H，et al. Electrical storm in Brugada syndrome successfully treated with orciprenaline: effect of low-dose quinidine on the electrocardiogram. Europace，2009，11（5）：665-666.

[118] Nademanee K，Veerakul G，Chandanamattha P，et al. Prevention of ventricular fibrillation episodes in Brugada syndrome by catheter ablation over the anterior right ventricular outflow tract epicardium. Circulation，2011，123（12）：1270-1279.

[119] Huikuri HV，Castellanos A，Myerburg RJ. Sudden death due to cardiac arrhythmias. N Engl J Med，

第二十二章　自主神经与离子通道病

2001，345（20）：1473-1482.

［120］Klatsky AL，Oehm R，Cooper RA，et al. The early repolarization normal variant electrocardiogram: correlates and consequences. Am J Med，2003，115（3）：171-177.

［121］Haissaguerre M，Derval N，Sacher F，et al. Sudden cardiac arrest associated with early repolarization. N Engl J Med，2008，358（19）：2016-2023.

［122］Nam GB，Kim YH，Antzelevitch C. Augmentation of J waves and electrical storms in patients with early repolarization. N Engl J Med，2008，358（19）：2078-2079.

［123］Tikkanen JT，Anttonen O，Junttila MJ，et al. Long-term outcome associated with early repolarization on electrocardiography. N Engl J Med，2009，361（26）：2529-2537.

［124］Gaita F，Giustetto C，Bianchi F，et al. Short QT Syndrome: a familial cause of sudden death. Circulation，2003，108（8）：965-970.

［125］Shinohara T，Takahashi N，Saikawa T，et al. Characterization of J wave in a patient with idiopathic ventricular fibrillation. Heart Rhythm，2006，3（9）：1082-1084.

［126］Krahn AD，Healey JS，Chauhan V，et al. Systematic assessment of patients with unexplained cardiac arrest: Cardiac Arrest Survivors With Preserved Ejection Fraction Registry（CASPER）. Circulation，2009，120（4）：278-285.

［127］Abe A，Ikeda T，Tsukada T，et al. Circadian variation of late potentials in idiopathic ventricular fibrillation associated with J waves: insights into alternative pathophysiology and risk stratification. Heart Rhythm，2010，7（5）：675-682.

［128］Riera AR，Ferreira C，Schapachnik E，et al. Brugada syndrome with atypical ECG: downsloping ST-segment elevation in inferior leads. J Electrocardiol，2004，37（2）：101-104.

［129］Riera AR，Uchida AH，Schapachnik E，et al. Early repolarization variant: epidemiological aspects, mechanism, and differential diagnosis. Cardiol J，2008，15（1）：4-16.

［130］Dilaveris P，Pantazis A，Gialafos E，et al. Assessment of ventricular repolarization alterations in subjects with early repolarization. Int J Cardiol，2004，96（2）：273-279.

［131］Sinner MF，Reinhard W，Muller M，et al. Association of early repolarization pattern on ECG with risk of cardiac and all-cause mortality: a population-based prospective cohort study（MONICA/KORA）. PLoS Med，2010，7（7）：e1000314.

［132］Yan GX，Antzelevitch C. Cellular basis for the electrocardiographic J wave. Circulation，1996，93（2）：372-379.

［133］Yan GX，Lankipalli RS，Burke JF，et al. Ventricular repolarization components on the electrocardiogram: cellular basis and clinical significance. J Am Coll Cardiol，2003，42（3）：401-409.

［134］Haydar ZR，Brantley DA，Gittings NS，et al. Early repolarization: an electrocardiographic predictor of enhanced aerobic fitness. Am J Cardiol，2000，85（2）：264-266.

［135］Haissaguerre M，Chatel S，Sacher F，et al. Ventricular fibrillation with prominent early repolarization associated with a rare variant of KCNJ8/KATP channel. J Cardiovasc Electrophysiol，2009，20（1）：93-98.

［136］Medeiros-Domingo A，Tan BH，Crotti L，et al. Gain-of-function mutation S422L in the KCNJ8-encoded cardiac K（ATP）channel Kir6.1 as a pathogenic substrate for J-wave syndromes. Heart Rhythm，2010，7（10）：1466-1471.

［137］Burashnikov E，Pfeiffer R，Barajas-Martinez H，et al. Mutations in the cardiac L-type calcium channel associated with inherited J-wave syndromes and sudden cardiac death. Heart Rhythm，2010，7（12）：1872-1882.

［138］Nam GB，Ko KH，Kim J，et al. Mode of onset of ventricular fibrillation in patients with early repolarization pattern vs. Brugada syndrome. Eur Heart J，2010，31（3）：330-339.

［139］Corrado D，Pelliccia A，Heidbuchel H，et al. Recommendations for interpretation of 12-lead electrocardiogram in the athlete. Eur Heart J，2010，31（2）：243-259.

［140］Moya A，Sutton R，Ammirati F，et al. Guidelines for the diagnosis and management of syncope（version 2009）. Eur Heart J，2009，30（21）：2631-2671.

［141］Rosso R，Kogan E，Belhassen B，et al. J-point elevation in survivors of primary ventricular fibrillation and matched control subjects: incidence and clinical significance. J Am Coll Cardiol，2008，52（15）：1231-1238.

［142］Myerburg RJ，Reddy V，Castellanos A. Indications for implantable cardioverter-defibrillators based on evidence and judgment. J Am Coll Cardiol，2009，54（9）：747-763.

［143］Tabereaux PB，Dosdall DJ，Ideker RE. Mechanisms of

VF maintenance: wandering wavelets, mother rotors, or foci. Heart Rhythm, 2009, 6 (3): 405-415.

[144] Zipes DP, Rubart M. Neural modulation of cardiac arrhythmias and sudden death. Heart Rhythm, 2006, 3: 108-113.

[145] Stanton MS, Tuli MM, Radtke NL, et al. Regional sympathetic denervation after myocardial infarction in humans detected noninvasively using I-123-metaiodobenzylguanidine. J Am Coll Cardiol, 1989, 14: 1519-1526.

[146] Paul M, Schters M, Kies P, et al. Impact of sympathetic innervation on recurrent life-threatening arrhythmias in the follow-up of patients with idiopathic ventricular fibrillation. Eur J Nucl Med Mol Imaging, 2006, 33: 862-865.

[147] Chen P-S, Chen LS, Cao J-M, et al. Sympathetic nerve sprouting, electrical remodeling and the mechanisms of sudden cardiac death. Cardiovasc Res, 2001, 50: 409-416.

[148] Cao J-M, Fishbein MC, Han JB, et al. Relationship between regional cardiac hyperinnervation and ventricular arrhythmia. Circulation, 2000, 01: 1960-1969.

[149] Beyerbach DM, Kovacs RJ, Dmitrienko AA, et al. Effects of thoracic spinal cord stimulation on cardiac autonomic regulation of the sinus and atrioventricular nodes. J Cardiovasc Electrophysiol, 2002, 13: 475-481.

[150] Issa ZF, Zhou X, Ujhelyi MR, et al. Thoracic spinal cord stimulation reduces the risk of ischemic ventricular arrhythmias in a postinfarction heart failure canine model. Circulation, 2005, 111: 3217-3220.

[151] Issa ZF, Ujhelyi MR, Hildebrand KR, et al. Intrathecal clonidine reduces the incidence of ischemic provoked ventricular arrhythmias in a canine postinfarction heart failure model. Heart Rhythm, 2005, 2: 1122-1127.

[152] Lerman BB, Stein KM, Markowitz SM. Idiopathic right ventricular outflow tract tachycardia: a clinical approach. PACE, 2006, 19: 2120-2137.

[153] Sekiguchi Y, Aonuma K, Takahashi A, et al. Electrocardiographic and electrophysiologic characteristics of ventricular tachycardia originating within the pulmonary artery. J AM Coll Cardiol, 2005, 45: 887-895.

[154] vMont L, Seixas T, Brugada P, et al. Clinical and electrophysiologic characteristics of exercise-related idiopathic ventricular tachycardia. Am H Cardiol, 1991, 68: 897-900.

[155] Noda T, Shimizu W, Taguchi A, et al. Malignant en-

tity of idiopathic ventricular fibrillation and polymorphic ventricular tachycardia initiated by premature extrasystoles originating from the right ventricular outflow tract. J Am Coll Cardial, 2005, 46: 1288-1294.

[156] Azegami K, Wilber DJ. Spatial resolution of pacemapping and activation mapping in patients with idiopathic right ventricular outflow tract tachycardia. J Cardiovasc Electrophysiol, 2005, 16: 823-829.

[157] 曹克将, 单其俊, 邹建刚, 等. 右室室性心动过速的射频消融及其随访结果. 中华心律失常学杂志, 1998, 2: 160-172.

[158] Stein KM, Karagounis LA, Markowitz SM, et al. Heart rate changes preceding ventricular ectopy in patients with ventricular tachycardia caused by reentry, triggered activity, and automaticity. Am Heart J, 1998, 136: 425-434.

[159] Lee KT, Chu CS, Dai ZK, et al. Successful catheter ablation of idiopathic left ventricular tachycardia during sinus rhythm. Int J Cardiol, 2007, 115: e74-e77.

[160] Falcone C, Buzzi MP, Klersy C, et al. Rapid heart rate increase at onset of exercise predicts adverse cardiac events in patients with coronary artery disease. Circulation, 2005, 112: 1959-1964.

[161] Billman GE. Heart rate response to the onset of exercise: evidence for enhanced cardiac sympathetic activity in animals susceptible to ventricular fibrillation. Am J Physiol Heart Circ Physiol, 2006, 291: H429-H435.

[162] Rubart M, Zipes DP. Mechanisms of sudden cardiac death. J Clin Invest, 2005, 115: 2305-2315.

[163] Schwartz PJ, Zipes DP. Autonomic modulation of cardiac arrhythmias//Zipes DP. Cardiac Electrophysiology: From Cell to Bedside. 3rd ed. Philadelphia: W. B. Saunders, 2000: 300-314.

[164] Zhou S, Jung BC, Tan AY, et al. Spontaneous stellate ganglion nerve activity and ventricular arrhythmia in a canine model of sudden death. Heart Rhythm, 2008, 5: 131-139..

[165] Billman GE. A comprehensive review and analysis of 25 years of data from an in vivo canine model of sudden cardiac death: implications for future anti-arrhythmic drug development. Pharmacol Therap, 2006, 111: 808-835.

[166] Schwartz PJ. Cutting nerves and saving lives. Heart Rhythm, 2009, 6: 760-763..

[167] Collura CA, Johnson JN, Moir C, et al. Left cardiac sympathetic denervation for the treatment of long QT syndrome and catecholaminergic polymorphic ventricu-

lar tachycardia using video-assisted thoracic surgery. Heart Rhythm，2009，6：752-759，.

[168] Schwartz PJ，Priori SG，Cerrone M，et al. Left cardiac sympathetic denervation in the management of high-risk patients affected by the long QT syndrome. Circulation，2004，109：1826-1833.

[169] DeSantiago J，Ai X，Isalm M，et al. Arrhythmogenic effects of β_2-adrenergic stimulation in the failing heart are attributable to enhanced sarcoplasmic reticulum Ca load. Circ Res，2008，102：1389-1397.

[170] Houle MS，Altschuld RA，Billman GE. Enhanced in vivo and in vitro contractile responses in β_2-adrenergic receptor stimulation in dogs susceptible to lethal arrhythmias. J Appl Physiol，2001，91：1627-1637.

[171] Dougherty CM，Burr RL. Comparison of heart rate variability in survivors and nonsurvivors of sudden cardiac arrest. Am J Cardiol，1992，70：441-448.

[172] La Rovere MT，Bigger JT Jr，Marcus FI，et al. Baroreflex sensitivity and heart rate variability in prediction of total cardiac mortality after myocardial infraction. Lancet，1998，351：478-484.

[173] Smith LL，Kukielka M，Billman GE. Heart rate recovery after exercise：a predictor of ventricular fibrillation susceptibility after myocardial infarction. Am J Physiol Heart Circ Physiol，2005，288：H1763-H1769.

[174] Billman GE，Kukielka M. Effect of endurance exercise training on the heart rate onset and heart rate recovery responses to submaximal exercise in animals susceptible to ventricular fibrillation. J Applied Physiol，2007，102：231-240.

[175] Issa ZF，Zhou X，Ujhelyi MR，et al. Thoracic spinal cord stimulation reduces the risk of ischemic ventricular arrhythmias in a postinfarction heart failure canine model. Circulation，2005. 111：3217-3220.

[176] Issa ZF，Ujhelyi MR，Hildebrand KR，et al. Intrathecal clonidine reduces the incidence of ischemic provoked ventricular arrhythmias in a canine post-infarction heart failure model. Heart Rhythm，2005，2：1122-1127.

[177] Olgin JE，Takahashi T，Wilson E，et al. Effects of thoracic spinal cord stimulation on cardiac autonomic regulation of the sinus and atrioventricular nodes. J Cardiovasc Electrophysiol，2002，13：475-481.

[178] Issa ZF，Rosenberger J，Groh WJ，et al. Ischemic ventricular arrhythmias during heart failure：a canine model to replicate clinical events. Heart Rhythm，2005，2：979-983.

[179] Hull SS Jr，Vanoli E，Adamson PB，et al. Do increases in markers of vagal activity imply protection from sudden death? The case of scopolamine. Circulation，1995，91：2516-2519.

[180] Schwartz PJ，Priori SG，Cerrone M，et al. Left cardiac sympathetic denervation in the management of high-risk patients affected by the long-QT syndrome. Circulation，2004，109：1826-1833.

[181] Kontula K，Laitinen PJ，Lehtonen A，et al. Catecholaminergic polymorphic ventricular tachycardia：recent mechanistic insights. Cardiovasc Res，2005，67：379-387.

[182] Wehrens XH，Lehnart SE，Reiken S，et al. Ryanodine receptor/calcium release channel PKA phosphorylation：a critical mediator of heart failure progression. Proc Natl Acad Sci U S A，2006，103：511-518.

[183] Wilde AA，Bhuiyan ZA，Crotti L，et al. Left cardiac sympathetic denervation for catecholaminergic polymorphic ventricular tachycardia. N Engl J Med，2008，358：2024-2029.

[184] Christopher AC，Jonathan NJ，Christopher M，et al. Left cardiac sympathetic denervation for the treatment of long QT syndrome and catecholaminergic polymorphic ventricular tachycardia using video-assisted thoracic surgery. Heart Rhythm，2009，6：752-759.

[185] Schwartz PJ，Spazzolini C，Crotti L. All LQT3 patients need an ICD：true or false. Heart Rhythm，2009，6（1）：113-120.

[186] Besana A，Wang DW，George AL Jr，et al. Nadolol block of Nav1. 5 dose not explain its efficacy in the long QT syndrome. J Cardiovasc Pharmacol，2012，59（3）：249-253.

[187] Kono T，Morita H，Kuroiwa T，et al. Neurogenic stunned myocardium. Curr Neurol Neurosic Rep，2009，9（6）：486-491.

[188] Gollob MH，Redpath CJ，Roberts JD. The short QT syndrome：proposed diagnostic criteria. J Am Coll Cardiol，2011，57：802-812.

[189] 曹克将，陈义汉，郭成军，等. 遗传性心脏离子通道病与心肌病基因检测中国专家共识. 中华心血管病杂志，2011，39（12）：1073-1082.

[190] Bun SS，Maury P，Giustetto C，et al. Electrical storm in short-QT syndrome successfully treated with isoproterenol. J Cardiovasc Electro，2012，23（9）：1028-1030.

[191] Sun Y，Quan XQ，Fromme S，et al. A novel mutation in the KCNH2 gene associated with short QT syn-

drome. J Mol Cell Cardiol，2011，50：433-441.

[192] Templin C，Ghadri JR，Rougier JS，et al. Identification of a novel loss-of-function calcium channel gene mutation in short QT syndrome（SQT6）. Eur Heart J，2011，32：1077-1088.

[193] Hong K，Hu JZ，Yu JH，et al. Concomitant Brugada-like and short QT electrocardiogram linked to SCN5A mutation. Eur J Hum Genet，2012，20（11）：1189-1192.

[194] Nademanee K，Veerakul G，Chandanamattha P，et al. Prevention of ventricular fibrillation episodes in Brugada syndrome by catheter ablation over the anterior right ventricular outflow tract epicardium. Circulation，2011，123：1270-1279.

[195] Junttila MJ，Brugada P，Hong K，et al. Differences in 12-lead electrocardiogram between symptomatic and asymptomatic Brugada syndrome patients. J Cardiovasc Electrophysiol，2008，19：380-383.

[196] Kyriazis K，Bahlmann E，van der Schalk H，et al. Electrical storm in Brugada syndrome successfully treated with orciprenaline；effect of low-dose quinidine on the electrocardiogram. Europace，2009，11：665-666.

[197] Mehrotra S，Juneja R，Naik N，et al. Successful use of quinine in the treatment of electrical storm in a child with Brugada syndrome. J Cardiovasc Electrophysiol，2011，22：594-597.

[198] Bayés de Luna A，Brugada J，Baranchuk A. Current electrocardiographic criteria for diagnosis of Brugada pattern：a consensus report . J Electrocardiol，2012，45（5）：433-442 .

[199] Priori SG，Wilde AA，Horie M，et al. HRS/EHRA/APHRS expert consensus statement on the diagnosis and management of patients with inherited primary arrhythmia syndrome. Heart Rhythm，2013，10（12）：1932-1963.

[200] Nielsen MW，Holst AG，Olesen SP. The genetic component of Brugada syndrome. Front Physiol，2013，4：179.

[201] Sunsaneewitayakul B，Yao Y，Thamaree S，et al. Endocardial mapping and catheter ablation for ventricular fibrillation prevention in Brugada syndrome . J Cardiovasc Electrophysiol，2012，Suppl 1：S10 -16.

[202] Picetti E，Zoerle T，Cattani L. Fever and brugada syndrome：a dangers combination. Minerva Anestesiol，2014，80（4）：512-513.

[203] Ezaki K，Nakagawa M，Taniguchi Y，et al. Gender differences in the ST segment：effect of androgen-dep-

rivation therapy and possible role of testosterone. Circ J，2010，74（11）：2448-2454.

[204] Zhou P，Yang XC，Li CL. Effects of cilostazol in the heart. J Cardiovasc Med（Hagerstown），2011，12（2）：88-95.

[205] Delise P，Allocca G，Marras E，et al. Risk stratification in individuals with the Brugada type 1 ECG pattern without previous cardiac arrest：usefulness of a combined clinical and electrophysiologic approach. Eur Heart J，2011，32（2）：169-176.

[206] Brugada R，Campuzano O，Serguelle-Brugada G，et al. Brugada syndrome. Methodist Debakey Cardiovasc，2014，10（1）：25-28.

[207] Hsiao PY，Tien HC，Lo CP，et al. Gene mutation in cardiac arrhythmia：a review of recent evidence in ion channelopathies. Appl Clin Genetic，2013，6：1-13.

[208] la Souamec S，Krakachoff M，Gourraud JB，et al. Testing the burden of rare variation in arrhythmia-susceptibility gene provides new insights molecular diagnosis for Brugada syndrome. Hum Mol Genet，2015，24（10）：2757-2763.

[209] Saber S，Amarouch MY，Fazelifar AF，et al. Complex genetic background in a large family with Brugada syndrome. Physiol Rep，2015，3（1）. pii：e12256.

[210] Saber S，Houshmand M，Effekhharzadeh M，et al. Clinical polymorphisms and approaches of arrhythmias treatment in a family with KPQ1505-1507 deletion in SCN5A gene. Vestn Ross Akad Med Nauk，2014，（5-6）：52-59.

[211] Bayés de Luna A，Brugada J，Baranchuk A，et al. Current electrocardiographic criteria for diagnosis of Brugada pattern：a consensus report. J Electrocardiol，2012，45：433-442.

[212] Veerakul G，Nademanee K. Brugada syndrome：two decades of progress. Circ J，2012，76：2713-2722.

[213] Berne P，Brugada J. Brugada syndrome. Circ J，2012，76（7）：1563-1571.

[214] Downing NL，Abhimanyu，Sallam K，et al. Comparison of early repolarization in inferior and lateral leads. JACC，2012，59：E1940.

[215] Tikkanen JT，Junttila MJ，Anttonen O，et al. Early repolarization：electrocardiographic phenotypes associated with favorable long term outcome. Circulation，2011，123：2666-2673.

[216] Rosso R，Glikson E，Belhassen B，et al. Distinguishing "benign" from "malignant early repolarization"：the value of the ST-segment morphology. Heart

Rhythm，2012，9：225-229.

[217] Marco V，Perez，Abhimanyu Uberoi，et al. The prognostic value of early repolarization with ST-segment elevation in African Americans. Heart Rhythm，2012，9：558-565.

[218] Haissaguerre M，Chatel S，Sacher F，et al. Ventricular fibrillation with prominent early repolarization associated with a rare variant of KCNJ8/KATP channel. J Cardiovasc Electrophysiol，2009，20：93-98.

[219] Hector BM，Dan Hu，Tania Ferrer，et al. Molecular genetic and functional association of Brugada and early repolarization syndromes with S422L missense mutation in KCNJ8. Heart Rhythm，2012，9：548-555.

[220] Kohei Iguchi，Takashi Noda，Shiro Kamakura，et al. Beneficial effects of cilostazol in a patient with recurrent ventricular fibrillation associated with early repolarization syndrome. Heart Rhythm，2013，10：604-606.

[221] Reinhard W，Kaes s BM，Debiec R，et al. Heritability of early repolarization：a population-based study . Circ Cardiovasc Genet，2011，4（2）：134-138.

[222] Nunn LM，Bhar-Amato J，Lowe MD，et al. Prevalence of J point elevation in sudden arrhythmic death syndrome families. J Am Col Cardiol，2011，58（3）：286-290.

[223] Haissaguerre M，Derval N，Sacher F，et al. Sudden cardiac arrest associated with early repolarization. N Engl J Med，2008，358（19）：2016-2023.

[224] Nam GB，Kim YH，Antzelevitch C. Augmentation of J waves and electrical storms in patients with early repolarization. N Engl J Med，2008，358（19）：2078-2079.

[225] Tikkanen JT，Anttonen O，Junttila MJ，et al. Long-term outcome associated with early repolarization on electrocardiography. N Eng l Med，2009，361（26）：2529-2537.

[226] 王晓嘉，路宏，刘艳芳，等. 早期复极综合征流行病学普查研究. 中华心血管病杂志，2007，35（8）：765-767.

[227] Roten L，Derval N，Sacher F，et al. Heterogeneous response of J-wave syndromes to beta-adrenergic stimulation. Heart Rhythm，2012，9：1970-1976.

[228] Haissaguerre M1，Sacher F，Nogami A，et al. Characteristics of recurrent ventricular fibrillation associated with inferolateral early repolarization role of drug therapy. J Am Coll Cardiol，2009，17(53)：612-619.

[229] Sacher F，Derval N，Horlitz M，et al. J wave eleva-

tion to monitor quinidine efficacy in early repolarization syndrome. J Electrocardiol，2014，47：223-225.

[230] Iguchi K，Noda T，Kamakura S，et al. Beneficial effects of cilostazol in a patient with recurrent ventricular fibrillation associated with early repolarization syndrome. Heart Rhythm，2013，10：604-606.

[231] Hasegawa K，Ashihara T，Kimura H，et al. Long-term pharmacological therapy of Brugada syndrome：is J-wave attenuation a marker of drug efficacy. Intern Med，2014，53：1523-1526.

[232] Shinohara T，Ebata Y，Ayabe R，et al. Combination therapy of cilostazol and bepridil suppresses recurrent ventricular fibrillation related to J-wave syndromes. Heart Rhythm，2014，11：1441-1445.

[233] Priori SG，Blomström-Lundqvist C，Mazzanti A，et al. 2015 ESC guidelines for the management of patients with ventricular arhythmias and the prevention of sudden cardiac death. Eur Heart J，2015，69（2）：176.

[234] 中华心血管病杂志编辑委员会心律失常循证工作组. 遗传性原发性心律失常综合征诊断与治疗中国专家共识. 中华心血管病杂志，2015，43（1）：5-21.

[235] Harmon KG，Drezner JA，Wilson MG G，et al. Incidence of sudden cardiac death in athletes：a state-of-the-art review. Br J Sports Med，2014，48（15）：1185-1192.

[136] Abu-Zeitone A，Peterson DR，Polonsky B，et al. Efficacy of different beta-blockers in the treatment of long QT syndrome. J Am Coll Cardiol，2014，64（13）：1352-1358.

[237] Barsheshet A，Dotsenko O，Goldenberg I. Genotype-specific risk stratification and management of patients with long QT syndrome. Ann Noninvasive Electrocardiol，2013，18（6）：499-509.

[238] Aizawa Y，Chinushi M，Hasegawa K，et al. Electrical storm in idiopathic ventricular fibrillation is associated with early repolarization. JACC，2012，59：1948.

[329] Lévy S，Sbragia P. ECG repolarization syndrome abnormalities（J wave syndromes）and idiopathic ventricular fibrillation：diagnostic and management. J Interv Card Electrophysiol，2011，32：181-186.

[240] Derval N，Lim HS，Haïssaguerre M. Dynamic electrocardiographic recordings in patients with idiopathic ventricular fibrillation. Journal of Electrocardiology，2013，46：451-455.

[241] Soliman EZ，Elsalam MA，Li YB. Early repolarization and markers of ventricular arrhythmogenesis in patients referred to ambulatory 24-hour ECG recording. Inter-

national Journal of Cardiology，2012，160：175-180.

［242］ Anter E，Buxton AE，Silverstein JR，et al. Idiopathic ventricular fibrillation originating from the moderator band. J Cardiovasc Electrophysiol，2013，24：97-100.

［243］ Zhou J，Scherlag BJ，Yamanashi W，et al. Experimental model simulating right ventricular outflow tract tachycardia：a novel technique to initiate RVOT-VT. J Cardiovasc Electrophysiol，2006，17（7）：771-775.

［244］ Can H，Alp A，Aydin M，et al. Human model simulating right ventricular out flow tract tachycardia by high frequency stimulation in the left pulmonary artery：autonomics and idiopathic ventricular arrhythmias. Cardio Vasc Electrophysiol，2009，20（7）：759-763.

［245］ Michael S，Hartmut L，Thomas W，et al. Cardiac sympathetic innervation in patients with idiopathic right ventricular outflow tract tachycardia. J Am Coll Cardiol，1998，32：181-186.

［246］ Nam GB，Ko KH，Kim J，et al. Mode of onset of ventricular fibrillation in patients with early repolarization pattern vs. Brugada syndrome. Eur Heart J，2010，31：330-339.

［247］ Postema PG，Christiaans I，Hofman N，et al. Founder mutations in the Netherlands：familial idiopathic ventricular fibrillation and DPP6. Neth Heart J，2011，19：290-296.

［248］ Xiao L，Koopmann TT，Ordog B，et al. Unique cardiac Purkinje fiber transient outward current beta-subunit composition：a potential molecular link to idiopathic ventricular fibrillation. Circ Res，2013，112：1310-1322.

［249］ Fukuyama M，Ohno S，Wang Q，et al. L-type calcium channel mutations in Japanese patients with inherited arrhythmias. Circ J，2013，77：1799-1806.

［250］ Giudicessi JR，Ye D，Kritzberger CJ，et al. Novel mutations in the KCND3-encoded Kv4.3 K$^+$ channel associated with autopsy-negative sudden unexplained death. Hum Mutat，2012，33：989-997.

［251］ Ohno S，Zankov DP，Ding WG，et al. KCNE5（KCNE1L）variants are novel modulators of Brugada syndrome and idiopathic ventricular fibrillation. Circ Arrhythm Electrophysiol，2011，4：352-361.

［252］ Watanabe H，Nogami A，Ohkubo K，et al. Electrocardiographic characteristics and SCN5A mutations in idiopathic ventricular fibrillation associated with early repolarization. Circ Arrhythm Electrophysiol，2011，4：874-881.

［253］ Takahashi K，Tanabe K，Ohnuki M，et al. Induction of pluripotency stem cells from adult human fibroblasts by defined factors. Cell，2007，131（5）：861.

［254］ Itzhaki I，Maizels L，Huber I，et al. Modeling of catecholaminergic polymorphic ventricular tachycardia with patient specific human-induced pluripotent stem cells. J Am Coll Cardiol，2012，60（11）：990.

［255］ Miyake CY，Webster G，Czosek RJ，et al. Efficacy of implantable cardioverter defibrillators in young patients with catecholaminergic polymorphic ventricular tachycardia：success depends on substrate. Circ Arrhythm Electrophysiol，2013，6（3）：579.

［256］ Swan H，Laitinen P，Kontula K，et al. Calcium channel antagonism reduces exercise induced ventricular arrhythmias in catecholaminergic polymorphic ventricular tachycardia patients with RyR2 mutations. J Cardiovasc Electrophysiol，2005，16（2）：162.

［257］ Hilliard FA，Steele DS，Laver D，et al. Flecainide inhibits arrhythmogenic Ca^{2+} waves by open state block of ryanodine receptor Ca^{2+} release channels and reduction of Ca^{2+} spark mass. J Mol Cell Cardiol，2010，48（2）：293.

［258］ Biernacka EK，Hofmann P. Efficacy of flecainide in a patient with catecholaminergic polymorphic ventricular tachycardia. Europace，2011，13（1）：129.

［259］ Van der Werf C，Zwinderman AH，Wilde AA. Therapeutic approach for patients with catecholaminergic polymorphic ventricular tachycardia：state of the art and future developments. Europace，2012，14（2）：175.

［260］ Watanabe H，Knollmann BC. Mechanism underlying catecholaminergic polymorphic ventricular tachycardia and approaches to therapy. J Electrocardiol，2011，44（6）：650.

［261］ Coserria F，Mendez A，Moruno A，et al. Complex diagnosis of catecholaminergic polymorphic ventricular tachycardia. Rev Esp Cardiol，2014，67（3）：225

［262］ Jabbari J，Jabbari R，Nielsen MW，et al. New exome data question the pathogenicity of genetic variants previously associated with catecholaminergic polymorphic ventricular tachycardia. Circ Cardiovasc Genet，2013，6（5）：481

［263］ Zumhagen S，Strutz-Seebohm N，Seebohm G，et al. Pharmacological targeting in inherited arrhythmia syndrome. Curr Med Chem，2014，21：1308-1319.

［264］ Yue Y，Castrichini M，Srivastava U，et al. Pathogenesis of the novel autoimmune-associated long-QT syndrome. Circulation，2015，132（4）：230-240.

［265］Bannister ML，Thomas NL，Sikkel MB，et al. The mechanism of flecainide action in CPVT does not involve a direct effect on RYR2. Circ Res，2015，116：1324-1335.

［266］Watanabe H，Van der Werf C，Roses-Noguer F，et al. Effects of flecainide on exercise-induced ventricular arrhythmias and recurrences in genotype-negative patients with catecholaminergic polymorphic ventricular tachycardia. Heart Rhythm，2013，10（4）：542-547.

［267］Szél T，Antzelevitch C. Abnormal repolarization as the basis for late potentials and fractionated electrograms recorded from epicardium in experimental models of Brugada syndrome. J Am Coll Cardiol，2014，63：2037-2045.

［268］Obeyesekere MN，Antzelevitch C，Krahn AD. Management of ventricular arrhythmias in suspected channelopathies. Circ Arrhythm Electrophysiol，2015，8（1）：221-231.

［269］Abe A，Ikeda T，Tsukada T，et al. Circadian variation of late potentials in idiopathic ventricular fibrillation associated with J waves：insights into alternative pathophysiology and risk stratification. Heart Rhythm，2010，7：675-682.

［270］Rosso R，Adler A，Halkin A，et al. Risk of sudden death among young individuals with J waves and early repolarization：putting the evidence into perspective. Heart Rhythm，2011，8：923-929.

［271］Mizumaki K，Nishida K，Iwamoto J，et al. Vagal activity modulates spontaneous augmentation of J-wave elevation in patients with idiopathic ventricular fibrillation. Heart Rhythm，2012，9：249-255.

from basic science. Lancet，1998，352（Suppl 1）：S18-s14.

[21] Colucci WS，Sawyer DB．Singh K，et al．Adrenergic overload and apoptosis in heart failure：implications for therapy．J Card Fail，2000，6（2 Suppl 1）：1-7.

[22] Bisognano JD，Weinberger HD，Bohlmeyer TJ，et al．Myocardial-directed overexpression of the human beta-adrenergic receptor in transgenic mice．J. Mol Cell Cardiol，2000，32（5）：817-830.

[23] Engelhardt S，Hein I，Wiesmann F，et al．Progressive hypertrophy and heart failure in beta-adrenergic recepror transgenic mice．Proc Narl Acad Sci USA，1999，96（12）：7059-7064.

[24] Engelhardt S，Grimmer Y，Fan GH，et al．Constitutive activity of the human beta（1）-adrenergic receptor in beta（1）-receptor transgenic mice ．Mol Pharmacol，2001，60（4）：712-717.

[25] Engelhardt S，Boknik P，Keller U，et al．Early impairment of calcium handling and altered expression of junction in hearts of mice overexpressing the beta-adrenergic receptor．Faseb J，2001，15（14）：2718-2720.

[26] Iwase M，Bishop SP，Uechi M，et al．Adverse effects of chronic endogenous sympathetic drive induced by cardiac GS alpha overexpression．Circ Res，1996，78（4）：517-524.

[27] Frey N，Katus HA，Olson EN，et al．Hypertrophy of the heart ：a new therapeutic target？Circulation，2004，109（13）：1580-1589.

[28] Rockman HA，Koch WJ，lefkowitz RJ．Seven-transmembrane spanning receptors and heart function．Nature，2002，415（6868）：206-212.

[29] Nienaber H，Tachibana H，Naga Prasad SV，et al．Inhibition of receptor-localized P13K preserves cardiac beta-adrenergic receptor function and ameliorates pressure overload heart failure．J Clin，2003，112（7）：1067-1079.

[30] Harding VB，Jones LR，Lefkowitz RJ，et al．Cardiac beta ARKI inhibition prolongs survival and augments beta blocker therapy in mouse model of severe failure ．Proc Natl Acad Sci USA，2001，98（10）：5809-5814.

[31] Lefkowitz RJ，Shenoy SK，Transduction of receptor signals by beta-arrestins．Science，2005，308（5721）：512-517.

[32] Lefkowitz RJ，Whalen EJ．Beta-arrestins：traffic cops of cell signaling．Curr Opin Cell Biol，2004，16（2）：162-168.

[33] Perrino C，Naga Prasad SV，Schroder JN，et al．Restoration of beta-adrenergic receptor signaling and contractile function in heart failure by disruption of the betaARKI/phosphoinositide 3-kinase complex．Circulation，2005，111（20）：2579 -2587.

[34] Perrino C，Naga Prasad SV，Patel M，et al．Targeted inhibition of beta-adrenergic receptor kinase-I-associated phosphoinositide -3 kinase activity preserves beta-adrenengic receptor signaling and prolongs survival in heart failure induced by calsequestrin overexpression．J Am Coll Cardiol，2005，45（11）：1862-1870.

[35] Rockman HA，Chien KR，Choi DJ，Iacarino et al．Expression of a beta-adrenergic receptor kinase I inhibitor prevents the development of myocardial failure in gene-targeted mice．Proc Natl Acad Sci USA，1998，95（12）：7000-7005.

[36] Milano CA，Dolber PC，Rockman HA，et al．Myocardial expression of a constitutively active alpha 1B-adrenergic receptor in transgenic mice induces cardiac hypertrophy．Proc Natl Acad Sci USA，1994，91（21）：10109-10113.

[37] Liggett SB，Tepe NM，Lorenz JN，et al．Early and delayed consequences of beta（2）-adrenergic receptor overexpression in mouse hearts：critical role for expression level．Circulation，2000，101（14）：1707-1714.

[38] Xiang Y，Rybin VO，Steinberg SF，et al．Caveolar localization dictates physiologic signaling of beta 2-adrenoceptors in neonatal cardiac cardiac myocytes．J Biol Chem，2002，277（37）：34280-34286.

[39] Cohn JN，Structural basis for heart failure ．Ventricular remodeling and its pharmacological inhibition ．Circulation，1995，91（10）：2504-2507.

[40] Task Force of the European Society of cardiology and the north American Society of Pacing and Electrophysiology．Heart rate variability：standards of measurement，physiological interpretation and clinical use．Circulation，1996，93（5）：1043-1065.

[41] Aronson D，Mittleman MA，Burger AJ．Measures of heart period variability as predictors of mortality in hospitalized patients with decompensated congestive heart failure．Am J Cardiol，2004，93（1）：59-63.

[42] Fauchier L，Babuty D，Cosnay P，et al．Heart rate variability in idiopathic dilated cardiomyopathy：characteristics and prognostic value．J Am Coll Cardiol，1997，30（4）：1009-1014.

[43] Adamson PB，Smith AL，Abraham WT，et al．Continuous autonomic assessment in patients with patients with symptomatic heart failure：prognostic value of

heart rate variability measured by an implanted cardic resynchronization device. Circulation, 2004, 110 (16): 2389-2394.

[44] Hamdan MH, Zagrodzky JD, Joglar IA, et al. Biventricular pacing decrease sympathetic activity compared with right ventricular pacing in patients with depressed ejection fraction. Circulation, 2000, 102 (9): 1027-1032.

[45] Pliquett RU, Comish KG, Zucker IH. Statin therapy restores sympathovagal balance in experimental heart failure. J Appl Physiol, 2003, 95 (2): 7000-704.

[46] Adamson PB, Kleckner KJ, VanHout WL, et al. Cardiac resynchronization therapy improves heart rate variability in patients with symptomatic heart failure. Circulation, 2003, 108 (3): 266-269.

[47] Roveda F, Middlekauff HR, Rondon MU, et al. The effects of exercise training on sympathetic neural activation in advanced heart failure: a randomized controlled trial. J Am Coll Cardiol, 2003, 42 (5): 854-860.

[48] Grassi G, Vincenti A, Brambilla R, et al. Sustained sympathoinhibitory effects of cardiac resynchronization therapy in severe heart failure. Hypertension, 2004, 44 (5): 727-731.

[49] Henderson EB, Kahn IK, Corbett IR, et al. Abnormal 1-123 metaiodobenzylguanidine myocardial washout and distribution may reflect myocardial adrenergic derangement in patients with congestive cardiomyopathy. Circulation, 1988, (5 pt 1) 1192-1199.

[50] Cohen-Solal A, Esanu Y, Logeart D, et al. Cardiac metaiodobenzylguanidine uptake in patients with moderate chronic heart failure: relationship with peak oxygen uptake and prognosis. J Am Coll Cardiol, 1999, 33 (3): 759-766.

[51] Somesen Ga, Szabo BM, van Veldhusien DJ, ET AL. Comparison between iodine 123 metaiodobenzylguanidine scintigraphy and heart rate variability for the assessment of cardiac sympathetic activity in mild to moderate heart failure. Am Heart J, 1997, 134 (3): 456-458.

[52] Yamada T, Shimonagata T, Fukunami M, et al. Comparison of the prognostic value of cardiac iondine-123 metaiodobenzylguuanidine imaging and heart rate variability in patients with chronic heart failure: a prospective study. J Am Coll Cardiol, 2003, 41 (2): 231-238.

[53] Packer M, Coats AJS, Fowler MB, et al. Effect of carvedilol on survival in severe chionic heart failure. N Engl J Med, 2001, 344 (22): 1651-1658.

[54] Poole- Wilson PA, Swederg K, Cleland JGF, et al. Comparison of carvedilol and metoprolol on clinical outcomes in patients with chronic heart failure in the Carevendilol Or Metoptolo. European Trial (COMET): randomized controlled trial. Lancet, 2003, 362 (9377): 7-13.

[55] MERIT-HF Study Group. Effect pf metoprolol CR/XI in chronic heart failure : Metoprolol CR/XL Randomised Intervention Trial in Congestive Heart Failure (MERTT-HF). Lancel, 1999, 353: 2001-2007.

[56] Cohn JN, Pfeffer MA, Rouleau J, et al. Adverse mortality effect of central sympathetic inhibition with sustained-release moxonidine in patients with heart failure (MOXCON). Eur J Heart Fail, 2003, 5 (5): 659-667.

[57] Bristow MR, Krause-Steinrauf H, Nuzzo R, et al. Effect of baseline or changes in adrenergic activity on clinical outcomes in the BetaBlock Evaluation of Survival Trial. Circulation, 2004, 110 (11): 1437-1442.

[58] The Beta-Blocker Evaluation of Survival Trial Investigators. A trial of the beta-blocker bucindolol in patients with advanced heart failure. N Engl J Med, 2001, 344: 1659-1667.

[59] Schwartz PJ, Vanoli E, Stramba-Badiale M, et al. Autonomic mechanisms and sudden death. New insights from analysis of baroreceptor reflexes in conscious dogs with and without a myocardial infarction. Circulation, 1988, 78: 969-979.

[60] De Ferrari GM, Vanoli E, Stramba-Badiale M, et al. Vagal reflexes and survival during acute myocardial ischemia in conscious dogs with healed myocardial infarction. Am J Physiol, 1991, 261: H63-69.

[61] Vatner DE, Sato N, Galper JB, et al. Physiological and biochemical evidence for coordinate increases in muscarinic receptors and Gi during pacing-induced heart failure. Circulation, 1996, 94: 102-107.

[62] La Rovere MT, Pinna GD, Maestri R, et al. Prognostic implications of baroreflex sensitivity in heart failure patients in the beta-blocking era. J Am Coll Cardiol, 2009, 53: 193-199.

[63] Fox K, Borer JS, Camm AJ, et al. Resting heart rate in cardiovascular disease. J Am Coll Cardiol, 2007, 50: 823-830.

[64] La Rovere MT, Bigger JT, Jr., Marcus FI, et al. Baroreflex sensitivity and heart-rate variability in prediction of total cardiac mortality after myocardial infarction. ATRAMI (Autonomic Tone and Reflexes After

Myocardial Infarction) Investigators. Lancet, 1998, 351: 478-484.

[65] La Rovere MT, Pinna GD, Hohnloser SH, et al. Baroreflex sensitivity and heart rate variability in the identification of patients at risk for life-threatening arrhythmias: implications for clinical trials. Circulation, 2001, 103: 2072-2077.

[66] Li M, Zheng C, Sato T, et al. Vagal nerve stimulation markedly improves long-term survival after chronic heart failure in rats. Circulation, 2004, 109: 120-124.

[67] Sabbah HN, Imai M, Zaretsky A, et al. Therapy with vagus nerve electrical stimulation combined with β-blockade improves left ventricular systolic function in dogs with heart failure beyond that seen with β-blockade alone. Eur J Heart Fail, 2007, 6 (Suppl 1): 114.

[68] Zhang Y, Popovic ZB, Bibevski S, et al. Chronic vagus nerve stimulation improves autonomic control and attenuates systemic inflammation and heart failure progression in a canine high-rate pacing model. Circ Heart Fail, 2009, 2: 692-699.

[69] Sabbah HN, Wang M, Jiang A, et al. Right vagus nerve stimulation improves left ventricular function in dogs with heart failure. J Am Coll Cardiol, 2010, 55 (suppl.): A16: E151.

[70] Schwartz PJ, De Ferrari GM, Sanzo A, et al. Long term vagal stimulation in patients with advanced heart failure: first experience in man. Eur J Heart Fail, 2008, 10: 884-891.

[71] De Ferrari GM, Crijns HJ, Borggrefe M, et al. Chronic vagus nerve stimulation: a new and promising therapeutic approach for chronic heart failure. Eur Heart J, 2011, 32: 847-855.

[72] Sabbah HN, Rastogi S, Mishra S, et al. Long-term therapy with neuroselective electric Vagus nerve stimulation improves LV function and attenuates global LV remodelling in dogs with chronic heart failure. Eur J Heart Fail, 2005, Suppl 4: 166.

[73] Hamid T, Gu Y, Ortines RV, et al. Divergent tumor necrosis factor receptor-related remodeling responses in heart failure: role of nuclear factor-kappaB and inflammatory activation. Circulation, 2009, 119: 1386-1397.

[74] Kang YM, Zhang ZH, Xue B, et al. Inhibition of brain proinflammatory cytokine synthesis reduces hypothalamic excitation in rats with ischemia-induced heart failure. Am J Physiol Heart Circ Physiol, 2008, 295: H227-236.

[75] Deswal A, Petersen NJ, Feldman AM, et al. Cyto-kines and cytokine receptors in advanced heart failure: an analysis of the cytokine database from the Vesnarinone trial (VEST). Circulation, 2001, 103: 2055-2059.

[76] Kubota T, McTiernan CF, Frye CS, et al. Dilated cardiomyopathy in transgenic mice with cardiac-specific overexpression of tumor necrosis factor-alpha. Circ Res, 1997, 81: 627-635.

[77] Demir H, Topkaya BC, Erbay AR, et al. Ischaemia-modified albumin elevation after percutaneous coronary intervention reflects albumin concentration rather than ischaemia. Ann Clin Biochem, 2009, 46: 327-331.

[78] Gupta RC, Imai M, Jiang AJ, et al. Chronic therapy with selective electric Vagus nerve stimulation normalizes plasma concentration of tissue necrosis factor-a, interleukin-6 and B-type natriuretic peptide in dogs with heart failure. J Am Coll Cardiol, 2006, 47: 77A.

[79] Feng Q, Song W, Lu X, et al. Development of heart failure and congenital septal defects in mice lacking endothelial nitric oxide synthase. Circulation, 2002, 106: 873-879.

[80] Paulus WJ, Shah AM. NO and cardiac diastolic function. Cardiovasc Res, 1999, 43: 595-606.

[81] Brack KE, Patel VH, Mantravardi R, et al. Direct evidence of nitric oxide release from neuronal nitric oxide synthase activation in the left ventricle as a result of cervical vagus nerve stimulation. J Physiol, 2009, 587: 3045-3054.

[82] Maisel WH, Stevenson LW. Atrial fibrillation in heart failure: epidemiology, pathophysiology, and rationale for therapy. Am J Cardiol, 2003, 91: 2D-8D.

[83] Tisdale JE, Borzak S, Sabbah HN, et al. Hemodynamic and neurohormonal predictors and consequences of the development of atrial fibrillation in dogs with chronic heart failure. J Card Fail, 2006, 12: 747-751.

[84] Nasr IA, Bouzamondo A, Hulot JS, et al. Prevention of atrial fibrillation onset by beta-blocker treatment in heart failure: a meta-analysis. Eur Heart J, 2007, 28: 457-462.

[85] McMurray J, Kober L, Robertson M, et al. Antiarrhythmic effect of carvedilol after acute myocardial infarction: results of the Carvedilol Post-Infarct Survival Control in Left Ventricular Dysfunction (CAPRICORN) trial. J Am Coll Cardiol, 2005, 45: 525-530.

[86] Zhang Y, Popovic ZB, Van Wagoner DR, et al. Chronic cervical vagus nerve stimulation opposes atrial electrophysiological remodeling in heart failure. Heart Rhythm, 2009, 6: s360-s361.

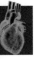

第二篇 临床篇

［87］ Zhao Q，Tang Y，Okello E，et al. Changes in atrial effective refractory period and I (KACh) after vagal stimulation plus rapid pacing in the pulmonary vein. Rev Esp Cardiol，2009，62：742-749.

［88］ Podrid PJ，Fogel RI，Fuchs TT. Ventricular arrhythmia in congestive heart failure. Am J Cardiol，1992，69：82G-95G；discussion 95G-96G.

［89］ Maskin CS，Siskind SJ，LeJemtel TH. High prevalence of nonsustained ventricular tachycardia in severe congestive heart failure. Am Heart J，1984，107：896-901.

［90］ Packer M. Sudden unexpected death in patients with congestive heart failure：a second frontier. Circulation，1985，72：681-685.

［91］ Ng GA，Brack KE，Patel VH，et al. Autonomic modulation of electrical restitution，alternans and ventricular fibrillation initiation in the isolated heart. Cardiovasc Res，2007，73：750-760.

［92］ Osman F，Kundu S，Tuan J，et al. Ganglionic plexus ablation during pulmonary vein isolation-predisposing to ventricular arrhythmias? Indian Pacing Electrophysiol J，2010，10：104-107.

［93］ Wang X，Gerdes AM. Chronic pressure overload cardiac hypertrophy and failure in guinea pigs：III. Intercalated disc remodeling. J Mol Cell Cardiol，1999，31：333-343.

［94］ Severs NJ，Bruce AF，Dupont E，et al. Remodelling of gap junctions and connexin expression in diseased myocardium. Cardiovasc Res，2008，80：9-19.

［95］ Rastogi S，Mishra S，Ilsar I，et al. Chronic therapy with electric Vagus nerve stimulation normalizes mRNA and protein expression of connexin-40，-43 and -45 in left ventricular myocardium of dogs with heart failure. Circulation，2007，116：II-218.

［96］ Premchand RK，Sharma K，Mittal S，et al. Autonomic regulation therapy via left or right cervical vagus nerve stimulation in patients with chronic heart failure：results of the ANTHEM-HF trial. J Card Fail，2014，20：808-816.

［97］ Zannad F，De Ferrari GM，Tuinenburg AE，et al. Chronic vagal stimulation for the treatment of low ejection fraction heart failure：results of the NEural Cardiac TherApy foR Heart Failure (NECTAR-HF) randomized controlled trial. Eur Heart J，2015，36：425-433.

［98］ Camm AJ，Savelieva I. Vagal nerve stimulation in heart failure. Eur Heart J，2015，36：404-406.

［99］ Hamann JJ，Ruble SB，Stolen C，et al. Vagus nerve stimulation improves left ventricular function in a canine model of chronic heart failure. Eur J Heart Fail，2013，15：1319-1326.

［100］ Tse HF，Turner S，Sanders P，et al. Thoracic spinal cord stimulation for heart failure as a restorative treatment (SCS HEART study)：First-in-human experience. Heart Rhythm，2015，12：588-95.

［101］ Mulder J，Hökfelt T，Knuepfer MM，et al. Renal sensory and sympathetic nerves reinnervate the kidney in a similar time-dependent fashion after renal denervation in rats. Am J Physiol Regul Integr Comp Physiol，2013，304：R675-R682.

［102］ Davis MI，Filion KB，Zhang D，et al. Effectiveness of renal denervation therapy for resistant hypertension：a systematic review and meta-analysis. J Am Coll Cardiol，2013，62：231-241.

［103］ Verloop WL，Beeftink MM，Nap A，et al. Renal denervation in heart failure with normal left ventricular ejection fraction. Rationale and design of the DIASTOLE (DenervatIon of the renAl Sympathetic nerves in hearT failure with nOrmal Lv Ejection fraction) trial. Eur J Heart Fail，2013，15：1429-1437.

［104］ de Leeuw PW，Alnima T，Lovett E，et al. Bilateral or unilateral stimulation for baroreflex activation therapy. Hypertension，2015，65：187-192.

［105］ Kuck KH，Bordachar P，Borggrefe M，et al；Document Reviewers. New devices in heart failure：an European Heart Rhythm Association report：developed by the European Heart Rhythm Association；endorsed by the Heart Failure Association. Europace，2014，16：109-128.

［106］ Abraham WT，Zile MR，Weaver FA，et al. Baroreflex activation therapy for the treatment of heart failure with a reduced ejection fraction. JACC Heart Fail. 2015. doi：10. 1016/j. jchf. 2015. 02. 006.

［107］ Gronda E，Seravalle G，Brambilla G，et al. Chronic baroreflex activation effects on sympathetic nerve traffic，baroreflex function，and cardiac haemodynamics in heart failure：a proof-of-concept study. Eur J Heart Fail，2014，16：977-983.

［108］ Schwartz PJ. Cardiac sympathetic denervation to prevent life-threatening arrhythmias. Nat Rev Cardiol，2014，11：346-353. doi：10. 1038/ nrcardio. 2014. 19.

［109］ De Ferrari GM，Schwartz PJ. Left cardiac sympathetic denervation in patients with heart failure：a new indication for an old intervention? J Cardiovasc Transl Res，

2014，7：338-346.

[110] Sabbah，FACC，FCCP，et al. Electrical Vagus Nerve Stimulation for the Treatment of Chronic Heart Failure. Cleve Clin J Med，2011，78（0 1）：doi：10. 3949/ccjm. 78. sl. 04.

[111] Schwartz PJ，La Rovere MT，De Ferrari GM，et al. Autonomic Modulation for the Management of Patients with Chronic Heart Failure. Circ Heart Fail，2015，8：619-628.

[112] Dicarlo L，Libbus I，Amurthur B，et al. Autonomic regulation therapy for the improvement of left ventricular function and heart failure symptoms：the AN-THEM-HF study. J Card Fail，2013，19（9）：655-60.

[113] Kobayashi M，Massiello A，Karimov JH，et al. Cardiac autonomic nerve stimulation in the treatment of heart failure. Ann Thorac Surg，2013，96（1）：339-45.

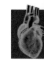

第二十三章　自主神经与心力衰竭

第二十四章 自主神经与冠心病

心血管系统生理活动受自主神经系统（autonomic nervous system，ANS）的调节。交感神经（sympathetic nervous system）和副交感神经（parasympathetic nervous system）是自主神经系统的两个重要的组成部分。两者相互协调及动态平衡是维持心血管正常活动的重要基础。大量的基础与临床研究均发现自主神经功能紊乱与冠状动脉粥样硬化性心脏病的发生、发展及预后密切相关。大约 3/4 的缺血性心脏病是由自主神经功能紊乱引起的，其主要表现为迷走神经张力的急剧降低，同时伴随着交感活性的增强，这种自主神经不平衡加速并恶化了心肌的重构，增加致死性快速性心律失常发生的风险，长期的自主神经不平衡最终可导致能量耗竭、代谢紊乱，严重增加其发病率和死亡率。

第一节 冠心病的心脏自主神经机制

正常情况下，心脏接受交感神经和迷走神经（严格讲，应该是迷走神经的副交感纤维）双重支配，两者互相拮抗，保持动态平衡，维持心血管功能正常进行。兴奋交感神经可以加快心率，增加心肌耗氧量，促进能量的消耗；缩短不应期，降低室颤阈，增加心电的不稳定性。相反，兴奋迷走神经可以减慢心率，降低心肌耗氧量，促进能量的储存；延长不应期，提高室颤阈，增加心电的稳定性。乙酰胆碱（acetylcholine，ACh）是迷走神经副交感纤维末梢释放的主要神经递质，可以促使血管内皮细胞产生内皮源性舒张因子，从而扩张冠状动脉，增加冠状动脉流量，对心血管系统产生保护作用。但是在疾病状态下，尤其在内皮损伤或伴有冠状动脉粥样硬化时，ACh 可诱发严重的血管痉挛，加重心肌缺血损伤。心脏 ANS 除了分布存在房室差异外，左右侧交感、迷走神经对心功能调节又各有侧重。右侧交感神经兴奋时以增快心率为主；左侧交感神经兴奋时以加强心肌收缩力的效应为主。右侧迷走神经主要支配窦房结，左侧迷走神经主要支配房室交界区。当一种或一侧神经受损或功能低下时，存在代偿效应。而且这种调控并非一成不变的，其具有增龄性改变，心迷走神经随着年龄增长功能逐渐降低。迷走神经对心脏不均一性支配显示了心脏的自主神经调节的纷繁复杂性，既各司其职，又相互协调。

一、交感神经功能亢进与心肌缺血

在严重的冠状动脉狭窄和变异型心绞痛患者中，心肌缺血和心律失常事件经常发生在夜间，大约 8%~10% 的心肌缺血事件发生于睡眠中。在睡眠的各个时相，交感神经和迷走神经的张力不是固定不变的，在睡眠的大部分时间里，迷走神经的作用占优势。但是，在快动眼睡眠期（REM）存在交感神经张力和心率的周期性增加，这时心肌的血流灌注明显下降，电稳定性降低，这时就可能出现各种室性心律失常。观察狗的慢性冠状动脉狭窄模型，在快动眼睡眠期冠状动脉血流量可以下降 60%，伴有心率的短暂增加，切除双侧星状神经节后，冠状动脉血流和心率的改变不再出现，因此，肾上腺素能神经活性的增加起最重要的作用。

临床资料也表明，冠心病患者夜间心绞痛主要发生于 REM 睡眠期，伴有心率的加快，甚至在缺血发生之前 8 min 交感神经活性就已增加两倍以上。REM 睡眠期冠状动脉血流量明显降低可以有两种解释：①冠状动脉血管平滑肌的 α_1 肾上腺素能受体被激活，冠状动脉血管收缩。②心率一过性增加导致舒张期冠状动脉血管灌注时间减少，心率的增加量和冠状动脉血流降低量呈明显的线性相关性。心率变异性的频域分析也发现，在心肌缺血发生之前，反映交感神经活性的成分明显增加，反映迷走神经活性的成分减少，在清晨时尤为明显，也说明清晨心脏性死亡发生率高与这时交感神经的张力较高有关。

二、迷走神经功能调节与心肌缺血保护

研究显示自主神经功能紊乱，尤其是迷走神经功能低下与心血管疾病的发生、发展及预后密切相关。而通过各种方式（ACh 缺血预适应、药物、有氧运动）提高迷走神经张力，对心肌具有保护作用。传统观点认为，心肌缺血的发生只是涉及冠状动脉因素，冠状动脉粥样硬化是其主要病因。但研究发现，心肌缺血发作时还存在着独立于血管的非血流动力学因素，且大约 3/4 的心肌缺血病例与 ANS 失衡密切相关，即迷走神经活性降低和交感神经活性升高。心肌缺血发生前 60min，心脏迷走神经活动持续降低是一般心肌缺血发生的基本特征。静息心率（heart rate，HR）可以反映迷走神经功能，粗略评估自主神经平衡。大规模临床试验表明，静息 HR＞90 次/分比 HR＜60 次/分人群的心血管死亡率高 2 倍。

研究显示迷走神经功能低下与心血管疾病的危险因素（如高血压、糖尿病、血脂异常等）密切相关，并且还有可能先于这些危险因素发展。已经证实迷走功能降低伴随心血管疾病发生发展的全过程，Yao 等从整体水平和离体心脏水平发现迷走神经递质 ACh 通过激活 ATP 敏感性钾通道（K_{ATP}）对心肌缺血具有直接的保护作用。Li 等在动物实验中发现，结扎大鼠左冠状动脉 2 周造成心肌梗死后慢性

心力衰竭模型，电刺激右侧迷走神经 6 周，可以有效防止心肌重构和泵功能衰竭，显著增加心力衰竭大鼠的长期存活率。ACh 后适应与 M2 受体有关，其下游可能是通过线粒体 K_{ATP} 通道发挥心肌保护作用。在临床上，急性心肌梗死并伴有心律失常的患者常使用 β 受体阻滞剂治疗，在阻断交感神经末梢释放儿茶酚胺的同时可提高迷走神经作用，减少急性心肌梗死后猝死率。

三、迷走神经保护缺血心肌的抗炎机制

Ridker 提出缺血性心脏病属于机体免疫炎症反应。更重要的是，越来越多的证据表明迷走张力的降低与严重的炎症反应相关。Tracey 将迷走神经和其递质 ACh 所构成的抗炎通路命名为胆碱能抗炎通路（cholinergic antiinflammatory pathway，CAP），近年来逐渐成为研究热点。Borovikova 等在内毒素休克大鼠模型中，直接刺激迷走神经可降低血液 TNF-α 含量，阻止血压的持续下降，减缓内毒素引起的低血压性休克的发生时相；若切断迷走神经，则明显加重 TNF-α 对炎症刺激的反应，使动物对内毒素反应的致死效应更加敏感。在全身性炎症反应中，迷走神经递质 ACh 可以激活巨噬细胞的 α7-N 型受体，在翻译（抑制 mRNA 的翻译）和翻译后水平（如阻断 NF-κB 的活化）阻断炎症细胞因子的合成。临床相关试验也表明冠心病患者迷走神经调节的 HRV 降低与 IL-6、C-反应蛋白（C-reactive protein，CRP）等炎症因子水平相关。

第二节　心肌梗死与心脏自主神经重构

心肌梗死（myocardial infarction，MI）后的室性心律失常是引起猝死的重要原因，其中心脏交感神经的异常变化可能是心律失常发生的重要机制。Chen 等提出了室性心律失常和猝死的神经生长假说，确立了心脏自主神经重构的概念。交感神经重构包括去神经支配、神经再生和过度再生，其中去神经支配和过度再生是心律失常发生和猝死的重要原因。心肌梗死后交感神经重构的机制推测可能与梗死周围区组织水肿减轻、缺氧缓解、代谢活动增强以及心肌局部或循环中增加的促进神经修复和再生的营养因子或其他因子有关，例如神经生长因子

（NGF）、胰岛素样生长因子（IGF）、白介素-1（IL-1）和白介素-6（IL-6）、促生长激素神经肽（Galanin）、心脏营养素-1（Cardiotrophin-1）等。Zhou 等研究发现犬心肌梗死后 3.5h 血清 NGF 浓度即增加，继之 NGF 和生长相关蛋白 43（GAP43）表达上调，以非梗死区明显。左侧星状神经节（LSG）也出现类似变化，由此产生的神经重构信号触发了整个心脏的神经支配密度的显著增加，以梗死周边区最为明显。而 Hiltunen 等在大鼠心肌梗死后再灌注模型中观察到梗死周边区 NGFmRNA 水平比梗死前增加 2～4 倍。Chen 等在心肌梗死大鼠模型的

心肌梗死区域行干细胞移植后发现，NGF 及 GAP43 表达增多，其参与了心脏神经重塑。总之，神经重构过程涉及复杂的基因调控和众多促神经生长因子的表达。动物实验及人体的病理生理学资料都已证实，心脏交感神经对缺血十分敏感，因而极易发生缺血性损伤，交感神经损伤后的修复十分活跃，形成交感神经的形态与功能学重构。

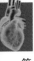
一、心肌梗死后的自主神经重构

（一）交感神经重构与电重构

心肌梗死后可以发生神经重构，MI 后缺血区域会发生去神经支配现象，由于缺血、缺氧、心肌细胞坏死及其他损伤导致神经瓦氏变性，出现去神经改变，引起神经分布异常，从而使心律失常发生率增高。MI 导致心脏结构改变（纤维瘢痕形成）和心肌功能改变（不应期变化等），这成为心律失常发生的基础。心外膜周边区（epicardial border zone，EBZ）位于梗死区和非梗死区之间，由 MI 后幸存的一薄层心外膜细胞组成，在 MI 愈合期易形成折返环路，是触发心律失常的重要位点。研究表明心外膜周边区的心肌细胞功能和结构异常引起细胞离子流（ICa、Ito、IKs 等）的改变，导致细胞静息电位水平、0 期去极化速度和幅度、动作电位时程和有效不应期于非梗死区和梗死区有明显的不同。而且，电重构不仅发生在心外膜周边区，非梗死区的心肌细胞也有显著的变化。

心外膜周边区交感神经再生，密度增高将使局部组织交感神经递质浓度增加，这些神经递质可以使心肌离子通道发生重构，包括增加 ICa-L 密度，减少复极 K^+ 电流密度等，使交感神经高密度部位的动作电位延长，从而出现不均一电重构。当动作电位延长，ICa-L 密度增加时，交感神经刺激使心肌内 Ca^{2+} 负荷增加，可以发生触发性心律失常。另外，交感神经去支配将使儿茶酚胺对神经缺失局部心肌的刺激作用增强。正常神经支配区域与去支配区域间存在的交感神经递质浓度梯度将使心肌的复极、兴奋过程出现差异从而导致心律失常发生。在家兔的 MI 模型中还观察到，梗死周围区心脏交感神经密度和跨室壁复极离散度显著增高，表明交感神经过度再生不仅使神经分布不均一，而且使局部心室跨室壁复极离散度增加，这也成为 MI 后心律失常发生的重要原因之一，总之，MI 后在心脏病理

改变的基础上，交感神经重构和电重构相互影响，促进了心律失常和猝死的发生。

MI 后存在心脏交感神经重构现象，近来还发现在心房颤动、快速起搏、射频消融、高胆固醇血症和干细胞移植中也存在交感神经重构。交感神经重构导致电生理异质性增加，并与电重构相互作用，最终促进室性心律失常和猝死的发生。

（二）受体与交感神经重构

心脏中的 β 肾上腺素能受体是神经递质和心肌细胞活动的桥梁。交感神经活性增加时，通过 β 受体介导激活信号传导通路，引起离子改变，使心律失常发生增加。因此 β 受体可能在交感神经重构中扮演重要的角色。现已明确心脏中有三种 β 受体的亚型，即 β_1、β_2、β_3，其中 β1 受体数量最多。β_1、β_2 受体激活具有致心律失常的效应，故使用 β 受体阻滞剂能够降低猝死的发生率。大多数研究表明 β_3 受体具有负性肌力作用，在高浓度儿茶酚胺环境下被激活，其过表达能够缓解 β_1、β_2 受体的过度刺激；另外 β_3 受体具有调节膜离子电流的功能，如 ICa-L、IKs 和 Cl^- 等，而且能轻微延长动作电位时程。Zhou 等向狗的 MI+AVB 模型的左右交感神经节分别注射 NGF，1 周后发现左交感神经节注射 NGF 组左心室心肌 β_3 受体的免疫反应性、蛋白水平均显著增加，而右交感神经节注射 NGF 组和对照组中左心室心肌 β_3 受体的免疫反应性、蛋白水平显著下降，但是三组中 β_1、β_2 受体的免疫反应性和蛋白水平却没有明显的改变，同时伴随心脏交感神经过度再生。这得出 MI 后 β 受体的亚型会发生变化，和以前的研究结果有所不同，不过具体的变化目前还未达成统一的认识。

β 受体阻滞剂是目前被证明能有效降低急性心肌梗死后心律失常、心肌缺血、再梗死及猝死率的药物；同时，它还能有效预防和逆转急性心肌梗死后左心室重构、胶原重构、电重构和交感神经重构等。Yan 等用美托洛尔（选择性 β_1 受体阻滞剂）长期（8 周）治疗 MI 家兔，发现治疗组与对照组相比 MI 后心律失常的发生率明显降低，而且梗死周围区和非梗死区的交感神经的密度也有一定程度的下降，交感神经的形状和分布趋向于正常化，表明美托洛尔降低梗死后心律失常的发生，部分是因为一定程度上改善了交感神经重构。另外 β 受体阻滞剂的作用还可能与调节 β 受体的变化而拮抗交

感神经系统活性、增加迷走神经张力、改善心肌重构等有关。

（三）自主神经重构的神经生长因子调节

心肌梗死不仅造成梗死区域心肌去神经支配，并且通过损伤经过梗死区域心外膜的交感神经轴突，在心肌梗死后 5～10min 起始造成梗死区域远端非梗死区域心肌不均一去神经支配，这种去神经化改变呈进行性加重。随后在梗死区域及非梗死区域心肌均出现神经再生，且部分区域心肌出现交感神经的过度再生。为揭示这种心肌梗死后自主神经不均一重构的机制，有研究对心肌梗死模型小鼠心肌组织中生长因子水平及神经再生水平进行定量分析，结果发现心肌梗死后 2 个月内心肌组织中神经生长因子（nerve growth factor，NGF）、胰岛素样生长因子、白血病抑制因子、转化生长因子 β_3 以及白介素 1α 等生长因子表达均上调，而且与梗死远端非梗死区域相比，在梗死周边区域这种生长因子的表达上调更为明显。反映神经轴突生长的生长相关蛋白43（growth-associated protein 43，GAP43）阳性神经细胞密度在心肌梗死后3h即增加，在心肌梗死后1周达峰值并亦可持续 2 个月。GAP43 阳性细胞在心肌呈散在分布，其密度在梗死周边区域大于远端非梗死区域，左心外膜大于心内膜。交感神经标志物酪氨酸羟化酶（tyrosine hydroxylase，TH）阳性神经细胞分布亦呈现上述特征。Chen 等通过结扎前降支建立心肌梗死的大鼠模型，心肌梗死后 2 周于心肌梗死区域注射骨髓间充质干细胞，6 周后发现在心肌梗死边界区，NGF、GAP43、TH 的表达升高，且 GAP43 及 TH 阳性的神经细胞增多。这种生长因子和神经再生的时空一致性提示了生长因子对心肌梗死后神经重构具有重要作用。

另一项针对心肌梗死模型犬的研究发现心肌梗死后梗死区域心肌及心左室游离壁（LVFW）非梗死区域心肌 NGF mRNA、NGF 蛋白及 GAP43 蛋白表达均显著上调，这种表达上调在梗死区域心肌组织出现更早且更为显著。心肌梗死亦可引起左侧星状神经节（LSG）NGF 及 GAP43 增多，而 NGF mRNA 并未增加，这提示 LSG 中增加的 NGF 和 GAP43 可能是由梗死区域心肌组织产生并经神经轴突逆向转运而来的。LSG 中 NGF 及 GAP43 的增加可引起心脏广泛交感神经再生，相比梗死区域心肌，LVFW 非梗死区域心肌的神经再生更为显著。心肌

梗死后即刻血液中 NGF 浓度显著增加，而此时心肌 NGF mRNA 水平尚未出现明显改变，提示了心肌梗死后即刻坏死心肌细胞释放 NGF 进入血液。综上所述，心肌梗死可在急性期引起局部心肌组织释放 NGF，在亚急性期及慢性期引起局部心肌组织 NGF 表达上调。梗死区域局部心肌组织产生的 NGF 可能通过神经轴突逆向转运至 LSG 中，由于源自 LSG 的神经广泛分布于整个心脏，因此 LSG 中增加的 NGF 可在心脏整体水平促进交感神经再生。虽然在梗死区域心肌组织 NGF 和 GAP43 表达水平高于非梗死区域，但由于其微环境不适于神经生长，故其再生神经密度小于非梗死区域。这种心肌梗死后在心脏不同区域出现的不同程度的去神经支配及交感神经再生造成了心脏自主神经不均一重构。

二、心脏交感神经的功能重构

心脏交感神经在某些病理因素的作用下，发生形态学重构后，必然要引起相应的功能重构，而且自主神经的功能在正常时"易变性"就很强。在多种病理因素的作用下，交感神经可以发生形态及功能学的重构，而且其对缺血十分敏感。因此，冠心病患者存在冠状动脉慢性供血不足，或冠状动脉痉挛引起的急性心肌缺血，以及冠状动脉闭塞引起的心肌持续而严重的缺血性坏死，都能引起交感神经的损伤、坏死、再生及重构。

（一）交感神经去支配

在体心脏的交感神经可通过 I^{131} 间位碘苄胍扫描而显示。I^{131} 间位碘苄胍是一种能被交感神经末梢摄取的去甲肾上腺素的类似物。当心肌细胞出现交感神经去支配状态时，则表现为心肌局部该物质摄取的减少；相反，当心肌局部出现交感神经受损后的新生或高支配时，可在心肌局部出现该物质摄取量的增加。下面以心肌梗死为例阐明交感神经损伤后的新生及重构。心肌梗死发生时，在梗死区域将同步发生室内交感神经纤维的坏死或不同程度的严重损伤，此时通过 I^{131} 间位碘苄胍心肌扫描，在局部梗死中心区，心室肌可出现 I^{131} 间位碘苄胍摄取减少，称为交感神经去支配现象，该现象在心肌梗死后将持续很长一段时间。同时用一定的技术和方法还能发现该交感神经去支配区域有纤维化组织的增多。

其他研究显示，Brugada 综合征、致心律失常性右心室心肌病、特发性室速或右心室流出道室速

的患者，进行 I^{131} 间位碘苄胍扫描时也常存在上述的 I^{131} 间位碘苄胍摄取减少现象。这些患者中，交感神经去支配现象的发生率为 33%～88%，提示心肌区域性交感神经去支配现象与患者致命性心律失常的发生存在着因果关系。

（二）交感神经高支配

如前所述，心肌梗死后，梗死中心区常发生交感神经的去支配现象；但心肌梗死周围区域的心肌却常出现活跃的交感神经再生，大量明显的"神经芽生"使这些区域交感神经的密度增加几倍，并且交感神经的"神经芽生"远比迷走神经纤维更丰富，应用 I^{131} 间位碘苄胍扫描时可出现该物质摄取量的增加，提示交感神经的再生活跃，证实在心肌梗死中心区的周围已出现交感神经高支配（hyperinnervation）现象。

Cao 等发现心脏移植患者也存在交感神经的高支配现象，并与患者发生的室速或心脏性猝死明显相关。其将心脏移植分为两组：伴室速、心脏性猝死者和无心律失常者，结果发现，前组患者心室肌交感神经的密度明显高于后组，其纤维化的心肌组织与正常心肌细胞混合存在，同时还伴有大量纤维组织的分布。无疑这组患者存在交感神经的高支配现象，而这一现象与患者的室速、心脏性猝死的发生有肯定的因果关系。

心肌梗死后，梗死中心区的心肌将出现交感神经去支配现象，而梗死周围区的心肌将出现交感神经高支配现象，因而很容易推导及想象出在心肌梗死区域存在着交感神经密度与功能的显著性差异与离散，这将引起一系列的继发性改变，包括心肌电生理特征的不均一改变及显著的复极离散，进而容易发生致命性的室速及室颤。

（三）交感神经的其他功能重构

除上述交感神经去支配和高支配的形态学和功能学的差异外，交感神经还存在着其他形式的功能学重构，包括：①交感神经的芽生现象明显强于迷走神经的芽生，这能使局部交感神经的调节作用从弱变强；②交感神经高支配现象出现时，其所支配的心肌组织对儿茶酚胺的敏感性也将增强；③交感神经高支配现象存在不对称性，即左侧交感神经高支配现象发生时，QTc 间期增加更明显，2 相折返引起的室速及心脏性猝死更加高发；而右侧交感神经出现高支配现象时与其不同。

交感神经系统这些功能的重构都有促致命性室性心律失常的作用。交感神经的兴奋性出现病理性增高时，可引起致命性心律失常（图 24-1），引发的主要机制包括：①内源性儿茶酚胺的增高可降低心脏室颤的阈值；②交感神经的递质去甲肾上腺素能增加钙内流，使心肌细胞发生"钙超载"，进而加速心肌细胞的坏死，也能促发早后除极和晚后除极的发生；③引起心脏传导和不应期不均一性改变，进而引起室性折返性心律失常；④交感神经兴奋时可使冠状动脉粥样斑块易于破裂，并能改变血小板的聚集性，导致冠状动脉内血栓形成，使心肌灌注降低；⑤交感神经兴奋可引起继发性低钾血症；⑥激活肾素-血管紧张素系统（RAAS 系统），能出现继发性损害作用。上述不良作用的叠加与组合将能触发、启动和维持致命性室性心律失常（图 24-1）。

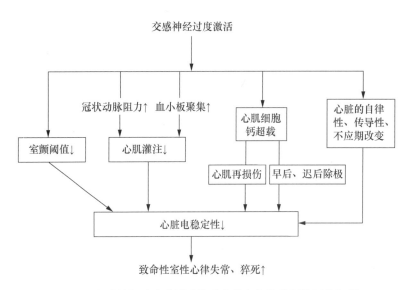

图 24-1　交感神经过度激活引发致命性心律失常及猝死的机制

第三节 心肌梗死的自主神经重构与室性心律失常

冠状动脉性心脏病为最主要导致猝死的病因之一，冠心病可能占猝死原因的90%。然而，50%以上的心脏性猝死者生前并没有冠心病的任何临床表现，约20%~50%的冠心病患者以猝死为首发表现。冠心病患者发生室性心律失常多是由于心脏电活动的紊乱所引起的。

一、交感神经与冠心病室性心律失常

心室的交感神经不单兴奋心室的收缩性，而且也调节心室复极的速率和类型。急性心肌缺血和心肌梗死常引起交感神经张力增高，通过β受体的效应增加钙内向电流，提高浦肯野纤维的自律性，增加了诱发折返性节律的机会。β受体兴奋还可使触发活动增加，增加早后除极（EAD）和延迟后除极（DAD）的产生，从而因折返或触发机制使心律失常持续。β受体的效应可能是异常交感神经活性使心脏电生理发生不利改变的主要通路，此时的交感神经张力增高与致心律失常作用相关。在心肌水平，由于心肌梗死引起在心室的交感神经损伤分布区域超过真正的心肌损伤区域可导致自主神经系统对心肌支配的不均衡，以及随后出现的交感神经对梗死区和非梗死区心肌影响的不一致性促使折返性室性心律失常发生。

交感神经过度再生带来的交感神经活性亢进必然会对梗死区及其周边存活的心肌细胞的自律性、不应期和传导速度产生影响，从而增加区域间电生理的异质性。此外，长期存在的失神经超敏反应（梗死区周围心肌对儿茶酚胺类递质反应强烈）以及心肌细胞本身离子电流的改变（I_{to}、I_{Ca}、I_k 等）可能加剧了电不稳定性。上述各因素在特定的时机和特定的组合下可产生折返性室性心律失常，折返环多在梗死周边区，这一区域可能是室性心律失常发生的"火山口"。研究显示梗死周边区细胞静息电位水平、0期去极化速度和幅度、动作电位时程和复极离散度以及对儿茶酚胺的反应性都与正常区和梗死区有明显的不同，这些改变可能与交感神经过度再生有关。交感神经活性亢进可以引起心肌细胞自律性提高以及早期后除极和延迟后除极的发生，因此心肌梗死后期心律失常的发生机制除了折返外，

还可能存在自律性异常和触发性活动。总之，心肌梗死后的慢性期，在心肌结构发生病理改变的基础上，神经重构和电重构相互影响，促进了室性心律失常和猝死的发生。

大量研究证实交感张力增加可诱发室性心律失常，有室性心律失常病史患者的心脏交感神经密度显著高于无此病史者，心肌梗死后自主神经重构与室性心律失常明显相关。有研究对心肌梗死伴完全房室传导阻滞模型犬的左侧交感神经（LSG）分别给予 NGF 持续灌注和长期阈下电刺激，并植入 ICD 记录室性心律失常。结果发现9条 NGF 持续灌注犬较对照犬心脏交感神经密度增加2倍，室速发生率增加10倍，其中4条犬死于室颤；6条长期阈下电刺激犬交感神经密度增加4倍，室速发生率高达（36±6）次/天，其中4条犬发生了心脏性猝死。对这种心肌梗死伴完全性房室传导阻滞犬 LSG 灌注 NGF 后进行长期持续 LSG 神经活性记录和心电图记录发现，86.3%的室速和心脏性猝死发作前都伴有 LSG 神经活性渐进性增强。这提示了心肌梗死后心脏交感神经过度再生易化了交感活性升高所诱发的室性心律失常。

二、心肌缺血坏死与交感神经的变性、生长和重构

冠心病室性心律失常既可发生于心肌梗死急性期，亦可发生在心肌梗死修复期。其发生包含基质因素和触发因素。心肌缺血和心肌梗死造成结构和功能上的异质性为基质因素，是心肌组织的不均衡传导的基础，心肌组织的不均衡传导可以是纤维瘢痕的结构性改变所形成，也可以是功能性的有效不应期不一致所致。而交感神经的去神经支配和过度再生以及支配的不均衡性，则具有两方面的作用。心肌缺血和心肌梗死后，缺血、坏死区域的心肌以及心脏神经纤维均发生缺血性变性、坏死、再生的动态演变过程，并且组织形态与正常的神经纤维不一样，具有独特的表型。心脏交感神经极易受缺血损伤，在动物短暂冠状动脉夹闭研究中即可观察到去交感神经支配。通过（MIBG）心肌显像发现，短暂的心肌缺血也可导致持续2个月的心肌去交感

神经支配。而心肌梗死时心室内的神经纤维会受到损伤，造成周围心肌局部 MIBG 摄取的缺损（去神经支配），这种现象可一直持续 30 个月。心肌缺血损伤后便可能发生神经的新生，急性心肌梗死后的慢性期存在着神经修复反应，表现为神经鞘细胞和轴突再生或过度再生。Hatikainen 等发现在心肌梗死慢性修复期，梗死边缘带的未坏死部分的自主神经轴突可以以出芽方式再生，即神经重塑。在梗死周围带可观察到 MIBG 摄取的增加，证实了有神经再支配存在。神经重构表现为受损部位区域性的去神经支配和邻近部位的神经高支配。新近采用神经组织化学方法的研究表明，心肌梗死发作室性心律失常者，梗死区可见去神经支配和交感神经再支配现象。因此，神经的重构是心肌梗死发作室性心律失常的重要机制。

心肌损伤后的交感神经系统的不均匀性重构可导致交感神经的不均匀分布，Vracko 等发现在大鼠急性心肌梗死后的第 6 天，心肌梗死区周围的神经纤维已相当明显，这些纤维从心肌梗死区周围向新生的瘢痕组织延伸，其直径、数量、密度、空间分布与附近未受损心肌明显不同；相对而言，新生神经纤维更粗更多、空间分布更乱。此外，右心室或左心室的梗死导致整个心脏和局部的梗死周围存活区域的自主神经不均一的去神经化。这些因素共同构成折返性心律失常易感性增强的基质。

心肌交感神经重塑同时可导致电重塑。交感神经过度再生引起交感神经活性亢进，从而对梗死区及其周边存活的心肌细胞的自律性、不应期和传导速度产生影响，增加局部区域电生理的异质性。心肌梗死时的失神经超敏反应（梗死区周围心肌对儿茶酚胺类递质反应强烈）以及心肌细胞本身离子电流（I_{to}、I_{Ca}、I_K 等）的改变会加剧心肌的电不稳定性。梗死周边区细胞静息电位水平、0 期去极化速度和幅度、动作电位时程和复极离散度以及对儿茶酚胺的反应性都与正常区和梗死区有明显的不同，电重构的改变可能与梗死边缘带交感神经过度再生有关。在犬的梗死后模型中，证实了向左侧星状神经节注入 NGF 诱导神经出芽和分布密度增高，同时表现 QT 间期延长（long QT，LQT），导致室性心动过速和室颤发生率的增加。用内源性 NGF 合成诱导剂刺激心交感神经芽生，可使与心肌细胞动

作电位早期复极化关系密切的瞬时外向钾通道（I_{to}）以及与晚期复极化和静息电位关系密切的内向整流钾通道（I_{ki}）在细胞膜的表达和功能（电流密度）均明显下降，而且这些作用可被心肌梗死所加强，并使心率变异性（HRV）降低，说明心交感神经芽生可使 I_{to} 和 I_{ki} 下调，具有促心律失常作用。这是心交感神经再生引起 QT 间期延长，诱发心脏性猝死的钾通道机制。Lan 等在兔心肌梗死模型中予外源性的 NGF 后，发现动作电位时长增加，I_{to}、I_{kr}、I_{ks} 的电流时长下降，同时伴有 I_{Ca} 电流时长延长，说明除钾通道外，钙通道亦参与其中。Liu 等在高胆固醇血症兔中进行的研究表明交感神经重塑可引起心肌交感神经钙离子通道的电重塑。兔的心肌交感神经再生增加，钙电流增加，发生神经和电重塑，表现为动作电位时程和 QTc 间期延长，由此增加了心肌复极离散度，故室颤易发生。

三、冠心病心肌缺血后交感神经致心律失常发生的机制

缺血性心脏病室性心律失常发生的机制主要是三个方面：一是心肌基质异常，如心肌梗死；二是心肌的易损性异常，如心肌缺血引起离子通道的改变使心肌的电活动不稳定；三是自主神经功能异常。触发室速、室颤的因素有自主神经的失衡、代谢紊乱、心肌缺血、电解质紊乱、心室容量负荷的急性过重或压力负荷的急性加重、离子通道异常及药物的致心律失常作用。正常情况下，心脏接受交感神经和迷走神经双重支配，两者互相拮抗，保持动态平衡，此为维持心血管正常活动的重要基础。自主神经系统对急性心肌缺血时心律失常的发生具有很重要的作用。心肌缺血时，交感神经活性增强，迷走神经活性减弱，心脏自主神经的这种变化与致命性心律失常和猝死的危险性增加密切相关。心脏神经控制的失调经常是暂时的：首先由于异常的神经功能可能是短暂的，并且不能与任何可探查到的结构上的异常相联系；其次由于与节律或传导有关的自主神经功能存在动态变化。这种暂时的、动态变化的神经控制失调可能是致死性室性心律失常难以预测的重要因素之一。

交感神经密度增高将使局部组织交感神经递质浓度增加，这些神经递质可以使心肌离子通道发生重构，包括增加 I_{CaL} 密度，减少复极 K^+ 电流密度

等，使交感神经高密度部位的动作电位延长，从而出现不均一电重构。在心肌梗死等器质性心脏病患者，交感神经生长后释放过多的去甲肾上腺素将使原有异常复极更加离散。去甲肾上腺素、神经肽Y等神经递质还可以导致局部血管收缩、心肌缺血，增加心肌室性心律失常易感性。另外，当动作电位延长、I_{CaL}密度增加时，交感神经刺激使心肌内Ca^{2+}负荷增加，可以发生触发性心律失常。

交感神经去支配将使儿茶酚胺对神经缺失局部心肌的刺激作用增强。正常神经支配区域与去支配区域间存在的交感神经递质浓度梯度将使心肌的复极、兴奋过程出现差异，导致心律失常发生。去交感神经支配的心肌在缺血时表现出更明显微小坏死、心肌冬眠与白细胞浸润，提示完整的交感神经功能在心肌缺血时具有抗氧化应激功能。

交感神经重构长期作用还可以使心室发生组织重构。局部去甲肾上腺素高水平可以使心肌细胞发生凋亡、坏死，诱导心肌外胶原的沉积，交感神经还参与了心肌内肥大细胞激活局部组织肾素-血管紧张素系统的过程，交感神经的异常生长与变性可以直接参与心肌炎性反应的发生与进展。因此交感神经重构有可能作为心律失常基质之一，与心肌的电重构与组织重构相互作用，促进室性心律失常基质的进展。

心脏交感神经过度再生易化室性心律失常可能是多因素交互作用的结果。心肌梗死后心肌组织出现空间异质性电重构。在瘢痕边缘心肌多种离子通道和转运体的密度发生变化。其中心肌L型Ca^{2+}电流密度不均一增加及K^+电流密度不均一下降使得心室复极离散度增加，部分区域慢传导，并造成心肌细胞钙超载，易化后除极，进而产生触发激动并诱发室性心律失常。由于心肌组织中交感神经密度增加，交感神经兴奋时释放入心肌组织的去甲肾上腺素、神经肽Y等交感神经递质也相应增加。这些神经递质通过其对Ca^{2+}、K^+、Cl^-离子通道及Ca^{2+}转运体的作用，加重已升高的心室复极离散度，从而易化室性心律失常。此外，心肌梗死后心内膜下浦肯野纤维亦出现电重构，其外向K^+电流、内向整流K^+电流及L型Ca^{2+}电流均减弱，交感神经递质可能通过对浦肯野纤维K^+通道的进一步抑制及L型Ca^{2+}通道的激活增强其自律性及触发激动，从而易化室性心律失常的发生。心肌梗死亦可

造成梗死区域心肌及梗死远端区域心肌不均一去迷走神经化，使得心脏整体水平迷走神经张力下降，从而增加室性心律失常易感性。心肌梗死后，反映迷走神经张力的指标——压力反射敏感性（baroreceptor reflex sensitivity）和心率变异性（heartrate variability）显著下降的患者室性心律失常发生率显著高于上述指标正常的患者，这一结果印证了前述论断。然而心肌梗死后迷走神经重构的特征及其易化室性心律失常的机制仍有待于进一步的探究。

交感神经形态及功能学的重构包括交感神经去支配和高支配两种，其能造成局部心肌组织之间交感神经密度较大的差别，形成心律失常发生的基质。同时，交感神经功能学的重构也起到进一步的作用，包括交感神经的芽生程度大大超过迷走神经纤维，造成局部交感神经与迷走神经之间的失衡。除此，交感神经高支配现象发生后，可诱导局部心肌对儿茶酚胺产生超敏现象，使不同区域的心肌交感兴奋性的离散度增加，以及交感神经高支配现象伴发的不对称性等，这些都能构成触发、启动，甚至维持恶性室性心律失常的重要因素。

四、迷走神经与冠心病室性心律失常

兴奋迷走神经可以减慢心率、降低心肌耗氧量、促进能量的储存，进而延长不应期、提高室颤的阈值、增加心电的稳定性。与心房相比，多数情况下心室水平副交感神经的胆碱能作用不太明显，所以以往认为迷走神经主要调节心房的复极。臧伟进等研究经组织化学染色及分子生物学方法证明了心室有毒蕈碱受体分布，心室肌上存在乙酰胆碱激活的内向整流钾通道（K-ACh），并且其电流（I_{K-ACh}）具有衰减现象。因此，迷走神经对心室肌亦有直接作用，可抑制细胞收缩力及动作电位时程。

多数观点认为在心室肌没有被儿茶酚胺类物质激活时，ACh对其没有直接作用。如在犬的自主神经研究中，迷走神经作用主要表现为当肾上腺素能张力增强时的抗肾上腺素作用（如心肌缺血）。然而，在人体中更多证据支持不论肾上腺素活性是否增高，心室的迷走神经作用更大。这种活性可能会减少肾上腺素诱导的EAD和DAD的产生，降低致死性心律失常的危险。缺血性心脏病时迷走神经活动减弱。大量研究显示，约有1/3的缺血性心脏病伴有迷走传入神经活性的特异性降低。另外，

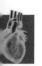

Takase 等研究发现，1/3 的患者在不稳定型心绞痛和心肌梗死的急性期，可发现心脏迷走神经活动进一步降低。因此，副交感神经张力降低可增强急性心肌缺血时的心律失常危险。

由于迷走神经走行分布特点，在冠状动脉灌注不足及心室内膜压力增高等情况下易产生心肌缺血，使迷走神经对心室肌的控制作用降低，而使交感神经兴奋性相对增高，容易导致心律失常的形成。Zang 等利用单细胞缺血再灌注模型发现，ACh 对缺血心肌舒缩功能起保护作用，且此效应可能是通过 M2 受体的线粒体 K_{ATP} 通道来实现的。Kawada 等研究表明，心肌缺血 5 min 时，心肌的 ACh 增加 7 倍而 NE 无明显变化；心肌缺血 60 min 时，心肌的 ACh 增加 54 倍而 NE 则增加 146 倍，提示短暂的缺血只促进 ACh 的释放而不能改变心肌 NE 释放。

心肌梗死后，心脏不同区域出现不同程度的去迷走神经支配、去交感神经支配以及交感神经过度再生。这种心脏自主神经的不均一重构加重了心肌梗死后心肌的电生理异质性，导致了室性心律失常易感性的增加。多种针对自主神经重构的治疗手段可以有效预防及治疗心肌梗死后患者的室性心律失常，具有较大的临床应用前景。然而，目前对于心肌梗死后自主神经尤其是迷走神经重构的特征和机制仍未完全阐明，同时一些干预心脏自主神经的治疗手段在应用于临床前尚需进一步的研究评价。

第四节 冠心病自主神经功能的预测与评估

冠心病所致心室颤动（ventricular fibrillation，VF），是指由冠状动脉粥样硬化的常规危险因素所致的心律失常，基于易发 VF 的心脏病变基质的存在，在各种触发因素的作用下诱发和维持 VF 的发生与发展。冠心病 VF 的危险因素包括常规危险因素、解剖学异常、临床预测因子和短暂的危险性预测因子，前两项因素对心律失常性死亡的预测无特异性。临床预测因子（如射血分数、血管造影、动态心电监测及电生理检查）和短暂的危险性预测因子（如 T 波电交替、QT 离散度、自主神经调节）对心脏性猝死（SCD）有不同的预测价值。因为致命性心律失常的危险因素是动态的，仅短暂出现，所以短暂的危险性预测因子成为 SCD 危险性强有力的预测因子。自主神经的支配、功能及调节的研究必然促进对冠心病 VF 诱发、维持机制的认识，从而提高冠心病 SCD 的预防。临床上常用心率变异性（HRV）、压力反射敏感性（BRS）、窦性心率震荡（HRT）、运动后心率恢复（HRR）和心率减速力（DC）等指标反映自主神经活性，同时自主神经张力失衡的检测对室性心动过速和 VF 的发生具有一定的预测作用。

一、冠心病与心率变异性

HRV 是目前公认的无创性定量分析心脏自主神经系统功能、评估心电稳定性以及预测心脏事件危险性的一种很好的方法。由于乙酰胆碱作用于毒蕈碱受体，副交感神经表现为独特的迅速、动态的调控作用，在高频（HF）成分中得以反映。交感神经通过去甲肾上腺素对受体起作用影响相对缓慢，由低频（LF）成分反映。在心血管疾病患者中，HRV 提供了在缺血和心律失常事件前即刻迷走活力终止的证据。大量研究表明 HRV 降低，尤其是代表迷走神经活性的平均 RR 间期标准差（SDANN）的降低、相邻 RR 间期差的均方根（RMSSD）的降低及 HR 功率谱高频（HF）成分的降低，预示着较高的心血管疾病发生率和陈旧性心肌梗死患者死亡率。1978 年 Wolf 等首次报道了心肌梗死后患者心率变异功能减退与严重心律失常事件及心脏性猝死密切相关。无论是配对研究还是心肌梗死后大规模的人群调查均反复证实，HRV 减退对恶性心律失常并发症以及猝死均是一个有价值的预测指标。迷走神经活动的减低和交感神经活动的增强，是导致 HRV 降低的原因。高交感和低迷走神经张力可降低 VF 的阈值。因此，HRV 降低的患者在心肌缺血时，发生 VF 的危险性增加。

心肌梗死的患者 HRV 降低，高频功率（HFP）降低或消失，频峰后移，其降低的程度与梗死面积呈正相关，且 HRV 昼夜节律的变化减少。心内膜下心肌梗死主要以迷走神经损伤为主，透壁性心肌梗死迷走神经及交感神经活性均降低。心肌梗死的部位不同，HRV 降低程度不同，前壁心肌梗死 HRV 降低较后壁或下壁心肌梗死明显。其原因为：

①心肌梗死时机体处于应激状态，交感神经反射性增强。②心肌坏死和缺血刺激局部机械和化学感觉神经末端释放局部化学因子，反射性引起迷走神经活性降低。③心肌坏死和缺血可直接损伤自主神经纤维。④坏死心肌改变心肌收缩的几何构型（左心室重建），引起左心室扩张，刺激感觉神经末端，导致交感神经功能亢进。⑤自主神经在心肌的分布不同，迷走神经以心内膜较密集，交感神经以心外膜较密集。⑥迷走神经受体分布不同，后壁和下壁迷走神经受体密度较高。⑦心肌梗死后心交感神经脊髓反射活动增强，心血管调节中枢参与的反射活动增强，导致迷走神经活性降低，交感神经活性增加。HRV 对心肌梗死后高危人群的筛选有一定的价值。研究结果表明 HRV 对心肌梗死后危险度的分级与心室晚电位、动态心电图及左心室射频分数相比，其灵敏性及特异性均较高，HRV 与心室晚电位联合应用可提高诊断的灵敏度及特异度。

心绞痛患者的 HRV 分析结果提示心绞痛发作与低频功率（LFP）升高相吻合。劳力型心绞痛与交感神经活性增加有关；安静型心绞痛与自主神经活性增加有关，且心绞痛发作多在清晨。原因为清晨迷走神经及交感神经均衡性发生改变，与清晨血小板凝聚力增加、纤维蛋白原活性降低和儿茶酚胺浓度增加等因素共同促发心肌缺血。无痛性心肌缺血患者的 HFP、相邻 RR 间期差值 >50 ms 的个数占所有 RR 间期个数的百分比（PNN50）明显高于有痛性心肌缺血者，提示迷走神经活性降低与痛觉有关。X 综合征患者 LFP、HFP、PNN50、RMSSD 均降低，提示自主神经调节异常可能是 X 综合征的病理生理基础。

心脏性猝死多发生于室颤患者。而交感神经有促室颤的作用，迷走神经则可增加室颤阈值，有保护性作用。HRV 是定量反映自主神经张力的最敏感指标，很多学者的大量研究证实 HRV 是预测心脏性猝死最有价值的独立指标。Kleiger 对 808 例心梗患者随访 31 个月，发现正常 R-R 间期标准差（SD）<50ms 的死亡率比 SD>100ms 的死亡率高 5.3 倍。Aelalgra 对 6693 例患者随访两年，并对其中 241 例猝死患者及 268 例对照组进行 HRV 分析，结论肯定了 HRV 降低是导致猝死的独立因素。

二、冠心病与压力感受器敏感性（BRS）

BRS 观察 RR 间期对血压变化的适应性，进而探求压力反射机制在血压调节中的关键作用。Billman、Schwart 和 Stone 早期的研究使人们注意到压力感受器在心肌缺血和梗死所致的致命性心律失常易感性中的重要性。已证明压力感受器的保护作用主要与迷走神经抗室颤作用有关，迷走神经活动抑制突触间隙前膜释放去甲肾上腺素，并在心肌缺血期间维持较慢的心率。最初对犬的研究证明，在先前梗死基础上的心肌缺血期间，压力反射越强，对 VF 的易损性越小。由此，如果梗死后患者的压力感受器的功能未受抑制，则发生心脏性猝死的可能性较小。资料提示 BRS 指标有助于冠心病猝死高危患者的危险分层，与 HRV、LVEF 联合应用时价值更高。在 MADIT Ⅱ 研究中，所有 LVEF<30% 的心肌梗死后患者通过自主神经标志物识别危险性极低的亚组，从而辨别无需植入 ICD 的患者。

三、冠心病与窦性心率震荡（HRT）

HRT 是由于迷走神经的反射活动控制着窦性节律的模式，是心血管系统对室性早搏的反应，是指一次室性早搏对窦性心率不仅有加速作用，还可表现为加速和减速的多重作用。在正常人和 SCD 低危患者中，室性早搏后的窦性节律显示为早期加速和随后减速的特征性形式，即室性早搏后出现窦性心率震荡现象。相反，高危患者显示为基本上平坦、无波动的反应，提示不能激活迷走神经而得到其保护作用。研究表明，对于心肌梗死患者，HRT 比 HRV 有更高的预测价值。在缺血性心脏病患者中，HRT 似乎是预测总死亡率较有前景的独立预测因子。

四、冠心病与运动后心率恢复（post-exercise heart rate recovery）

交感神经过度激活，迷走神经张力的下降使运动后心率恢复减慢。有研究认为运动后 30～60s 最大心率下降值 <89 次/分是心血管事件的危险因素。运动后未达标准者，其心血管死亡及心血管事件发生率高出 2 倍，说明心脏变时功能已有障碍，即自主神经已失去平衡。目前已确定，运动后第 1 分钟心率下降 <12 次/分，运动恢复后 2 分钟内心率减慢 <22 次/分，都是变时功能障碍的具体指标，与死亡和心血管事件相关，阳性预测值为 19%，阴性预测值为 95%。充分资料表明，运动后心率的恢复和死亡率有相关性，是预测死亡的新指标。

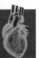

五、冠心病与心率减速力（DC）

DC 是德国慕尼黑中心 Schmidt 近年提出的迷走神经功能状态定量检测的一种方法。迷走神经是心脏的减速神经，其兴奋性增加时心率变慢、DC 增强。DC 技术是通过 24h 心率的整体趋向性分析和减速能力的测定，定量评估受检者迷走神经张力的高低，进而筛选和预警猝死高危患者的一种无创心电技术。心脏自主神经的双重支配作用强度并不对等，在清醒的人体和动物都以迷走神经的调节作用占优势，运动时心率的增快主要是迷走神经紧张性的减弱，而不是交感神经兴奋性的增强，而传统的概念常错误地强调运动后心率的增快是交感神经兴奋性增强的结果。

2006 年，Bauer 和 Schmidt 首次报告了心率减速力检测技术的临床应用结果，较低的 DC 值是心肌梗死患者猝死与全因死亡的较强预测指标。研究显示，DC 较好（>4.5ms）的心肌梗死患者，全因死亡的危险性十分低；相反，DC 较低时（<2.5ms），即使左心室 EF 值>30%，死亡危险程度也几乎高出 2 倍，其预警死亡的敏感性约 80%。研究比较了 DC 检测与其他高危预测技术、LVEF 值及经 Holter 法测定的 HRV 指标。较低的 DC 值对心肌梗死患者猝死及全因死亡的预测价值优于左心室 EF 值、HRV 甚至两者合用。DC 检测技术敏感性较高，其检测结果的特异性和稳定性优于 LVEF 和 SDNN。因此，其能十分准确地识别心肌梗死后的猝死低危者。

六、冠心病与 QT 间期

QT 间期表示心室开始去极化到完全复极化所经历的时间。研究表明 QT 间期延长和心肌梗死（MI）后猝死的风险有关联，而猝死与交感神经异常分布相关，因此交感神经重构可能会引起心室复极化异常，促进心律失常的发生。Zhou 等在犬的房室传导阻滞（AVB）和 MI 模型中研究了 QT 间期的变化，实验分 3 组，第 1、2 组分别采用渗透泵向左、右交感神经节注射神经生长因子（NGF），第 3 组对照，4～5 周时测定 QT 间期，此时 QT 间期变化最明显，而且渗透泵中的 NGF 已经完全耗竭。结果显示第 1 组的 QTc 间期比对照组和第 2 组显著延长，同时埋藏式心脏复律除颤器（ICD）记录显示第 2 组的室性心律失常发生率比第 1 组少 10 倍，第 1 组中 9 只犬有 4 只猝死，而另外两组没有猝死发生。而且神经免疫组化结果显示注射 NGF 后神经生长和过度再生比对照组更明显。此研究不仅表明了左、右交感神经节存在功能不对称性，即左交感神经节注射 NGF 延长 QT 间期和增加心律失常的发生，右交感神经节注射 NGF 缩短 QT 间期、降低心律失常的发生；而且还指出 MI 后神经生长导致的心律失常发生与 QT 间期延长密切相关。另外他们在同样的模型中还发现 T 波改变和自发性室性心动过速之间有联系，T 波经常在室性心动过速发生之前已经改变，反映了心室复极化的异常，可能因为交感活性增加的缘故，因此 T 波改变可以成为自发性室性心动过速的一个预测因素。

七、自主神经与 QRS-T 夹角

QRS-T 夹角是近年来引起人们关注的一个无创性心电向量学指标，它的变化可反映心室复极的改变，从而引发一系列临床变化及预测意义。

1. QRS-T 夹角

QRS-T 夹角为心电向量图中最大 QRS 波向量与最大 T 波向量之间的夹角，反映的是心室除极向量和复极向量之间的关系。若 T 波向量在 QRS 波最大向量的顺时针方向即为正夹角，反之为负夹角，单位为度（°）。空间 QRS-T 夹角是指 QRS 波空间向量与 T 波空间向量之间的夹角，通过矩阵转换的方法从 X、Y 及 Z 轴上得到 QRS 波与 T 波平均振幅，进而计算 QRS-T 夹角或通过计算 QRS 波与 T 波平均向量的余弦得到 QRS-T 夹角。空间 QRS-T 夹角是三维空间的一个指标，计算复杂，需要专业处理软件及足够的心电向量学知识，不易从常规 12 导联心电图上获得。平面 QRS-T 夹角主要指额面 QRS 波最大向量与 T 波最大向量之间的夹角。空间 QRS-T 夹角的正常值为<105°，105°～135°为临界值，>135°为异常；儿童空间 QRS-T 夹角正常值为 14.1°±8.0°。平面 QRS-T 夹角正常值为 0～90°。

QRS-T 夹角影响因素包括①生理性因素：年龄、性别、种族、体型、身高；②病理性因素：心室肥厚、室内传导阻滞、心肌缺血、心功能不全等。QRS-T 夹角在男性、黑人、肥胖者及身高较矮的人群中偏高。

2. QRS-T 夹角与心肌缺血

正常心肌复极是由心外膜向心内膜进行，QRS

和 T 环长轴几乎是平行的或相交成 45°角，T 波和 R 波在同一方向。心肌缺血后，影响心室的复极过程，不能按正常的顺序进行，而改由心内膜层向心外膜方向复极，QRS-T 夹角增大，超出 90°甚至达到相对的地步即 180°。一项对 187 名有冠脉病变的患者进行为期 8 年的随访研究显示，16 名患者出现心因性死亡，19 名出现心肌梗死，89 名出现心血管事件并且有血管的再形成，且心因性死亡率与除极波和复极波的偏离增加即 QRS-T 夹角增宽有关，QRS-T 夹角增宽是心因性死亡独立的预测因子，同时发现，T 波向量环形态学指标 Tavplan 的增加与新发的心肌梗死有相关性，可预测未来的心梗，这是一项新发现。由此可见，通过无创性方法对稳定的心血管风险评估在心血管事件预防方面有重大意义。

RautaharjuPM 对 126 名急性冠脉综合征患者、658 名非 ST 段抬高型心肌梗死患者，以及 5376 名正常人的研究发现，复极和除极的方向是空间 QRS-T 夹角增宽的决定因素。根据参照组除极、复极方向的正常区域将伴有或不伴有 ST 段抬高的心肌梗死的除极与复极分为正常与不正常。正常组起始和终末 QRS-T 夹角是不随心率改变的，但急性冠脉综合征组中其却与心率相关，相关系数为 0.33。调整心率为 70 次/分时，原本有正常除极及复极方向的患者，当二者均异常时 QRS-T 夹角从 41°逐渐增加至 121°。急性冠脉综合征组 48%的终末除极方向指向右心室流出道，QRS-T 夹角 124°，52%指向左侧及后方，QRS-T 减小至 59°。急性冠脉综合征患者起始及终末复极、除极方向彻底不同，它们方向的异常源于急性冠脉综合征组患者 QRS-T 夹角增宽，而平均 QRS-T 夹角却未体现出差异。

在另一项关于急性冠脉综合征的研究中，额面 QRS-T 夹角结合年龄用于该类患者死亡率的风险评分（即 FAAR 评分）。非选择性的急性冠脉综合征患者通过 2 个多渠道预测观察研究，即由 550 名患者组成的急性冠脉事件处理和方法 1（即 EM-MACE-1）和由 1843 名受试者参与的急性冠脉事件处理和方法的评价 2（即 EMMACE-2），风险分层准入点工具应用由自动测量中衍生出的额面 QRS-T 夹角以及年龄作为 30 天、2 年死亡率预测因子从而进行评价分析。30 天及 2 年死亡率的 C 统计数字及 95%可信区间分别为 0.74，0.71~0.78 和 0.77，0.75~0.79。QRS-T 夹角小于 38°者两年死亡率最

低，大于 104°者最高，44.7% *vs*.14.8%，$P <$ 0.001。FAAR 评分是一个良好的死亡率预测工具，它不依赖于化学指标如肌钙蛋白 T 的异常改变或心电图的动态变化。

3. 自主神经与 QRS-T 夹角

一项关于糖尿病患者和心脏神经官能症的研究入选了 232 名糖尿病患者，105 例合并、127 例不合并心脏神经官能症，以及 232 名对照患者，性别、年龄匹配。结果显示糖尿病患者空间 QRS-T 夹角大于对照组，24.5°±10.7° *vs*.9.7°±4.5°，$P<$0.001，有心脏神经官能症患者较心脏神经官能症者空间 QRS-T 夹角增大，30.1°±11.3° *vs*.19.5°±7.1°，P $<$0.001。研究对象间 QT 间期无差异。在考虑了年龄、性别、体重指数、血压、糖尿病病程及糖化血红蛋白 A（1c）、血脂、微量蛋白尿、胰岛素抵抗后，行多因素线性回归分析显示心脏神经官能症的存在及严重程度的参数如心率变异性、LVMI、心肌运动指数（TeiI）与空间 QRS-T 夹角有明显的独立相关性。2 型糖尿病合并心脏神经官能症患者空间 QRS-T 夹角增大，提示致室性心律失常性增加，与心肌的结构和功能特性相关。

那么正常人的自主神经调节在特定环境下是否会影响空间 QRS-T 夹角呢？Sakowski 等通过心脏自主和高级的心电功能研究 90 天 6°头低位睡眠的反应，尤其是根据每搏 QT 间期易变性、T 波、三维心电图来评价复极异质性。采集 20 名入选者在呼吸受限持续 5 min 时仰卧位 12 导联心电图，并同时收集以下 5 个时间点的血浆容积和电解质：行头低位的前 10 天，头低位 28~30 天、60 天、90 天以及之结束后的 3~5 天。通过方差分析，头低位不活动 90 天，QT 间期易变性指数明显增加（从−1.87±0.33 到−1.53±0.39），原因不明的 QT 间期易变性指数从 0.61±0.48 增至 1.21±0.40，T 波两极间比率从 0.344%±0.260%增至 2.04%±4.01%，空间 QRS-T 夹角从 49.1°±23.8°增至 58.7°±31.0°，而空间心室梯度明显降低从（91.3±26.5）mV/ms 降至（59.1±23.0）mV/ms。这些改变部分于 3~5 天后恢复行动后消失，但是与伴随的 QTc 间期本身和心率变异性改变不同，他们与电解质和血浆容量间无明显的相关性。由此作者推断长期不活动的头低位睡眠可以可逆性增加复极异质性和由此导致的室性心律失常的风险。

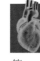

4. QRS-T 夹角与心脏性猝死的预测

空间 QRS-T 夹角反映了心室除极过程均质性干扰的传播方向,即心脏电活动的综合矢量,这个方法是一个对整体人群及特殊人群心脏性猝死危险分层的有效、敏感工具,用于预测心律失常性猝死。一项关于普通中年人群的大样本研究显示在为期(30±11)年随访中,QRS-T 夹角大于 100°出现于 2%的受试者,增加了心律失常性死亡的风险,相对风险 RR 2.26,95%可信区间(CI)为 1.59～3.21,$P<0.001$,但与非心律失常性死亡无关,RR1.34,CI0.93～1.92,$P=0.13$。

Whang 等研究了在第三次国家健康与营养体检调查问卷中 7092 名年龄大于 40 岁的入选者的 12 导联心电图。自报的或有心电图证据显示过去有心梗的、QRS 时限大于 120ms、有心衰史的人群除外。14 年间全因死亡男性 1191 人、女性 1093 人,心血管性死亡男性 455 人、女性 462 人。多因分析中异常的空间 QRS-T 夹角与男性(HR2.21,95%可信区间 1.32～3.68)及女性(HR1.82,95%可信区间 1.05～3.14)心血管死亡危险概率(HR)增加有关。同样,与异常 QRS-T 夹角相关的全因死亡相关因素调整的死亡概率在男性为 1.87%(95%可信区间 1.29%～2.7%),女性为 1.30%(95%可信区间 0.95%～1.78%)。临界 QRS-T 夹角与全因死亡或心因性死亡无关。总之,在没有已知心脏病的人群中,从 12 导联心电图中测量所得的异常 QRS-T 夹角与心因性死亡和全因性死亡风险的增加相关。

Kenttä 等从运动试验的角度评价 QRS-T 夹角的研究显示反映除极波和复极波空间差异的 TCRT 和 QRS-T 夹角在运动和恢复阶段有明显的频率依赖性。TCRT 即空间 R 波最大向量与 T 波夹角的总余弦值。近期 Kenttä 等又从 1297 名〔(56±13)岁〕行踏车负荷试验患者的运动心电图记录及之后(45±12)个月的随访中评价 TCRT 和 QRS-T 夹角对心因性死亡的预测意义。在基础心率和达到最大心率后 30 s、60 s、180 s 时及不同心率水平时采集 10 个连续的心搏。运动和恢复阶段 TCRT 和 QRS-T

夹角的频率依赖性是通过计算不同样本采集点所测得的数值与对应的 RR 间期之间的相关系数而得的,即 TCRT-RR 和 QRST-RR。运动阶段的相关系数是通过收集从运动开始到运动高峰即最大心率时之间的样本来计算的。恢复阶段的相关系数是通过收集从运动高峰到 3 min 恢复阶段的样本来计算的。单纯运动阶段或恢复阶段频率依赖性差的患者组其心因性死亡的风险比频率依赖性良好患者高 9.5 倍,而心脏性猝死则高出 11.4 倍。心因性死亡的危险因素包括:男性、MET、HRR、β 受体阻滞剂、基础 ST 段下移。猝死危险因素包括:男性、最大心率、HRR、基础 ST 段下移。本研究结果显示,独立于临床风险标志的在运动试验中反映 QRS 环和 T 环空间关系动态演变的 TCRT-RR 和 QRST-RR 对心因性死亡或心脏性猝死提供了预测信息,尤其是,在运动试验恢复阶段 TCRT-RR 频率依赖性的消失甚至逆转与不良结局有关。随访中心因性死亡的患者其运动终止后 TCRT 和 QRS-T 夹角延迟恢复甚至相反恢复,导致 TCRT 和 QRS-T 夹角与 RR 间期的相关性减低或呈负相关。TCRT 和 QRS-T 夹角、运动试验中运动终止后 1 min 心率等从运动试验中测得的变量较以前的心电图危险信号的预测价值更强。针对本研究中结果,自主神经反应的改变似乎是运动尤其在恢复阶段除极/复极模式频率依赖性降低的主要原因。由此预示了死亡风险的增加,尤其是致命性的心律失常。本研究中对复极阶段除极/复极模式的评价是较运动终止后 1 min 心率更有意义的预测指标。除极/复极模式的改变反映了产生致命性心律失常的心室水平的自主神经功能的影响。而运动终止后 1 min 心率反映的是窦房结水平的自主输入,这可能也解释了在预测猝死方面 TCRT 优于 HRR(运动终止后 1 min)的原因。更多更详细的关于 QRS-T 夹角的预测价值还有待于进一步的相关研究,但就目前现有的研究而言,QRS-T 夹角是一项很有研究前景的无创性预测心因性死亡甚至心脏性猝死的预测因子。

第五节　冠心病的心脏自主神经干预治疗

近年随着交感神经重构的致心律失常作用的发现,日益重视其与心脏组织重构、电重构的相互关系,并提出对交感神经重构进行干预的设想。治疗交感重构性心律失常时,可给予 β 受体阻滞剂、

RAAS 系统阻滞剂（如 ACEI）、他汀类调脂药物等。这些药物可调节自主神经的功能，降低交感神经的张力，减少心肌梗死的危险，显著降低死亡率。

一、抗肾上腺素干预

急性心肌缺血引发心脏交感神经的活动反射增加，为 β 受体阻滞剂在急性心肌梗死中的使用提供了理论依据，选择性 β1 受体阻滞剂（如美托洛尔等）对心肌梗死后患者的保护作用已经得到广泛的认可，它可以减少致命性心律失常发生，提高 VF 阈值，减少猝死。急性心肌梗死患者存在交感神经功能亢进，且心脏各部位心肌对儿茶酚胺的反应性有所不同，β1 受体阻滞剂可直接与心肌细胞上的 β1 肾上腺素能受体结合而对抗交感神经活性，降低心肌细胞的兴奋性，减缓心率，降低氧耗，能有效地使心肌复极化进程趋于同一；增加迷走神经张力，使交感神经和迷走神经系统趋于平衡，增加心电稳定性；缩小梗死面积，改善心肌重构，使心肌结构和功能趋于正常化，从而改善心功能，减少心律常的发生。但也有学者持不同意见，认为心肌梗死后 β1 受体密度显著下降，交感神经激动对 β2 受体的依赖程度明显增加，β2 受体与心肌梗死后恶性心律失常发生关系更密切，因此提出非选择性 β 受体阻滞剂可能比选择性 β 受体阻滞剂更有利于降低心脏性猝死的发生，卡维地洛的实验验证了这一观念。左侧心脏神经由于在心室水平可能因在数量上占优势，而具有更高的致心律失常性。在 Schwartz 等的研究中，具有猝死高危险性的梗死后患者，应用抗肾上腺素能阻滞剂和手术左侧交感神经切除干预，可显著减少心脏性猝死，这一研究为左侧心脏交感神经切除术在人类中具有抗 VF 作用的观念提供了依据。Kramer 等结扎 17 只羊冠状动脉前降支造成透壁心梗后随机将其分入试验组（雷米普利加美托洛尔）或对照组（雷米普利），8 周后观察血流动力学变化和交感神经再生情况，结果发现试验组梗死区周边与远离梗死区的[123]I-MIBG 吸收率明显高于对照组，且射血分数有所改善，因此美托洛尔有利于促进梗死周边区交感神经的再生。而国内有学者则得出相反结论，大鼠心梗后应用 β 受体阻滞剂（普萘洛尔）30 天后梗死周围心肌中交感神经支配密度较对照组降低，支配范围趋于正常化。β 受体阻滞剂对心梗后神经重构的影响值得进一步研究。

二、迷走干预

近年来一些调节自主神经功能的非药物治疗手段也显示出了较大的临床应用价值。耐力运动训练可以增强心脏迷走神经张力并减弱 β2 受体敏感度，对于可耐受运动训练的陈旧心肌梗死患者不失为一种简单、安全、有效的预防室性心律失常的方法。

当自主神经标志提示有迷走活动及紧张性降低，尤其是反射降低时，心脏性猝死的危险性增加。药物激活、运动训练和直接迷走刺激是增加迷走活动的三种方法。动物实验研究证实，实验犬运动后迷走张力的增高可降低实验犬在人工阻断冠状动脉后诱发 VF 的危险性。对麻醉动物的经典研究表明，迷走刺激降低了冠状动脉闭塞所致 VF 的发生率，在对意识清醒的猝死犬模型的研究认识了其临床相关性。在陈旧性心肌梗死的犬运动实验期间，急性心肌缺血开始后的 15 s，通过长期置入的电极直接刺激右颈迷走神经，能使 VF 的发生率降低 92%。通过植入电发生器对右侧颈迷走神经进行长期电刺激可以促进迷走神经释放胆碱能神经递质，激活突触前膜 M 受体，抑制交感神经释放儿茶酚胺类递质；抑制儿茶酚胺类递质对心肌细胞第二信使通路的效应；同时通过传入神经在中枢的反射性抑制交感的激活，且交感张力升高时，迷走神经刺激对交感神经的拮抗作用也会相应增强，即增强拮抗（accentuated antagonism）。

生理学研究表明，人们在进行一段时间的高强度体力活动后，休息时的 HRV 增大揭示心脏迷走张力的增高。LaRovere 等通过对心肌梗死后患者的耐力训练，进行压力反射反应训练的 10 年随访研究，证明当运动训练改变自主神经的平衡，使迷走神经活动在量上充分增加时，则可显著降低心因性死亡率，改善长期预后。除此之外，迷走神经刺激还可减慢心率，扩张冠状动脉，改善心肌血供。因此对心肌梗死后高交感张力的患者，迷走神经刺激是一种有应用前景的治疗手段，但在其应用于临床之前仍需要进一步的研究支持。

三、去神经消融

交感重构性心律失常的患者都存在交感神经张力的增加及迷走神经支配的减弱。针对这一病理生理情况，临床可给予阻断交感神经作用的介入治疗，

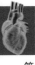

包括左侧星状神经节切除术。左侧心脏交感神经去除术可显著减少心肌交感神经递质水平，减轻其对梗死后心肌电稳定性的不利影响，由于此术式去除交感节前神经并破坏突触，因此不会出现神经再生，可用于β受体阻滞剂治疗效果不佳或禁忌的心肌梗死后患者以预防或治疗室性心律失常。对心肌梗死后患者进行左交感神经节切除可以明显降低猝死率，提示通过切除左交感神经节来避免神经生长具有直接的抗室颤作用。资料显示，左侧星状神经节切除术能切断或减少交感神经对心脏的支配作用，可呈现明显的预防和治疗患者室性心律失常的作用，可预防心肌梗死患者心脏性猝死的发生等。一组临床资料表明，给予上述药物及介入治疗后，能将心梗后早期反复室颤患者一周和一年的死亡率从82%和95%分别降到22%和33%，说明药物或介入治疗阻断交感神经的方法可降低心梗后反复室颤的发生率和死亡率。

近年来发现和提出的"神经芽生"和"交感神经重构"的新理论认为，心脏自主神经损伤后，交感神经形态和功能学发生了不均一性重构，产生的心脏不良作用能增加发生致命性心律失常的危险。交感神经这种不均一性重构导致了自发性室速、室颤及心脏性猝死的高发，成为慢性心肌梗死后发生室速和心脏性死亡的关键性因素，也形成了心脏性猝死的神经芽生新学说。同时，这一新理念也为阻断交感神经高支配的药物及介入治疗提供了理论根据。

四、其他治疗

醛固酮受体拮抗剂坎利酮（canrenone）可以通过减少心脏神经再生、降低心肌去甲肾上腺素水平，从而提高心肌梗死后患者的室颤阈值。血管紧张素Ⅱ可在中枢水平降低迷走活性，因此血管紧张素转化酶抑制剂和血管紧张素受体阻滞剂可通过拮抗血管紧张素Ⅱ的作用提高中枢向心脏发放迷走活性的水平，降低室性心律失常的风险。胆碱酯酶抑制剂和M受体激动剂等拟胆碱能药物通过增强心肌的迷走效应发挥保护作用，但严重的胃肠道反应限制了其在临床广泛应用。他汀类药物以及鱼油在增强副交感神经活性的同时减弱交感神经活性，降低心肌梗死后患者心脏性猝死的发生率。Munch等对心衰动物转录去甲肾上腺素吸收载体-1基因后发现，伴

随交感神经对心肌内去甲肾上腺素吸收的改善，心衰动物的β受体功能、心肌内质网 Ca^{2+}-ATP酶（SERCA-2）均恢复正常，心功能明显改善。这些说明对交感神经功能的直接干预有可能是将来室性心律失常治疗的一个新的方向。在颈8至胸4节段行硬膜外麻醉充分阻滞双侧交感神经，可预防心肌梗死后室颤风暴。在第1、2胸髓节段进行脊索刺激可通过迷走神经引起心脏副交感张力增强，预防室性心律失常。鞘内注射α2受体拮抗剂可乐定可减少血液儿茶酚胺类递质水平，减少心肌梗死后室性心律失常的发生。

总之，自主神经通过其特殊的传导通路与作用机制调控心脏的电生理活动，在缺血性心脏病时神经重构和电重构所致的心脏自主神经控制失衡是室性心律失常发生的重要机制。干预或调节心脏自主神经功能失衡，将成为SCD预防和治疗的重要研究方向之一。

（高惠宽 刘 莹 吴永全 杨延宗）

参考文献

[1] Hutchins GD, Zipes D. Imaging the Cardiac Autonomic Nervous System. In Skorton DJ, Schelbert HR, Wolf GL, et al (eds). Marcus Cardiac Imaging: A Companion to Braunwald's Heart Disease. Philadelphia: WB Saunders, 1996, 1052-1061.

[2] Vaseghi M, Shivkumar K. The role of the autonomic nervous system in sudden cardiac death. Prog Cardiovasc Dis, 2008, 50: 404-419.

[3] Bourke T, Vaseghi M, Michowitz Y, et al. Neuraxial modulation for refractoryventricular arrhythmias. Value of thoracic epidural anesthesia and surgical left cardiac sympathetic denervation. Circulation, 2010, 121: 2255-2262.

[4] Gomis P, Caminal P, Vallverdú M, et al. Assessment of autonomic control of the heart during transient myocardial ischemia. J Electrocardiol, 2012, 45 (1): 82-9.

[5] Martinez DG, Nicolau JC, Lage RL, et al. Effects of long-term exercise training on autonomic control in myocardial infarction patients. Hypertension, 2011, 58 (6): 1049-56.

[6] Schwartz PJ, de Ferrari GM, Sanzo A, et al. Long term vagal stimulation inpatients with advanced heart failure: first experience in man. Eur J Heart Fail, 2008, 10: 884-891.

[7] Huikuri HV, Castellanos A, Myerburg RJ. Sudden death due to cardiac arrhythmias. N Engl J Med, 2001, 345: 1473-1482.

[8] Bengel FM, Ueber fuhr P, SchiepelN, et al. Effect of sympathetic reinnervation on cardiac performance after heart transplantation. N Engl J Med, 2001, 345: 731-738.

[9] Tachikawa H, Kodama M, Watanabe K, et al. Amiodarone improves cardiac sympathetic nerve function to hold norepinephrine in the heart prevents left ventricular remodeling, and improves cardiac function in rat dilated cardiomyopathy. Circulation, 2005, 111: 894-899.

[10] Rubart M, Zipes DP. Mechanisms of sudden cardiac death. J Clin Invest, 2005, 115: 2305-2315.

[11] Efimov IR. Fibrillation or neurillation. Back to the future in our concepts of sudden cardiac death? Circ Res, 2003, 92: 1062-1064.

[12] Brook RD, Julius S. Autonomic imbalance, hypertension, and cardiovascular risk. Am J Hypertens, 2000, 6 (2): 112S-122S.

[13] Pizzi C, Manzoli L, Mancini S, et al. Autonomic nervous system, inflammation and preclinical carotid atherosclerosis in depressed subjects with coronary risk factors. Atherosclerosis, 2010, 212 (1): 292-298.

[14] Camm AJ, Pratt CM, Schwartz PJ, et al. AzimiLide post Infarct surVival Evaluation (ALIVE) Investigators. Mortality in patients after a recent myocardial infarction: a randomized, placebo-controlled trial of azimilide using heart rate variability for risk stratification. Circulation, 2004, 109 (8): 990-996.

[15] Sroka K. On the genesis of myocardial ischemia. Z Kardiol, 2004, 93: 768-783.

[16] Anter E. Neural remodeling and ventricular arrhythmias: understanding the mechanism. Cardiology, 2012, 121 (1): 10-11.

[17] Thayer JF, Lane RD. The role of vagal function in the risk for cardiovascular disease and mortality. Biol Psychol, 2007, 74: 224-242.

[18] Li M, Zheng C, Sato T, et al. Vagal nerve stimulation markedly improves long-term survival after chronic heart failure in rats. Circulation, 2004, 109: 120-124.

[19] Tsutsumi T, Ide T, Yamato M, et al. Modulation of the myocardial redox state by vagal nerve stimulation after experimental myocardial infarction. Cardiovasc Res, 2008, 77: 713-721.

[20] McMorn SO, Harrison SM, Zang WJ, et al. A direct negative inotropic effect of acetylcholine on rat ventricular myocytes. Am J Physiol, 1993, 265: H1393-H1400.

[21] Buchholz B, Donato M, Perez V, et al. Preischemic efferent vagal stimulation increases the size of myocardial infarction in rabbits. Role of the sympathetic nervous system. Int J Cardiol, 2012, 155 (3): 490-1.

[22] Zang WJ, Chen LN, Yu XJ, et al. Comparison of effects of acetylcholine on electromechanical characteristics in guinea-pig atrium and ventricle. Exp Physiol, 2005, 90: 123-130.

[23] Stanton MS, Tuli MM, Radtke NL, et al. Reginal sympathetic denervation after myocardial infarction in humans detected noninvasively using Metaiodobenzylguanidine. J Am Coll Cardiol, 1989, 14 (15): 19-26.

[24] McMorn SO, Harrison SM, Zang WJ, et al. A direct negative inotropic effect of acetylcholine on rat ventricular myocytes. Am J Physiol, 1993, (265) H1393-H1400.

[25] Dae MW, O'Conell JW, Botvinick EH, et al. Acute and chronic effects of transient myocardial ischemia on sympathetic nerve activity, density and norepinephrine content. Cardiovasc Res, 1995, 30: 270-280.

[26] Jons C, Raatikainen P, Gang UJ, et al. Autonomic dysfunction and new-onset atrial fibrillation in patients with left ventricular systolic dysfunction after acute myocardial infarction: a CARISMA substudy. Cardiac Arrhythmias and Risk Stratification after Acute Myocardial Infarction (CARISMA) Study Group. J Cardiovasc Electrophysiol, 2010, 21 (9): 983-990.

[27] Inobe Y, Kugiyama K, Miyagi H, et al. Long-lasting abnormalities in cardiac sympathetic nervous system in patients with coronary spastic angina: quantitative analysis with iodine 123 metaiodobenzylguanidine myocardial scintigraphy. Am Heart J, 1997, 134: 112-118.

[28] Podio V, Spinnler MT, Spandonari T, et al. Regional sympathetic denervation after myocardial infarction: a follow-up study using 123I-MIBG. QJ Nucl. Med 1995, 39: 40-43.

[29] Zhou S, CaoJ-M, Tebb Z, et al. Modulation of QT interval by cardiac sympathetic nerve sprouting and the mechanisms of ventricular arrhythmia in a canine model of Sudden cardiac death. J Cardiovasc Electrophysiol, 2001, 12 (9): 1068-1073.

[30] Liu YB, Wu CC, Lu LS, et al. Sympathetic nerve sprouting, electrical remodeling, and increased vulnerability to ventricular fibrillation in hypercholesterolemic

rabbits. Circulation research，2003，(10)：1145-1161

[31] Vaseghi M，Lux RL，Mahajan A，et al. Sympathetic stimulation increases dispersion of repolarization in humans with myocardial infarction. Am J Physiol Heart Circ Physiol，2012，302 (9)：H1838-46.

[32] La Rovere MT，Bersano C，Gnemmi M，et al. Exercise-induced increase in baroreflex sensitivity predicts improved prognosis after myocardial infarction. Circulation，2002，106：945-949.

[33] Hu DY，Guo CJ，Yang JJ，et al. Left ventricular tachycardia originnating near the left main coronary artery. J Intervention Cardiac Electrophysiol，2000，(4)：423-433.

[34] Player MS，Peterson LE. Anxiety disorders，hypertension，and cardiovascular risk：a review. Int J Psychiatry Med，2011，41 (4)：365-377.

[35] PachonM JC，Pachon M EI，Pachon M JC，et al. Cardioneuroablation-new treatment for neurocardiogenic syncope，functional AV block and sinus dysfunction using catheter RF-ablation. Europace，2005，7：1.

[36] 张德强，黄捷英，方业明，等. 窦性心率震荡现象对急性心肌梗死后患者死亡预测价值的临床研究. 中华心血管病杂志，2005，(33)：903-906.

[37] Loffelholz K，Pappano AJ. The parasympathetic neuroeffect on the junction of the heart. Pharmacol Res，1985，37：1-24.

[38] Salata JJ，Jalife J. "Fade" of hyperpolarizing responses to vagal stimulation at the sinoatrial and atriaoventricular node of the rabbit heart. Cirs Res，1985，56：718-727.

[39] Difrancesco D，Ducouret P，Robinson RB. Muscarinic modulation of cardiac rate at low acetylcholine concentrations. Science，1989，243：669-671.

[40] Verriner RL. Autonomic nervous system. In：Pordrid PJ eds. Cardiac arrhythmia：mechanism，diagnosis，and management. Maryland：1995 Willianms & Wilkins，Baltimore，151-210.

[41] Kammerling JJ，Green FJ，Watanabe AM，et al. Denervation supersensitivity of refractoriness in non-infarcted areas apical to transmural myocardial infarction. Circulation，1987，76：383-393.

[42] Wallick DW，Stuesse SL，Masuda Y. Sympathetic and periodic vagal influences on antegrade and retrograde conduction through the canine atrioventricular node. Circulation，1986，73 (4)：830-836.

[43] Martin P. The influence of the parasympathetic nervous system on atrioventricular conduction. Circ Res，1977，

41：593-599.

[44] Skinner JE，Mohr DN，Kellaway P. Sleeping-stage regulation of ventricular arrhythmias in the unanesthetized pig. Circ Res，1975，37：342-349.

[45] Skinner JE，Beder SD，Entman ML. Psycological stress activates phosphorylase in the heart of the conscious pig without increasing heart rate and blood pressure. Proc Natl Acad Sci USA，1983，80：4513-4517.

[46] Oppenheimer SM，Wilson JX，Guiraudo C，et al. Insular cortex stimulation produces lethal cardiac arrhythmias：a mechanism of sudden death? Brain Res，1991，550：115-121.

[47] Hayashi H，Fujiki A，Tani M，et al. Role of sympathovagal balance in the initiation of idiopathic ventricular tachycardia originating from right ventricular outflow tract. Pacing Clin Electrophysiol，1997，20 (10 Pt 1)：2371-2377.

[48] Collins MN，Billman GE. Autonomic response to coronary occlusion in animals susceptible to ventricular fibrillation. Am J Physiol，1989，257 (6 Pt 2)：H1886-1894.

[49] Tracey K. The inflammatory reflex. Nature，2002，420 (6917)：853-859.

[50] Borovikova L，lvanova S，Zhang M，et al. Vagus nerve stimulation attenuates the systemic inflammatory response to endotoxin. Nature，2000，405 (6785)：458-462.

[51] He G，Hu J，Li T，et al. Arrhythmogenic effect of sympathetic histamine in mouse hearts subjected to acute ischemia. Mol Med，2012，10；18 (1)：1-9.

[52] Borovikova L，Ivanova S，Nardi D，et al. Role of vagus nerve signaling in CNI-1493-mediated suppression of acute inflammation. Auto Neurosci，2000，85 (1-3)：141-147.

[53] Janszky I，Ericson M，et al. Inflammatory markers and heart rate variability in women with coronary heart disease. Journal of Internal Medicine，2004，256 (5)，421-428.

[54] Goehler LE，Gaykema RP，et al. Interleukin-1beta in immune cells of the abdominal vagus nerve：a link between the immune and nervous systems? J Neurosci，1999，19 (7)：2799-806.

[55] Hosoi T，Okuma Y，Nomura Y. Electrical stimulation of afferent vagus nerve induces IL-1beta expression in thebrain and activates HPA axis. Am J Physiol Regul Integr Comp Physiol，2000，279 (1)：R141-147.

[56] Barone L，Colicchio G. Effect of vagal nerve stimulation

on systemic inflammation and cardiac autonomic function in patients with refractory epilepsy. Neuroimmunomodulation, 2007, 14 (6): 331-336.

[57] Sloan RP, McCreath H. RR interval variability is inversely related to inflammatory markers: the CARDIA study. Mol Med, 2007, 13 (3-4): 178-184.

[58] Roderick WC, Henkens IR, Sum CM, et al. Normallimits of the spatial QRS-T angle and ventricular gradientin 12-lead electrocardiograms of young adults: dependence on sex and heart rate. Journal of Electrocardiology, 2008, 41, 648-655.

[59] Behzad B, Pavri BB, Hillis MB, et al. Prognostic value and temporal behavior of the planar QRS-T angle in patients with nonischemic cardiomyopathy. Circulation, 2008, 117: 3181-3186.

[60] Kors JA, Kardys I, Hofman A, et al. Spatial QRS-T angleas a risk indicator of cardiac death in an elderly population. J Electrocardio, 2003, (36 Suppl): 113-114.

[61] Aro AL, Huikuri HV, Tikkanen JT, et al. QRS-T angle as a predictor of sudden cardiac death in a middle-aged general population, Europace, 2012, 14 (6): 872-876.

[62] Man S, Rahmattulla C, Maan AC, et al. Role of the vectorcardiogram-derived spatial QRS-T angle in diagnosing left ventricular hypertrophy. J Electrocardiol, 2012, 45 (2): 154-160.

[63] Rautaharju PM, Zhou SH, Gregg RE, et al. Heart rate, gender differences, and presence versus absence of diagnostic ST elevation as determinants of spatial QRS. T angle widening in acute coronary syndrome. Am J Cardiol, 2011, 107 (12): 1744-50.

[64] Lown MT, Munyombwe T, Harrison W, et al. Evaluation of Methods and Management of Acute Coronary Events (EMMACE) Investigators. Association of frontal QRS-T angle-age risk score on admission electrocardiogram with mortality in patients admitted with an acute coronary syndrome. Am J Cardiol, 2012, 109 (3): 307-13.

[65] Kenttä T, Karsikas M, Junttila MJ, et al. QRS-T morphology measured from exercise electrocardiogram as a predictor of cardiac mortality, Europace, 2011, 13 (5): 701-707.

[66] 7Teo KK, Yusuf S, Furberg CD. Effects of prophylactic antiarrythmic drug therapy in acute myocardial infarction. An Overview of results randomized condomizedcontrolled trial. JAMA, 1993, 270: 1589-1595.

[67] Zhou S, Chen LS, Miyauchi Y, et al. Mechanisms of cardiac nerve sprouting after myocardial infarction in dogs. Circ Res, 2004, 95: 76-83.

[68] Hou Y, Scherlag BJ, Lin J, et al. Interactive atrial neural network: determining the connections between ganglionated plexi. Heart Rhythm, 2007, 4: 56-63.

[69] Oh YS, Jong AY, Kim DT, et al. Spatial distribution of nerve sprouting after myocardial infarction in mice. Heart Rhythm, 2006, 3: 728-736.

[70] Ziegelstein RC. Acute emotional stress and cardiac arrhythmias. JAMA, 2007, 298: 324-329.

[71] Cao JM, Fishbein MC, Han JB, et al. Relationship between regional cardiachyperinnervation and ventricular arrhythmia. Circulation, 2000, 101: 1960-1969.

[72] Cao JM, Chen LS, KenKnight BH, et al. Nerve sprouting and sudden cardiac death. Circ Res, 2000, 86: 816-821.

[73] Swissa M, Zhou S, Gonzalez GI, et al. Long-term subthreshold electrical stimulation of the left stellate ganglion and a canine model of sudden cardiac death. J Am Coll Cardiol, 2004, 43: 858-864.

[74] Zhou S, Jung BC, Tan AY, et al. Spontaneous stellate ganglion nerve activity and ventricular arrhythmia in a canine model of sudden death. Heart Rhythm, 2008, 5: 131-139.

[75] Heath BM, Xia J, Dong E, et al. Overexpression of nerve growth factor in the heart alters ion channel activity and beta-adrenergic signalling in an adult transgenicmouse. J Physiol, 1998, 512: 779-791.

[76] Pinto JM, Boyden PA. Electrical remodeling in ischemia and infarction. Cardiovasc Res, 1999, 42: 284-297.

[77] Rovere MT, Bigger JT, Marcus FI, et al. Baroreflex sensitivity and heart-ratevariability in prediction of total cardiac mortality after myocardial infarctionATRAMI (Autonomic Tone and Reflexes After Myocardial Infarction) investigators. Lancet, 1998, 351: 478-484.

[78] Cittadini A, Monti MG, Isgaard J, et al. Aldosterone receptor blockade improves left ventricular remodeling and increases ventricular fibrillation threshold in experimental heart failure. Cardiovasc Res, 2003, 58: 555-564.

[79] Billman GE. Cardiac autonomic neural remodeling and susceptibility to sudden cardiac death: effect of endurance exercise training. Am J Physiol Heart Circ Physiol, 2009, 297: H1171-H1193.

[80] 郭继鸿. 交感神经重构. 临床心电学杂志, 2008, 17

(4) 311-316.

[81] Chen LN, Zang WJ, Yu XJ, et al. Compensatory recovery of vagal control of hemodynamics after unilateral vagotomy. Physiol Res, 2008, 57 (1): 119-132.

[82] Dhein S, van Koppen CJ, Brodde OE. Muscarinic receptors in the mammalian heart. Pharmacol Res, 2001, 44 (3): 161-182.

[83] Donald BH, Charles EG, Shawn MF, et al. Localization of cholinergic innervation in guinea pig heart by immunohistochemistry for high-affinity choline transporters. Cardiovasc Res, 2004, 62 (1): 112-121.

[84] Xu XL, Zang WJ, Lu J, et al. Effects of carvedilol on M2 receptors and cholinesterase-positive nerves in adriamycin-induced rat failing heart. Auton Neurosci, 2006, 130: 6-16.

[85] McDermott MM. The international pandemic of chronic cardiovascular disease. JAMA, 2007, 297: 1253-1255.

[86] DeMeersman RE, Stein PK. Vagal modulation and aging. BiolPsychol, 2007, 74: 165-173.

[87] Tsuji H, Venditti FJ Jr, Manders ES, et al. Determinants of heart rate variability. J Am Coll Cardiol, 1996, 28 (6): 1539-1546.

[88] Shimizu K, Arai Y, Hirose N, et al. Prognostic significance of heart rate variability in centenarians. Clin Exp Hypertens, 2002, 24 (1-2): 91-97.

[89] Yao Z, Gross GJ. Role of nitric oxide, muscarinic receptors, and the ATP-sensitive K+ channel in mediating the effects of acetylcholine to mimic preconditioning in dogs. Circ Res, 1993, 73 (6): 1193-1201.

[90] Lu J, Zang WJ, Yu XJ, et al. Effects of postconditioning of adenosine and acetylcholine on the ischemic isolated rat ventricular myocytes. Eur J Pharmacol, 2006, 549: 133-139.

[91] Kubo T, Parker JD, et al. Vagal heart rate responses to chronic beta-blockade in human heart failure relate to cardiac norepinephrine spillover. Eur J Heart Fail, 2005, 7 (5): 878-881.

[92] Wang L, Wang L, Zhang Y, et al. Low dose transdermal scopolamine increases cardiac vagal tone in patients after acute myocardial infarction. Chin Med J, 2002, 115 (5): 770-772.

[93] Tracey KJ. Physiology and immunology of the cholinergic antiinflammatory pathway. J Clin Invest, 2007, 117 (2): 289-296.

[94] Borovikova LV, Ivanova S, Zhang M, et al. Vagus nerve stimulation attenuates the systemic inflammatory response to endotoxin. Nature, 2000, 405 (6785): 458-462.

[95] Ulloa L. The vagus nerve and the nicotinic anti inflammatory pathway. Nat Rev Drug Discov, 2005, 4 (8): 673-684.

[96] Sajadieh A, Nielsen OW, Rasmussen V, et la. Increased heart rate and reduced heart-rate variability are associated with subclinical inflammation in middle aged and elderly subjects with no apparent heart disease. Eur Heart J, 2004, 25 (5): 363-370.

[97] Barth J, Schumacher M, Herrmann-Lingen C. Depression as a risk factor for mortality in patients with coronary heart disease: a meta-analysis. Psychosom Med, 2004, 66 (6): 802-813.

[98] Wang X, Thayer JF, Treiber F, et al. Ethnic differences and heritability of heart rate variability in African- and European American youth. Am J Cardiol, 2005, 96 (8): 1166-1172.

[99] Ridker PM. Inflammation, infection, and cardiovascular risk: how good is the clinical evidence? Circulation, 1998, 97 (17): 1671-1674.

[100] Chen J, Zheng S, Huang H, et al. Mesenchymal stem cells enhanced cardiac nerve sprouting via nerve growth factor in a rat model of myocardial infarction. Curr Pharm Des, 2014, 20 (12): 2023-9

[101] Lan YF, Zhang JC, Gao JL, et al. Effects of nerve growth factor on the action potential duration and repolarizing currents in a rabbit model of myocardial infarction. J Geriatr Cardiol, 2013, 10 (1): 39-51.

[102] Chan YH, Tsai WC, Shen C, et al. Subcutaneous nerve activity is more accurate than heart rate variability in estimating cardiac sympathetic tone in ambulatory dogs with myocardial infarction. Heart Rhythm, 2015, 12 (7): 1619-1627.

[103] Zhou Q, Zhou X, TuEr-Hong ZL, et al. Renal sympathetic denervation suppresses atrial fibrillation induced by acute atrial ischemia/infarction through inhibition of cardiac sympathetic activity. Int J Cardiol, 2016, 203: 187-195.

[104] Wen H, Jiang H, Lu Z, et al. Carvedilol ameliorates sympathetic nerve sprouting and electrical remodeling after myocardial infarction in rats. Biomed Pharmacother, 2010, 64 (7): 446-450.

[105] Piccirillo G, Moscucci F, D'Alessandro G, et al. Myocardial repolarization dispersion and autonomic nerve activity in a canine experimental acute myocardial infarction model. Heart Rhythm, 2014, 11 (1): 110-

118.

[106] Clancy JA，Mary DA，Witte KK，et al. Non-invasive vagus nerve stimulation in healthy humans reduces sympathetic nerve activity. Brain Stimul，2014，7 (6)：871-877.

[107] Fallavollita JA，Heavey BM，Luisi AJ Jr，et al. Regional myocardial sympathetic denervation predicts the risk of sudden cardiac arrest in ischemic cardiomyopathy. J Am Coll Cardiol，2014，63 (2)：141-149.

[108] Li CY，Li YG. Cardiac Sympathetic Nerve Sprouting and Susceptibility to Ventricular Arrhythmias after Myocardial Infarction. Cardiol Res Pract，2015，2015：698368.

[109] Hu H，Xuan Y，Wang Y，et al. Targeted NGF siRNA delivery attenuates sympathetic nerve sprouting and deteriorates cardiac dysfunction in rats with myocardial infarction. PLoS One，2014，9 (4)：e95106.

[110] DElia E，Pascale A，Marchesi N，et al. Novel approaches to the post-myocardial infarction/heart failure neural remodeling. Heart Fail Rev，2014，19 (5)：611-619.

[111] Chen T，Cai MX，Li YY，et al. Aerobic exercise inhibits sympathetic nerve sprouting and restores beta-adrenergic receptor balance in rats with myocardial infarction. PLoS One，2014，9 (5)：e97810.

[112] White IA，Gordon J，Balkan W，et al. Sympathetic Reinnervation Is Required for Mammalian Cardiac Regeneration. Circ Res，2015，117 (12)：990-994.

[113] Pinkham MI，Whalley GA，Guild SJ，et al. Arterial baroreceptor reflex control of renal sympathetic nerve activity following chronic myocardial infarction in male，female，and ovariectomized female rats. Am J Physiol Regul Integr Comp Physiol，2015，309 (2)：R169-78.

[114] Li Z，Wang M，Zhang Y，et al. The effect of the left stellate ganglion on sympathetic neural remodeling of the left atrium in rats following myocardial infarction. Pacing Clin Electrophysiol，2015，38 (1)：107-14.

[115] Huang BS，Chen A，Ahmad M，et al. Mineralocorticoid and AT1 receptors in the paraventricular nucleus contribute to sympathetic hyperactivity and cardiac dysfunction in rats post myocardial infarct. J Physiol，2014，592 (15)：3273-3286.

[116] Huang BS，Ahmad M，White RA，et al. Inhibition of brain angiotensin III attenuates sympathetic hyperactivity and cardiac dysfunction in rats post-myocardial infarction. Cardiovasc Res，2013，97 (3)：424-431.

[117] Jia YY，Bao ZW，Wei MF，et al. Aliskiren ameliorates sympathetic nerve sprouting and suppresses the inducibility of ventricular tachyarrhythmia in postinfarcted rat heart. Chin Med J (Engl)，2013，126 (24)：4707-4714.

[118] Wang Y，Liu J，Suo F，et al. Metoprolol-mediated amelioration of sympathetic nerve sprouting after myocardial infarction. Cardiology，2013，126 (1)：50-58.

第二十五章 自主神经与阻塞性睡眠呼吸暂停综合征

阻塞性睡眠呼吸暂停综合征（obstruction sleep apnea syndrome，OSAS）是一种由各种原因导致的、在睡眠状态下反复发生呼吸暂停和（或）低通气，可以引起如低氧血症、高碳酸血症，反复觉醒和睡眠结构紊乱。以呼吸暂停和低通气指数（apnea hypopnea index，AHI）≥5 次/小时或者每晚 7 h 的睡眠中呼吸暂停反复发作 30 次以上为主要指标；其中，低通气是指呼吸气流强度（幅度）较基础值降低 50% 以上，并伴有血氧饱和度较基础值下降 4% 以上；呼吸暂停是指睡眠中口鼻呼吸气流完全停止 10 s 以上。

一、OSAS 与自主神经紊乱

正常人自主神经活动具有昼夜节律性，在夜间睡眠时副交感神经起主要作用，OSAS 造成呼吸暂停初期的低氧、血氧饱和度下降导致肺牵张的减少，迷走神经过度兴奋，可导致缓慢性心律失常和房室传导阻滞，而呼吸暂停终末，低氧、高碳酸血症和反复的觉醒则使交感神经频繁激活产生过多交感神经激动（sympathetic nerve active，SNA），交感神经功能亢进，心肌异位搏动点兴奋性阈值下降，从而易于发生室早和短暂室速。这就是自主神经失衡与 OSAS 致心律失常的可能机制。

OSAS 所致的低氧血症和二氧化碳潴留可以通过中枢或外周化学感受器激活交感神经，也可以通过减弱肺牵张反射对交感神经起抑制作用，或者减少颈动脉窦压力感受器输出交感抑制信号而激活交感神经系统。呼吸困难因觉醒而中断，后者可进一步增强交感神经活性，并减弱心脏副交感神经活性，诱发呼吸困难后的血压和心率风暴。OSAS 对自主神经的不良反应不仅限于睡眠期间，OSAS 患者睡眠期间出现的高血压在清醒状态也一直持续存在。

OSAS 合并心功能不全患者清醒状态时交感神经活性增强，副交感神经活性减弱，交感神经过度激活可以导致心率加快，β 肾上腺素受体去敏感化，心律失常，心肌损伤、坏死，外周血管收缩，肾水钠潴留，肾素-血管紧张素-醛固酮系统激活等，进而影响心力衰竭患者预后。同时，心脏副交感神经活性降低也可以使心率加快，并使高频心率变异性降低，后者是许多心血管事件（如恶性心律失常）的重要预测因子。

二、OSAS 的自主神经评估方法

OSAS 时自主神经的评估方法最为常用的是心率变异性（heart rate variability，HRV），其他包括模型分析、QT 率依赖性、运动后 1 min 心率恢复（HRR-1）、冷脸试验（CFT）、直立倾斜试验、交感神经皮肤反应（SSR）、脉冲传导时间（PPT）和肌肉交感神经活性测定（MSNA）等。

HRV 被认为是定量评价交感-副交感调节平衡的最具前景的指标之一。心率变异率分析不仅有助于阐明 OSAS 相关心血管疾病的发病机制，而且是对 OSAS 进行筛查、诊断、危险分层和治疗观察的工具。普通的多导睡眠图监测中包含心电图记录，这些数据即可用于心率变异率分析。HRV 分析最常用的两种方法为时域分析（time-domain analysis）和频域分析（frequency-domain analysis）。根据欧洲-北美联合工作组的建议，时域分析较为适用于长时记录，通常是 24 h；而频域分析适用于短时记录，通常是 5 min。除此之外，HRV 的非线性分析能够解析心率变异的有序和随机程度，心跳震荡分析可以检测在发生心室异位搏动的情况下心率有何种变化。

时域分析的检测指标包括：总体心率变异率估测指标（窦性心搏 RR 间期的标准差——SDNN，HRV 三角指数）；心率变异率长时成分估测指标（短时窦性心搏 RR 间期平均值的标准差——SDANN）；心率变异率短时成分估测指标（相邻窦性心搏 RR 间期方差平均值之平方根——RMSSD；差别超过 50ms 的相邻窦性心搏 RR 间期的数目——NN50；NN50 占所有窦性心搏 RR 间期总数的百分比——pNN50；每 5min 内窦性心搏 RR 间期标准差，再求其平均值——SDNN 指数）。心率变异性指标中 pNN50 与迷走神经张力相关，而 SDNN 与交感神经张力相关，SDNN 减小是迷走神经活动降低和（或）交感神经活动增高的反映。

HRV 频谱分析中有三个主要的频率成分：极低频（VLF），低频（LF），高频（HF）。高频成分主要受副交感神经影响，低频成分则同时受交感神经和副交感神经的影响。低频与高频之比（LF/HF ratio，LHR）被广泛认为是反映交感-副交感平衡的指标，LHR 升高提示相对较高的交感神经系统兴奋性和相对较低的副交感神经系统兴奋性。

三、自主神经分析在 OSAS 中的应用

OSAS 患者 HRV 分析主要表现为反映交感神经功能的低频功率增加，反映迷走神经功能的高频功率未明显变化，使交感与迷走之间的平衡（低频/高频）发生明显改变。Kim 等调查了 806 名因胸痛就诊的患者，发现其中 164 例患有睡眠呼吸疾病者在 HRV 时域分析方面表现为 SDNN 显著降低；研究中他们将睡眠呼吸疾患定义为氧减指数（oxygen-desaturation index，ODI）＞5/h，并且去除了冠心病、糖尿病、β 受体阻滞剂应用等混杂因素的影响。中重度 OSAS 患者的 RR 间期通常较短。Narkiewicz 等人证实 OSAS 患者 HRV 频域分析的特点都表现为总心率变异率和标准化高频功率下降，标准化低频功率以及低频/高频之比上升。

Jilek 等使用频域分析的方法发现 OSAS 及其前后时间段内相应的低频和低频/高频均较正常呼吸期间为高，研究发现自主神经功能活动在 OSAS 时，出现了从副交感活动替换为交感活动的转变，通气阻塞时，呼吸动力的递增可以导致胸腔负压增高从而引发心率加快，此时交感的亢奋既是对上呼吸道阻塞的主动调节，也是对呼吸暂停的被动反应，该变化趋势无论在快动眼睡眠期还是浅睡眠期都相同。

OSAS 患者自主神经调节发生的变化不仅限于夜间，其影响可延续至白天，似乎具有可累积性。中重度（AHI＞20/h）OSAS 患者白天的 HRV 特点表现为标准化低频功率上升，低频/高频之比升

高，标准化高频功率下降。Hilton 等则在 OSAS（AHI＞15/h）患者中观察到白天高频功率比例（高频功率占总功率的百分比）降低，而交感神经系统兴奋性并未有明显变化。因而他们推测交感-副交感的平衡中一方兴奋性的上升并不总是伴随着另一方兴奋性的降低。Shimazu 等在慢性心力衰竭患者中进行的研究表明合并的 OSAS 患者表现出更高的交感神经活性。

此外，影响 OSAS 患者自主神经功能活性的混杂因素有很多，如：年龄、肥胖和 OSAS 的严重程度等。Park 等的研究结果表明 LF/HF 在重度 OSAS 患者较中度患者显著升高。另有研究表明与健康对照组比较，轻中度 OSAS 患者的 LF/HF 显著升高，而重度患者的 LF/HF 却下降至健康对照组水平，这说明了 OSAS 患者交感活性的升高在轻中度患者中显著，而在重度患者反而降至正常水平。这可能是由于重度患者的 LF 和 HF 都升高，而 HF 升高更加显著，即交感活性升高的同时，伴随更加明显的副交感活性升高，造成这种结果的最可能原因是重度患者更加频繁和更大幅度的 Mueller 动作引起的。

对于 OSAS 患者自主神经功能评价，还可以使用心率紊乱性（heart rate turbulence，HRT），它是通过评价生理状况下窦性周期的长度改变，了解室性早搏后血流动力学改变引起的压力感受器反应。压力感受器功能受损时，HRT 曲线圆钝。在 Szymanowska 的研究中 OSAS 的患者 HRT 曲线圆钝，表明自主神经功能受损，而且 OSAS 严重程度可能与机械感受器功能失调有关。

四、OSAS 和心律失常

常见的心律失常包括窦性心动过缓（窦缓）、房室传导阻滞、房颤、室早、夜间心脏性猝死等，以下我们分别探讨。

（一）窦性停搏和房室传导阻滞

OSAS 患者窦缓或房室传导阻滞的发生率，各中心报道各不同，这与所选择的 OSAS 病例的严重程度相关，新发布的 Sleep Heath Health Study 研究显示，OSAS 患者一度和二度房室传导阻滞较无 OSAS 患者略高，但尚未达到有统计学意义的水平。这可能与不同人对呼吸暂停引起的迷走张力改变、低通气引起的交感兴奋的混合作用的反应不同有关。

由 OSAS 导致的窦缓或心脏传导阻滞，在心内电生理检查时窦房结和房室结的功能只是稍微降低或正常，而经过持续气道正压通气（CPAP）治疗后，大部分的窦缓或心脏传导阻滞会明显减少或消失。Kawana 报告了一个特殊的病例，一个老年的 OSAS 患者，在快动眼睡眠中，有 2∶1 的房室传导阻滞，CPAP 治疗并未消除。

需要引起注意的是，Garrigue 报道的一项欧洲多中心的睡眠多导仪研究，调查了已安装起搏器的患者中，59％的人有睡眠呼吸暂停的症状，显示了安装起搏器与睡眠呼吸暂停有很高的相关性，尚无法证明需要安装起搏器的缓慢性心律失常多少是由睡眠呼吸暂停引起的，但需要认真排除这种可能，因为 OSAS 患者的缓慢性心律失常在 OSAS 治疗后可以消除，无需安装起搏器。而且，这些睡眠呼吸暂停症状不是很典型。Daccarett 在一项白天心动过缓与 OSAS 相关性研究中，得出了类似的结果，有白天心动过缓的人，OSAS 发生率是不伴有心动过缓者的 6 倍，这就提示，在安装起搏器之前，可以应用多导睡眠仪进行 OSAS 排查，可以避免不必要的起搏器安装。

（二）房颤

OSAS 与房颤有很大的相关性，很早就有 OSAS 患者中房颤发生率增高这方面的报道，1998 年 Javaheri 在一项心衰与 OSAS 的相关性研究中，将经过 90 名心衰患者按照有无 OSAS 分到两个组中，排除了各种混杂因素之后，发现了 OSAS 患者的房颤发生率与无 OSAS 患者的房颤发生率分别为 22％ vs.5％（$P=0.026$），提示了 OSAS 与房颤有很大的相关性。而最近的 Sleep Heart Health Study 研究中，排除混杂因素后得出的这一结果为 4.8％ vs.0.9％（$P=0.003$），依然证实了这一结论。而在房颤患者中，OSAS 的发生率也会偏高，Braga 报道，慢性和持续性房颤患者相对于控制组（排除了混杂因素后），OSAS 的发生率为 81.6％ vs.60％（$P=0.03$）。这都提示了二者的密切相关性。

房颤经电复律、射频消融成功的 OSAS 患者，房颤复发率是否会较无 OSAS 的消融成功患者增高，是当前研究的一个热点。Jongnarangsin 等的研究表明了 OSAS 是独立于体重指数（body mass index，BMI）和左心房大小的致房颤复发率增高的影响因素。Chilukur 等则在对 210 名房颤

患者进行射频消融前，应用 Berlin Questionnaire 标准对 OSAS 进行危险分级，排除了混杂因素后，证明了低危人群较高危人群，房颤的消融成功率高（OR4.53，CI1.21～16.87，$P=0.02$），而北京安贞医院新近报道了一项阵发房颤患者肺静脉隔离之前也进行了 Berlin Questionnaire 的 OSAS 危险分层的研究，结果 OSAS 高危组较低危组的复发率高，但未有统计学意义，其认为肺静脉隔离与复发有统计学相关性。伴 OSAS 的房颤射频消融成功的患者经 CPAP 治疗后，房颤的复发率会降低，这一结果还需要更多的临床对照试验来进行验证。

OSAS 致房颤的机制除了自主神经相关机制之外，相比其他心律失常还有自身结构改变的机制，那就是左心房直径增大，Drager 的研究表明了，OSAS 与左心房直径增大具有独立相关性，同时还与动脉僵硬有独立相关性，Drager 认为 OSAS 可以直接通过增加左心房容量负荷和通过造成动脉僵硬致使左心房直径增大。而左心房直径的增大可以增加房颤的发生率与复发率。

（三）室性心律失常与猝死

在 2006 年发表的 The Sleep Heart Study 中，复杂室性早搏和非持续性室速在 OSAS 患者夜间睡眠中的发生率，分别为 25％和 5％。这些室性心律失常与心脏性猝死关系密切。Doherty 纳入 107 名未进行 CPAP 治疗和 168 名进行了 CPAP 治疗的 OSAS 患者，进行平均为 7 年的随访研究，发现心源性死亡的发生率，在两组人群中有着显著差异。Gami 等报道通过对 OSAS 死亡患者的回顾研究发现一般的猝死多发生于早 6 点到午夜 0 点，而 OSAS 患者的猝死多发生于午夜 0 点到早 6 点。表明了死亡可能与下面阐述 OSAS 致心律失常的发生机制有关。

在心衰患者中，OSAS 和中枢性睡眠呼吸暂停（CSA）的发生率均较高，而且心衰患者多死于早搏诱发的恶性心律失常，故心衰中发生的室早更应该引起我们的重视，Ryan 等的研究，测定了 OSAS 患者和 CSA 患者睡眠中，室早的各自发生特点，发现 OSAS 患者室早多发生于呼吸暂停时，而 CSA 患者的室早多发生于觉醒时过度通气时，这就为明确室早的原因和进行针对性的治疗打下了基础，以减少心衰患者因 OSAS 所致的猝死，改善预后。

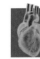

五、治疗及展望

OSAS 的对症治疗以气道切开和 CPAP 为主，药物治疗尚无有明确效果的报道。气道切开只适用于紧急情况。外科矫形治疗，适用于有明确呼吸道狭窄的患者。现在是以 CPAP 效果较为确切，长期的治疗不仅能够减少呼吸暂停和低通气指数，而且可以减少心源性死亡的发生。但依从性有时不是非常好，因此是否所有的 OSAS 患者都应该接受 CPAP 治疗，应不应该对 OSAS 患者进行危险分级，采取更具有针对性的治疗，如增加氧饱和度，减少觉醒，或者直接应用 β 受体阻滞剂以有针对性地治疗交感神经活性的增加，这些仍有待于研究。

心衰的患者合并 CSA，在使用心脏再同步化治疗时，发现可以增加 CSA 的程度，心房超速起搏可以通过增加心率，改变迷走活性，刺激中枢，从而减少 CSA 的发生，故有学者在治疗心衰合并 CSA 时，采用再同步治疗和心房超速起搏相结合的方法，但效果不是十分明显，需要更多的研究。

Garrigue 等对 15 名安置起搏器的 OSAS 患者，进行心房超速起搏治疗，发现了治疗前后，呼吸暂停且低通气指数均减少了，所以 Garrigue 认为心房超速起搏可以治疗 OSAS，但未获得一个明确的机制。而另一项研究中，对 6 名心动过缓患者在安装起搏器前后进行了睡眠多导仪检测，发现其中 3 名患者有睡眠相关的窦房结功能异常和房室传导阻滞，这三名患者，进行了心房超速起搏后，AHI 和陈施呼吸都减少了。2005 年进行的两项双盲临床研究得到了不同的结果，心房超速起搏未减少 OSAS 患者的呼吸暂停及降低低通气指数，他们认为 Garrigue 的解释存在缺陷，心房超速起搏可能只适用于部分 OSAS 患者，这也说明了 OSAS 的复杂机制，需要进一步明确。

（沈絮华　吴永全　贾绍斌）

参考文献

[1] Guilleminault C，Winkle R，Connolly S，et al. Cyclical variation of the heart rate in sleep apnoea syndrome：mechanisms，and usefulness of 24 h electrocardiography as a screening technique. The Lancet，1984，323（8369）：126-131.

[2] Bauer T，Ewig S，Schafer H，et al. Heart Rate Variability in Patients with Sleep-Related Breathing Disorders. Cardiology，1996，87（6）：492-496.

[3] Narkiewicz K，Montano N，Cogliati C，et al. Altered cardiovascular variability in obstructive sleep apnea. Circulation，1998，98（11）：1071-1077.

[4] Zhu K，Chemla D，Roisman G，et al. Overnight heart rate variability in patients with obstructive sleep apnoea：A time and frequency domain study. Clinical and Experimental Pharmacology and Physiology，2012，39（11）：901-908.

[5] Kim YS，Kim SY，Park do Y，et al. Clinical Implication of Heart Rate Variability in Obstructive Sleep Apnea Syndrome Patients. J Craniofac Surg，2015，26（5）：1592-1595.

[6] Shimazu S，Hirashiki A，Kamimura Y，et al. Assessment of respiratory disturbance index determined with a non-restrictive monitor and of autonomic nervous system parameters in heart failure patients：A pilot study. J Cardiol，2015，66（3）：218-223.

[7] Brzecka A，Pawelec-Winiarz M，Teplicki A，et al. Nocturnal parasympathetic modulation of heart rate in obesity-hypoventilation patients. Adv Exp Med Biol，2015，832：51-57.

[8] Jane R. Engineering sleep disorders：from classical CPAP devices toward new intelligent adaptive ventilatory therapy. IEEE Pulse，2014，5（5）：29-32.

[9] Davidson Ward SL，Amin R，Arens R，et al. Pediatric sleep-related breathing disorders：advances in imaging and computational modeling. IEEE Pulse，2014，5（5）：33-39.

[10] Shamsuzzaman A，Szczesniak RD，Fenchel MC，et al. Plasma renin levels and renin-blood pressure relationship in normal-weight and overweight children with obstructive sleep apnea and matched controls. Sleep Med，2015，16（1）：101-106.

[11] Linz D，Hunnik Av，Ukena C，et al. Effects of renal denervation on atrial arrhythmogenesis. Future Cardiol，2014，10（6）：813-822.

[12] Gao M，Zhang L，Scherlag BJ，et al. Low-level vago-sympathetic trunk stimulation inhibits atrial fibrillation in a rabbit model of obstructive sleep apnea. Heart Rhythm，2015，12（4）：818-824.

[13] Gammoudi N，Ben Cheikh R，Saafi MA，et al. Cardiac autonomic control in the obstructive sleep apnea. Libyan J Med，2015，10：26989.

[14] Vitelli O，Del Pozzo M，Baccari G，et al. Autonomic imbalance during apneic episodes in pediatric obstructive

第二十五章　自主神经与阻塞性睡眠呼吸暂停综合征

sleep apnea. Clin Neurophysiol，2016，127（1）：551-555.

[15] Kim YS，Kim SY，Park do Y，et al. Clinical Implication of Heart Rate Variability in Obstructive Sleep Apnea Syndrome Patients. J Craniofac Surg，2015，26（5）：1592-1595.

[16] Sforza E，Pichot V，Martin MS，et al. Prevalence and determinants of subjective sleepiness in healthy elderly with unrecognized obstructive sleep apnea. Sleep Med，2015，16（8）：981-586.

[17] Trinder J，Kleiman J，Carrington M，et al. Autonomic activity during human sleep as a function of time and sleep stage. J Sleep Res. 2001，10（4）：253-264.

[18] 侯应龙，SunnyPo. 心脏自主神经系统在心房颤动发生和维持中的作用. 中国心脏起搏与心电生理杂志，2008，3：189-193.

[19] Cao JM，Chen LS，KenKnight BH，et al. Nerve sprouting and sudden cardiac death. Circ Res，2000，86（7）：816-821.

[20] Kahn A，Groswasser J，Franco P，et al. Sudden infant deaths：stress，arousal and SIDS. Early Hum Dev 2003，75 Suppl：S147-166.

[21] Szymanowska K，Piatkowska A，Nowicka A，et al. Heart rate turbulence in patients with obstructive sleep apnea syndrome. Cardiol J，2008，15（5）：441-445.

[22] Gami AS，Somers VK. Implications of obstructive sleep apnea for atrial fibrillation and sudden cardiac death. J Cardiovasc Electrophysiol，2008，19（9）：997-1003.

[23] Tao HL，Long DY，Dong JZ，et al. Does obstructive sleep apnea associate with atrial fibrillation? Chin Med J（Engl），2008，121（2）：172-174.

[24] Yamamoto S，Iwamoto M，Inoue M，et al. Evaluation of the effect of heat exposure on the autonomic nervous system by heart rate variability and urinary catecholamines. J Occup Health，2007，49（3）：199-204.

[25] Leung RS. Sleep-disordered breathing：autonomic mechanisms and arrhythmias. Prog Cardiovasc Dis，2009，51（4）：324-338.

[26] Luthje L，Renner B，Kessels R，et al. Cardiac resynchronization therapy and atrial overdrive pacing for the treatment of central sleep apnoea. Eur J Heart Fail，2009，11（3）：273-280.

[27] Garrigue S，Bordier P，Jais P，et al. Benefit of atrial pacing in sleep apnea syndrome. N Engl J Med，2002，346（6）：404-412.

[28] Kato I，Shiomi T，Sasanabe R，et al. Effects of physiological cardiac pacing on sleep-disordered breathing in patients with chronic brady dysrhythmias. Psychiatry Clin Neurosci，2001，55（3）：257-258.

[29] Simantirakis EN，Schiza SE，Chrysostomakis SI，et al. Atrial overdrive pacing for the obstructive sleep apnea-hypopnea syndrome. N Engl J Med，2005，353（24）：2568-2577.

[30] Luthje L，Unterberg-Buchwald C，Dajani D，et al. Atrial overdrive pacing in patients with sleep apnea with implanted pacemaker. Am J Respir Crit Care Med，2005，172（1）：118-122.

第二十六章　自主神经与心脏性猝死

心脏性猝死（sudden cardiac death，SCD）是指由各种心脏原因引起的非暴力的、发病突然、进展迅速的自然死亡。2008 年美国心脏协会（AHA）规定由心脏原因导致的 1h 内发生的不可预料的死亡称为 SCD。美国每年有（30～40）万人发生心脏性猝死，我国每年大约有 54.4 万人发生心脏性猝死。发生 SCD 的患者成功复苏机会很小，美国低于 30%。大多数情况下是由致命性快速性心律失常特别是心室颤动（ventricular fibrillation，VT）所致，少数情况下可见于心搏骤停及心脏破裂等。其发生机制可能与以下几方面相关：①分子生物学基础：离子通道结构蛋白的异常，影响心肌的正常电活动，构成致命性室性心律失常；②病理学基础：心肌细胞的坏死和凋亡，心室肥厚或扩张，改变了心肌细胞膜的稳定性，产生心电传导紊乱，诱发心律失常；③神经体液因素：细胞内外液理化性质变化，自主神经张力和释放神经递质异常，使心肌电活动发生异常。近年来，大量的功能实验资料显示刺激心交感神经可诱发心律失常。临床上对心肌梗死（MI）患者应用 β 受体阻滞剂可降低 SCD 的发生率，提示自主神经系统在 SCD 中起重要作用。自主神经介导心律失常性猝死发生的相关性研究表明：88% 的猝死与自主神经功能紊乱有关。

第一节　心脏性猝死与自主神经的关系

一、SCD 的易发时间与自主神经的关系

有研究显示：SCD 好发于夜间及晨起，AM 6：00－11：59 SCD 发生率较高，其次是 AM 00：00－5：59。可能由于晨起时，交感神经活动增强，去甲肾上腺素分泌增加，血管活性物质水平较高，导致血小板突然大量聚集，易造成冠状动脉收缩，斑块破裂而导致血栓形成，引起急性心肌缺血、坏死；夜间迷走神经张力增高，导致心肌缺血。心电的稳定性突然被打破，易诱发严重的心律失常。

二、SCD 的病因与自主神经的关系

SCD 多发生于冠心病患者，尤其是有心肌梗死（myocardial infarction，MI）者。据统计，75% 的猝死病历尸检有 MI 病史。当交感神经兴奋时，心率增快，血压升高，导致冠状动脉痉挛，原本狭窄的冠状动脉进一步缩小，在此基础上并发血栓形成或斑块破裂，加重了冠状动脉的狭窄或堵塞，导致急性冠脉综合征。有研究用心率变异性证明了自主神经变化在心肌梗死发病过程中的重要性，认为急性心肌梗死与迷走神经损害有关，导致交感神经占优势而触发致命性心律失常。尤其是患有急性心肌梗死的患者，心肌梗死后和心力衰竭患者 SCD 的危险性最高；扩张型心肌病易形成致命性心律失常，尤其是心室颤动和心室停搏而造成猝死；心肌炎猝死年轻人多见，主要以心力衰竭、心源性休克、严重心律失常为主。

三、SCD 诱因与自主神经的关系

目前研究认为，情绪不稳定为 SCD 的主要诱发因素。情绪激动时交感神经兴奋，引起儿茶酚胺的释放量明显增加，病变的心肌不能负担突然增加的代谢负荷，发生急性心力衰竭而猝死，而心肌对儿茶酚胺的敏感性增高易出现频发性室性期前收缩、短暂性阵发性室性心动过速甚至心室颤动等严重的心律失常而诱发猝死。剧烈活动和劳累也可诱发 SCD。剧烈活动及劳累时交感神经兴奋，使心率加快，增加了心肌耗氧量，使已缺血的心肌供血更加不足，心肌应激性增加，易诱发恶性心律失常。便秘或排便可反射性影响心率和冠状动脉血流量，增

加心脏负荷，诱发急性心力衰竭而猝死。饱餐引起的猝死多出现在饱餐后 15～30 min，通过胃肠反射引起冠状动脉收缩，提高迷走神经张力，诱发心室停搏、房室传导阻滞。电解质紊乱（低钾血症）时

心肌的兴奋性明显增强，心肌纤维的自律性增强，容易引起尖端扭转型室性心动过速、心室颤动等恶性心律失常的发生，导致猝死。

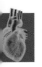

第二节　自主神经导致心脏性猝死的机制

在正常生理情况下，交感神经和迷走神经对心脏的作用是相互依存、相互对抗、相互协调的，以维持自主神经系统的平衡。这种平衡对心脏维持正常的心肌收缩和心电生理特性十分重要。一旦平衡被破坏，容易导致各种类型的心律失常及 SCD。神经在血供受阻或其他受损情况下，可发生变性、坏死和轴突的再生，这种再生过程被称为神经重构。Cao 等提出了心肌梗死或其他心肌损伤在修复期发生室性心律失常及心脏性猝死与心脏的交感神经过度再生即神经重构有关，此后自主神经与心脏性猝死有关这一新概念逐渐被人们所认识，并成为研究的热点。

一、心脏自主神经系统结构与分布

心脏交感神经的节前纤维从脊髓胸段 1～5 节的侧角发出，在颈胸部交感神经链的神经节，特别是星状神经节转换神经元后，发出交感神经的节后纤维。心脏的迷走神经发自延髓的迷走神经背核和疑核，在心脏神经丛交换神经元后，再发出迷走神经的节后纤维，进入心脏。心内神经纤维在心外膜成丛，并沿冠状动脉走向深部，除一些神经纤维离开动脉，分支到心肌，其他纤维则形成心内膜下丛。心外膜的神经纤维丛也发出分支到心肌，进入心脏的神经细支，支配窦房结、房室结和房室束，同时随小动脉而分布至心房和心室心肌。心房肌和心室肌均受交感神经和副交感神经两者支配。支配心室肌的迷走神经经房室沟进入心脏壁内，到达心室内膜。交感神经在心外膜沿冠状动脉走行支配心室肌。自主神经在心脏各个部位的分布不均匀。迷走神经主要支配窦房结、房室结、房间隔和心房组织，在心室肌中分布较少。而交感神经纤维除了在窦房结、房室结、心房组织有分布外，在心室表面也有较多分布。右侧迷走神经主要支配右心房，特别是窦房结；左侧迷走神经主要支配房室结。右侧交感神经主要支配心脏右侧和心室前壁；左侧交感神经主要

支配心脏左侧和心室后壁区域。心脏交感神经支配具有明显的不对称性，刺激右侧交感神经可使窦房结兴奋性增高，使心率加快，同时缩短心室前表面不应期，降低心律失常发生率；而刺激左侧交感神经则影响心室后表面不应期。它也可明显升高血压，增加室颤发生率。刺激右侧迷走神经时，可使窦房结自律性下降，发生窦性心动过缓，甚至窦性停搏；刺激左侧迷走神经时，可使房室结传导缓慢，发生房室传导阻滞；刺激右侧星状神经节可引起窦性心动过速，较少引起房室结传导；刺激左侧星状神经节可使正常起搏点发生异位，恒定地缩短不应期及房室结传导时间，不恒定地使窦房结发放频率增加。切除患者和动物左侧星状神经节可有效防止心肌梗死和 SCD 发生。因此，交感-迷走神经对心脏正常的调控功能对于维持心脏电生理稳定性有着重要作用。

二、自主心脏神经功能异常导致 SCD 的机制

心脏自主神经在调节和维持心脏正常功能方面有着重要的作用，自主神经的异常不仅会导致心脏功能的异常，而且会使恶性心律失常和猝死的发生增多。自主神经系统中交感神经和副交感神经系统是调节心血管功能的主要组成部分，其通过释放心脏神经体液物质与局部心肌细胞和神经元的受体结合来调节人体心脏的两个主要电生理特性：变时性和变传导性。

1. 自主神经功能异常对心肌细胞膜稳定性的影响

交感神经兴奋时，神经末梢释放去甲肾上腺素，作用于心脏的 β 受体，改变心肌细胞膜上 Na^+ 和 Ca^{2+} 通道通透性，使 Na^+ 和 Ca^{2+} 内流增加，心率增快，房室传导时间缩短，心房和心室肌收缩力增加。迷走神经兴奋时，神经末梢释放乙酰胆碱，作用于 M 受体，引起细胞膜上钾离子通道通透性改变，K^+ 外流增加，抑制细胞膜上 Ca^{2+} 通道，使内向钙

流减少，心率减慢，房室传导时间延长，心肌收缩力降低。交感神经活性增强通过降低室颤阈值导致恶性心律失常的发生，而迷走神经通过提高室颤阈值对心脏具有保护作用，这一平衡失调就易引起 SCD。

2. 心脏交感神经支配的不对称性

心脏交感神经分布于心脏外膜层，与冠脉一起穿过心肌。前文已述，心脏交感神经支配具有明显的不对称性。Zhou 等的研究进一步证实了心脏交感神经支配的不对称性对 SCD 发生的不同影响。他们将已被制作为心梗和完全性房室传导阻滞病变的犬分成三组：①神经生长因子（NGF）左侧星状神经节（LSG）注射组（n=9）：通过渗透泵将 NGF 注射到 LSG，注射时间为 5 周；②NGF 右侧星状神经节（RSG）注射组（n=6）：同样的方法将 NGF 注射到 RSG；③对照组：不注射 NGF。然后记录三组犬的心律、QT 间期、RR 间期等。结果发现：LSG 组 QTc（408ms±41ms）显著长于对照组（350ms±41ms）和 RSG 组（294ms±23ms）。LSG 组 9 只犬中有 4 只死于 SCD，RSG 组和对照组均无 SCD 发生。免疫组化染色显示将 NGF 注射到 LSG 和 RSG 分别使左心室和右心室发生交感神经芽生和区域性神经密度增高。且 LSG 组 QTc 延长随 NGF 注射时间增长而增长，而 RSG 组 QTc 缩短随 NGF 注射时间增长而加剧。

3. 心梗后的自主神经再生

当神经受到切断、压榨、干扰血液供应或其他损伤后，外周端部分神经发生沃勒变性，并可继发神经鞘细胞增殖和轴突再生。Vracko 等的观察发现，心肌梗死后第 4 天，坏死区有明显的再生神经纤维出现。第 6 天，神经纤维已很丰富。Lai 等将犬制作成心梗模型，应用免疫组化技术研究犬心脏的神经再生现象，结果发现在心梗区和心梗周围区及血管周围均有神经芽生。

4. 心脏局部自主神经过度芽生与心律失常性猝死相关

Cao 等的临床研究显示：心交感神经轴突过度芽生与心律失常性猝死有关。他们对 53 例心衰晚期进行心脏移植的患者进行了神经支配密度与心律失常的相关研究，结果表明有心律失常组的神经分布密度大于无心律失常组，神经分布密度增高与室性心律失常的发生呈正相关。

5. 去神经与心律失常性猝死的关系

区域性去神经易可诱发心律失常，患有遗传性自发性心律失常和猝死的德国牧羊犬的一个亚种，在出生后的几个月内频繁发生室速和尖端扭转型室速，最终因室颤而猝死。对这种犬进行研究，发现心脏区域性交感神经缺失。另外，糖尿病性自主神经病变患者心脏病的发病率明显增高，心律失常和 SCD 的发生率亦明显增高。也提示去神经与心律失常性猝死有关。

6. 自主神经重构与猝死的关系

冠心病猝死既可发生于心肌梗死急性期，亦可发生在心肌梗死修复期。其发生包含基质和触发因素：心肌缺血和心肌梗死造成结构和功能上的异质性为基质，是心肌组织不均衡传导的基础，心肌组织的不均衡传导可以是纤维瘢痕的结构性改变形成，也可以是功能性的有效不应期的不一致所致。而交感神经的去神经支配和过度再生以及支配的不均衡性，则具有两方面的作用。心肌缺血和心肌梗死后，心脏神经纤维与缺血/坏死区域的心肌一样均发生缺血性变性、坏死、再生的动态演变过程，并且组织形态与正常的神经纤维不一样，具有独特的表型。心脏交感神经极易受缺血损伤，在动物短暂冠状动脉夹闭研究中即可观察到去交感神经支配。通过（MIBG）心肌显像，短暂的心肌缺血也可导致持续 2 个月的心肌去交感神经支配。心肌梗死时心室内的神经纤维会受到损伤，造成周围心肌去神经支配，心肌梗死后的心室出现局部 MIBG 摄取的缺损（去神经支配）。这种现象可一直持续 30 个月。

心肌缺血或损伤后便可能发生神经的新生，急性心肌梗死后的慢性期存在着神经修复反应，表现为神经鞘细胞和轴突再生或过度再生。Hatikainen 等观察到在心肌梗死慢性修复期，梗死边缘带的未坏死部分的自主神经轴突可以出芽方式再生，即神经重塑。在梗死周围带可观察到 MIBG 摄取的增加，证实了有神经再支配存在。神经重构表现为受损部位区域性的去神经支配和邻近部位的神经高支配。新近采用神经组织化学方法的研究表明，心肌梗死发作室性心律失常者，梗死区可见去神经和交感神经再支配现象。因此，神经的重构是心肌梗死发作室性心律失常的重要机制。

心肌损伤后的交感神经系统的不均匀性重构可导致交感神经的不均匀分布，Vracko 等发现在大鼠

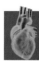

心肌急性梗死后的第 6 天，梗死区周围的神经纤维已相当明显，这些纤维从梗死区周围向新生的瘢痕组织延伸，其直径、数量、密度、空间分布与附近未受损心肌明显不同，相对而言，新生神经纤维更粗、更多，空间分布更乱。此外，右心室或左心室的梗死导致整个心脏和局部的梗死周围存活区域的自主神经不均一地去神经化。

这些因素共同构成折返性心律失常易感性增强的基质。心肌交感神经重塑同时可导致电重塑。交感神经过度再生引起交感神经活性亢进从而对梗死区及其周边存活的心肌细胞的自律性、不应期和传导速度产生影响，增加局部区域电生理的异质性。心肌梗死时的失神经超敏反应（梗死区周围心肌对儿茶酚胺类递质反应强烈）以及心肌细胞本身离子电流的改变（I_{to}、I_{ca}、I_k 等）会加剧心肌的电不稳定性。梗死周边区细胞静息电位水平，0 期去极化速度和幅度，动作电位时程和复极离散度以及对儿茶酚胺的反应性都与正常区和梗死区有明显的不同，电重构的改变可能与梗死边缘带交感神经过度再生

有关。在犬的梗死后模型中，证实了向左侧星状神经节注入神经生长因子（NGF）诱导神经出芽和分布密度增高，同时表现为 QT 间期延长（long QT，LQT），导致室性心动过速和 VF 发生率的增加。用内源性 NGF 合成诱导剂刺激心交感神经芽生，可使与心肌细胞动作电位早期复极化关系密切的瞬时外向钾通道（I_{to}）以及与晚期复极化和静息电位关系密切的内向整流钾通道（I_{K1}）在细胞膜的表达和功能（电流密度）均明显下降，而且这些作用可被心肌梗死所加强，并使 HRV 降低，说明心交感神经芽生可使 I_{to} 和 I_{K1} 下调，具有促心律失常作用。这是心交感神经再生引起 QT 间期延长，诱发心脏性猝死的钾通道机制。Liu YB 等进行的高胆固醇血症兔的研究表明交感神经重塑可引起心肌交感神经钙通道的电重塑。兔的心肌交感神经再生增加，增加钙电流；神经和电重塑，表现为延长动作电位时程和 QTc 间期，由此增加了心肌复极离散度，故 VF 易损性增加。

第三节 自主神经功能异常与不同病因的心脏性猝死

一、心肌梗死

多数心脏性猝死患者都有心肌梗死病史。心肌梗死造成的电重塑及解剖重塑在室性心动过速及心脏性猝死的发生中都是非常重要的因素。近年的研究发现，心肌梗死后存在神经重构现象，神经重塑及电重塑的相互作用是心肌梗死后致室性心律失常发生的机制。神经重塑很可能触发心律失常，而电重塑在诱发室性心动过速及心脏性猝死中充当了基质作用。心梗后自主神经失衡及其机制如下。

1. 心梗后交感神经失衡及调控

心梗后由于心肌局部缺血而导致交感神经损伤，发生形态学异常改变，各种试验方法和观测手段已经明确了心梗后心脏交感神经从失神经支配到大量增生的动态演变过程。Barber 等通过心梗的动物模型中儿茶酚胺含量和对星状神经节刺激的反应，发现非梗死区有失神经支配。此后，Vracko 等发现，心梗后坏死区及周围神经纤维迅速消失，但神经基板鞘基本保持完整。心梗后第 4 天，坏死周边区可见明显神经纤维，第 6 天，神经纤维已经相当丰富，

这些再生神经纤维更粗，数量更多，聚集成网丛状结构，空间分布紊乱。其他学者在犬的动物实验中发现，射频消融术后在右心房游离壁、右心房峡部和右心室均出现交感神经出芽现象。Billman 回顾性分析了 245 条陈旧性心肌梗死犬运动初始的心率反应性。根据是否易发心室颤动将犬分为敏感组与不敏感组，结果显示，与不敏感组比较，敏感组中运动初始心率上升较快的犬易发心室颤动，而心率上升较快是由心脏交感神经活性增强所致，因此交感神经活性增加是导致心脏不良事件的重要因素。心梗后交感神经重构呈现出明显的数量、密度失衡，增加了心脏电生理的不稳定性。交感神经纤维增多导致交感神经活性增加，短时间、中等时间、长时间的交感神经活性增强可以通过不同的机制增加室性心律失常的发生率，其主要机制是交感神经释放大量的儿茶酚胺，并作用于机体肾上腺素能受体，通过环腺苷酸（cAMP）途径引起钙离子大量外流，引起后除极形成室性心律失常。

2. 心梗后副交感神经失衡及调控

心梗后副交感神经分布、形态也发生了同交感

神经相似的变化。在猪的前间壁心梗模型中发现，心梗后60min坏死区及梗死周边发生了胆碱能神经失支配现象。也有研究提示心脏疾病的存在与迷走神经对心率的控制缺陷有联系，通常为张力反射敏感性异常。动态心电图记录显示急性前壁心肌梗死患者具有明显降低的迷走活性，在心肌梗死后3周时仍存在受损的迷走性心率控制作用，通过心率变异性方法也发现前壁心肌梗死后出现受损的迷走功能，并在6周内有所改善，增加的迷走张力可提高心脏的电稳定性并降低冠脉闭塞后的自发性室性心动过速的发生。Zhuchkova等对尸检标本的研究发现，心肌梗死猝死者中胆碱能神经丛的密度降低，提示迷走神经活性降低可增加心脏的电不稳定性，从而促进室性心律失常的发生。

二、缺血性心脏病猝死的自主神经机制

缺血性心脏病患者中室颤发生的机制主要是三个方面：一是心肌基质异常，如心肌梗死；二是心肌的易损性异常，如心肌缺血引起离子通道的改变使心肌的电活动不稳定；三是自主神经功能异常。猝死即是这三种因素相互作用的结果。通常认为固有异质性多用来解释室性心动过速和室颤的起始，而动态不稳定性多用来解释颤动的触发和维持，但是两者在整个室颤起始、触发和维持过程中都有作用。自主神经系统对急性心肌缺血时心律失常的发生具有很重要的作用。心肌缺血时，交感神经活性增强，迷走神经活动减弱，心脏自主神经的这种变化与致命性心律失常和猝死的危险性增加密切相关。

心脏神经控制的失调经常是暂时的。首先因为异常的神经功能可能是短暂的，并且不能与任何探查到的结构异常相联系；其次因为与节律或传导有关的自主神经功能存在动态变化。这种暂时的、动态变化的神经控制失调可能是致死性室性心律失常难以预测的重要因素之一。

交感神经对心室的影响不单兴奋心室的收缩性，而且也调节心室复极的速率和类型。急性心肌缺血常引起交感神经张力增高，通过β受体的效应增加钙内向电流，提高浦肯野纤维的自律性，增加了诱发折返节律的机会。β受体兴奋还可使触发活动增加，增加早后除极（EAD）和延迟后除极（DAD）的产生，从而因折返或触发使心律失常持续。β受体的效应可能是异常交感神经活性使心脏电生理发

生不利改变的主要通路，此时的交感神经张力增高与致心律失常作用相关。

兴奋迷走神经可以减慢心率，降低心肌氧耗，促进能量储存，进而延长不应期，提高室颤阈值，增加心电稳定性。与心房相比，多数情况下心室水平副交感神经的胆碱能作用不太明显，所以以往认为迷走神经主要调节心房的复极。新近的研究中，免疫学及分子生物学方法均表明心室有少量毒蕈碱受体（MR）分布，并且在心室肌上发现了 K_{ACh} 电流（$I_{K.ACh}$）。臧伟进等经组织化学染色及分子生物学方法证明了心室有毒蕈碱受体分布；心室肌上存在乙酰胆碱激活的内向整流钾通道（K_{ACh}），并且其电流（$I_{K.ACh}$）具有衰减现象。因此，迷走神经对心室肌有直接作用，可抑制细胞收缩力及动作电位时程。多数观点认为当心室肌没有被儿茶酚胺类物质激活时，ACh对其没有直接作用。如在犬的自主神经研究中，副交感神经作用主要表现为当肾上腺素能张力增强时（如心肌缺血）的抗肾上腺素作用。然而，在人体中，更多证据支持不论肾上腺素活性是否增高，心室的副交感神经作用更大。这种活性可能会减少肾上腺素诱导的 EAD 和 DAD 的产生，降低致死性心律失常的危险。

缺血性心脏病时迷走神经活动减弱。A iraksinen 等、Bigger 等、No lan 等以及 Wennerblom 等研究显示，约有1/3的缺血性心脏病伴有迷走传入神经活性的特异性降低。另外 Takase 等研究发现，1/3 的患者在不稳定型心绞痛和心肌梗死的急性期，可发现心脏迷走神经活动进一步降低。因此，副交感神经张力降低可增强急性心肌缺血时的心律失常危险。

三、长 QT 综合征

长 QT 综合征是一种家族性遗传疾病，表现为阵发性室速/室颤引起晕厥或猝死。其为周边交感神经不平衡活动的结果：右侧心脏交感神经活动减少和（或）左侧交感神经活动增强。动物实验中切断右侧星状交感神经节，刺激左侧星状神经节，可以引起 QT 间期延长。QT 间期是心肌复极时间，延长后心肌应激性的恢复分散不一致。过早激动使部分心肌除极造成有利于折返的条件，发生快速性室性心律失常。对于其他离子通道疾病所致的心律失常患者，如 Brugada 综合征等患者而言，自主神经调

节失衡也可加重复极离散度，进而引发室速、室颤。

全身交感-肾上腺素能活性增强（血浆儿茶酚胺水平上升，心脏局部的交感活性增强），迷走抑制、心肌钙内流增加，延迟后除极增加，传导异常还可引起折返性心律失常，使恶性室性心律失常易感性明显增加。心肌缺血及心力衰竭时，心肌梗死早期心律失常与去神经、神经支配失衡相关，心肌梗死远期心律失常与心脏神经再生分布异质性相关。扩张型心肌病患者自主神经尤其是交感神经的改变在心律失常中起到了重要作用。扩张型心肌病患者心排血量明显减少，为维持循环的平衡状态，体内交感神经系统被激活。多种原因引起的交感神经系统兴奋、儿茶酚胺增多，可增加心脏起搏细胞的舒张

期自动除极化，改变应激性和浦肯野纤维传导性而诱发严重心律失常进而导致猝死。而且扩张型心肌病患者常伴有交感神经末梢纤维的损害，交感去神经和随后的超敏感性，使心肌对儿茶酚胺反应增强，增加心肌电不稳定。

四、其他

自主神经功能异常还介导精神应激性心脏性猝死。糖尿病并发心自主神经病变的发生率可高达83%，糖尿病性心自主神经病变的猝死率高达50%。糖尿病时心肌处于慢性缺血、缺氧状态，迷走神经损害早而重，失去了迷走神经对心脏的保护作用，猝死危险增加。

第四节 自主神经评估与心脏性猝死

临床上常用心率变异性（HRV）和压力反射敏感性（BRS）、窦性心率震荡（HRT）、运动后心率恢复（HRR）和心率减速力（DC）来反映自主神经活性，自主神经张力失衡的检测对室性心动过速和室颤的发生具有一定的预测作用。

1. 心率变异性（HRV）

HRV 是目前公认的无创性定量分析心脏自主神经系统功能、评估心电稳定性以及预测心脏事件危险性的一种很好的方法。由于乙酰胆碱作用于毒蕈碱受体，副交感神经表现为独特的迅速、动态的调控作用，在高频（HF）成分中得以反映。交感神经通过去甲肾上腺素对 β 受体起作用，影响相对缓慢，由低频（LF）成分反映。在心血管疾病患者中，HRV 提供了在缺血和心律失常事件前即刻迷走终止的证据。大量研究表明 HRV 降低，尤其是代表迷走神经活性的平均 RR 间期标准差（SDANN）的降低、相邻 RR 间期差的均方根（RMSSD）的降低及 HR 功率谱高频成分（HF）的降低，预示着较高的心血管疾病发生率和既往心肌梗死患者死亡率。

心肌梗死后 HRV 的评价：1978 年 Wolf 等首次报道了心肌梗死后患者心率变异功能减退与严重心律失常事件及心脏性猝死密切相关。无论是配对研究还是心肌梗死后大规模的人群调查均反复证实，HRV 减退对恶性心律失常并发症以及猝死，均是一个有价值的预测指标。迷走神经活动的减低和交

感神经活动的增强，是导致 HRV 降低的原因。高交感和低迷走神经张力可降低室颤的阈值。HRV 降低的患者在心肌缺血时，发生室颤的危险性增加。

2. 压力感受器敏感性（BRS）

BRS 观察 RR 间期对血压变化的适应性，进而探求压力反射机制在调节中的关键作用。Billman、Schwart 和 Stone 早期的研究使人们注意到压力感受器在心肌缺血和梗死所致的致命性心律失常易感性中的重要性。已证明压力感受器的保护作用主要与迷走神经活动的抗颤作用有关，迷走神经活动抑制突触间隙前膜释放去甲肾上腺素，并在心肌缺血期间维持较慢的心率。最初对犬的研究证明，在先前梗死基础上的心肌缺血期间，压力反射越强，室颤的易损性越小。由此，如果梗死后患者的压力感受器的功能未受抑制，则发生心脏性猝死的可能性较小。资料提示 BRS 指标有助于冠心病猝死高危患者的危险分层，与 HRV、LVEF 联合应用时价值更高。在 MADIT Ⅱ 研究中，所有 LVEF<30% 的心肌梗死后患者通过自主神经标志物识别危险性非常低的亚组，来决定那些不需植入 ICD 的患者。

3. 窦性心率震荡（HRT）

HRT 是由于迷走神经的反射活动控制着窦性节律的模式，是心血管系统对室性早搏的反应。其指一次室性早搏对窦性心率不仅有加速作用，还可表现为加速和减速的多重作用。在正常人和 SCD 低危患者中，室性早搏后的窦性节律显示为早期加速

和随后减速的特征性形式，亦即室性早搏后出现窦性心率震荡现象。相反，高危患者显示为基本上平坦、无波动的反应，提示不能激活迷走神经而得到其保护作用。研究表明，对于心肌梗死患者，HRT比心率变异（HRV）有更高的预测价值。在缺血性心脏病患者中，HRT似乎是预测总死亡率较有前景的独立预测因子。

4. 运动后心率恢复（post-exercise heart rate recovery）

交感神经过度激活，迷走神经张力的下降使运动后心率恢复减慢。测量运动试验停止后的心率下降值，有研究认为运动后最大心率下降值<89次/分是心血管事件的危险因素。运动后未达标准者，其心血管死亡及事件高出2倍，说明此类人群心脏变时性功能已有障碍，即自主神经已失去平衡。目前已确定，运动后第1分钟心率112次/分，运动后2分钟内心率减慢<22次/分，都是变时性功能障碍的具体指标，与死亡和心血管事件相关，阳性预测值19%，阴性预测值95%。充分资料表明，运动后心率的恢复和死亡率有关，可用于死亡率的预测，是预测死亡的新指标。

5. 心率减速力（DC）

DC是德国慕尼黑中心Schmidt近年提出的迷走神经功能状态定量检测方法。迷走神经是心脏的减速神经，其兴奋性增加时心率变慢，心率减速力增强。DC技术是通过24h心率的整体趋向性分析和减速能力的测定，定量评估受检者迷走神经张力的高低，进而筛选和预警猝死高危患者的一种无创心电技术。心脏自主神经的双重支配作用强度并不对等，在清醒的人体和动物都以迷走神经的调节作用占优，运动时心率的增快主要是迷走神经紧张性的减弱，而不是交感神经兴奋性的增强，而传统的概念常错误地强调运动后心率的增快是交感神经兴奋性增强的结果。

2006年，Bauer和Schmidt首次报告了心率减速力检测技术的临床应用结果，较低的DC值是心肌梗死患者猝死与全因死亡的较强预测指标。研究显示，心率减速力较好（>4.5ms）的心肌梗死患者，全因死亡的危险性十分低，相反，心率减速力较低时（2.5ms），即使LVEF>30%，死亡危险性也几乎高出2倍，其预警死亡的敏感性约80%。研究比较了DC检测与其他高危预测技术、LVEF值

及经Holter法测定的心率变异性指标。较低的DC值对心肌梗死患者猝死及全因死亡的预测能力优于左心室EF值、心率变异性以及两者合用。心率减速力检测技术敏感性较高，其检测结果的特异性和稳定性优于LVEF和SDNN的检测。因此，能十分准确地识别心肌梗死后猝死的低危者。

心脏自主神经系统与心律失常的关系一直是电生理领域的热点问题之一。自主神经通过其特殊的传导通路与作用机制调控心脏的电生理活动，在缺血性心脏病时神经重构和电重构所致的心脏自主神经控制失衡是室性心律失常发生的重要机制。干预或调节心脏自主神经功能失衡的研究，将成为SCD预防和治疗的重要研究之一。心脏自主神经张力失衡的检测与其他危险相关指标结合，无疑将进一步提高猝死高危险性的识别和预测能力。

自主神经与SCD存在着密切关系，提高自主神经检测技术，改善自主神经功能，显得非常迫切。在现代医学中，SCD的预防为尚待解决的问题，近年来，在预防中主要进展是识别心搏骤停的高危对象。目前研究显示，SCD的高危因素有：①心肌梗死后LVEF<35%；②心肌梗死后室性期前收缩>10次/小时、多源成对成串室性期前收缩、短阵室性心动过速、R-ON-T波；③曾经发生过心搏骤停或室性心动过速事件；④有SCD家族史；⑤扩张型心肌病伴心力衰竭；⑥离子通道病，如长QT综合征（LQTS）、短QT综合征（SQTS）、Brugada综合征等。识别高危人群，积极治疗猝死的高危人群，开展积极的冠状动脉介入治疗或冠状动脉旁路移植术，挽救存活心肌，限制梗死面积进一步扩大，改善左心室功能及降低病死率。室颤通常为猝死的即刻原因，因此猝死的预防应针对室颤的预防，早期给予β受体阻滞剂、阿司匹林、他汀类药物以及采用埋藏式心脏复律除颤器（ICD）等，近10多年来临床试验的结果充分证明ICD是预防SCD最有效的方法，可改善猝死高危患者的预后。

随着中国老龄化的进展，SCD的发病率将逐渐增加。在将来的研究过程中，如何提高防治水平具有重要意义。识别高危人群，发现新的预测指标，建立心律失常危险分层和早期预警指标体系，规范相应治疗方案，都将有助于降低SCD的发生率。SCD一旦发生，抢救的关键是争分夺秒，原则为：①快速识别SCD的发生；②尽早行心肺复苏术；③

尽早除颤；④尽早加强生命支持。

（董颖雪　张鹤萍　吴永全　杨延宗）

参考文献

[1] 李虹伟，严松彪. 实用心血管内科. 北京：北京大学医学出版社，2012：31－33.

[2] Schwartz PJ, Stone HL. The role of the autonomic nervous system in sudden coronary death. Ann NY Acad Sci, 1982, 382: 162-180.

[3] Myerburg RJ, Castellanos A. Cardiac arrest and sudden cardiac death, in Braunwald E (ed). Heart Disease: A Textbook of Cardiovascular Medicine. ed4. Philadelphia: W. B. Saunders, 1992, 756-789.

[4] 王银阁. 睡眠中自主神经活动与心源性猝死. 西部医学，2010，22 (2)：357-358.

[5] San-hiss MD, Melo RC, Neves VR, et al. Effects of progressive exercise during phase I cardiac rehabilitation on the heart rate variability of patients with acute myocardial infarction. Disabil Rehabil, 2011, 33 (10): 835-842.

[6] Cao J M, Fishbein M C, Han J B, et al. Relationship between regional cardiac hyperinnervation and ventricular arrhythmia. Circulation, 2000, 101 (16): 1960-1969.

[7] Martins J B, Zipes D P. Epicardial phenol interrupts refractory period responses to sympathetic but not vagal stimulation in canine left ventricular epicardium and endocardium. Cire Res, 1980, 47 (1): 33-40.

[8] Jame T N. Combinatorial rules of the human intertruncal plexus in mediating both afferent and efferent autonomic neural traffic and in producing a cardiogenic hypertensive chenmorefiex. Prog Cardiovasc Dis, 2004, 46 (6): 539-572.

[9] Yanowitz F, Preston JB, Abiidskov JA. Functional distribution of right ang left stellate innervation to the ventricles. Production of neurogenic electrocardiographic changes by unilateral alteration of sympathetic tone. Circ Res, 1966, 18: 416-428.

[10] Kiriazis H, Du X J, Feng X, et al. Preserved left ventricular structure function in mice with cardiac sympathetic hyperinnervation. Physiol Heart Circ Physiol, 2005, 289 (4): H1359-1365.

[11] Schwartz PJ, Motolese M, Pollavini G, et al, Italian Sudden Death Prevention Group: Prevention of sudden cardiac death after a first myocardial infarction by pharmacologic or surgical antiadrenergic interventions. J Cardiovasc Electrophysiol, 1992, 3: 2-16.

[12] Zipes D P, Barber M J, Takahashi N, et al. Influence of the autonomic nervous system on the genesis of cardiac arrhythmias. Pacing Clin Electrophysiol, 1983, 6 (5 Pt 2): 1210-1220.

[13] Jardine D L, Charles C J, Frampton C M, et. al. Cardiac sympathetic nerve activity and ventricular fibrillation during acute myocardial infarction in a conscious sleep model. Am J Physiol Heart Cire Physiol, 2007, 293 (1): H433-H439.

[14] Passariello G, Peluso A, Moniello G, et al. Effect of autonomic nervous system dysfunction on sudden death ischemic patients with Intensive Care Unit. Minerva Aneslesiol, 2007, 73 (4): 207-212.

[15] Yanowitz F, Preston JB, Abildskov JA. Functional distribution of right and left stellate innervation to the ventricles. Production of neurogenic electrocardiographic changes by unilateral alteration of sympathetic tone. Circ Res, 1966, 18: 416-428.

[16] Zhou S, Cao JM, Tebb Z, et al. Modulation of QT interval by cardiac sympathetic nerve sprouting and the mechanisms of ventricular arrhythmia in a canine model of sudden cardiac death. J Cardiovasc Electrophysiol, 2001, 12 (9): 1068-1073.

[17] Vravko R, Thorning D, Frederickson RG. Nerve fibers in human myocardial scars. Hum Pathol, 1991, 22: 138-146.

[18] Vravko R, Thorning D, Frederickson RG. Fate of nerve fibers in necrotic, healing, and healed rat myocardium. Lab Invest, 1990, 63: 490-501.

[19] Lai AC, Wallner K, Cao JM, et al. Colocalization of tenascin and sympathetic nerves in a canine model of nerve sprouting and cardiac death. J Cardiovasc Electrophysiol, 2000, 11 (12): 1345-1351.

[20] Ji-Min Cao, Lan S. Chen, Jai H. Han, et al. Regional cardiac hyperinnervation in patients with ventricular tachyarrthmia. Circulation, 2000, 101: 1060-1069.

[21] Chen P-S, Chen LS, Cao J-M, et al. Sympathetic nerve sprouting, electrical remodeling and the mechanisms of sudden cardiac death. Cardiovasc Res, 2001, 50: 409-416.

[22] Gilmour RF, Moise NS. Triggered activity as a mechanism for inherited ventricular arrhythmias in German shepherd Dogs. J AM Coll Cardiol, 1996, 27: 1526-1533.

[23] Stevens MJ, Raffel DM, Allman KC, et al. Cardiac sympathetic dysinnervation in diabetes: implications for

enhanced cardiovascular risk. Circulation，1998，98：961-968.

[24] Zipes DP. Heart-brain interactions in cardiac arrhythmias：role of the autonomic nervous system. Cleve Clin J Med，2008，75 Suppl 2：S94-96.

[25] Smith AH，Norris KJ，Roden DM，et al. Autonomic tone attenuates drug-induced QT prolongation. J Cardiovasc Electrophysiol，2007，18（9）：960-4.

[26] Volders PG. Novel insights into the role of the sympathetic nervous system in cardiac arrhythmogenesis. Heart Rhythm，2010，7（12）：1900-6. Review.

[27] Wever EFD，Robert de Medina EO. Sudden Death in Patient Without Structural Heart Disease. J Am Coll C ard iol，2004，（43）：1337-1344.

[28] Crick SJ，Sheppard MN，H o SY，et al. Localisation and quantitation of autonomic innervation in the porcine heart. I：Conduction system. J Anat，1999，195（Pt 3）：341-357.

[29] Hutchins GD，Zipes D. Imaging the Cardiac Autonomic Nervous System. In Skorton DJ，SchelbertHR，Wolf GL，et al（eds）. Marcus Cardiac Imaging：A Companion to Braunwald s′Heart Disease. Philadelphia：WB Saunders，1996，pp 1052-1061.

[30] McMorn SO，Harrison SM，ZangWJ，et al. A direct negative inotropic effect of acetylcholine on rat ventricular myocytes. Am J Physiol，1993（265）H1393-H1400.

[31] DaeMW，O Conell JW，Botvinick EH，et al. Acute and chronic effects of transient myocardial ischemia on sympathetic nerve activity，density，and norepinephrine con tent. Cardiovasc Res，1995，30：270-280.

[32] Volders PG. Novel insights into the role of the sympathetic nervous system in cardiac arrhythmogenesis. Heart Rhythm，2010，7（12）：1900-6.

[33] Van Hee VC，Adar SD，Szpiro AA，et al. Common genetic variation，residential proximity to traffic exposure，and left ventricular mass：the multi-ethnic study of atherosclerosis. Environ Health Perspect，2010，118（7）：962-969.

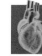

第二十七章　自主神经与高血压

第一节　高血压的自主神经机制

一、自主神经功能异常与高血压的发生存在密切相关性

血压的调控涉及中枢、外周神经系统和体液系统，每种调控机制通过不同的反馈机制，参与不同范围的调节。交感神经和副交感神经通过影响心脏和血管平滑肌细胞而控制血压，正常情况下，交感神经和副交感神经处于内环境稳态平衡的状态下保持血压波动在正常范围，若平衡破坏，则会出现血压异常。越来越多的证据表明，交感神经机制是高血压发病的一个重要的因素，大量的动物实验已经证实了交感神经系统对血压的影响，Wan NS 等应用慢性缺氧诱发大鼠高血压的模型中，探讨慢性缺氧对血压和交感神经活力的影响及高血压病发病机制中二者之间的关系，得出结论，慢性缺氧诱发的大鼠高血压中，血压升高与交感神经活力升高有关。交感神经不仅可以短暂调整血压，其在高血压的长期调控中也发挥着重要作用。同时，有关证据表明，交感神经机制不仅仅使血压升高，高血压病是一个包括代谢异常和心血管方面异常的综合征。交感神经的活性可以影响高血压综合征中的很多因素（包括胰岛素抗力、血脂变化、左心室肥大以及肾功能的改变），临床研究也发现交感神经的兴奋程度与患者的血压水平呈正相关。目前研究得较多的使得交感神经活性增高并最终导致高血压的因素有三个，即脑缺血、高盐摄入与应激。脑干的延髓头端腹外侧（rostral ventrolateral medulla，RVLM）和下丘脑的室旁核（paraventricular nucleus，PVN）在心血管调节中发挥重要作用。有学者提出，高血压时交感神经的高反应性可能与氧化应激有关，大量的研究表明，血管紧张素 II（Ang II）通过产生活性氧而导致自主神经功能障碍，在动物高血压模型，

血管紧张素转化酶（angiotensin converting enzyme 2，ACE2）的过表达，能够降低 Ang II 引发的血压升高，并恢复自主神经功能，预防 Ang II 介导的高血压，揭示了 Ang II 可以通过氧化应激参与高血压的发生发展。Nishihara M 等研究显示，自发性高血压大鼠模型中，延髓头端腹外侧发生氧化应激，使谷氨酸的兴奋性传入增多和 GABA 的抑制性传入减少，从而增加 PVN 的交感兴奋性向 PVLM 传入增加，最终导致高血压的发生。此外，在盐敏感性高血压模型中，再次证实了氧化应激介导交感神经系统亢进，引起血压升高。

二、交感神经系统亢进升高血压的作用机制

当中枢交感神经兴奋传导到其末梢，末梢释放去甲肾上腺素（NE）进入突触间隙内，部分回摄入突触前膜，部分与血管平滑肌细胞上 α_1 和 α_2 受体结合导致血管平滑肌收缩，因此，①中枢交感神经系统冲动释放的频率，②周围交感神经末梢 NE 释放的量，③周围血管平滑肌对 NE 的反应性，④主动脉弓和颈动脉窦压力感受器对血压的调节能力，均对血压起调节作用（图 27-1）。研究发现原发性高血压早期及高血压模型中周围血 NE 浓度、脑脊液中 NE 及其代谢产物，刺激丘脑下部血管运动中枢引起的周围血 NE 浓度增高和心率增快，血压升高比正常血压者明显。另外研究已发现，血液中的肾上腺素对外周交感神经末梢处的信息传递有促进作用。血中肾上腺素水平的持续增高，通过它的直接、间接和自身调节作用，使交感神经末梢去甲肾上腺素释放增多。提示中枢交感神经冲动释放增多，参与高血压的发生和发展。还发现交感神经末梢释放 NE 的量除受冲动释放频率影响外，还受末梢突触前 α_2、β 受体的调节。高血压犬实验中发现突触前

α₂ 受体对去甲肾上腺素（NE）释放的负反馈调节能力减弱，说明其自身调节也影响血压的水平。NE 通过激动 α₁ 和 α₂ 受体导致血管平滑肌收缩，有高血压家族史的人，血压未升高时对 NE 反应性就已增强。此外压力感受器即主动脉弓及颈动脉窦调节在高血压时也发生了改变，一般的血压增高已不能激动压力感受器起调节作用，只有在更高水平上才能被激动，也就是压力感受器阈值的重建，这导致血压维持在较高的水平上。

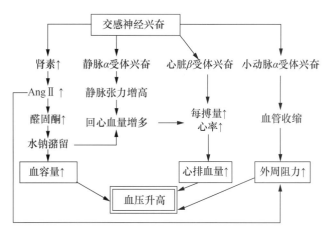

图 27-1　交感神经引起血压升高的机制

　　交感神经系统对维持和调节血压起着重要作用，儿茶酚胺是反映交感神经活性的重要指标之一，研

究也发现高血压病患者静息时血浆中的高儿茶酚胺现象。高血压患者血浆、尿和脑脊液中儿茶酚胺升高，是交感神经活性增强的证据。所以，精神、心理易刺激引起机体应激反应，持续的应激状态使交感-肾上腺髓质系统兴奋性持续升高，血浆缩血管物质浓度维持在高水平，这种改变特别在高血压病的早期，被认为是部分高血压病患者诱发血压升高的启动因素（图 27-2）。在高血压的初期，交感神经兴奋作用于 β 细胞，使心率加快，心肌收缩力加强，心排血量增加；作用于血管 α 受体，使小动脉收缩，外周阻力增加，导致动脉压升高。另外，外周交感神经兴奋释放去甲肾上腺素，使血管收缩，外周阻力增强，也是引起血压升高的一个较明显的因素。但随着病情的进一步发展，血压的升高便可能逐渐摆脱对交感神经的依赖而发展下去，McBryde 等发现双侧肾交感神经切除后可延缓血管紧张素 II 诱导的新西兰大白兔高血压的发生，但不能阻止高血压的发展。这主要是下列因素影响的结果：①结构性强化作用。长时间的高血压灌注，可导致血管平滑肌细胞增生肥大，使管壁增厚，管腔狭窄，总外周阻力进一步增高，这是一个正反馈过程。②肾脏的作用，由于交感神经活动增强，使得肾小动脉收缩，血压升高。而血压升高的本身就可以造成肾动脉肥厚，管腔狭窄。上述变化的结果是肾血流量减少，

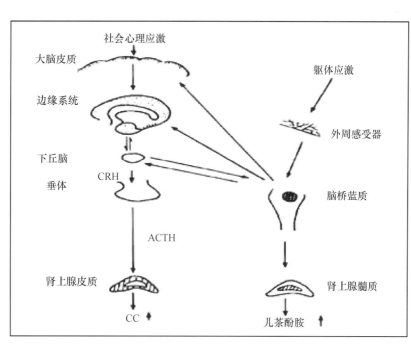

图 27-2　下丘脑-垂体-肾上腺皮质系统和交感-肾上腺髓质系统对应激的反应。CRH，促肾上腺皮质素释放素；ACTH，促肾上腺皮质激素；CC，皮质激素

需要更高的血压，才能维持肾的血流。其次，交感神经活动的增强使血压升高，对肾素释放的抑制减弱，肾素分泌增多，肾素-血管紧张素-醛固酮系统活性增强，是血压升高的又一原因。③其他因素，如后负荷的增加，使得心肌变得肥厚，动脉压力感受器重调，也与血压的升高有关。

三、肾交感神经系统与高血压

肾因为通过调节皮质集合管的钠水重吸收作用，保持水盐平衡，被认为在高血压的发病中发挥着核心作用。作为支配肾的交感神经，逐渐成为高血压长期调控研究的热点。肾交感神经系统，特别是最靠近肾动脉壁的肾交感传出和传入神经对于诱发和保持高血压起着决定性作用。肾神经来自肾丛，由胸10至腰1脊髓发出。生理状况下，肾交感神经活性不高，对肾血流动力学影响较小。但是，一旦肾交感神经受刺激后活动增强，则可以通过神经途径和体液途径两方面影响患者血压，动物实验及人体研究已证实，肾交感神经过度激活是高血压发生和发展的主要因素之一。

（一）肾交感神经的组成和中枢调控网络

肾交感神经由传入和传出神经组成。肾传入神经即肾神经中的传入纤维传递来自肾内机械及化学感受器兴奋时的传入信息，沿背根（T8-L2）进入脊髓后，向脑干、下丘脑等多个部位投射，对心血管功能起着重要的调节作用。传出纤维为来自脊髓的交感神经纤维，进入肾后主要分布在肾小球入球小动脉、出球小动脉、近端肾小管、远端肾小管、髓袢的升支粗段以及球旁器，影响肾血流动力学、肾小管对水钠的重吸收、肾素及肾内前列腺素的释放等。

传出交感神经的冲动释放是几个交感神经中枢整合活动的结果，它包括皮质的许多区域，如下丘脑的较低中枢、基底核（尤其是脑桥色素核），以及包括最后区（AP）和前腹侧第三脑室周围区。关键的整合区位于延髓孤束核（NTS）。交感神经冲动的传出最终依赖于延髓头端腹外侧核。延髓头端腹外侧核包含了支配交感神经系统的神经细胞，进而调控血压。如果延髓头端腹外侧核包含的电生理活性增加，它可以激活心脏、肾及动脉的外周交感神经，进而升高血压。

（二）肾交感神经在高血压发病中的作用

肾主要是通过交感神经自主控制，以及网状神经节后神经元调节。交感神经通过循环中肾的泌尿功能以及肾的内分泌功能来调节水和电解质的转运，从而对血压起到重要的调节作用。高血压的形成就是因为这种交感神经网络过度激活，伴随着高水平的肾去甲肾上腺素释放进入血液循环，激活全身交感神经。肾过度交感神经冲动发放可以提高肾素释放和肾小管钠重吸收，另外可降低肾血流量。

肾素释放是通过激活 β_1 受体，钠盐重吸收是通过近端小管的 α_1 受体介导的，同时，该受体还参与了肾血管的收缩导致肾血流的减少（图27-3）。血管紧张素转化酶使得血管紧张素 I（Ang I）转换为血管紧张素 II（Ang II），Ang II 导致血管收缩、近端肾小管钠盐重吸收、醛固酮产生和交感神经系统的激活。Ang II 对近端肾小管的交感神经末端有异化作用，使得去甲肾上腺素释放增多和钠盐重吸收增强。上述因素最终通过增强心排血量和增加外周阻力导致了高血压的发生和发展。

（三）肾交感神经在钠盐平衡中的作用

在保持血容量平衡中，神经因素也发挥着一定的作用。生理状态下，肾交感神经对钠排泄和利尿反应有一定的减弱作用，因为双侧去神经可致一定的钠外排。Boer 等为研究肾神经在自发性高血压大鼠中肾钠吸收和排泄的作用，观察了肾去神经术后自发性高血压大鼠尿钠排泄的变化，结果发现肾去神经术后可消除自发性高血压大鼠的尿钠排泄下降。

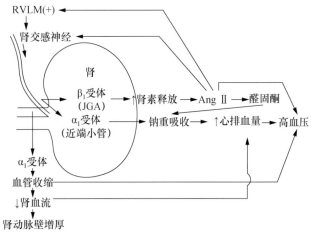

图 27-3　肾交感神经与高血压关系的研究。RVLM，延髓头端腹外侧区

第二节 自主神经干预治疗高血压

对于大部分高血压患者来说，大剂量的药物治疗仍不能很好地将血压控制在正常范围内，且药物治疗难以规范普及，花费巨大，对于这类高血压患者，亟待有更加有效的治疗手段。因此不依赖药物治疗高血压的新技术及新方法正引起广泛探讨，其中，神经干预疗法越来越受到人们的重视。通过刺激迷走神经（颈动脉窦按摩、迷走神经刺激器的使用）及减弱交感神经（肾交感神经射频消融术）治疗药物难治性高血压显示了较好的效果。本文将对治疗高血压的新方法——自主神经干预疗法进行阐述。

一、迷走神经刺激在高血压患者中的应用

（一）颈动脉窦按摩

颈动脉窦按摩（carotid sinus massage，CSM）是一种古老、安全、有效的机械刺激法。按摩颈动脉窦可刺激血管壁上的压力感受器，发放神经冲动至脑干，刺激心血管中枢，下发调控指令影响心率、心排血量、动脉阻力及静脉容量，还可以引起肾的直接反应，利尿并减少肾素的分泌，从而使血压下降。方法是在患者床旁用手指以中等压力依次对左侧和右侧颈动脉进行持续按摩。按摩点一般选在颈总动脉分叉部（相当于胸锁乳突肌上 1/3），平喉结上方一横指与胸锁乳突肌内缘交点处（为 Hering 第一点），压迫此处则血压下降和脉率减慢。一般按摩 2～4s 即可出现心率减慢、血压下降，5～50s 时达最低值，每次按摩时间不超过 5s，左右双侧按摩时间间隔应＞15s，禁止双侧同时按摩。

Tordoir 等利用 Rheos 新型颈动脉刺激器对 50 例患者进行颈动脉窦区刺激以抑制交感神经冲动来降低血压的多中心研究。通过 3 个月随访，发现收缩压、舒张压和心率分别下降（28±22）mmHg、（16±11）mmHg 和（8±4）次/分，证实了抑制交感神经降压的有效性。

（二）迷走神经刺激器的使用

迷走神经刺激（VNS）是近 20 年发展起来的，最初用于难治性癫痫的一种非药物治疗。1988 年，美国 Cyberonics 公司研制出了迷走神经刺激器（neurocybernetic prosthesis，NCP），NCP 系统包括脉冲发生器、刺激电极、双极导线、程序控制棒、软件、计算机。原理是将螺旋形刺激电极固定于左侧迷走神经干，通过间断的电刺激使迷走神经向颅内发出的冲动通过整个神经系统产生广泛的神经兴奋作用，进而作用于心血管中枢，通过减慢心率、扩张血管和利尿作用使血压下降。需要指出的是，脉冲发生器由原电池供电，但由于迷走神经刺激为间断性，典型的参数为刺激 30s 关闭 5min，刺激计量较小，使用寿命大约为 6 年，届时需要更换脉冲发生器。1997 年 7 月，美国 FDA 批准 VNS 用于＞12 岁青少年和成人药物难治性抑郁症。目前，超过 75 个国家的 5 万多例患者接受迷走神经刺激术治疗。

Kroon 等在 2010 年欧洲高血压学会（ESH）年会报告了迷走神经刺激器治疗高血压欧洲多中心研究 4 年随访结果，45 名顽固高血压患者（基线血压在 193±36/111±20mmHg）植入迷走神经刺激器，72% 的高血压患者收缩压降低超过 30mmHg，67% 的患者收缩压降至 140mmHg 以下，其中 18 名患者平均收缩压下降（53±9）mmHg，平均舒张压降低（30±6）mmHg，患者服用降压药物平均数量由 5 种降为 3.4 种。该研究显示迷走神经刺激器有显著降压效果（图 27-4，图 27-5）。

迷走神经刺激最常见的不良反应是咳嗽、声音嘶哑、喉部紧缩感，偶尔疼痛和呼吸短促，还有恶心、耳鸣、月经失调、腹泻等。这些症状大多是暂时性，大部分患者的症状可以适应或消失，个别患者在参数调整后消失。

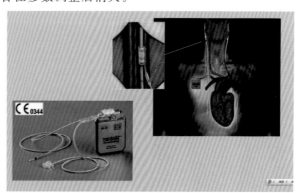

图 27-4 迷走神经刺激器装置

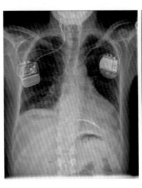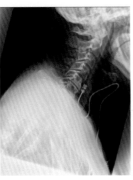

图 27-5　迷走神经刺激器体内装置

二、交感神经干预在高血压患者中的应用

肾交感神经射频消融术（图 27-6 至图 27-8）

交感神经过度兴奋一直被认为是高血压发病的基础环节。大量的动物实验已经证实交感神经系统阻断后可推迟高血压发生或降低血压升高程度。其中，肾交感神经系统，特别最靠近肾动脉壁的肾交感传出和传入神经对于诱发和保持系统性高血压起着决定性作用。

20 世纪 50 年代时，就有学者尝试使用胸、腹或骨盆交感神经去除术治疗顽固性高血压，但这些方法存在术后发病率和死亡率较高，并伴有严重的长期并发症，包括肠道、膀胱、勃起等功能障碍以及

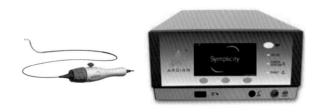

图 27-6　Symplicity 肾交感神经系统
消融术——导管及射频能量仪

严重的直立性低血压等，因此未能普及。尽管如此，选择性交感神经去除术仍然是令人感兴趣的治疗策略。

2007 年 Krum 等完成的 Symplicity HTN-1 试验首次将肾交感神经导管消融术（RDN）应用于临床，该研究分别从 5 个研究中心共募集了 50 例难治性高血压患者，其中 5 例因肾动脉解剖学异常被排除在外，其余 45 例患者接受 RDN，其血压的基线水平为 177/101mmHg，研究发现患者接受 RDN 后 1、3、6、9、12 个月血压分别下降 14/10mmHg、21/10mmHg、22/11mmHg、24/11mmHg、27/17mmHg，证实了 RDN 对难治性高血压患者的降压是有效的。DiBona 等募集了 54 例中度难治性高血压患者，其基线收缩压（systolic blood pressure，SBP）140～160mmHg，动态血压检测（ambulatory blood pressure monitoring，ABPM）≥ 130/80mmHg。研究发现，RDN 术后 6 个月诊室血压显著降低 14/7mmHg，36 例患者 ABPM 显著下降 13/7mmHg。然而，该两项研究存在样本量小、未设立对照组等缺陷。

SYMPLICITY HTN-2 研究是一项前瞻性、多中心、随机对照临床试验，将 106 例基础 SBP 仍大于 160mmHg 的难治性患者随机分为 RDN 组（52 例，接受 RDN 且维持当前药物治疗）和对照组（54 例，维持当前的药物治疗）。随访 6 个月后发现，RDN 组患者血压较基础血压（178/96mmHg）下降 32/12mmHg（P＜0.0001）；而对照组患者血压与基础血压比较，差异无统计学意义［变化为 1/0mmHg；SBP，P = 0.77，舒张压（diastolic blood pressure，DBP），P＝0.83］；与对照组相比，RDN 组患者血压显著下降了 33/11mmHg（P＜0.0001）。两组的血肌酐和估算的肾小球滤过率（eGFR）与基础水平比较，差异无统计学意义

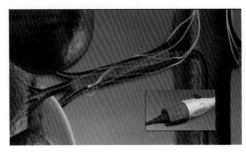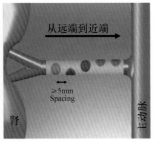

图 27-7　肾交感神经消融术

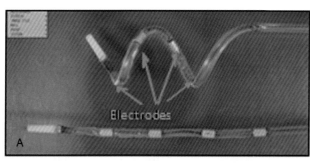

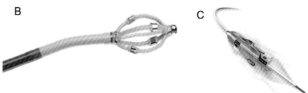

图 27-8　不同类型导管。A. Medtronic Symplicity Spyral 导管。B. Boston Scientific Vessix 导管。C. St Jude Medical EnligHTN 导管

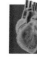
（$P>0.05$）；研究过程中未发生严重手术相关并发症。此外，对照组经过 6 个月后可进入到 RDN 组，这部分患者血压较基础血压下降（23.7±27.5）mmHg［血压从（190±19.6）mmHg 降至（166.3±24.7）mmHg，$P<0.001$］。

Mahfoud 等研究也发现 RDN 显著降低，SBP、DBP、脉压、肾阻力指数、蛋白尿和微量白蛋白尿也显著下降，而平均血清胱抑素 C、肾小球滤过率和尿白蛋白排泄在术后未见明显变化，对肾小球滤过率和肾动脉结构并未发现不利影响。

HTN-1 研究从 19 个中心入选 153 例受试者，平均基础血压为（176/98±17/15）mmHg，RDN 组有 4 例患者发生手术相关并发症，包括 3 例股动脉假性动脉瘤及 1 例肾动脉夹层，并发症发生率为 3%。分别于术后 1、3、6、12、18 和 24 个月随访，血压分别下降 20/10mmHg、24/11mmHg、25/11mmHg、23/11mmHg、26/14mmHg 和 32/14mmHg。另外，88 例患者完成 3 年随访，研究发现，36 个月时 SBP 和 DBP 均显著下降，分别为 32mmHg 和 14.4mmHg，SBP 下降 10mmHg 以上的患者在 1、12、24、36 个月时分别占 69%、85%、83%、93%。研究表明，RDN 不但有效降低血压，而且随着时间的推移，降压效果可能更加明显，这也提示肾神经功能再生的可能性不大。但是，上述研究不能完全排除手术操作的安慰剂效应，手术后患者可能在用药依从性和生活行为方面有所改善，此外，研究也未连续监测动态血压。

SYMPLICITY HTN-3 研究是一项前瞻性、单盲、假手术随机对照试验。研究结果表明，RDN 与假手术对照组相比，SBP 下降水平差异无统计学意义（$P>0.05$）。该研究共纳入 535 例严重难治性高血压患者，与假手术组相比，RDN 组患者 6 个月后 SBP 并未见显著下降，平均 SBP 降低分别为 14.13mmHg 和 11.74mmHg；24h ABPM 的变化同样差异无统计学意义（RDN 组和假手术组分别平均降低 6.75mmHg、4.79mmHg）。尽管如此，该研究发现，两组间安全性比较差异无统计学意义，达到了预期安全终点的目标，即不存在安全性问题。但研究存在一定的局限性：①操作者学习曲线问题。该研究从 88 个临床中心入选了 535 例患者，其中 364 例 RDN 术分别由 111 位术者完成，平均每位术者完成 3 例，只有 26 位完成过 5 例以上，有 34% 操作者只完成过 1 例，学习曲线问题在研究中也不能完全排除。②手术难以规范。技术失误、射频能量不足、消融次数和范围、神经分布的个体差异等因素可能导致不能实现完全去神经化，不能完全排除是否存在某些操作因素影响了 HTN-3 的结果。③随访时间可能过短。HTN-3 的随访期为 6 个月，安慰剂效应无法消除。该研究将随访 5 年以观察长期效应。④超过 50% 的难治性高血压患者被认为依从性较差，随访中患者依从性并未得到肯定。⑤尽管筛选入组前仅有 5.8% 患者曾有药物调整，随机化之前的降压药物调整可能造成基线血压波动较大，有 20% 患者入组 6 周内未能维持稳定的药物剂量也可能造成血压波动，假手术对照组患者 6 个月的血压也有显著下降也支持这一猜测。尽管结果令人意外，但并不意味着 RDN 手术研究的终结。非对照和非盲法研究发现的显著疗效在严格随机对照试验中却难以得到重复，彰显了盲法和假手术对照的重要性，阴性结果导致不得不重新考虑 RDN 临床试验方案。

SYMPLICITY HTN-4 和 SYMPLICITY HTN-3 相似，是一项随机、假手术对照、多中心大样本量临床试验，旨在评估中度高血压患者中 RDN 治疗的有效性。原定将从近 100 个研究中心入选 525 例 SBP 140~160mmHg，ABPM≥130mmHg 的受试者，2013 年底已开始第一批患者的随机入组，但由于 SYMPLICITY HTN-3 的阴性结果，SYM-

PLICITY HTN-4 临床研究已被取消，并暂停了美国、日本、印度上市前的试验入组，但将继续在 Global SYMPLICITY Registry 研究纳入患者。Global SYMPLICITY Registry 研究是迄今为止最大的采用 SYMPLICITY 导管系统的注册研究，计划纳入 5000 例难治性高血压患者，首批 1000 例患者 6 个月 ABPM 平均下降 7.9mmHg，但该研究也未采用盲法，不可能完全排除安慰剂效应。

2013 年欧洲心脏病学会（ESC）与欧洲高血压学会（ESH）发布的高血压管理指南有推荐 BDN 的内容，认为 RDN 是一项有前景的治疗方法，但仍需更多设计严格的长期随机对照研究证据证实 RDN 的安全性和持久疗效，同时指出血压在药物控制不佳时可考虑行 RDN 治疗，推荐类别和证据等级为 Ⅱb 和 C。目前，RDN 尚处于临床研究阶段，存在各种争议，英国联合学会发表的《难治性高血压去肾交感神经治疗 2014 专家共识》，推荐继续中止去肾交感神经作为难治性高血压常规治疗方案。国外 RDN 术采用准确的消融能量和肾动脉定点标准设备操作，而国内一些医疗机构采用非正规的心脏电生理大头导管进行操作，消融能量和消融点均无真实数据支持。因此，国内学者对 RDN 持更为审慎和保守的态度，认为目前不宜临床广泛推广。目前，已发布的临床试验大多以血压指标和安全性作为主要终点，最长随访时间为 3 年，更长的随访时间及以心血管事件作为主要终点事件来评估其有效性和安全性更值得期待。此外，RDN 尚存在诸多问题，如临床研究设计如何优化？

鉴于 Symplicity HTN-3 研究的局限性，学者们进行了进一步的研究：

DENERHTN 研究

该研究是一项在顽固性高血压患者中进行的前瞻性、开放标签的随机对照研究。由法国 15 个高血压管理中心完成。入选人群为 18～75 岁，接受吲达帕胺 1.5mg，雷米普利 10mg（或厄贝沙坦 300mg）以及氨氯地平 10mg/d，连续四周，通过动态血压监护证实为顽固性高血压。将入选人群随机 1∶1 分配到 RDN＋标准阶梯降压治疗（SSAHT）与单独标准阶梯降压治疗组。两组均接受 SSAHT 治疗，即受试者的血压≥135/85mmHg，在后续的 2～5 个月内循序增加螺内酯 25mg/d、比索洛尔 10mg/d、哌唑嗪 5mg/d、雷美尼定 1mg/d 治疗。首要临床结局

为 6 个月后的日间收缩压较基线的平均变化。安全性评价结局为去肾神经术导致的严重不良事件及 6 个月后肾小球滤过率较基线变化。6 个月随访结果显示，日间动态收缩压较基线平均变化在手术组为 −15.8mmHg（95％CI：−19.7～−11.9），在对照组为 −9.9mmHg（−13.6～−6.2）；校正基线血压后两组差异为 −5.9mmHg [−11.3～−0.5（P＝0.0329）]。该研究证实了 RDN 加 SSAHT 治疗与单纯 SSAHT 治疗相比，更有效地降低顽固性高血压患者的血压，这有利于降低心血管不良事件的发生率。

DENERHTN 研究避免了各种偏倚，两组患者均接受了标准化阶梯治疗、使用了 Morisky 用药依从性问卷（MMAS-8）评估用药依从性，RDN 手术在经验丰富的介入医师指导下完成。在研究设计上远优于 SYMPLICITY HTN-3 研究，具有更强的说服力。

Prague-15 研究

这是一项前瞻性、随机、开放标签、多中心试验，目的在于比较 RDN 与强化药物治疗（包括螺内酯）对真性顽固性高血压的影响。研究结果显示：RDN 组和强化药物治疗组均能显著降低血压，但两组之间无统计差异；尽管两组之间血压降低无统计学差异，但 6 个月后强化药物治疗组降压药物使用显著增加；强化药物治疗组有 39％的不良事件发生，包括 11％的高钾血症，13％抗雄激素效应，1 例患者肾功能恶化；RDN 组有 23％不良事件发生，如 8％的肾动脉痉挛、水肿，4％的穿刺处假性动脉瘤，以及 1 例肾动脉夹层需要置入支架；并且，强化药物治疗组，血肌酐水平显著升高，肌酐清除率显著降低。

为了更好地进行肾动脉消融，学者们对消融设备不断改进，各种新的消融设备层出不穷，给临床研究带来了新的希望。

目前研究的消融电极多为单电极，需要多次螺旋放电，增加手术操作时间，增加患者的疼痛感，因此多电极系统，如 Enlig HTN 导管，允许 4 点同时放电，及 Oneshot 利用灌注球囊系统，表面有螺旋形电极，只进行 1 次治疗，可大大减少手术时间；目前的 SYMPLICITY 系统要求肾动脉内径≥4mm，目前正在试用独特的低压 OTW 球囊系统（Vessix V2），表面有双极 RFA 电极，消融时间 30s，可消

融直径小于 3mm 的肾动脉。此外，除了目前常用的射频能量外，现在正在应用超声消融（如 PARA-DISE、TIVUS 及 Kona 系统），初步结果也令人满意。另外，也考虑应用微导管注射神经毒素，如长春新碱，可使神经坏死，起到神经交感阻断的作用，目前已发展特殊的以球囊为载体的微注射器系统（如 Bullfrog 微输注导管、130μm 的微针及保护性球囊系统）。

总之，RDN 是一项新兴的技术，具有广阔的前景，尚未完全成熟，但结果仍给人惊喜，为高血压的治疗提供了另一种选择。

小结

高血压病是最常见的心血管疾病之一。绝大多数高血压患者每天需要服用 3～5 种降压药物，并且很多药物需要每天多次服用来保证疗效持续，但即便如此，一天当中也只有大约一半的时间能达到较好的疗效。对于高血压患者的自主神经干预疗法是目前的研究热点，颈动脉窦按摩、迷走神经刺激器的使用受到广泛关注。尤其肾交感神经射频消融术作为一种一次治疗解决终身难题的降压方法，为顽固性高血压的治疗展示了广阔的应用前景。国内外研究表明，该手术可以帮助顽固性高血压患者控制血压，减少降压药的种类和剂量。高血压非药物治疗研究结果令人鼓舞，为高血压尤其是顽固性高血压的治疗提供了新的选择，但其长期疗效、安全性及并发症情况还有待进一步大样本、多中心、双盲随机的前瞻性临床研究来证实。

（王泽峰　沙　勇　吴永全　王学忠）

参考文献

[1] orill Berg，Jørgen Jensen. Simultaneous parasympathetic and sympathetic activation reveals altered autonomic control of heart rate，vascular tension，and epinephrine release in anesthetized hypertensive rats. Frontiers in Neurology，2011，71：1-11.

[2] Parati G，Esler M. The human sympathetic nervous system：its relevance in hypertension and heart failure. Eur Heart J，2012，33（9）：1058-1066.

[3] Collén AC，Manhem K，Sverrisdóttir YB. Sympathetic nerve activity in women 40 years after a hypertensive pregnancy. J Hypertens，2012，30（6）：1203-1210.

[4] Hart EC，Charkoudian N.. Sympathetic neural mechanisms in human blood pressure regulation. Curr Hypertens Rep，2011，13（3）：237-243.

[5] Mu rray Esler. The sympathetic nervous system through the a ges：rom Thomas Willis to resistant hypertension. Exp Physiol，2010，5：1-12.

[6] Wan NS，Chen BY，Feng J，et al. The effects of chronic intermittent hypoxia on blood pressure and sympathetic nerve activity in rats. Zhonghua Jie He He Hu Xi Za Zhi，2012，35（1）：29-32.

[7] Lee TM，Chen CC，Chang NC. Cardiac sympathetic hyperinnervation in deoxycorticosterone acetate-salt hypertensive rats. Clin Sci（Lond），2012，123（7）：445-457.

[8] Hirooka Y，Sagara Y，Kishi T，et al. Oxidative stress and central cardiovascular regulation. - Pathogenesis of hypertension and therapeutic aspects. Circ J，2010，74：827-835.

[9] Harrison DG，Gongora MC. Oxidative stress and hypertension. Med Clin North Am，2009，93：621-635.

[10] Hitomi H，Kiyomoto H，Nishiyama A. Angiotensin II and oxidative stress. Curr Opin Cardiol，2007，22：311-315.

[11] Huijing Xia，Sonia Suda，Sharell Bindom. ACE2-Mediated Reduction of Oxidative Stress in the Central Nervous System Is Associated with Improvement of Autonomic Function. PLoS ONE，2011，6：e22682.

[12] Xiao L，Gao L，Lazartigues E，et al. Brain-selective overexpression of angiotensin-converting enzyme 2 attenuates sympathetic nerve activity and enhances baroreflex function in chronic heart failure. Hypertension，2011，58（6）：1057-1065.

[13] Nishihara M，Hirooka Y，Matsukawa R，et al. Oxidative stress in the rostral ventrolateral medulla modulates excitatory and inhibitory inputs in spontaneously hypertensive rats. J Hypertens，2012，30（1）：97-106.

[14] Fujita M，Ando K，Kawarazaki H，et al. Sympathoexcitation by brain oxidative stress mediates arterial pressure elevation in salt-induced chronic kidney disease. Hypertension，2012，59（1）：105-112.

[15] Tycinska AM，Mroczko B，Musial WJ. Blood pressure in relation to neurogenic，inflammatory and endothelial dysfunction biomarkers in patients with treated essential arterial hypertension. Advances in Medical Sciencs，2011，56（1）：80-87.

[16] McBryde FD，Guild SJ，Barrett CJ，et al. Angiotensin Ⅱ-based hypertension and the sympathetic nervous sys-

tem : the role of dose and increased dietary salt in rabbits. Exp Physiol, 2007, 92 (5): 831-840.

[17] SchlaichM P, LambertE , KayeDM , et al . Sympathetic augmentation in hypertension. Role of nerve firing, norepinephrine reuptake , andangiotensinneuromodulation. Hypertension, 2004, 43 (2): 169-175.

[18] Esler M, Jennings G, Lambert G. Noradrenaline release and the pathophysiology of primary human hypertension. Am J Hypertens, 1989, 2: 140S-146S.

[19] DiBona GF, Kopp U C. Neural control of renal function. Physiol Rev, 1997, 77 (1): 75-197.

[20] Esle r M, Jennings G , KornerP, et al . Assessment of human sympathetic nervous system activity from measurements of norepinephrine turnover. Hypertension, 1988, 11 (1): 3-20.

[21] Galderisi M, de Divitiis O. Risk factor-induced cardiovascular remodeling and the effects of angiotensin-converting enzyme inhibitors. J Cardiovasc Pharmacol, 2008, 51 (6): 523-531.

[22] BoerPA , MorelliJ M , FigueiredoJ F, et al . Early altered renal sodium handling determined by lithium clearance in spontaneously hypertensive rats (SHR): roleofrenal nerves. Life Sci, 2005, 76 (16): 1805-1815.

[23] Lohmeier TE, Hildebrandt DA, Warren S, et al. Recent insights into the interactions between the baroreflex and the kidneys in hypertension. Am J Physiol Regul Integr Comp Physiol, 2005, 288: R828-R836.

[24] Tordoir J H. Scheffers I, Schmidli J, et al. An implantable carotid sinus baroreflex activating system: surgical technique and short term outcome from a multcenter feasibility trial for the treatment of resistant hypertension. Eur J Vasc Endovasc Surg, 2007, 33: 414-421.

[25] Shuchman M. Approving the vagus-nerve stimulator for depression. N Engl J Med, 2007, 356: 1604-1607.

[26] Scheffers IJ, Kroon AA, Schmidli J, et al. Novel baroreflex activation therapy in resistant hypertension: results of a European multi-center feasibility study. J Am Coll Cardiol, 2010, 56: 1254-1258.

[27] Townsend RR, Sica DA. Beyond conventional considerations: newer devices used in blood pressure measurement and management. Adv Chronic Kidey Dis, 2011, 18: 48-54.

[28] Schlaich MP, Krum H, Sobotka PA, et al. Renal sympathetic nerve ablation: the new frontier in the treatment of hypertension. Curr Hypertens Rep, 2010, 12 (1): 39-46.

[29] Malpas SC. Sympathetic nervous system overactivity and its role in the development of cardiovascular disease. Physiol Rev, 2010, 90: 513-557.

[30] Mazen A. Baroreflex control of long-term arterial pressure. Rev Bras Hypertens, 2007, 14: 212-225.

[31] Lohmeier TE, Hildebrandt DA, Warren S, et al. Recent insights into the interaction between the baroreflex and the kidneys in hypertension. Am J Physiol Regul Integr Comp Physiol, 2005, 288: R828-836.

[32] Weinstock M, Gorodetsky E, Kalman R. Renal denervation prevents sodium retention and hypertension in salt-sensitive rabbits with genetic baroreflex impairment. Clin Sci (Lond), 1996, 90: 287-293.

[33] Grassi G, Cattaneo BM, Seravalle G, et al. Baroreflex control of sympathetic nerve activity in essential and secondary hypertension. Hypertension, 1998, 31: 68-72.

[34] Watkins LL, Grossman P, Sherwood A. Noninvasive assessment of baroreflex control in borderline hypertension: Comparison with the phenylephrine method. Hypertension, 1996, 28: 238-243.

[35] Langewitz W, Ruddel H, Schachinger H. Reduced parasympathetic cardiac control in patients with hypertension at rest and under mental stress. Am Heart J, 1994, 127: 122-128.

[36] Malpas SC, Ramchandra R, Guild SJ, et al. Renal sympathetic nerve activity in the development of hypertension. Curr Hypertens Rep, 2006, 8 (3): 242-248.

[37] Krum H, Schlaich M, Whitbourn R, et al. Catherbased renal sympathetic denervation for resistant hypertension: a multicentre safety and proof-of-principle cohort study. Lancet, 2009, 373 (9671): 1275-1281.

[38] DiBona GF. Sympathetic nervous system and the kidney in hypertension. Curr Opin Nephrol Hypertens, 2002, 11: 197-200.

[39] Grassi G, Mancia G. The role of he sympathetic nervous system in essential arterial hypertension and organ damage. Ann Ital Med Int, 1995, 10 (s): 115s-120s.

[40] Gewirtz JR, Bisognano JD. Catheter-based renal sympathetic denervation: A targeted approach to resistant hypertension. Cardiol J, 2011, 18: 97-102.

[41] Bhatt DL, Kandzari DE, O'Neill WW, et al. A controlled trial of renal denervation for resistant hypertension. N Engl J Med, 2014, 370: 1393-1401.

[42] Lobo MD, de Belder MA, Cleveland T, et al. Joint UK societies' 2014 consensus statement on renal den-

ervation for resistant hypertension. Heart, 2015, 101: 10-16.

[43] Bakris GL, Townsend RR, Flack JM, et al. 12-month blood pressure results of catheter-based renal artery denervation for resistant hypertension: the SYMPLICI-TY HTN-3 trial. J Am Coll Cardiol, 2015, 65 (13): 1314-1321.

[44] Mahfoud F, Böhm M, Azizi M, et al. Proceedings from the European clinical consensus conference for renal den-ervation: considerations on future clinical trial design. Eur Heart J, 2015, 36 (33): 2219-2227.

[45] Azizi M, Sapoval M, Gosse P, et al. Optimum and stepped care standardised antihypertensive treatment with or without renal denervation for resistant hyperten-sion (DENERHTN): a multicentre, open-label, ran-domised controlled trial. Lancet, 2015, 385 (9981): 1957-1965.

[46] Desch S, Okon T, Heinemann D, et al. Randomized sham-controlled trial of renal sympathetic denervation in mild resistant hypertension. Hypertension, 2015, 65 (6): 1202-1208.

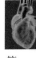

第二十八章 自主神经对心电图的影响

自主神经与心血管疾病密切相关。自主神经对心血管调节是多方面的，交感神经主要通过儿茶酚胺、迷走神经主要通过乙酰胆碱作用于相应受体，调节心脏离子通道，影响动作电位，进而改变心电图各波段。

第一节　自主神经对心电活动的影响

心脏自律性明显受自主神经影响，交感神经和迷走神经从两个反方向调节自律心肌。迷走神经能导致动作电位过度极化，4 相除极的斜率降低，自律性下降。迷走神经兴奋所致的自律性下降除了与兴奋性相关外，还与神经兴奋与心脏时相相关，少数情况下，迷走神经兴奋能导致自律性增强。交感神经兴奋可导致 4 相除极斜率增大，到达阈电位的时间缩短，自律性增高，心率加快。

自主神经对心脏传导性影响是复杂的，总体上迷走神经使传导减慢，交感神经使传导加快，二者对房室结的影响还应考虑频率依赖性的影响。

自主神经在心脏不同部位分布密度不同，因而，其对不应期影响不同。交感及迷走神经对心房不应期影响是一致的，神经兴奋，不应期缩短，不应期离散度增加，易诱发各种心律失常。交感及迷走神经对心室不应期的影响是相反的。正常情况下，交感神经兴奋缩短心室不应期，但对三层心肌影响不同，对中层心肌影响最大，结果跨壁不应期离散度增加。迷走神经兴奋能延长心室肌不应期，并且对三层心肌影响程度是一致的，不增加跨壁离散度。对于病理性心肌，交感神经兴奋可以延长不应期，增加不应期离散度，而迷走神经兴奋较小影响不应期。

总之，自主神经对心脏电生理特性的影响是相互依赖、相互拮抗的，二者的均衡性很重要，当两者失去均衡性可能导致多种电活动异常，引起多种心电图的改变。

第二节　自主神经对心电图各波的影响

一、自主神经对 P 波的影响

自主神经在心房内分布以迷走神经占优势，迷走神经在心房内优势分布区域包括窦房结、房室结、房室环及肺静脉口周围。迷走神经兴奋时，由于心率减慢，P 波振幅降低，P 波时限延长，P 波离散度增加。交感神经兴奋时，P 波振幅增高，甚至表现为"肺型 P 波"，P 波离散度增加。

二、自主神经对 PR 间期的影响

正常房室结受交感神经及迷走神经双重支配，二者相互拮抗，迷走神经兴奋能延长 PR 间期，甚至发生严重的房室传导阻滞，交感神经兴奋时能缩短 PR 间期，甚至由于频率增加而产生短 PR 间期现象。由于右侧自主神经主要影响窦房结，左侧自主神经主要支配房室结，不同体位可能对 PR 间期影响不同，如右侧卧位，右侧迷走神经张力降低，左侧迷走神经张力增高，PR 间期延长，甚至发生严重的房室传导阻滞。迷走神经介导的房室传导阻滞多见于无器质性心脏病的青少年，男性多见，安静或睡眠中发生，迷走神经刺激能复制房室传导阻滞，运动或应用阿托品有效，一般预后良好，不需要起搏器治疗。

三、自主神经对 QRS 波的影响

自主神经在心室内分布特点不尽相同，以交感神经分布占优势。右侧交感神经主要支配心脏右侧及心室前壁，左侧交感神经主要支配心脏左侧和心室后壁。交感神经主要沿心外膜分布到心尖，而迷走神经主要沿心内膜分布到心尖，心室传导系统神经支配稀少。

交感神经兴奋时，QRS 波振幅增加，时限缩短。迷走神经对 QRS 波影响尚存争议，大多学者认为心室迷走神经分布较少，对 QRS 波影响较小。但近期研究发现无论应用乙酰胆碱还是刺激迷走神经，都能缩短心室不应期和动作电位时程，导致 QRS 波变窄。

四、自主神经对 T 波的影响

自主神经紊乱引起的 T 波改变也称为原发性 T 波改变，其发生率可高达 20％。交感神经和迷走神经对 T 波的影响十分复杂，表现也多种多样。交感神经兴奋导致的 T 波改变主要包括①交感风暴引起的"Niagara 瀑布样 T 波"，多见于各种应激反应，如脑血管意外（特别是蛛网膜下腔出血），严重创伤（如急腹症、心脏外科手术、外伤），严重疾病（如肺栓塞、心脏复苏后），应激性心肌病等。Niagara 瀑布样 T 波的特点为 T 波顶端钝，基底宽，双肢不对称，常发生于左胸导联。②直立性 T 波，立位 T 波倒置，卧位或深呼吸后 T 波直立。③过度换气后 T 波，过度呼吸后 T 波低平或倒置。④β 受体高敏综合征，多表现为下壁导联 T 波倒置。交感神经兴奋所致的 T 波倒置或双峰提示儿茶酚胺增多，可能引起左右心室复极不匀称，有增加室性心律失常的危险，应用 β 受体阻滞剂有效。迷走神经兴奋导致的 T 波改变多为高尖 T 波，多见于运动员心脏及早期复极综合征，可能伴有 ST 段抬高及 J 波出现。

五、自主神经对 QT 间期的影响

QT 间期代表了心室的除极及复极时间总和，是从 QRS 波的起点至 T 波终点。由于确定 QRS 波起点及 T 波终点常有困难，也有学者结合单相动作电位时程与 QT 间期的关系，认为可以用 RT 间期取代 QT 间期。RT 间期多指 QRS 波的 R 波峰值至 T 波峰值。自主神经对 QT 或 RT 间期的影响是复杂的，不同的实验条件及不同的观察方法，结果不尽一致。

交感神经对 QT 及 RT 影响具有强度依赖性，低强度刺激延长 QT 间期，高强度刺激缩短 QT 间期。临床上应用 β 受体阻滞剂或通过切除左侧星状神经节治疗长 QT 综合征，稳定心脏电活动，缩短 QT 间期。

迷走神经对 QT（RT）间期的影响具有频率依赖性。当迷走神经刺激使心率减慢，QT 间期延长，而固定频率心室起搏时再行迷走神经刺激，QT 间期缩短。

自主神经除了对 QT（RT）间期有影响外，对其离散度的影响（QTd 及 RTd）也有重要临床意义。Brugada 综合征患者在发生室性心律失常前多伴有迷走神经兴奋性增加。迷走神经兴奋性增加除了导致 ST 段抬高，常伴有 QTd 增加，临床研究也表明长 QT 综合征及短 QT 综合征发生恶性心律失常，常多伴有自主神经功能发生改变，并伴有心室除极不均一性增加。

六、 结语

自主神经功能改变对心电图的影响是肯定的、多方面的。交感神经导致的心电图改变常包括：①心率增快，②P 波振幅增加，③PR 间期缩短，④QRS 波时限缩短，⑤T 波低平或倒置，⑥ST 段轻度下移，⑦QT 间期延长或缩短。迷走神经兴奋导致的心电图改变包括：①心率减慢，②P 波振幅降低，③PR 间期延长，④QRS 波增宽，⑤T 波高尖，⑥ST 段抬高，⑦QT 间期延长或缩短。

（江 雪 石 昕 洪 丽 林治湖）

参考文献

[1] Samuels MA. The brain-heart Connection. Circulation, 2007, 116: 77-84.

[2] Wang Z, Shi H, Wang H. Functional M3 muscarinic acetylcholine receptors in mammalian hearts. British Journal of Pharmacology, 2004, 142: 395-408.

[3] Huang CX, Zhao QY, Liang JJ, et al. Differential densities of muscarinic acetylcholine receptor and I（K_{ACh}）in canine supraventricular tissues and the effect of amiodaroneon cholinergic atrial fibrillation and I（K_{ACh}）. J Cardiology, 2006, 106 (1): 36-43.

［4］ Zang WJ，Chen LN，Yu XJ，et al. Comparison of effects of acetylcholine on electromechanical characteristics in guinea-pig atrium and ventricle. J ExpPhysiol，2004，90（1）：123-130.

［5］ Mravec B. Possible involvement of the vagus nerve in monitoring plasma catecholamine levels. J Neurobiol Learn Mem，2006，86：353-355.

［6］ Ikeda T，Abe A，Yusu S，et al. The full stomach test as a novel diagnostic technique for identifying patients at risk of Brugada syndrome. J Cardiovasc Electrophysiol，2006，17（6）：602-607.

［7］ Smith AH，Norris KJ，Roden DM，et al. Autonomic tone attenuates drug-induced QT prolongation. J Cardiovasc Electrophysiol. 2007 ，18（9）：960-964.

第二篇

临床篇

第二十九章　自主神经功能评价

在患有或疑有心律失常的患者中，自主神经功能的检查尚未形成常规。通过对一些神经-心脏性晕厥的患者进行观察，越来越多的研究将心率的异常与猝死高危人群（心肌梗死、充血性心力衰竭等患者）联系起来，这些结果增加了人们对自主神经功能研究的兴趣。临床上自主神经功能检验的方法越来越多，在评价自主神经功能中的作用也逐步得到证实。这些检测手段包含以下方法：valsalva 动作、直立倾斜试验、颈动脉窦按摩、压力受体的刺激、微伏级 T 波电交替、心率变异性、心率震荡、心率减速力，以及分子影像学。

第一节　Valsalva 动作

Valsalva 动作既可以用于诊断，也可以用于治疗。尽管被广泛使用，但对其原理的解释仍不一。一般说来，Valsalva 动作从吸气开始，应至少持续10s，使得胸腔和腹腔压力迅速增加。其结果受许多因素的影响，包括用力起始呼吸的时相、用力持续时间、用力的强度（口腔内压力）、体位、声门的位置、用力结束后呼吸的模式等。在正常个体，这一反应分为四期（图 29-1A）。一期（Ⅰ），开始用力期。包括简短的动脉压力增高和心率下降，这些变化可能是心血管对胸、腹腔内压力急剧变化的反应。

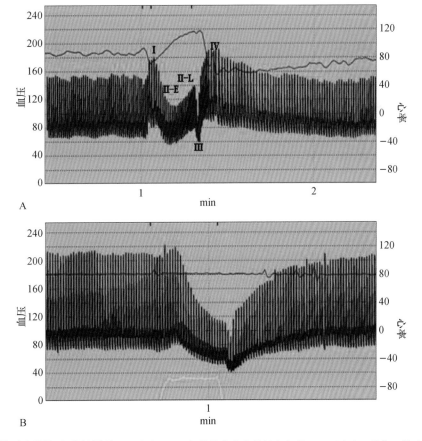

图 29-1　Valsalva 动作对血压和心率的影响。正常人（A）与糖尿病自主神经病变者（B）Valsalva 动作。图 A 可见该反应分为四期（Ⅰ，Ⅱ-E，Ⅱ-L，Ⅲ，Ⅳ），图 B 可见自主神经病变者，缺少Ⅱ-L 和Ⅳ期

二期（Ⅱ），时间略长，此期动脉压下降，并反射性使心率加速。交感神经激活发生在二期的终末，同时血压恢复。三期（Ⅲ），用力放松，以动脉压短暂下降为特征，与胸、腹腔内压力迅速下降有关。四期（Ⅳ），血压回升高于基础水平，心率反射性减慢，血压回升是静脉回心血量和心脏每搏量增加的结果。这种心率和血压的反应常常因为严重的心脏疾病而不能表现出来，尤其在充血性心力衰竭时更为突出。

第二节　倾斜试验及其他减少静脉回流的试验

直立体位时血液在下肢静脉系统蓄积，反射性影响自主神经张力，表现出交感神经激活和迷走神经作用减弱。通常情况下，中心静脉压、左右心室血容量、心脏每搏量、心排血量在倾斜试验时全部下降。在临床和实验研究中，倾斜试验的结果不尽相同，但由于倾斜试验的设计方案不同，包括倾斜频率、倾斜坡度、是否有坐垫或脚垫等，各种结果缺乏可比性。倾斜试验在最近几年用于评价可疑的"神经-心脏性晕厥"，研究中用各种倾斜角度，同时静脉注射异丙肾上腺素，目的是在左心室副交感神经张力相对减低时，来增加交感神经的作用，诱发神经-心脏性晕厥的发生。倾斜的正常反应包括心率的加快、平均动脉压的轻度降低。在有心脏病的患者中，尤其存在慢性充血性心力衰竭的患者对直立倾斜的反应迟钝或者消失，而这种患者与正常人比较更能耐受倾斜试验。应用硝酸酯类药物，减少血容量及降低血压等几种方法，均已用于试验性地减少静脉回流，并产生交感神经张力下降，副交感神经激活。这些方法比倾斜试验简单，因为这些方法不包括前庭反射的参与，但可能有其他反射机制的参与，如血压降低时的腹腔脏器反射等（具体操作方法，可参照《临床技术操作规范心血管病学分册》）。

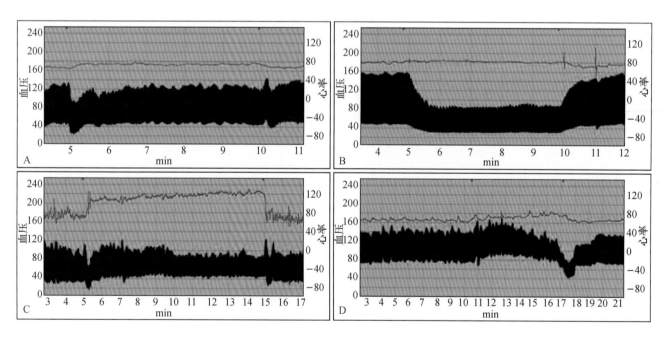

图 29-2　直立倾斜试验对血压和心率的影响。直立倾斜试验反应：正常人（A），神经源性直立性低血压（B），体位性心动过速综合征（C），晕厥（D）。神经源性直立性低血压（B）表现为显著的血压降低，伴心率减慢反应；体位性心动过速综合征（C）是心率急剧加快，不伴有直立性低血压；D 为血管迷走性晕厥，表现为血压急骤下降

第三节　颈动脉窦按摩

颈动脉窦按摩刺激了颈动脉小体的压力感受器，反射性导致迷走神经张力增强，尤其是对房室结及窦房结的反应。同时还可以导致动脉血管迷走反射的增强，而使血管扩张、血压下降。颈动脉窦按摩是诊断和治疗心律失常的重要手段之一，尤其是室上性心律失常。

在颈动脉窦按摩之前，需检查颈部除外颈部血管疾病。患者取卧位，头部居中并略向上仰。颈动脉窦位于下颌三角动脉搏动最明显处，向后、内的颈椎方向按摩颈动脉窦，每次 5s，但注意不要完全阻断颈动脉的血流。如无反应或反应不明显，在心率和血压恢复到基础水平后可按摩对侧颈动脉窦（两侧不可同时按摩）。当存在高敏反应时，右侧颈动脉窦按摩最可能产生阳性结果。某些患者对两侧按摩均敏感，因此，应该在心电监护、血压监测、建立静脉通路的条件下进行，以保证安全。

通过颈动脉窦按摩诊断颈动脉窦过敏综合征的标准为：窦性停搏 3.5s 或以上、收缩压下降 50mmHg。但应注意颈动脉窦过敏综合征的诊断必须在有临床症状的基础上，因为这种情况也可以在正常人，尤其老年人身上观察到。

当颈动脉窦按摩用于诊断和治疗时，它应该与其他迷走神经刺激方法同时使用，如 Valsalva 法。颈动脉窦按摩可以用于室性心动过速（渐减及渐增），房性心动过速（产生房室传导阻滞，减慢心室率，在不影响心房率的情况下显露 P 波），心房扑动（产生房室传导阻滞，减慢心室率，在不影响心房率的情况下显露扑动波），房室折返性心动过速或房室结折返性心动过速（无影响或突然中止）的鉴别。

第四节　压力受体的刺激

应用 α 受体激动剂（如肾上腺素）升高血压，刺激动脉压力感受器，反射性影响心率。快速或缓慢注射均可，必须行心电监护、血压监测。可根据 RR 间期与脉压的相关变化，描绘出二者的关系曲线，每毫米汞柱产生几毫秒的变化就能够反映压力反射敏感性，该方法可用于评价心脏病（如心肌梗死后和慢性心力衰竭）患者的自主神经功能状态。有研究者应用定时颈部负压吸引法来评价颈动脉窦压力与 RR 间期的关系。这需要一个特殊设计的装置，其结果与肾上腺素注射法十分相似，目前多应用于研究正常生理状况，而用于病理状态的研究报告较少。

第五节　微伏级 T 波电交替（TWA）

1908 年，Hering 首次描述了 T 波电交替现象。肉眼可见的 T 波电交替出现在缺血、长 QT 综合征、电解质紊乱、心动过速的终止时，以及室性心律失常。微伏级 T 波电交替，不能为肉眼识别，可以用电脑软件定量信息分析方法来检测。

一、T 波电交替的定义

T 波电交替，伴随每一次心动周期的 ST 段及 T 波的形态与幅度变化。目测检测精度为微伏级，称为微伏级 T 波电交替（microvolt T-wave alternans，MTWA）。

二、检测方法与技术

目前临床应用的定量检测方法为频谱分析法（图 29-3）与改良运动均数法（图 29-4）。具体内容介绍如下：

1. 微伏级 T 波电交替

应用踏车负荷试验，采集 128 个心动周期的 QRS-T 波群的同一采样点（以 R 波为定位参考点）采样并进行快速傅立叶转换（FFT），在 0.5 周期每搏处频率所对应的数值就代表着一个心动周期的交替水平。

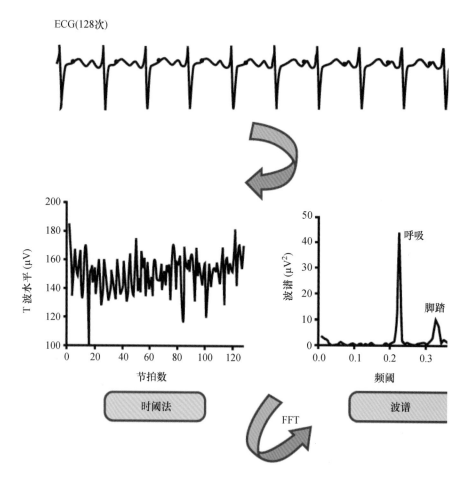

图 29-3　微伏级 T 波电交替频谱分析法流程图

基本参数包括：①交替功率 $[(\mu V)^2]$：是指高电交替波能量与低电交替波能量的差值，是测量真实的生理电交替。②交替电压 (μV)：为电交替功率的平方根。③交替率（K 值）：交替率是电交替功率除以噪声的标准差。

2. 改良运动均数法（modified moving average method，MMAM）

MMAM 可以测量 T 波电交替，其可在运动负荷试验、运动后恢复期间以及动态心电图记录等情况下检测。

判断标准

（1）阳性标准：踏车运动试验，心率＜110 次/分时 T 波交替幅度＞1.9μV 且持续 1min 以上（任何相互垂直导联或连续 2 个胸前导联），交替率＞3。

（2）阴性标准：不符合以上阳性标准，心率≥110 次/分时持续 1min 无明显的交替，噪声引起记录不清晰，以及＜10％房（室）性早搏。

（3）不能确定：＞10％房（室）性早搏、房室结文氏现象和噪声引起的过多干扰。

三、T 波电交替的测试机制

1. 目前认为 T 波电交替产生的机制如下：

①心肌局部区域动作电位时间、振幅和形态不一致，心肌复极化时间和空间的离散。

②细胞内 Ca^{2+} 水平、胞浆 K^+、Na^+/K^+ 交换的逐搏变化对 TWA 的维持起重要作用，病理情况下，离子通道异常可降低诱发 MTWA 的心率阈值。

③交感神经活性增高使儿茶酚胺增多，通过瀑布反应引起细胞内钙离子浓度变化，引起心肌复极不一致性增加，对 MTWA 的触发起一定作用。另外，交感神经兴奋、心率增快，舒张期相应缩短，且在一定范围内，动作电位时限与前一次心搏的舒张期呈线性相关。当心率超过一定范围后，动作电位时限不再随着舒张期的缩短而变短，而是出现动作电位复极的交替，进而表现为 T 波电交替。

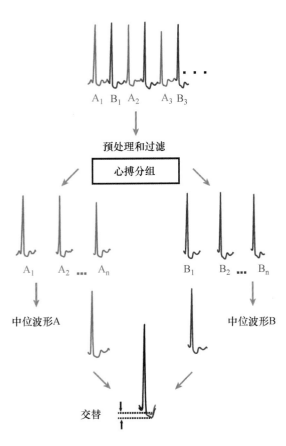

图 29-4 移动平均修正法计算微伏级 T 波电交替流程图

2. T 波电交替与自主神经功能的关系

在急性心肌缺血和再灌注时心脏神经的激活以及血流动力学变化会影响心脏的易损性，临床上也需要一种评价心脏易损性的简捷方法。传统的方法是心内电生理检查测定室颤阈值，即在心脏易损期能诱发室颤的最小电流。这种方法最大的缺点是需要反复诱发室颤，立即电复律。

目前认为评价心脏易损性最值得信赖的无创伤方法就是 T 波电交替（定义为 T 波形态持续性 2 : 1 变化）的量化技术。动物实验和临床资料均已证明 T 波电交替对恶性室性心律失常的预测价值远优于心室晚电位、QT 离散度、左心室射血分数、24h 动态心电图、运动试验。

T 波电交替发生是由于心室肌细胞动作电位形态的交替变化，兴奋性恢复的紊乱以及心室肌复极化的离散等原因引起，并有一定的离子基础。自主神经系统对 T 波电交替的发生也起着重要作用。动物实验发现，刺激犬的星状神经节可使 T 波电交替增加，一支冠状动脉结扎后 T 波电交替更加明显，

切除星状神经节，则 T 波电交替的发生显著减少，心肌再灌注时心肌缺血局部副产物的释放增加，T 波电交替增加。迷走神经兴奋可抑制心肌缺血时 T 波电交替，具有抗室颤作用，但不能抑制再灌注时的 T 波电交替和室颤。推测这种迷走神经的不同效应是因为迷走神经对缺血时交感神经兴奋儿茶酚胺的释放有明显的拮抗作用，而对再灌注时心肌局部释放的儿茶酚胺拮抗作用较弱（图 29-5，图 29-6）。

四、T 波电交替检测在临床中的应用

1. 预测恶性室性心律失常和猝死

SCD-HeFT 亚组分析，依据 TWA 标准，测试结果分为阳性组（37%）、阴性组（22%）及不确定组（41%）。经过 30 个月的中程随访，TWA 阳性组与阴性组，两者事件率无明显差异（HR1.28，$P=0.56$），提示：TWA 并不能作为心衰合并左心室功能不全患者 ICD 植入前的参考指标。然而，对心梗合并低 EF 值患者的研究，结果有点不同；有研究入组 1041 名心梗后合并 EF 值≤40% 患者（EF 均值 55%±10%），心梗后平均 1 个半月行微伏级 TWA 等检测，观察终点为猝死或危及生命的心律

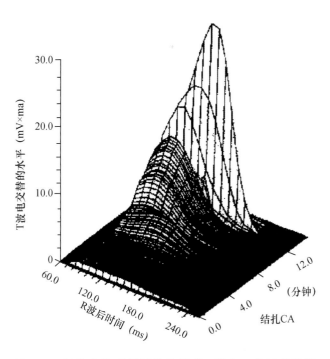

图 29-5 切除犬的双侧星状神经节，结扎一支冠状动脉（CA）后 T 波电交替增大。放开结扎动脉心肌再灌注后，T 波电交替的程度大

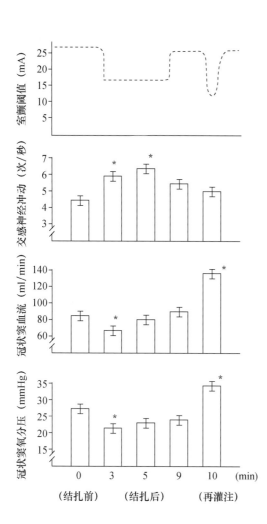

失常事件。TWA 阳性与心律失常事件相关，微伏级 TWA 可用于该类低危患者的危险分层。

2. 作为心肌梗死危险分层

Exner 研究了 322 例心肌梗死存活者，心梗后 1 周，左心室射血分数低于 50%，随访 47 个月，用包括心率震荡、心率变异性、压力反射感受器敏感性，以及 T 波电交替评估。在心梗后 10～14 周，T 波电交替结合其他自主神经功能测试，可用于预测心梗后死亡及停跳后复苏等一级终点事件。

图 29-6 冠状动脉前降支结扎与开放过程中室颤阈值、交感神经冲动、冠状窦内血流和血氧分压的变化情况。可见冠状动脉结扎后冠状窦血流和血氧分压降低，交感神经兴奋性增强和室颤阈值下降几乎是互相平行的，当放开结扎的冠状动脉心肌再灌注，交感神经兴奋性有所下降，室颤阈值有一过性明显的下降（与冠状动脉结扎前比较 $P<0.05$）

第六节 心率变异性（HRV）

心率变异性（HRV）即窦性心律不齐的程度，是判断自主神经功能的一组常用定量指标。自主神经对机体的生理性调节及在病理情况下功能的改变，不仅仅存在于心血管领域，在其他相关学科中也常常存在这一问题。在生理状况下，心脏节律受心脏的起搏与传导系统控制，这一控制系统又受副交感神经及交感神经的双重支配，二者交互性兴奋，加

强性拮抗，处于动态平衡状态，调节和保持心电生理的稳定性。副交感神经对心率的应变调节快，在几个心动周期即能发挥作用，而交感神经对心率的应变调节慢，需 20s 或更长时间才能发挥作用。通过对心率变异性的分析，可定量评估自主神经的功能。关于心率变异性的评定方法、各项指标和临床应用价值等，请参阅本书相应章节的介绍。

第七节 心率震荡

20 世纪 90 年代，德国慕尼黑医学中心的 Schmidt 博士对室性早搏后窦性心律的双向变时性变化进行了深入研究，并认为这是一项心肌梗死后猝死高危患者可靠的检测方法，并于 1999 年首次在著名的柳叶刀（Lancet）杂志上发表关于心率震荡的文章，提出了心率震荡（heart rate turbulence,

HRT）的概念，主要用于预测心肌梗死后患者发生心脏性猝死的概率。该概念一经提出，就受到临床医生的广泛关注。多年来，临床一直应用左心室射血分数、室性早搏分级、心室晚电位和 QT 离散度等指标来评价急性心肌梗死后患者的预后，但由于这些指标的阳性预测值低、假阳性率高，使其临床

应用受到很大的限制。大量研究结果证实，HRT是心肌梗死后患者发生心脏性猝死强烈的独立预测因子，对急性心肌梗死患者进行危险分层和提高心血管疾病预后评估的准确性均有十分重要的意义。

一、心率震荡的定义

HRT 是指一次伴有代偿间期的室性期前收缩后出现的心率先加速后减速的现象（图 29-7）。它是通过分析单次室性早搏所导致的心电节律的变化，从而判断受检者体内自主神经功能的稳定性和完整性。

目前认为，室性期前收缩的直接作用和压力反射是产生该现象的主要机制。在正常人及低危患者可表现为这一典型变化，如果患者的心肌由于各种原因而出现扩张、重构、坏死而发生纤维化后，使感受器末端变性、受损，迷走神经和交感神经传入冲动异常，从而导致压力反射迟钝，患者该变化减弱或消失。

目前可以定性地描述上述 HRT 现象，还可以应用特定的参数和公式进行定量计算和分析。最常用的设备是动态心电图仪，通常连续记录 24h 后，选择有单个室性期前收缩且期前收缩前后均为窦性心率的连续记录进行测量和分析。

二、心率震荡的临床测量指标

（一）震荡初始（turbulence onset，TO）

代表室性期前收缩后窦性心律的加速，可用室性期前收缩后的前两个窦性心律 R-R 间期的均值，减去室性期前收缩前的两个窦性 R-R 间期的均值，两者的差值再除以后者（图 29-8）。具体公式为：TO ＝（RR1RR2）－（RR－1RR－2）/（RR－1RR－2）×100％。TO 的中性值被定义为 0，TO 值大于 0 时，表示期前收缩后初始阶段的心率减速，TO 小于 0 时，表明室性期前收缩后初始阶段心率加速。

（二）震荡斜率（turbulence slope，TS）

是分析室性早搏后窦性心律减速的重要参数。检测方法是首先测定室早后的前 20 个窦性心律的 RR 间期，并以 RR 间期值作为纵坐标，以 RR 间期的序号为横坐标，绘制 RR 间期的分布图，再以任意连续 5 个序号的窦性心律的 RR 值做出回归线，其中，正向的最大斜率即是 TS。TS 值以每个 RR 间期的 ms 变化值表示，TS 的中性值定义为 2.5ms/RR 间期，当 TS＞2.5ms/RR 间期时，表示窦性心律加速后存在减速现象；如果 TS≤2.5ms/RR 间期，表示窦性心律加速后不存在减速现象（图 29-9）。

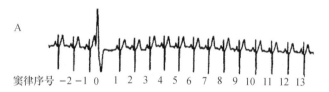

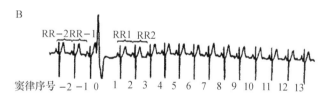

图 29-8　室性早搏前后窦性心率及 RR 间期序号示意图

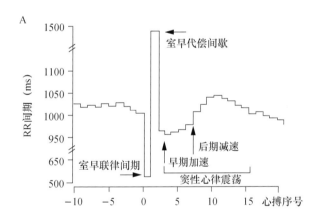

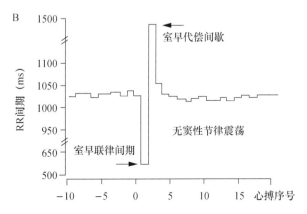

图 29-7　室性早搏（室早）后的窦性心率震荡现象

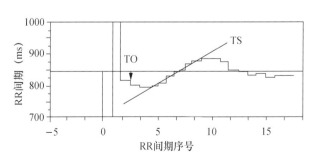

图 29-9　室性早搏后窦性心率震荡斜率示意图

近几年来，对于 HRT 的研究又有了新的发展，具体有：

1. 动态心率震荡

德国 Bauer 报告了 608 例急性心肌梗死患者的震荡斜率与心率变化的关系，提出了动态心率震荡（TD）的概念。其计算方法 TD＝TS/HR，研究结果发现，大部分患者 TS 与 HR 呈负相关；并认为动态心率震荡指标可作为急性心肌梗死独立的、较强的危险预测因子，提供排除心率影响的与 TS 相关的其他信息。

2. 震荡斜率的起始时间

震荡斜率的起始时间是指达到最大正向回归直线斜率指标（TS）时所对应的 5 个连续窦性心搏中第 1 个心搏序号，震荡斜率的起始时间反映窦性心率减速现象出现的时限。德国慕尼黑大学研究发现，危险性室速发生前 TS 的均值和标准差都减低，而震荡斜率的起始时间无显著性差异。波恩大学研究证实，随着年龄或者基础心率的增加，TO、TS 降低，震荡斜率的起始时间无明显变化。

3. 震荡频率下降

震荡频率下降是用来描述心率震荡频域变化的指标，是将代偿间期后的 RR 值代入正弦曲线的公式计算后获得的，考虑该指标有可能成为慢性心脏疾病的死亡预测指标的独立因子。

此外，还有一些其他参数，例如：震荡离散度、震荡跳跃及 TS 的相关系数等，可从不同频域时域等方面反映 HRT 与室早前心率的关系，可以作为器质性心脏病患者死亡危险度的独立预测指标，由于测量方法较为复杂，且预测价值并未优于 TO、TS，目前仍在进一步的研究中。

在对 HRT 进行定量分析中，必须强调以下几点：

（1）患者必须存在室性早搏，且须排除其他持续性心律失常例如快速房颤等。

（2）引起心率变化的一定为单次室性早搏，排除成对室早、房早、人工伪差、T 波等因素。

（3）室早后 20 个心搏必须是窦性心律，而不是房性、结性或其他类型的心律紊乱。

（4）对于每一个满足条件的室早我们都可以计算出相应的 HRT，但患者在一段时间内可以出现多个室早，我们可以先计算出 RR 间期的平均值，后再测算 HRT，这样可以更好地预测死亡危险度。

（5）HRT 的分析不受体表或动态心电图的限制，甚至心内起搏、食管调搏、ICD 记录均可进行分析。

三、发生机制

HRT 发生的详细机制目前尚不十分清楚。多数学者同意减压反射机制，认为 HRT 的产生是通过室性早搏后血压的双向改变来实现的。也有学者提出是室性早搏引起的血压改变对窦房结中央动脉的直接作用所致。

（一）室早的直接作用

研究表明，室性早搏使心室收缩提前发生，心室充盈不足，射血量减少，同时，不同细胞膜上离子通道尚未完全恢复，导致心室机械电活动异常，心室收缩不同步，从而导致室性早搏后初期的动脉血压下降。随后，由于室性早搏后长时间的代偿间期，使心室的充盈时间延长，舒张末期压力增高，根据 Starling 定律，其后的心搏量也会增加，动脉血压升高。上述血压的变化，必然会影响窦房结动脉，窦房结动脉与窦房结的解剖关系相对特殊，窦房结动脉位于窦房结的中央，供血的动脉与被供血的器官之间的比例在窦房结很特别，即窦房结动脉相对粗大，窦房结体积相对小，因此认为，窦房结动脉除为窦房结供血外，对窦房结的自律性也有作用，窦房结动脉内的压力及变化可以牵拉窦房结内的胶原纤维网，对窦房结自律性细胞的放电频率产生重要影响。室性早搏初期后动脉血压的下降，使窦房结动脉压力下降，对其自律性产生正性变时作用，随后动脉血压的升高引起负性变时作用。此外，室性早搏时，可一过性增加窦房结的血压供应，并使心房内压力稍增加而刺激 Bainbridge 反射和抑制迷走神经，从而提高窦房结自律性。室性早搏时，心室和动脉的机械牵张力对心房肌及窦房结区域也可产生直接作用，使窦房结提前发放冲动。

（二）压力反射

室性期前收缩后的初期，动脉血压下降，引起动脉壁的机械牵张程度变化，被颈动脉窦、主动脉弓及其他动脉的压力感受器感知，并发放抑制性神经冲动至延髓，引起交感中枢兴奋性增加，迷走中枢兴奋性下降，进而导致传出的心脏交感神经兴奋性增高，心脏迷走神经兴奋性下降，使窦性心率短暂加快，随后血压的升高又通过上述压力反射弧减慢心率。上述动脉内血压的变化引起自主神经中枢兴奋性的变化，并反射性地引起窦性心率变化的过程，称为压力反射。压力反射是发生 HRT 现象的最重要的机制。压力反射与心率的关系呈双相，即压力反射能够影响心率变化，同时心率变化也能引起压力变化，如果心率简单地追随血压的变化，通过压力反射引起心率的增速、减速，那么，HRT 的机制似乎可以理解成室性期前收缩→血压降低→心率增快→代偿间期→血压升高→心率减慢。

（三）自主神经的调节作用

自主神经系统包括交感神经和迷走神经系统，目前大量的研究发现，自主神经系统平衡的紊乱，与临床上的心脏性猝死和各种恶性心律失常的发生有着密切的关系。因此，自主神经系统的紧张性如果发生变化，会对 HRT 的 TO 和 TS 产生明显的影响。在窦性心率增速和减速过程中，究竟是迷走神经的抑制作用还是交感神经的兴奋作用占优势呢？目前研究已经证实：HRT 具有高度迷走神经依赖性。Lin L 等曾在电生理实验室中，分别进行交感阻滞（艾司洛尔）、迷走阻滞（阿托品）及两者联合阻滞，研究其对 HRT 的影响。结果发现：TS 在阿托品阻滞和联合阻滞后降低，但在艾司洛尔阻滞后却无明显变化；TO 在阿托品阻滞和联合阻滞后升高，但在艾司洛尔阻滞后却无变化。TS 在未阻滞前和艾司洛尔阻滞后与压力反射敏感性相关，但在阿托品阻滞后却不与压力反射敏感性相关，TO 则无论是否阻滞都与压力反射敏感性负相关。说明 HRT（TO、TS）是迷走神经依赖性的，与压力反射敏感性高度相关。

众所周知，迷走神经有抗心律失常的作用，构成了自主神经系统的抗心律失常的保护作用，HRT 现象能够反映迷走神经的功能状态，当其正常存在时提示这种保护性机制完整，当其减弱或消失时可能提示这种保护性机制已被破坏。自主神经平衡的破坏与心脏性猝死有一定的内在连锁关系，而且室早本身就有致心律失常的潜在作用，而此后的保护机制又受到不同程度的破坏，预示猝死的危险度将会增加，这也是 HRT 预测死亡率和预后的病理生理基础。

另外，压力反射机制也是通过迷走神经完成的，包括急性心肌梗死后再灌注能引起交感活性，使 HRT 发生变化；而 HRT 在缺血再灌注成功后 2h 内增强，反映了再灌注后可以建立迷走神经活动的保护机制。

由此，我们可以得知，如果室性早搏的上述作用均处于正常时，室性早搏后的 HRT 现象则正常存在，如果患者心脏由于各种原因发生器质性病变或存在坏死和低灌注区，心脏搏动的几何形状发生变化，感受器末端变形，交感神经和迷走神经传入的紧张性冲动远远超过正常，这种交感神经的激活状态可能造成压力反射的迟钝，使部分心梗患者室性早搏后 HRT 现象减弱或消失。

四、影响心率震荡的因素

1. 心率

Schwab 等研究指出，当心率超过 80 次/分，HRT 的参数 TO 就会接近于 0，在心率较快时发生室性早搏，在室性早搏之后的 HRT 就会出现 TO 异常，呈假阳性。有学者也提出了 HRT 的正常参考值应该与心率相关，需要推出一个像用 Bazett's 公式校正 Q-T 间期一样的相关公式来用心率校正 HRT 的参数，Schmidt 研究组推出了动态心率震荡（turbulence dynamics）的指标，指出动态心率震荡是心肌梗死后死亡强有力的预测因素。

2. 节律

HRT 并不是在所有的患者中都能够测量到，如果没有室性早搏或者有室性早搏但伴有心房颤动时自然不会检测到 HRT；如果患者有室性早搏发生，但室性早搏后没有连续 20 个窦性心跳也不会测量到 HRT。故有学者采用程序刺激的方法模拟室性早搏的发生，同样会测量到 HRT，这种人工所致的 HRT 仍然对患者的预后有预测价值。也有学者研究发现室性早搏后第 5 个窦性心跳就可以达到 R-R 间期改变的最大值，因而他们提议计算室性早搏后 15 个窦性心跳的 HRT 完全可以满足临床的需要。

3. 联律间期

一般而言，联律间期越短，动脉血压波动越大，HRT 应增大，与此相对应，研究发现室性期前收缩联律间期与 HRT 间的关系：通常短的联律间期会产生巨大的 TO 和 TS 值，总体来说，HRT 作为一个死亡预测指标应尽可能在心率小于 80 次/分时进行测量。

4. 代偿间期

如果没有代偿间期，HRT 将会如何变化？由于缺乏代偿间期，我们可以设想用房性期前收缩或

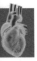

者间位性室性期前收缩作为实验背景。对健康者房性期前收缩的研究发现，TS 值为 17/R-R 间期，远小于同一研究样本中室性期前收缩所对应的 TS 值，这是因为房性期前收缩的出现使室性期前收缩不易出现，血压下降幅度较小，故房性期前收缩中 TS 值较小。换句话说，代偿间期深刻地影响着 HRT。

5. 药物

在 EMIAT 试验中，271 例患者应用了 β 受体阻滞剂，320 例未用，应用 β 受体阻滞剂者，联合的 TO、TS 被发现是死亡率的唯一独立预测指标，而其他预测因素，如平均心率、心肌梗死病史、低左心室射血分数（LVEF）等适用于未应用 β 受体阻滞剂的患者，都不适用于服用了 β 受体阻滞剂的患者，因此，HRT 对心肌梗死患者死亡率的预测价值不受 β 受体阻滞剂治疗的影响。

6. 异位起搏位置

Lin LY 对 25 例患者进行植入式 HRT 研究，以高位右心房、冠状窦侧部代表心房异位起搏点，以右心室心尖、右心室流出道代表心室异位起搏点，结果显示起源于右心室心尖、冠状窦侧部的 TO 与联律间期相关，期前收缩的起源位置对 HRT 的 TS 无影响，对 TO 的影响在于起源于高位右心房、冠状窦侧部的 TO 易出现阳性。

五、心率震荡的敏感性、特异性以及对猝死的阳性预测值

HRT 的敏感性和对猝死的阳性预测值较其他非侵入性预测手段为佳，但并非有显著差别。在 EMIAT 和 MPIP 试验中，当 TO 和 TS 联合起来，其敏感性、特异性、阳性预测值分别为 30%、90%、32%，而其他 6 个变量：高龄、心肌梗死病史、快速心率、HRT 三角指数、Holter 记录中的心律失常、低 LVEF 值，在 EMIAT 试验中阳性预测值为 18%~24%，MPIP 试验中为 16%~30%。阳性预测值同 TO/TS 指标最接近的是 LVEF 值，在 MPIP 试验中达到了 30%，但是，EF 值较联合的 HRT 参数有更好的敏感性（43%）和特异性（85%），在这方面，联合的 HRT 参数并未显示出足够的优势。

Macfarlance 的评价特意把 HRT 同常用的心电学预测指标（HRV、心室晚电位、ST-T 变化、Q-T 离散度、长 QT 间期）相比较：低 HRV（SDNN 小于 50ms）的敏感性、特异性、阳性预测值分别为 34%、89%、34%，HRT 和 HRV 的阳性预测值至少比其他预测指标高 2 倍，但晚电位的敏感性高达 93%。在 ATRAMI 试验中，同 BRS 相比，在敏感性为 40% 时，TS 阳性预测值为 12.5%，而 BRS 仅为 7.8%，联合其他危险预测指标，HRT 的预测准确性将会提高。敏感性为 40% 时，HRT 同 HRV 联合其阳性预测值为 20.3%，同 LVEF 值联合阳性预测值为 17.3%，但是一般而言，很少有患者数个指标均异常。

总之，为获得较好的敏感性、特异性和阳性预测值，TS 和 TO 两者联合（都不正常时）预测死亡率敏感性及阳性预测值可达 30%，TO 和 TS 均异常时，两者阳性预测值分别为 33% 和 31%，该预测均值高于常规的其他预测指标，同时阴性预测值高达 90%。

六、心率震荡的临床意义

自主神经的调节功能与心脏性猝死密切相关，心率震荡现象是目前反映自主神经调节功能最为客观的有效手段之一，如果心率震荡的参数异常，就反映了患者自主神经调节功能的异常。近年来，HRT 在冠心病，特别是急性心肌梗死患者的长期死亡预测、危险分层中的应用，已经得到了一致的认同，而且，随着研究的不断深入，在评价糖尿病、充血性心力衰竭、扩张型心肌病等患者的自主神经功能损害方面，均具有十分重要的意义。

1. HRT 在急性心肌梗死中的预测价值

急性心肌梗死是心脏性猝死的高危因素，对其死亡率及发生心血管事件的危险性进行预测，是目前临床研究的热点。大量循证医学的证据已经证实，HRT 对心肌梗死后患者的死亡率有预测价值。

Schmidt 等报告了欧洲心肌梗死胺碘酮治疗试验（European myocardial infarction amiodarone trails，EMIAT）和多中心心肌梗死后规范化治疗试验（multicenter post infarction program，MPIP）两组研究共入选患者 1191 例，研究随访接近 2 年，所有病例均在心肌梗死后第 2 周或第 3 周行 24h 动态心电监测，通过分析系统计算心率震荡的参数。单变量分析表明，心率震荡的参数 TS 是仅次于射血分数（EF）的强有力的危险因素，而且 TS 异常

比 TS 正常的患者病死率高出近 3 倍。多变量分析表明，心率震荡的参数 TO、TS、心肌梗死病史、平均心率（>75 次/分）和射血分数（EF）都是患者病死率的独立预测因素。TS 和 TO 同时异常是最强有力的危险分层因素（EMIAT 组 OR 为 3.2，95％可信区间为 1.8～5.6；MPIP 组 OR 为 3.2，95％可信区间为 1.7～6.0）。

结果显示，单变量分析中，无论 MPIP 还是 EMIAT 研究，TO、TS 都与总死亡率有着强烈而显著的相关性，在 EMIAT 研究中，TS 是最强大的单变量危险预测因素，在生存者和死亡者之间有着最显著的差别；在 MPIP 研究中，LVEF、HRV 三角指数、TS 在生存者和死亡者之间有着最显著的差别，LVEF 为最强大、TS 为第二位的单变量危险预测因素。多变量分析中，无论 MPIP 还是 EMIAT 研究，联合的 TO 和 TS（TO、TS 都不正常）都是最强大的死亡率预测因素。在 EMIAT 研究中，心梗病史、LVEF、平均心率、TO、TS 和联合的 TO/TS 是独立的死亡预测因素，其中联合的 TO/TS 预测价值最为强大；在 MPIP 研究中，LVEF、TS 和联合的 TO/TS 是唯一的独立死亡预测因素。就死亡率而言，当分别为 0、1、2 个 HRT 参数不正常时，MPIP 人群中 2 年死亡率分别为 9％、15％、30％，EMIAT 人群中分别为 9％、18％、34％，这说明 3 个心梗患者若在梗死后 2 周时 TS 和 TO 均异常，则在今后 2 年内将有 1 个会死亡，TO、TS 与心梗患者死亡率高度相关。

Ghuran 等报告心肌梗死后自主神经紧张与松弛试验（autonomic tone and reflex after myocardial infarction，ATRAMI）的结果，共入组急性心肌梗死患者 1212 例，在心肌梗死后第 2～3 周进行动态心电图监测，平均随访 20.3 个月，以心脏性猝死为研究终点，共有 49 例（4.0％）发生了心脏性猝死，多变量分析表明，心率震荡的参数 TS 和 TO 同时异常与心脏射血分数（EF）<30％一样与患者发生猝死有高度的相关性。如果把心率震荡的参数 TS 和 TO、压力反射敏感性以及心率变异性的 SDNN 共同作为评价心脏自主神经功能的指标，以上 4 项指标均异常的急性心肌梗死患者发生心脏性猝死的可能性是这 4 项指标均正常者的 16.8 倍。ATRA-MI 研究中入选 1212 例心肌梗死患者，平均随访 20.5 个月，结果表明联合的 TO/TS 是最强的死亡

率预测指标，TS 是预测死亡率的最强的单变量因素，相关分析表明联合的 TO/TS、BRS、SDNN 等都是很强大的危险性预测指标，而且 TS 与 HRV、BRS、LVEF 和平均心率相比预测价值更大。

其他试验：Barthel 等报道了 1455 例急性心肌梗死后患者分析，联合的 TO/TS 均异常是最有效的死亡率预测指标，其次为 LVEF<30％，糖尿病等其他危险因素；Sade 等在对 117 例急性心肌梗死患者的分析中提出，LVEF 和 TS 是死亡率的重要独立预测指标，将 LVEF 和 HRT 联合可使其阳性预测率增加，但不会降低阴性预测值。

因此，在心肌梗死后患者中，联合的 TO/TS 能够有效预测患者的死亡风险，对于检出心肌梗死后高危患者有重要价值。和传统的危险预测因素如 LVEF、年龄、糖尿病、平均心率联合应用，可增加阳性预测值。

2. 在缺血再灌注中的应用价值

HRT 能有效预测心梗后患者的死亡事件。Bonnemeier 报道了 110 例急性心梗患者，入院后即接受 Holter 检查，在胸痛 6h 内溶栓治疗或直接进行冠状动脉腔内成形术，根据冠脉造影进行 TIMI 血流分级。结果表明成功灌注后，TO、TS 明显改善；血流恢复为 TIMI 3 级者，TS 增高，TO 降低，HRT 参数明显改善，而 TIMI 2 级者 TO、TS 无明显改善，PCI 后血流改善程度与 HRT 的改善有明显的相关性，反映了缺血再灌注后压力反射活性、自主神经功能的快速恢复。HRT 未明显改善，提示可能会发生心血管事件，导致严重的心脏功能失调。

3. 对心力衰竭的预测价值

心梗患者存在交感系统的激活，HRV 和 BRS 的下降，HRT 对 MI 患者有明确的预测价值。目前在慢性心衰中，也存在着同样的因素。心功能正常时主动脉和心肺压力感受器对交感神经有抑制作用，而慢性心力衰竭患者由于心肌坏死、纤维化、心室重构，心肌感受器末端变性、受损，交感神经和迷走神经传入的紧张冲动超过正常，这种交感神经的激活和迷走神经的抑制，可能造成压力反射的迟钝，从而使 HRT 减弱或消失，具体表现为 TO 明显大于对照组、TS 明显小于对照组。因此，心衰患者也可应用联合的 TO/TS 指标来预测和评估预后和死亡风险度。Koyame 观察了 50 例慢性心衰患者，与

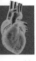

健康对照组比较，TS 明显降低，TO 升高，TS≤3.0 者较 TS>3.0 的患者死亡和再住院率明显增高，有室速和无室速的心衰患者间，TO、TS 无显著差别。这说明 HRT，特别是 TS，是心衰患者有力的危险预测指标，但对预测致死性心律失常的价值有限。

4. 急性心肌梗死患者的危险分层

Barthel 等首次提出应用 HRT 对急性心肌梗死患者进行危险分层，按照 Schmidt 等提出的震荡斜率与震荡起始正常参考值（震荡起始<0，震荡斜率>2.5ms/RR 间期为正常）将患者分为 4 级：震荡起始和震荡斜率均正常为 0 级；震荡起始或震荡斜率异常为 1 级；震荡起始和震荡斜率均异常为 2 级；未记录到室性期前收缩为 3 级。同时分析患者的左心室射血分数（<30% 或>30%）、糖尿病（伴有或不伴有）和年龄（≥65 岁或<65 岁）等因素。对 1942 例入选研究的急性心肌梗死患者进行分层，以各种原因所致的死亡为研究终点，平均随访 22 个月，多变量分析结果显示，有 5 个变量与病死率密切相关，其中 HRT2 级是最强的预测因素（OR 为 5.9），优于左心室射血分数<30%、伴有糖尿病、HRT1 级和年龄≥65 岁（OR 分别为 4.5、2.5、2.4 和 2.4）。

5. 作为植入埋藏式心脏复律除颤器的敏感指标

心律失常抑制试验对有动态心电图资料的 744 例患者进行 HRT 检测的回顾性分析，发现患者心肌梗死后有频发性室性期前收缩，震荡斜率是独立于左心室射血分数的强有力的死亡预测指标。另一项研究中，Sestitoa 等对冠心病合并频发性室性期前收缩而无器质性心脏病患者的 HRT 指标值进行了比较，结果显示，两组患者的震荡起始与震荡斜率值差异均有统计学意义，且此差异独立于年龄、左心室射血分数及有无心肌梗死病史等变量；提示导致 HRT 变化的原因为异常的冠状动脉血供而非频发性室性心律失常。上述研究结果提示，HRT 指标异常可以作为植入埋藏式心脏复律除颤器的敏感指标。

6. 冠状动脉旁路移植术后的疗效评价

Cygankiewicz 等发现 HRT 异常（尤其是震荡斜率异常）是冠状动脉旁路移植术患者术后发生心源性死亡的最强预测因子之一。国内刘斌等测量了 40 例冠状动脉旁路移植术后 2～7 天心肌梗死患者的 HRT，同时选取 23 名正常人进行对照研究。结果显示，术后的心肌梗死患者震荡起始、震荡斜率阳性检出率均高于正常对照组（$P<0.01$，$P<0.05$）；平均随访 6 个月，冠状动脉旁路移植术后震荡起始、震荡斜率两项阳性的患者中 3 例发生猝死，一项阳性的患者和两项阴性的患者中无死亡病例。以上结果提示，对于冠状动脉旁路移植术后早期的心肌梗死患者，HRT 是一项独立的猝死高危预测指标。

7. 心脏性猝死的预测因子

自主神经功能失调，尤其是迷走神经抗心律失常作用的缺失，与心脏性猝死密切相关。FINGER 试验（Finland and Germany post-infarction trial）入选了 2130 例急性心肌梗死患者，平均随访 1012 天。结果发现 113 例发生心源性死亡，其中 52 例发生心搏骤停。校正年龄、糖尿病史和 LVEF 后，只有 TS 和非持续性室性心动过速对心脏性猝死有预测价值。在 LVEF > 35% 亚组分析中，TS（HR5.9，95%CI 2.9～11.7，$P<0.01$）最有预测心脏性猝死的意义。

8. 在无症状性心肌缺血患者中的应用

CohnP 等研究证实，无症状性心肌缺血患者有 HRT 异常现象，提示无症状性心肌缺血患者自主神经系统功能受损。这种 HRT 现象的异常可能是由于长期的心肌缺血、缺氧，造成心脏自主神经损害，迷走神经张力减弱，交感神经活性增加，从而引起心室肌电不稳定，降低室颤阈值，促进恶性心律失常或心脏性猝死的发生。由于自主神经平衡的破坏与心脏性猝死有一定的内在关联，而且室性早搏本身就有致心律失常的潜在作用，预示着无症状性心肌缺血患者猝死的危险度将会增加。由于其发作隐匿而易被忽视，但其对心脏的损伤并不取决于疼痛的存在与否，心肌缺血往往不能够自行缓解，易于发生心律失常，甚至是心脏性猝死，故无症状性心肌缺血是临床不良事件的重要预测因子。

9. 糖尿病患者 HRT 的意义及价值

糖尿病被认为是冠心病重要的危险因素，也是再发心脏事件的强烈预测因子，国内的研究发现合并糖尿病的冠心病患者无论是死亡还是再次发生心脏事件的机会都大大增加。糖尿病容易引起神经病变的并发症，临床可表现为安静时心动过速，心率波动范围小等。且常伴有自主神经功能的改变和障碍，进而影响 HRT 检测的 TO、TS 结果，使 TO、TS 值受到一定程度的影响。

研究发现，糖尿病患者 TO 值明显高于对照组，而 TS 值低于对照组，提示 2 型糖尿病患者室性早搏后窦性 HRT 现象减弱。提示糖尿病所致的代谢紊乱和微血管病变，导致神经营养障碍，破坏了交感、副交感神经的平衡，造成自主神经病变，使心室肌电稳定性降低，增加心血管疾病的易患性。通过 HRT 的监测，及时检出其心脏自主神经功能状态，对有严重功能紊乱者，必须认识到随时可能发生严重甚至致命的心电改变和事件，及时给予有效的干预治疗，这是降低糖尿病患者发生恶性心脏事件的重要举措之一。通过测试糖尿病患者的 HRT 是否减弱或消失，可评价其心电稳定状态，对危险分层有重要的意义。

10. 对扩张型心肌病的预测价值

AlbergH 等研究结果显示，在扩张型心肌病患者室早后的 HRT 现象明显减弱，表现为 TO 值明显大于对照组而 TS 值明显小于对照组。即扩张型心肌病患者室早后窦性心率的早期加速和晚期减速现象变钝。Grimm 等对 242 例扩张型心肌病患者进行研究，结果显示：与心肌梗死患者相比，扩张型心肌病患者中异常的 TO、TS 检出率更高。并且显示 TO 对扩张型心肌病患者存活率具有预测价值。Voss 等对 12 例扩张型心肌病患者室早后血压和心率的调节方式进行研究后，认为扩张型心肌病患者 HRT 现象变钝是由于期前收缩后增强的作用。他们发现这些患者室早后的初始血压上升太快、上升幅度太高以至于完全补偿了由室早引起的低血压，因此超出了压力反射的压力调定点，期前收缩后压力反射即被消除，HRT 即消失。

此外，扩张型心肌病患者心室呈球形，心肌扩张、纤维化严重，导致心肌感受器末端变形，使交感神经兴奋性增加而迷走神经张力减低，随心功能的不断恶化，自主神经功能的受损越来越严重，进而造成压力反射弧的迟钝，最终使 HRT 减弱或消失；而且其病理发展过程，存在着神经内分泌体液因素的激活，交感神经系统兴奋性增加，迷走神经系统活性受抑制，而 HRT 具有高度迷走神经依赖性。迷走神经有抗心律失常的作用，构成了自主神经系统的抗心律失常的保护作用，当迷走神经作用减弱或消失时可能提示这种保护性机制已被破坏。自主神经平衡的破坏与心脏性猝死有一定的内在连锁关系，而且室早本身就有致心律失常的潜在作用，

而此后的保护机制又受到不同程度的破坏，预示猝死的危险度将会增加，这也是 HRT 预测病死率和预后的病理生理基础。

11. 对于高血压的预后及评价

众所周知，左心室肥厚是心血管事件的独立预测因子，而且与心律失常、猝死、心力衰竭等密切相关。Framing ham 研究揭示，左心室重量的增加，使心血管疾病的发生率明显升高，且与全因死亡率密切正相关。高血压主要的心脏损害表现为左室心肌的肥厚和重构，大量研究证实，高血压在形成靶器官损害前，已存在自主神经功能紊乱，当造成左心室肥厚后，有可能直接破坏其末梢自主神经和递质释放，血管运动中枢被激活，内分泌发生变化，产生继发性自主神经功能改变，均可导致自主神经失衡加剧，与靶器官的损害形成恶性循环。国内何喜民等研究证实，高血压患者存在 HRT 现象减弱，表现为 TO 高于正常而 TS 低于正常，再次证实高血压患者心脏自主神经功能明显受损，与国外的研究结果一致；该研究发现，高血压患者 LVMI 与其 HRT 的 TO 值呈正相关，与 TS 值呈负相关，提示高血压病患者心脏靶器官损害越重，左心室重构愈明显，其 HRT 现象降低也越明显，说明患者自主神经功能受损也越严重。PorebaR 等研究发现，短期的降压治疗均可以改善高血压患者的 HRT 现象，的确可更显著降低患者的 TO 值，升高其 TS 值。如果加用 β 受体阻滞剂比索洛尔，则对高血压患者受损的自主神经功能有独特的改善作用。其机制可能是左心室重构时心肌 β 受体密度下调，敏感性降低，其 HRT 现象减弱或消失也较严重；比索洛尔通过抑制 β 受体信号的传导，增加内源的抗肾上腺素效应，上调重构心肌 β 受体密度，从而改善其心率震荡。

12. 在阻塞性睡眠呼吸暂停综合征中的作用

阻塞性呼吸睡眠暂停综合征的患者较正常对照组 HRT 参数显著异常（均 $P < 0.001$），且可较好代表呼吸暂停低通气指数。在呼吸睡眠暂停综合征患者评价自主神经系统功能方面，HRT 参数似乎较原有指标如心率变异性更有优势。

13. 在慢性阻塞性肺疾病中的作用

慢性阻塞性肺疾病患者中呼吸系统结构及功能改变势必会引起自主神经系统功能变化。一项包括 25 例中重度慢性阻塞性肺疾病患者的研究发现，与

健康人相比，慢性阻塞性肺疾病患者心率变异性指标及 HRT 指标 TO 均明显降低，而 TS 没有显著差别，且心率变异性指标与 HRT 指标有良好相关性，两者联合应用，可为慢性阻塞性肺疾病提供有效的危险分层评估。

七、窦性心率震荡的应用前景

HRT 相当于机体自身的自动干扰试验，它简单、无创、实用以及充分反映心脏自主神经功能，使其成为心脏电生理研究的一个热点。自 1999 年该概念提出以来，有关 HRT 的研究在国外十分活跃。近年来，虽然在其机制的探讨上取得的成就不多，但在临床应用方面，已肯定 HRT 可作为心肌梗死后死亡率的预测指标。至于在其他心血管疾病及非心血管病中的应用，也取得了一系列成就，但还有待于今后展开多中心大样本研究予以证实。尽管 HRT 在预测心肌梗死后高危患者的猝死中有巨大的价值，且优于常规预测指标，但其自身也存在一定的局限，必须与其他预测指标联合以提高其敏感性、特异性、阳性预测值。由于影响 HRT 的因素众多，且可直接或者间接影响其测量结果，必须要使其测量方法标准化，从而使这项心脏自主神经功能无创性检测手段在临床应用中发挥其应有的作用。

第八节　心率减速力

心率减速力（deceleration capacity of rate, DC）检测技术是德国慕尼黑心脏中心 Georg Schmidt 教授近年发现并提出的一种检测自主神经张力的新技术。Schmidt 教授也是窦性心率震荡（heart rate turbulence，HRT）技术的发现与提出者。

一、心率减速力的概念与定义

心率减速力的检测是通过 24h 心率的整体趋向性分析和减速能力的测定，定量评估受检者迷走神经张力的高低，进而筛选和预警猝死高危患者的一种新的无创心电技术。

减速力降低时提示迷走神经的兴奋性降低，相应之下，其对人体的保护作用下降，使患者猝死的危险性增加，反之，心率减速力正常时，提示迷走神经对人体的保护性较强，受检者属于猝死的低危者。

二、检测方法与技术

（1）动态心电图记录：受检者记录全天 24h 的动态心电图。

（2）确定减速周期及加速周期并做标志：将 24h 动态心电图经 120Hz 数字化自动处理系统转化为以心动周期 RR 值为纵坐标的序列图。随后，将每一个心动周期的 RR 值与前一心动周期比较，确定该周期属于心率减速或加速的心动周期，再用不同的符号做出标志。减速周期可标注为黑点，加速周期可标注为白点（图 29-10）。

（3）确定心率段的长短值：位相整序时应用的心率段是指以每一个减速点或加速点为心率段中心时，位于其两侧的心动周期依次各取多少。当心率段数值确定为 30 个间期时，则意味着以选定的减速点为中心时，其左右依次各取 15 个心动周期组成一个心率段。

（4）各心率段的位相整序：以入选的减速点为中心，进行不同心率段的有序排列。

（5）对应序号的周期进行信号平均：经位相整序后，分别计算对应周期的平均值，包括：① X（0）：系所有中心点的 RR 间期的平均值；② X（1）：中心点右侧紧邻的第一个心动周期的平均值；③X（-1）：中心点左侧紧邻的第一个心动周期的平均值；④X（-2）：中心点左侧相邻的第二个所有心动周期的平均值。

（6）计算：将计算结果代入公式进行计算。

心率减速力的计算公式：

DC（心率减速力）＝[X(0)＋X(1)－X(-1)－X(-2)]×1/4，计算结果的单位为 ms，例如结果为 5.4ms 时，表示该患者 24h 的心率调节中，迷走神经对较快的心动周期的调节减速力为 5.4ms。

（7）根据相应的临床随访，DC 值分为三种：

1）低危值：DC 值＞4.5ms 为低危值，提示患者迷走神经使心率减速的能力强。

2）中危值：DC 值处于 2.6～4.5ms 为中危值，提示患者迷走神经调节心率减速力的能力下降，患者属于猝死的中危者。

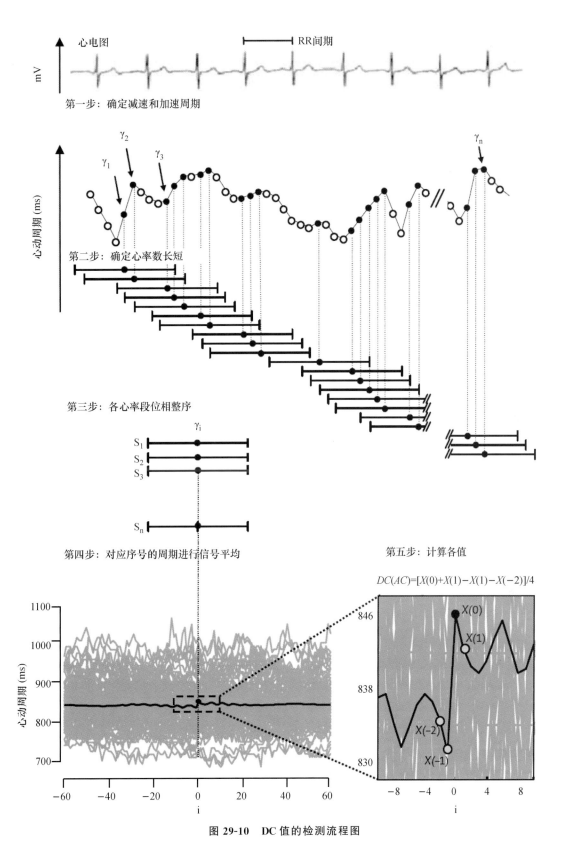

第一步：确定减速和加速周期

第二步：确定心率数长短

第三步：各心率段位相整序

第四步：对应序号的周期进行信号平均

第五步：计算各值

$$DC(AC)=[X(0)+X(1)-X(1)-X(-2)]/4$$

图 29-10　DC 值的检测流程图

3）高危值：DC 值≤2.5ms 为高危值，提示患者迷走神经的张力过低，对心率调节的减速力显著下降，结果对心脏的保护作用显著下降，使患者属于猝死的高危者。

三、心率减速力的测试机制

（一）自主神经对心脏调节的特点

迷走神经和交感神经共同支配心脏，两者分别从相反的方向调节心脏进而满足和适应机体的需要。心脏自主神经的双重支配作用强度并不对等，在清醒的人体和动物都以迷走神经的调节作用占优，运动时心率的增快主要是迷走神经紧张性的减弱，而不是交感神经兴奋性的增强，而传统的概念常错误地强调运动后心率的增快是交感神经兴奋性增强的结果，这在一定程度上是一个误区。

（二）迷走神经对心率调节作用的检测

正常时，自主神经对心率的调节作用细微而迅速，这与自主神经对心肌不应期的调整作用几乎一样。当一个心动周期结束时，自主神经对下一周期中心房肌、心室肌、房室结不应期的调整作用已完成，并能确定各自的具体数值。自主神经这种细微的调节作用体现在每一个心动周期中，使每一个心动周期中都蕴含着自主神经细微而迅速的调节痕迹。因此，通过 DC 与 AC 的测定能对迷走和交感神经的作用分别做定量分析。资料证实，DC 检测的结果与临床循证医学的结果十分符合，因而能把其作为定量检测迷走神经单独调节作用的一种新技术。

四、心率减速力检测的循证医学证据

2006 年，Baue 和 Schmidt 首次报告了心率减速力检测技术的临床应用结果。

研究方法：①所有患者均进行 DC 检测，并得到有效结果；②随访时间平均 2～3 年；③患者的临床转归与 DC 检测结果对研究人员与临床医生都采取单盲法，即医生只知晓临床随访结果，研究人员只知晓 DC 检测结果。

结果：①该队列研究中，随访期死亡人数分别为德国组 70 例、英国组 66 例、芬兰组 77 例；②不同 DC 值与随访期患者的死亡率有统计学的显著差异。

研究结论：①较低的 DC 值是心肌梗死患者猝死与全因死亡的较强预测指标：研究结果充分说明，心率减速力较好（＞4.5ms）的心肌梗死患者，全因死亡的危险性十分低，相反，心率减速力较低时（≤2.5ms），即使左心室 EF 值尚可者（＞30％）也有较高的死亡危险，危险程度几乎高出 2 倍，其预警死亡的敏感性约 80％，即随访期中，心肌梗死患者 80％的死亡者可经较低的 DC 值得到预警（图 29-11）。②较低的 DC 值对心肌梗死患者猝死及全因死亡的预测能力优于其他指标：

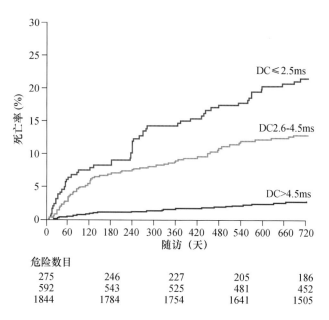

图 29-11　不同 DC 值患者生存率分析

该研究比较了 DC 检测与其他已经十分肯定的高危预测技术的作用，包括 LVEF 值及经 Holter 法测定的心率变异性指标：平均心率、SDNN、心率变异性指数等。结果表明，对心肌梗死患者随访期死亡高危的预测能力，DC 检测法的 ROC 曲线下的 AUC 值高于左心室 EF 值、心率变异性以及两者合用时的 ROC 曲线下 AUC 值。③心率减速力死亡预警的能力优于心率加速力：结果表明，心率减速力测定结果的病理学意义远比心率加速力的结果更具临床重要性。在一定的人群，心率加速力正常而心率减速力降低的患者预后差。④心率减速力的测定结果可用于猝死低危与高危者的双向判定：心率减速力检测技术除敏感性较高外，其检测结果的特异性稳定而一致，这一特性优于 LVEF 和 SDNN 的检测。因此，其为低危值时能十分准确地识别心肌梗死后猝死的低危者，适合从猝死高危人群中筛选低危者，从而不需对这些人群做进一步花费较高的其他检查与评价，这能大大节省医疗成本。另一方面，当检测值较低（＜2.4ms）时，提示其为心肌梗死后死亡的高危者，这一结果对 LVEF 值≤30％和＞30％患者的预警都有重要作用，这意味着被其他危险预警技术（例如 LVEF）漏掉的高危者，可经心率减速力的检测而被发现。

心率减速力的测定是进行猝死高危人群筛选与预警的一项最新无创心电技术，其能定量、单独分析和测定迷走神经作用的强度。循证医学的结果证实，这项新技术有较强的优势，敏感性高，特异性 强，可在临床积极应用与推广。

第九节　分子影像学在心脏自主神经所致疾病中的应用

自主神经系统（ANS）对心律失常的发生、维持以及症状的产生都具有重要作用。心脏受交感和副交感（迷走）神经的双重支配。交感神经（SNS）及迷走神经（或副交感神经）对心血管系统的调节较为复杂，对心脏的不同部位以及不同的电生理特性影响均不同。

自主神经受体均为 G 蛋白偶联受体（GPRs），交感神经和副交感神经通过释放不同的递质作用于受体，实现其对不同离子通道的调节，从而达到对心脏的双重支配。心交感神经末梢释放去甲肾上腺素（norepinephrine，NE），作用于心肌膜上的肾上腺素能受体（adrenergic receptor，AR）而发挥作用。交感神经支配心脏的各个部分，两侧交感神经分布不对称：右侧主要支配窦房结和心房，兴奋时以加快心率为主；左侧主要支配房室交界区和左心室，兴奋时以加强心肌收缩力为主。心副交感神经末梢释放乙酰胆碱（acetylcholine），作用于心肌膜的毒蕈碱型受体（muscarinic receptor，MR）而发挥作用。副交感神经对心脏的支配虽不如交感神经的差别明显但也有不同：右侧主要支配窦房结，左侧主要支配房室交界区。

心脏自主神经的激活是心力衰竭的标志之一。以往研究显示自主神经的活性与进行性心力衰竭、心律失常和心脏性猝死密切相关，后者在心力衰竭患者中占有重要比例。对心脏自主神经功能的研究，以往由于受到尸检和有创性检查的限制，进展较为缓慢。近年来，采用单光子计算机化断层显像（single photon emission computed tomography，SPECT）和正电子断层显像（positron emission tomography，PET）分子影像技术，可以在活体上进行心脏自主神经的分布、功能以及疾病状态下病理生理变化的研究，对这类疾病的认识逐渐深入。

利用 SPECT 进行心脏自主神经功能的研究，最常采用的标志物是[123]I-间碘苯甲胍（iodine 123-labelled meta-iodobenzylguanidine，[123]IVmIBG），该药物可以被心脏神经末梢摄取和贮存，而不被单胺氧化酶降解。只有结构完整的神经末梢才能摄取这一特殊的标志物。通过对比心脏与纵隔的[123]I-mIBG摄取斜率，可以评价心脏对[123]I-mIBG的摄取、洗脱，以及衰竭心脏的量化分析。

[123]I-mIBG 心肌 SPECT 扫描曾被广泛应用于多种心脏疾病检查中，包括缺血性心脏病、充血性心力衰竭、心脏瓣膜疾病和心肌病。Gill 的结果显示正常人心脏对[123]I-mIBG 的摄取是不均匀的，心脏前壁和侧壁的摄取较多，而室间隔和下后壁的摄取较少。对这一现象的可能原因包括：神经分布和神经活动的生理不均一性；成像时由于位置不同所致的放射性衰减不一致；由于肝内高浓度的放射性物质

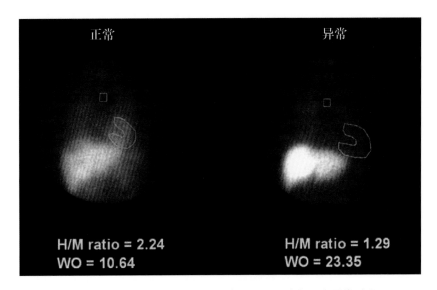

图 29-12　心脏[123]I-mIBG 心肌核素平面图正常与异常影像对比

聚集所致的伪影。而 1997 年 Morozumi 等人对正常人心脏自主神经活动的研究结果显示，正常人心肌中[123]I-mIBG 的药物动力学与自主神经的活动有关，而且，心肌中[123]I-mIBG 的分布不均是一种生理现象，此现象与迷走神经张力有关，而不是交感神经。

在心衰患者中，采用 SPECT 进行心脏交感神经系统[123]I-mIBG 成像，已被证实是一个有效地预测心脏性猝死的指标。在一项包括 112 名非缺血性扩张型心肌病患者的研究中，这些患者的 NYHA 心功能分级 Ⅱ～Ⅳ级同时左心室射血分数（LVEF）<40%，Merlet 等发现[123]I-mIBG 的心纵隔比（H/M 比）和 LVEF 是预测死亡率的独立预测指标；在另一项包括 964 例心衰患者和 110 例对照患者的研究中，以心脏性猝死、进展性心衰、室性心律失常和心搏骤停作为心脏事件，H/M 比<1.2 的患者发生重要心脏事件的风险，是 H/M 比≥1.6 的患者的 10 倍；此外，对于 LVEF<30% 的患者，H/M 比<1.6 仍然是发生重要心脏事件的预测指标。显示区域性的肾上腺素能神经支配的不均匀，同样是预测心衰患者发生心脏性猝死的重要指标。在已被排除冠心病的室性心动过速患者中，采用[123]I-mIBG 成像已显示了局部无交感神经支配，而这一现象在无室性心动过速的患者中没有观察到。Nagahara 等的结果显示，在心衰患者中，只有 4h 的[123]I-mIBG H/M 比≤1.95 是发生致死性心律失常的独立预测指标。

对于心梗患者，心率变异性的降低，提示心脏交感神经功能受损，增加了发生心脏性猝死的风险。最近 Tamaki 等对 106 例慢性心衰患者（LVEF<40%）进行[123]I-mIBG 成像，经多因素 Cox 分析，显示[123]I-mIBG 洗脱率>27% 是发生心脏性猝死的独立危险因素。

PET 与 SPECT 相比，具有空间分辨率高（4～5mm *vs.* 10～16mm），可以进行定量分析等优点，因此，近年来这一技术在临床的应用更为广泛。PET 进行心脏自主神经研究的常用标志物是[11]C-对羟麻黄碱（[11]C-hydroxyephedrine）和[11]C-肾上腺素（[11]C-epinephrine），可以对神经末梢密度进行定量测量。心肌的[11]C-对羟麻黄碱摄取与去甲肾上腺素组织的密度以及去甲肾上腺素载体（noradrenaline transporter，NAT）的密度相关。突触后 β-肾上腺受体的密度可以用放射性标记的 β 受体拮抗剂[11]C-CGP12177 进行评价。联合评价突触前神经递质的摄取和突触后受体的密度，可以对心力衰竭和心律失常中自主神经功能失衡的机制进行新的探索。利用放射性药物标记，对神经递质不同方面（递质的摄取、释放、代谢和储存）进行成像，可以对心脏自主神经所致疾病的药物介入和疗效进行评价。此外，这种成像方法也可以对其他非心源性疾病，如糖尿病和神经变性类疾病，进行鉴别诊断。

1990 年 Schwaiger 等利用[11]C-hydroxyephedrine 对 6 名健康志愿者和 5 名心脏移植术后患者进行 PET 检查，评价心脏交感神经的功能。结果显示正常人心脏内[11]C-hydroxyephedrine 的分布是均匀一致的，而心脏移植术后的患者心脏内[11]C-hydroxyephedrine 的浓度明显低于正常人，提示这一方法可以用于评价突触前儿茶酚胺的摄取。

Wichter 等采用 PET 技术，利用[11]C-hydroxyephedrine 和[11]CVCGP-12177 分别对突触前去甲肾上腺素载体和突触后 β-肾上腺受体密度进行定量分析，对心律失常性右心室发育不良（arrhythmogenic right ventricular cardiomyopathy，ARVC）的自主神经功能异常机制进行了研究。明确地证实了在 ARVC 患者存在心脏交感神经分布的异常。结果显示这些患者的突触后 β 肾上腺素受体密度较正常人显著减少，而突触前去甲肾上腺素载体也较对照组下降。这一结果不仅揭示了 ARVC 患者的病理机制，而且对该病的治疗也具有积极意义。

梗死心肌的神经分布和血流灌注的不匹配，即梗死心肌周围无神经支配的范围较瘢痕区域大，形成心电折返，导致室性心律失常和心律失常性猝死的发生。在一项左前降支阻塞的长期动物研究中，Sasano 等采用 PET 成像技术，发现了在梗死心肌周围灌注正常的心肌存在异常的儿茶酚胺摄取和储存现象；采用电生理试验方法证实，这个心肌神经分布和血流灌注不匹配区域是导致发生室性心动过速的异常起搏点。此结果不仅揭示了心梗后发生心律失常和心律失常性猝死的机制，而且对预防和治疗心梗后严重并发症具有重要的指导意义。

上述结果仅仅是分子影像学技术在心脏自主神经所致疾病中的初步应用，随着分子影像学设备和技术的日益成熟，这一技术将会在心脏疾病的诊断、鉴别诊断、疗效评价和预后评估等方面发挥更大的作用。

（董瑞庆 许轶洲 刘少奎）

参考文献

[1] 郭继鸿. 窦性心律震荡现象. 临床心电学杂志, 2003, 12: 49-54.

[2] 赵继义, 赵进军, 黄永麟. 心率震荡现象及其研究现状. 中国心脏起搏与心电生理杂志, 2004, 18: 321-327.

[3] Schneider R. Heart rate turbulence: Rate of frequency decrease predicts mortality in chronic heart disease patients. Methods, 176: 209.

[4] Bauer A, Barthel P, Schneider R, et al. Dynamics of heart rate turbulence predicts mortality after acute myocardial infarction. Circulation, 2002, 106: 373.

[5] 邓国兰, 张楠. 原发性高血压患者的窦性心率震荡. 重庆医科大学学报, 2009, 34: 499-501.

[6] 韩冰, 路方红, 高秀华. 窦性心率震荡现象及其影响因素. 中国现代医生, 2009: 41-43.

[7] 苏瑞瑛, 赵娟, 王永辉, 等. 曲美他嗪对急性心肌梗死患者窦性心率震荡干预的配对交叉研究. 临床荟萃, 2009, 24: 1965-1969.

[8] 汪朝晖, 张鹏, 赵永平. 慢性心力衰竭患者窦性心率震荡现象. 心脏杂志, 2009: 135-136.

[9] 赵进军, 赵继义, 黄永麟. 临床心律失常学. 天津: 天津科学技术出版社, 2009.

[10] Schwaiger M, Kalff V, Rosenspire K, et al. Noninvasive evaluation of sympathetic nervous system in human heart by positron emission tomography. Circulation, 1990, 82: 457-464.

[11] Schmidt G, Schneider R, Barthel P. Correlation coefficient of the heart rate turbulence slope: New risk stratifier in post-infarction patients. Eur Heart J, 2001, 22: 72.

[12] Schmidt G, Malik M, Barthel P, et al. Heart-rate turbulence after ventricular premature beats as a predictor of mortality after acute myocardial infarction. The Lancet, 1999, 353: 1390-1396.

[13] Barthel P, Schneider R, Bauer A, et al. Risk stratification after acute myocardial infarction by heart rate turbulence. Circulation, 2003, 108: 1221-1226.

[14] Voss A, Baier V, Schumann A, et al. Postextrasystolic regulation patterns of blood pressure and heart rate in patients with idiopathic dilated cardiomyopathy. The Journal of physiology. 2002; 538: 271-278

[15] 中华医学会. 临床技术操作规范 心血管病学分册. 北京: 人民军医出版社, 2007.

[16] 胡大一, 郭继鸿. 中国心律学. 北京: 人民卫生出版社, 2008.

[17] Zahn D, Adams J, Krohn J, et al. Heart rate variability and self-control-a meta-analysis. Biological psychology, 2016, 115: 9-26.

[18] Wichterle D, Melenovsky V, Simek J, et al. Hemodynamics and autonomic control of heart rate turbulence. Journal of cardiovascular electrophysiology, 2006, 17: 286-291.

[19] Wichterle D, Malik M. Heart rate turbulence in pacing studies. Dynamic electrocardiography. Oxford: Blackwell Publishing, 2004, 194-202.

[20] Wichter T, Schäfers M, Rhodes CG, et al. Abnormalities of cardiac sympathetic innervation in arrhythmogenic right ventricular cardiomyopathy quantitative assessment of presynaptic norepinephrine reuptake and postsynaptic β-adrenergic receptor density with positron emission tomography. Circulation, 2000, 101: 1552-1558.

[21] Watanabe MA, Schmidt G. Heart rate turbulence: A 5-year review. Heart rhythm, 2004, 1: 732-738.

[22] Watanabe MA, Marine JE, Sheldon R, et al. Effects of ventricular premature stimulus coupling interval on blood pressure and heart rate turbulence. Circulation, 2002, 106: 325-330.

[23] Watanabe MA. Heart rate turbulence: A review. Indian pacing and electrophysiology journal, 2003, 3: 10-22.

[24] Verrier RL, Nearing BD, Ghanem RN, et al. Elevated T-wave alternans predicts nonsustained ventricular tachycardia in association with percutaneous coronary intervention in st-segment elevation myocardial infarction (stemi) patients. Journal of cardiovascular electrophysiology, 2013, 24: 658-663.

[25] Verrier RL, Klingenheben T, Malik M, et al. Microvolt t-wave alternans: Physiological basis, methods of measurement, and clinical utility—consensus guideline by international society for holter and noninvasive electrocardiology. Journal of the American College of Cardiology, 2011, 58: 1309-1324.

[26] Tanno KR, Ryu S, Watanabe N, et al. Microvolt t-wave alternans as a predictor of ventricular tachyarrhythmias - a prospective study using atrial pacing. Circulation, 2004, 109: 1854-1858

[27] Takasugi N, Kubota T, Nishigaki K, et al. Relationship between t-wave alternans magnitude and t-wave amplitude before the onset of ventricular tachyarrhythmias during emergent reperfusion in acute coronary syndrome patients. Europace: European pacing, arrhythmias, and cardiac electrophysiology: journal of the working groups on cardiac pacing, arrhythmias, and

cardiac cellular electrophysiology of the European Society of Cardiology, 2011, 13: 1511-1512.

[28] Smith JM, Clancy EA, Valeri CR, et al. Electrical alternans and cardiac electrical instability. Circulation, 1988, 77: 110-121.

[29] Shimizu W, Antzelevitch C. Cellular and ionic basis for t-wave alternans under long-qt conditions. Circulation, 1999, 99: 1499-1507.

[30] Sestito A, Valsecchi S, Infusino F, et al. Differences in heart rate turbulence between patients with coronary artery disease and patients with ventricular arrhythmias but structurally normal hearts. The American journal of cardiology, 2004, 93: 1114-1118.

[31] Schneider R, Ghanem RN. Automatic detection of premature ventricular complexes for heart rate turbulence measurements. U. S. Patent 8457728, issued June 4, 2013.

[32] Schneider R, Barthel P, Malik M. Heart rate turbulence: Rate of frequency decrease predicts mortality in chronic heart disease patients. Methods, 1999, 176: 209.

[33] Schlenker J, Socha V, Riedlbauchová L, et al. Recurrence plot of heart rate variability signal in patients with vasovagal syncopes. Biomedical Signal Processing and Control, 2016, 25: 1-11.

[34] Sasano T, Abraham MR, Chang K-C, et al. Abnormal sympathetic innervation of viable myocardium and the substrate of ventricular tachycardia after myocardial infarction. Journal of the American College of Cardiology, 2008, 51: 2266-2275

[35] Sade E, Aytemir K, Oto A, Nazli N, et al. Assessment of heart rate turbulence in the acute phase of myocardial infarction for long - term prognosis. Pacing and clinical electrophysiology, 2003, 26: 544-550

[36] Roach D, Koshman M-L, Duff H, et al. Induction of heart rate and blood pressure turbulence in the electrophysiologic laboratory. The American journal of cardiology, 2002, 90: 1098-1102

[37] Roach D, Koshman M, Duff H, et al. Turbulence: A focal, inducible source of heart period variability associated with induced, transient hypertension. CANADIAN JOURNAL OF CARDIOLOGY, 2000, 16: 514-514

[38] Quan X-Q, Zhou H-L, Ruan L, et al. Ability of ambulatory ecg-based t-wave alternans to modify risk assessment of cardiac events: A systematic review. BMC cardiovascular disorders, 2014, 14: 1.

[39] Pastore JM, Girouard SD, Laurita KR, et al. Mecha-
nism linking t-wave alternans to the genesis of cardiac fibrillation. Circulation, 1999, 99: 1385-1394.

[40] Ortak J, Weitz G, Wiegand UK, et al. Changes in heart rate, heart rate variability, and heart rate turbulence during evolving reperfused myocardial infarction. Pacing and clinical electrophysiology, 2005, 28: S227-S232.

[41] Olesen R, Thomsen PB, Særmark K, et al. Statistical analysis of the diamond mi study by the multipole method. Physiological measurement, 2005, 26: 591.

[42] Nagahara D, Nakata T, Hashimoto A, et al. Predicting the need for an implantable cardioverter defibrillator using cardiac metaiodobenzylguanidine activity together with plasma natriuretic peptide concentration or left ventricular function. Journal of Nuclear Medicine, 2008, 49: 225-233.

[43] Morozumi T, Kusuoka H, Fukuchi K, et al. Myocardial iodine-123-metaiodobenzylguanidine images and autonomic nerve activity in normal subjects. The Journal of nuclear medicine, 1997, 38: 49.

[44] Mitrani RD, Klein LS, Miles WM, et al. Regional cardiac sympathetic denervation in patients with ventricular tachycardia in the absence of coronary artery disease. Journal of the American College of Cardiology, 1993, 22: 1344-1353.

[45] Merlet P, Benvenuti C, Moyse D, et al. Prognostic value of mibg imaging in idiopathic dilated cardiomyopathy. The Journal of Nuclear Medicine, 1999, 40: 917.

[46] Marshall A, Cheetham A, George RS, et al. Cardiac iodine-123 metaiodobenzylguanidine imaging predicts ventricular arrhythmia in heart failure patients receiving an implantable cardioverter-defibrillator for primary prevention. Heart, 2012, 98: 1359-1365.

[47] Marine JE, Watanabe MA, Smith TW, et al. Effect of atropine on heart rate turbulence. The American journal of cardiology, 2002, 89: 767-769.

[48] Mäkikallio TH, Barthel P, Schneider R, et al. Prediction of sudden cardiac death after acute myocardial infarction: Role of holter monitoring in the modern treatment era. European heart journal, 2005, 26: 762-769.

[49] Madias JE. Relationship between t-wave alternans magnitude and t-wave amplitude before onset of ventricular tachyarrhythmias during emergent reperfusion in acute coronary syndrome patients: A response. Europace : European pacing, arrhythmias, and cardiac electrophysiology : journal of the working groups on cardiac pacing, arrhythmias, and cardiac cellular electrophysiology

of the European Society of Cardiology，2011，13：1512-1512.

[50] Low PA，Tomalia VA，Park KJ. Autonomic function tests：Some clinical applications. Journal of clinical neurology，2013，9：1-8.

[51] Lewkowicz M，Levitan J，Puzanov N，et al. Description of complex time series by multipoles. Physica A：Statistical Mechanics and its Applications，2002，311：260-274.

[52] Lee DS，Hardy J，Yee R，et al. Clinical risk stratification for primary prevention implantable cardioverter defibrillators. Circulation：Heart Failure，2015，8：927-937.

[53] Kreuz J，Lickfett L，Schwab J. Modern noninvasive risk stratification in primary prevention of sudden cardiac death. Journal of interventional cardiac electrophysiology，2008，23：23-28.

[54] Klingenheben T，Ptaszynski P，Hohnloser SH. Quantitative assessment of microvolt t-wave alternans in patients with congestive heart failure. Journal of cardiovascular electrophysiology，2005，16：620-624.

[55] Klingenheben T，Gronefeld G，Li YG，et al. Effect of metoprolol and d，l-sotalol on microvolt-level t-wave alternans - results of a prospective，double-blind，randomized study. Journal of the American College of Cardiology，2001，38：2013-2019.

[56] Kitamura H，Ohnishi Y，Okajima K，et al. Onset heart rate of microvolt-level t-wave alternans provides clinical and prognostic value in nonischemic dilated cardiomyopathy. Journal of the American College of Cardiology，2002，39：295-300.

[57] Kies P，Wichter T，Schäfers M，et al. Abnormal myocardial presynaptic norepinephrine recycling in patients with brugada syndrome. Circulation，2004，110：3017-3022.

[58] Kaufman ES，Bloomfield DM，Steinman RC，et al. "Indeterminate" microvolt t-wave alternans tests predict high risk of death or sustained ventricular arrhythmias in patients with left ventricular dysfunction. Journal of the American College of Cardiology，2006，48：1399-1404.

[59] Jacobson AF，Lombard J，Banerjee G，et al. 123i-mibg scintigraphy to predict risk for adverse cardiac outcomes in heart failure patients：Design of two prospective multicenter international trials. Journal of nuclear cardiology，2009，16：113-121.

[60] Ikeda T，Yoshino H，Sugi K，et al. Predictive value of microvolt t-wave alternans for sudden cardiac death in patients with preserved cardiac function after acute myocardial infarction - results of a collaborative cohort study. Journal of the American College of Cardiology，2006，48：2268-2274

[61] Hohnloser SH，Klingenheben T，Bloomfield D，et al. Usefulness of microvolt t-wave alternans for prediction of ventricular tachyarrhythmic events in patients with dilated cardiomyopathy：Results from a prospective observational study. Journal of the American College of Cardiology，2003，41：2220-2224.

[62] Hohnloser SH，Ikeda T，Cohen RJ. Evidence regarding clinical use of microvolt t-wave alternans. Heart Rhythm，2009，6：S36-S44.

[63] Havranek S，Stovicek P，Psenicka M，et al. Heart rate turbulence after ventricular pacing trains during programmed ventricular stimulation. Pacing and clinical electrophysiology，2007，30：S170-S173.

[64] Group MPR. Risk stratification and survival after myocardial infarction. N Engl J Med，1983，309：331-336.

[65] Goldstein DS. Dysautonomia in parkinson's disease：Neurocardiological abnormalities. The Lancet Neurology，2003，2：669-676.

[66] Gold MR，Ip JH，Costantini O，et al. Role of microvolt t-wave alternans in assessment of arrhythmia vulnerability among patients with heart failure and systolic dysfunction primary results from the t-wave alternans sudden cardiac death in heart failure trial substudy. Circulation，2008，118：2022-2028.

[67] Gill J，Hunter G，Gane G，et al. Heterogeneity of the human myocardial sympathetic innervation：In vivo demonstration by iodine 123-labeled meta-iodobenzylguanidine scintigraphy. American heart journal，1993，126：390-398.

[68] Gehi AK，Stein RH，Metz LD，et al. Microvolt t-wave alternans for the risk stratification of ventricular tachyarrhythmic events - a meta-analysis. Journal of the American College of Cardiology，2005，46：75-82.

[69] Francis J，Watanabe MA，Schmidt G. Heart rate turbulence：A new predictor for risk of sudden cardiac death. Annals of noninvasive electrocardiology，2005，10：102-109.

[70] Deyell MW，Krahn AD，Goldberger JJ. Sudden cardiac death risk stratification. Circulation research，2015，116：1907-1918.

[71] Cygankiewicz I，Wranicz JK，Bolinska H，et al. Prog-

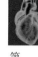

nostic significance of heart rate turbulence in patients undergoing coronary artery bypass grafting. The American journal of cardiology，2003，91：1471-1474.

[72] Chow T，Kereiakes DJ，Onufer J，et al. Does microvolt t-wave alternans testing predict ventricular tachyarrhythmias in patients with ischemic cardiomyopathy and prophylactic defibrillators? The master（microvolt t wave alternans testing for risk stratification of post-myocardial infarction patients）trial. Journal of the American College of Cardiology，2008，52：1607-1615.

[73] Chow T，Kereiakes DJ. Prognostic utility of microvolt t-wave alternans in risk stratification of patients with ischemic cardiomyopathy. Journal of the American College of Cardiology，2006，47：1820-1827.

[74] Chow T，Kereiakes DJ. Microvolt t-wave alternans identifies patients with ischemic cardiomyopathy who benefit from implantable cardioverter-defibrillator therapy. Journal of the American College of Cardiology，2007，49：50-58.

[75] Chirumamilla A，Travin MI. Cardiac applications of 123i-mibg imaging. Seminars in Nuclear Medicine，2011，41：374-387.

[76] Chan PS，Stein K，Chow T，et al. Cost-effectiveness of a microvolt t-wave alternans screening strategy for implantable cardioverter-defibrillator placement in the madit-ii-eligible population. Journal of the American College of Cardiology，2006，48：112-121.

[77] Cantillon DJ，Stein KM，Markowitz SM，et al. Predictive value of microvolt t-wave alternans in patients with left ventricular dysfunction. Journal of the American College of Cardiology，2007，50：166-173.

[78] Caldwell JH，Link JM，Levy WC，et al. Evidence for pre-to postsynaptic mismatch of the cardiac sympathetic nervous system in ischemic congestive heart failure. Journal of Nuclear Medicine，2008，49：234-241.

[79] Bonnemeier H，Wiegand UK，Friedlbinder J，et al. Reflex cardiac activity in ischemia and reperfusion heart rate turbulence in patients undergoing direct percutaneous coronary intervention for acute myocardial infarction. Circulation，2003，108：958-964.

[80] Bloomfield DM，Steinman RC，Namerow PB，et al. Microvolt t-wave alternans distinguishes between patients likely and patients not likely to benefit from im-

planted cardiac defibrillator therapy - a solution to the multicenter automatic defibrillator implantation trial（madit）ii conundrum. Circulation，2004，110：1885-1889

[81] Bloomfield DM，Hohnloser SH，Cohen RJ. Interpretation and classification of microvolt t wave alternans tests. Journal of cardiovascular electrophysiology，2002，13：502-512.

[82] Bloomfield DM，Bigger JT，Steinman RC，et al. Microvolt t-wave alternans and the risk of death or sustained ventricular arrhythmias in patients with left ventricular dysfunction. Journal of the American College of Cardiology，2006，47：456-463

[83] Berkowitsch A，Guettler N，Neumann T，et al. Turbulence jump-a new descriptor of heart-rate turbulence after paced premature ventricular beats. A study in dilated cardiomyopathy patients. European Heart Journal，2001，22：547-547.

[84] Bauer A，Malik M，Schmidt G，et al. Heart rate turbulence：Standards of measurement，physiological interpretation，and clinical use：International society for holter and noninvasive electrophysiology consensus. Journal of the American College of Cardiology，2008，52：1353-1365

[85] Bauer A，Malik M，Barthel P，et al. Turbulence dynamics：An independent predictor of late mortality after acute myocardial infarction. International journal of cardiology，2006，107：42-47.

[86] Bauer A，Kantelhardt JW，et al. Phase-rectified signal averaging detects quasi-periodicities in non-stationary data. Physica A：Statistical Mechanics and its Applications，2006，364：423-434.

[87] Bauer A，Kantelhardt JW，Barthel P，et al. Deceleration capacity of heart rate as a predictor of mortality after myocardial infarction：Cohort study. The lancet，2006，367：1674-1681.

[88] Bauer A，Barthel P，Schneider R，et al. Dynamics of heart rate turbulence predicts mortality after acute myocardial infarction. Circulation，2002，106：373-373.

[89] Adachi K，Ohnishi Y，Shima T，et al. Determinant of microvolt-level t-wave alternans in patients with dilated cardiomyopathy. Journal of the American College of Cardiology，1999，34：374-380.

索　引

目录